U0265333

本书谨献给：

中国疼痛事业开拓者韩济生老师

神經痛解剖学圖解

韓濟生

韓濟生

神经痛解剖学图解

郑宝森　贺永进　王慧星　主编

清華大学出版社
北京

内 容 简 介

《神经痛解剖学图解》由作者团队参考大量国内外解剖学文献历时 8 年编撰，并由专业公司绘图、知名疼痛专家审校的大型工具书。本书基于最新国际疾病分类标准（ICD-11）系统介绍了疼痛新理论；突出临床实用性，重点阐述了：头面部神经痛的解剖学关系，颈胸部神经痛的解剖学关系，腰骶部神经痛的解剖学关系；通过 168 幅精美彩色解剖图，囊括了目前几乎所有的临床神经痛解剖知识，并针对常见神经病理性疼痛进行了详细注解，力求重点突出，简洁明了。

本书为临床疼痛疾病诊疗、疼痛学教学研究及疼痛医学相关培训提供系统实用的神经解剖材料；同时也适用于疼痛科、神经内外科、骨科、肿瘤科、妇产科、五官科、康复科和中医骨伤科等疼痛相关医师查阅、参考。

图书在版编目（CIP）数据

神经痛解剖学图解 / 郑宝森，贺永进，王慧星主编 . —北京：清华大学出版社，2023.3（2024.3 重印）

ISBN 978-7-302-62224-6

Ⅰ . ①神… Ⅱ . ①郑… ②贺… ③王… Ⅲ . ①神经痛—人体解剖学—图谱 Ⅳ . ① R745-64

中国版本图书馆 CIP 数据核字（2022）第 232597 号

责任编辑：肖　军
封面设计：钟　达
责任校对：李建庄
责任印制：宋　林

出版发行：清华大学出版社
网　　址：https://www.tup.com.cn, https://www.wqxuetang.com
地　　址：北京清华大学学研大厦A座　　**邮　　编**：100084
社 总 机：010-83470000　　**邮　　购**：010-62786544
投稿与读者服务：010-62776969, c-service@tup.tsinghua.edu.cn
质量反馈：010-62772015, zhiliang@tup.tsinghua.edu.cn
印 装 者：北京博海升彩色印刷有限公司
经　　销：全国新华书店
开　　本：210mm×285mm　　**印　　张**：22　　**字　　数**：520千字
版　　次：2023年3月第1版　　**印　　次**：2024年3月第3次印刷
定　　价：298.00元

产品编号：079554-01

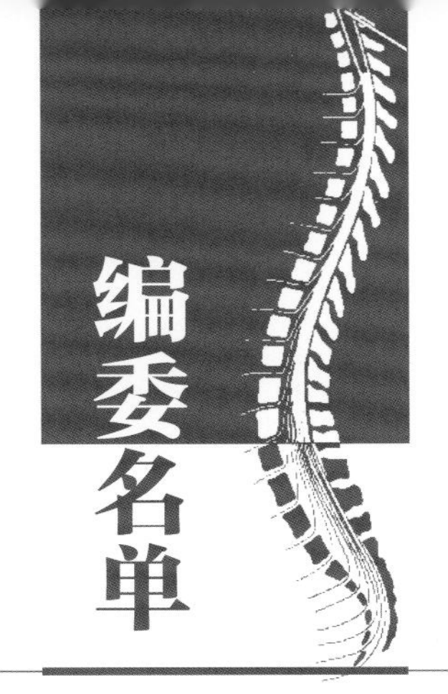

编委名单

▶ 荣誉主编 **樊碧发 刘延青 张达颖**

▶ 主　　审 **张　平 翟丽东**

▶ 主　　编 **郑宝森 贺永进 王慧星**

▶ 副 主 编 **刘靖芷 马文庭 蒋文臣 王　准**

▶ 编　委（按姓氏笔画排序）

马文庭 天津医科大学第二医院
王　准 南开大学附属第一中心医院
王　瀚 海军军医大学第一附属医院（上海长海医院）
王江林 西南医科大学附属医院
王冠宇 天津市第一医院
王慧星 天津医科大学第二医院
付　强 天津医科大学第二医院
邢宏萍 山西医科大学附属晋中医院
曲　瑶 吉林大学第一医院
吕　丹 南开大学附属第一中心医院
吕　宁 南开大学附属妇产医院
刘洪君 海军军医大学第一附属医院（上海长海医院）
刘祥荣 大理大学第二附属医院
刘靖芷 天津医科大学第二医院
李　俊 四川大学华西医院
李东亮 山东大学齐鲁医院
李全波 天津医科大学第二医院
杨艳梅 南开大学附属第一中心医院
吴隆延 上海交通大学医学院附属九龙医院
沈怡佳 海军军医大学第一附属医院（上海长海医院）
宋　阳 安徽医科大学第一附属医院
宋　莉 四川大学华西医院
张景卫 南开大学附属第一中心医院
郑　伟 南开大学附属第一中心医院
郑　莹 南开大学附属第一中心医院
郑宝森 南开大学附属第一中心医院
孟　莹 上海交通大学医学院附属瑞金医院
赵　军 南开大学附属第一中心医院
姜　丽 北京中医药大学东方医院
姜友水 海军军医大学第一附属医院（上海长海医院）
贺永进 南开大学附属第一中心医院
秦丽媛 天津医科大学第二医院
许海华 天津大学儿童医院
栾　静 南开大学附属第一中心医院
黄　冰 嘉兴学院附属医院
黄　明 北部战区总医院（原沈阳军区总医院）
曹　嵩 遵义医科大学附属医院
董朝军 南方医科大学附属沧州人民医院
蒋文臣 南开大学附属第一中心医院
韩　涛 天津市蓟州区医院
谢卫东 华润武钢总医院
薄存菊 广东省第二人民医院
颜文璐 天津医科大学第二医院
魏成博 南开大学附属第一中心医院

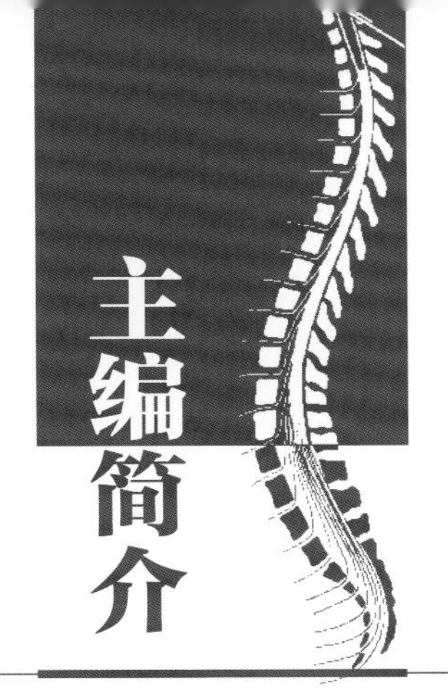

主编简介

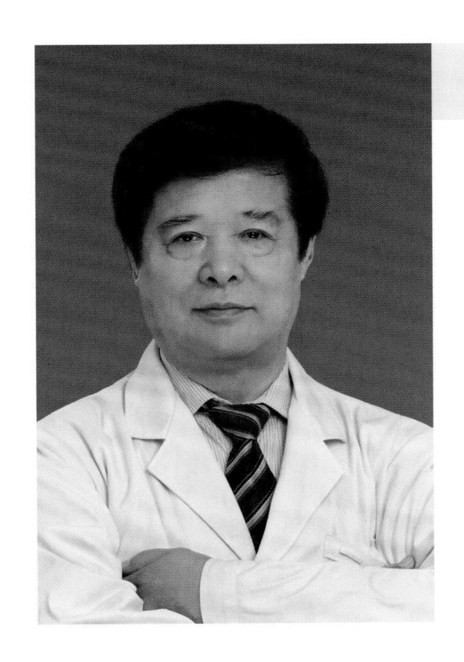

▶ 郑宝森

天津医科大学教授、硕士生导师，主任医师，2000年任天津医科大学第二医院疼痛科主任；社会兼职：中华医学会疼痛学分会第一届、第二届常务委员；中国医师协会疼痛科分会第一届、第二届常务委员；天津医学会疼痛医学分会第一届、第二届主任委员；天津医师协会疼痛科分会第一届、第二届会长；天津医师协会常务理事；天津医学会医疗事故鉴定专家；南开大学附属第一中心医院特聘专家。《中华麻醉学杂志》《中国疼痛医学杂志》《中华疼痛学杂志》《国际麻醉学与复苏杂志》编委，《医学参考报疼痛学频道》常务编委等。主持和指导天津市科委、市教委、医科大学、市卫生局课题6项。获天津市科委等科技进步奖5项。发表学术论文80余篇，主编《神经阻滞学——100种神经阻滞技术》和主译《神经阻滞技术解剖学彩色图解》，参编教育部规划教材《疼痛诊疗学》(第3版)，副主编共计10余部，指导研究生22人，连续举办43期全国疼痛培训班。

主编简介

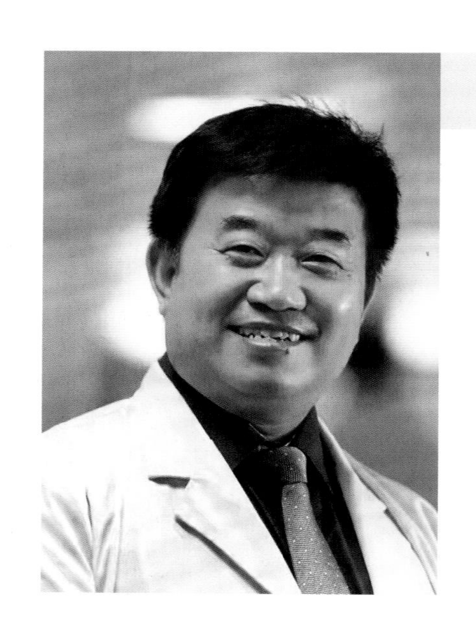

▶ 贺永进

主任医师，硕士研究生导师，天津市第一中心医院疼痛科主任。社会兼职：中华医学会疼痛学分会委员，天津医学会疼痛医学分会现任主任委员，天津医师协会疼痛科分会副会长，天津市中西医结合学会骨科微创专业委员会副主任委员，中国医药教育协会疼痛学分会副主任委员，中国医师协会神经调控专业委员会委员等；《中华麻醉学杂志》编委，《中华疼痛学杂志编委》。发表SCI和中华系列核心期刊论文10余篇。

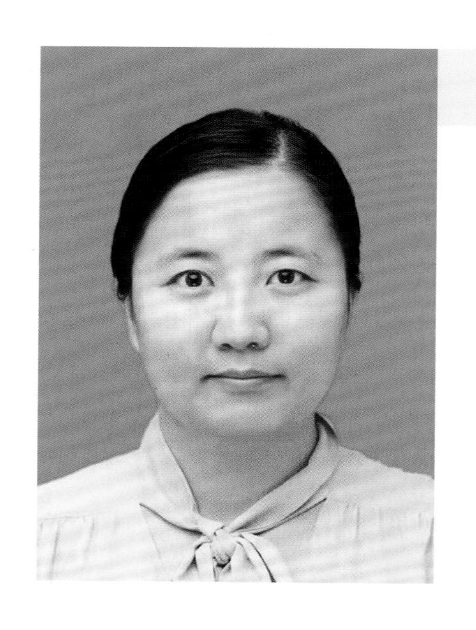

▶ 王慧星

医学博士，天津医科大学硕士生导师，天津医科大学第二医院疼痛科副主任医师，美国罗格斯大学公派访问学者。社会兼职：中国女医师学会会员，天津市中西医结合学会麻醉与镇痛专业委员会青年委员，天津医疗健康疼痛专业委员会秘书。先后承担天津医科大学麻醉学本科《麻醉解剖学》《临床麻醉学》教学以及天津医科大学留学生《Anesthesiology》全英语授课。发表SCI文章3篇和中华系列核心期刊文章10余篇，主持完成天津市自然科学基金青年基金项目一项、参与完成天津市自然科学基金和天津医科大学基金各一项。参编疼痛学相关著作2部。

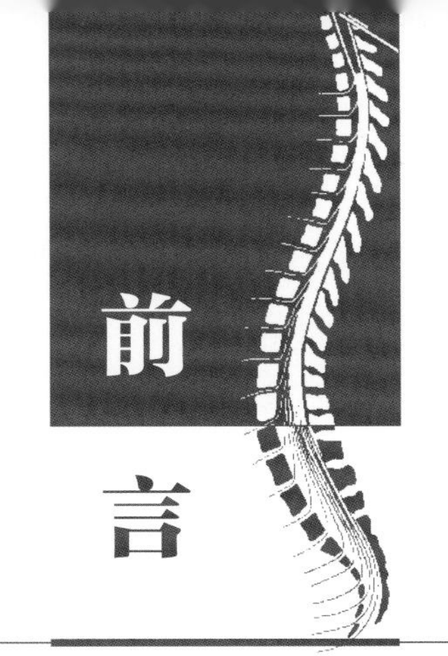

前言

俗语说：外行看热闹，内行看门道。《朱子语类》卷九《论知行》篇中说："事要知其所以然"。《神经痛解剖学图解》正是为我国广大学以致用的"知其所以然"学者而作。

撰写这部"神经痛解剖学图解"大型参考书的背景源自1989年，当年，在天津医学院总医院麻醉科主任李文硕教授、天津医学院二院麻醉科主任邓乃封教授和天津市第一医院麻醉科李仲廉教授倡导下，天津市卫生职工医学院开办麻醉班，我负责讲疼痛诊疗学课程，所用教材就是罗纳德·梅尔扎克（Ronald Melzack）和帕特里克·沃尔（Patrick D. Wall）主编1982年出版的《疼痛的挑战》（The challenge of pain）中文翻译版。

1990年，教育部批准天津医学院在国内首批开办5年制麻醉专业，由二院麻醉科邓乃封教授牵头，安排我负责疼痛诊疗学的教学。使用曾因明教授主编的麻醉学专业（本科）教材，学生们反馈最大的问题是：解剖学教研室老师讲的麻醉解剖学没有突出麻醉学科特色。天津医科大学教务处决定将麻醉解剖学课程改由临床麻醉教师讲授，科主任邓乃封教授又将麻醉解剖学课程交给我负责。在后来十几年的临床教学过程中，我在神经阻滞技术与麻醉解剖学教学中遇到层出不尽的谜团，由此萌生深入探讨神经痛解剖的浓厚兴趣。

1998年的一天，我在医院图书馆偶然发现1990年英文版《疼痛管理》（第二版），是John Bonica教授组织近百名国际著名麻醉与疼痛学专家编写的巨著。我匆匆翻阅时发现里面有很多内容正是疼痛医生急需的神经痛治疗技术，简直是如获至宝。因为当时国内的疼痛治疗操作只有硬膜外和简单的外周神经阻滞技术。借阅回家后连夜翻译了国内尚未开展的椎旁神经阻滞（Paravertebral Block）技术，并成功用于疼痛门诊治疗。从那一年开始撰写5篇有关椎旁阻滞治疗神经痛的文章，先后发表在《中华麻醉学杂志》《中国疼痛医学杂志》《国外医学麻醉学与复苏分册》《天津医药杂志》和《天津医学院学报》。后来又从《疼痛管理》著作里系统学习颈、胸、腰椎旁阻滞技术和三叉神经半月神经节阻滞技术、内脏神经阻滞技术、骶孔神经阻滞技术、阴部神经阻滞技术等。在操作中发现每一项治疗技术都必须用神经解剖学知识"导航"。

2000年，时任天津医科大学第二医院麻醉科主任薛玉良教授找我谈话：医院领导决定给你配备人员，建立疼痛专科病房，"责权利"放手给你专职做疼痛医生。医院将原图书馆改建为15张床的疼痛病房，于2000年7月3日正式开始收治疼痛患者，从此我正式与疼痛学结缘。

当年为了推广神经阻滞技术，由著名疼痛专家李仲廉教授牵头，我们合作主编《神经阻滞学——100种神经阻滞技术》一书（2001），后来根据临床和教学需要，我又查阅了大量解剖学文献和图谱，组织我的研究生分头翻译编著一部《神经阻滞技术解剖学彩色图解》于2006年出版发行。在天津医科大学的“疼痛诊疗学”和“麻醉解剖学”临床与教学实践中深深感受到：疼痛科医师急迫需求一部更全面、内容更详尽、图文并茂的“神经痛”与“解剖学”相融交汇的大型疼痛学参考书。这也是我和所有疼痛科医师的共同愿望。

2014年南开大学附属第一中心医院组建疼痛科不久，科主任贺永进找到我，说医院领导决定特聘你注册到第一中心医院工作，共同建设一支天津市规模最大、国内一流水平的疼痛科队伍……。经过我反复思考，决定帮助贺永进主任共同创建天津市第一中心医院疼痛科。此后我们陆续开展了十几项神经痛治疗技术，又连续举办43期全国疼痛培训班，接待了来自全国400多名对神经痛有着浓厚兴趣的同道，共同交流神经痛解剖学基础与疼痛科微创治疗核心技术。特别是在培训班里我重点讲授的“神经痛解剖学”内容深受广大培训班和进修医生的欢迎，更加促进我和贺永进主任早日出版《神经痛解剖学图解》大型参考书的信心。其间，我们又邀请王慧星博士加盟主编工作，使本书的撰写速度和质量又有了新的飞跃和提高。

当初我们怀着“功在当代利在千秋”的决心，陆陆续续搜集了上千篇与神经痛相关的国外解剖学文献，邀请了国内疼痛界一大批擅长英文的中青年疼痛科学者：马柯、樊肖冲、黄冰、武百山、孙涛、孟莹、李俊、李水清、刘洪君、曹嵩、姜友水、王瀚、宋莉、王江林、曲瑶、李东亮、吕丹、李全波、马文庭、刘靖芷、任玉娥、栾静和韩涛等参加翻译工作。并邀请专职从事疼痛治疗资深教授：吕岩、陈军、林建、李兴志、宋文阁、夏令杰、徐仲煌、熊源长、刘清军、孙永海、肖军、刘广召、刘金峰、王琳、申文、杜冬萍、刘慧、鄢建琴、熊东林、薛朝霞、欧册华、张飞娥、郭晓丽和宋超等参加审稿工作。正是由于全国老中青专家热情支持，这部大型参考书历时8年才顺利完成。

为了保证本书质量，特别邀请曾任北京协和医学院基础学院及中国医学科学院基础医学研究所教授，美国印第安纳大学生物医学工程学系解剖与细胞生物系教授，现任天津医科大学人体解剖与组织胚胎学系主任、博士生导师张平教授，以及天津医科大学人体解剖与组织胚胎学系博士、国家级品牌课程英语授课主讲翟丽东教授同为本书主审。

为了突出本书《神经痛解剖学图解》特色，我们请专业绘图公司为本书做出168幅高清解剖图，使本书阅读价值倍增。本书第一章总论按照国际最新文献标准介绍：神经系统解剖、疼痛定义、疼痛传导通路、疼痛感受器、IASP疼痛分类以及临床常见疼痛定义。第二章介绍：脑神经功能与分布、三叉神经和三叉神经节、眼神经、上颌神经、下颌神经、舌咽神经、面神经、迷走神经与头面部神经痛解剖学关系。第三章介绍：颈丛神经、臂丛神经、颈交感神经和副交感神经，以及三叉神经颈复合体和神经痛解剖学关系。第四章介绍：胸椎与脊神经分支、肋间神经、胸交感神经链、胸交感神经发出的内脏神经、心神经丛、肺神经丛、胸膜神经和膈神经功能与神经痛之间解剖学关系。第五章介绍：腰椎间孔发出的4条脊神经分支及其功能、腰丛与骶丛神经与神经痛密切相关的解剖学关系。第六章介绍：人体最复杂的腹腔与盆腔神经丛、肠系膜上神经丛、肾上腺和肾丛、卵巢/睾丸神经丛、肠系膜下神经丛、上腹下神经丛和下腹下神经丛疼痛与解剖学关系。

回顾8年来编写《神经痛解剖学图解》的作者们无数次修改，尽管搜集文献、翻译、撰稿、制图、校阅得到老、中、青三代疼痛人的同心协力支持，尽管有国家级解剖学教授严格把关，但所参阅的上千篇文献版本、时间、作者认识观点各有所异。这部大型《神经痛解剖学图解》的内容仍是沧海一粟，加之本书作者学专业水平有限，纰漏、谬误之处在所难免，恳请每位同道阅读后不吝指正。

我们还要特别感谢德高望重的韩济生老师为本书题写书名，是对我们这次工作的极大支持与鞭策。早在20世纪90年代，李仲廉教授邀请韩济生院士亲自到天津调研，建立我国临床疼痛教学基地。可惜当时人们对疼痛学科发展认识还很茫然，天津错失一次绝好发展的机遇。今天我们借此为尊敬的韩济生院士献上《神经痛解剖学图解》一书，也算是天津市所有疼痛学同道乃至本书全体作者，意在为韩济生老师几十年来对中国疼痛事业持之不渝、披荆斩棘、历尽艰辛拓荒者的一份礼物。

最后，请允许我们对为本书做出重大贡献的所有疼痛专家致以最真挚的感谢。

郑宝森　贺永进　王慧星

2022年12月于南开大学附属第一中心医院

目录

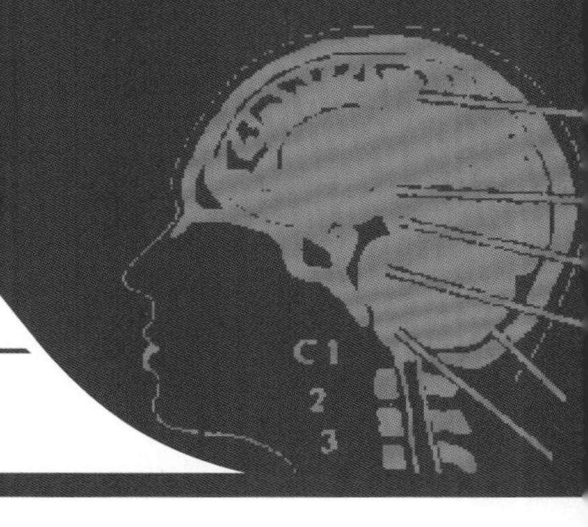

第一章 总 论

第一节 神经痛概述

一、疼痛定义

2020年，国际疼痛学会（International Association for the Study of Pain，IASP）修正了疼痛的定义。从1978年起，国际疼痛学会（IASP）分类学小组委员会（由Harold Merskey教授担任主席，包括来自不同专业的代表）向IASP理事会推荐了疼痛术语的定义，小组委员会得到了当时IASP主席博尼卡（John J. Bonica）的大力支持。2020年《PAIN》杂志发布的疼痛定义为："与实际的或潜在的组织损伤相关或类似的不愉快的感觉和情绪情感体验。"

IASP对疼痛的定义（2020年）添加6个关键注释，从词源学上分析了单词"pain"的意义并修订诠释如下。

（1）疼痛始终是一种主观体验，在不同程度上受到生物学、心理学和社会因素的影响。

（2）疼痛和伤害性感受不同，不能仅仅从感觉神经元的伤害过程中推断。

（3）人们只有通过生活经历才能理解和感知疼痛的实际意义。

（4）应该尊重和接受患者主诉的疼痛经历。

（5）人们可以适应疼痛，也可能对机体功能、社会和心理健康产生不利影响。

（6）语言描述只是表达痛苦的几种行为之一，不能说没有语言交流就没有经历疼痛的感受。

二、国际疼痛学会描述

此前，IASP将疼痛定义为：疼痛是一种不愉快的感觉和情感体验，与实际或潜在的组织损伤相关。用组织损伤来描述，即理解疼痛是主观的。生物学家认为有些引起疼痛的刺激一定要造成组织损伤，因此，疼痛是我们联想到实际或潜在组织损伤的体验。

当身体某个部位出现一种感觉并有一种不愉快的情感体验不一定是疼痛，有些感觉类似疼痛但没有不愉快的经历，如刺痛不应称为疼痛。如不愉快的异常体验（味觉障碍）可能是痛苦的，但也不是疼痛，因为主观上不具备疼痛的感觉特征。在没有组织损伤或任何病理生理情况下的疼痛，是心理原因形成的，单用主观描述无法鉴别这种经历与组织损伤有关。如果患者的疼痛因经历不愉快并与组织损伤引起的疼痛一致，就应该是疼痛。这个定义避免了将疼痛与刺激的关联。刺痛在痛觉感受器和痛觉传导通路中引起的神经冲动并不是疼痛，疼痛不但要有引起疼痛明确的原因，还要始终有一种不愉快的心理状态。

2019年1月出版的《Pain》刊载10篇文章对疼痛的分类进行了概述，并解释了慢性原发性疼痛和慢性继发性疼痛的根本区别。慢性原发疼痛本身就是一种疾病。慢性继发性疼痛是一种有潜在疾病症状的慢性疼痛。由于疼痛是正常人体感觉中不可缺少的一部分，如果没有疼痛，人们就不知道躲避危险，会使人体受到更大的伤害甚至危及生命。疼痛是提示人体生病的信号，当人体组织受到损伤的时候，人体就会对伤害作出一系列防御反应，才能避免人体受到更大的伤害。

疼痛又是一种身体和情感上的感觉，其本质上是不愉快的，并与实际或潜在的组织损伤密切相关。从生理学上讲，引起疼痛的原因往往是危险和有害的，提示人体目前已经出现了问题，需要引起重视，从而及时确诊，尽早解除这些危险因素。由此可见，疼痛是人体具有重要保护意义的生理现象。但长时间的疼痛会损害机体及其相关系统，尤其是神经系统、循环系统，同时也可以造成自主神经功能紊乱。因此，慢性疼痛是一种需要及时治疗的疾病。

三、国际疼痛学会的慢性疼痛分类

世界卫生组织编制的《疾病和相关健康问题国际统计分类》，在进行第11次修订时，将疼痛单独分类，国际疼痛学会和世界卫生组织召集了由疼痛专家组成的跨学科工作组，并提出：慢性疼痛为神经系统病变或疾病相关的疼痛持续或复发时间为3个月。

新的分类列出了最常见的外周神经病理性疼痛：三叉神经痛、周围神经损伤、疼痛性神经病、带状疱疹后神经痛和根性神经痛。中枢神经源性疼痛包括：脊髓或脑损伤引起的疼痛、脑卒中后疼痛以及与多发性硬化症相关的疼痛。

第二节 神经系统解剖

神经系统是人体结构和功能最为复杂的系统，它通过身体不同部位信号的传递来协调运动和感觉。神经系统感受到影响身体的环境变化，然后与内分泌系统协同工作，对这些变化会立即作出反应。神经系统主要由两个部分组成：中枢神经系统（central nervous system，CNS）和周围神经系统（peripheral nervous system，PNS），CNS由脑和脊髓组成，将中枢神经与躯体的各个部位连接起来。将神经冲动从中枢传向周围的神经传输称为传出神经，将感觉神经冲动由感受器传向中枢的神经传输称为传入神经。出颅的神经称为脑神经，出脊髓的神经称为脊神经（图1-1）。

脊神经具有传入和传出两种功能，称为混合神经。PNS分为三个独立的子系统，即躯体神经系统、自主神经系统和肠神经系统。躯体神经系统调节人体随意运动；自主神经系统又分为交感神经系统和副交感神经系统，交感神经系统在紧急情况下被激活以调动能量，而副交感神经系统在人体处于放松状态时被激活；肠神经系统的功能是控制肠道活动。自主神经系统和肠神经系统均自主工作，不受人的意志控制。

神经系统按部位可分为中枢神经系统和周围神经系统。

1. 中枢神经系统

包括脑和脊髓。脑位于颅腔内，脊髓位于椎管内。

2. 周围神经系统

包括与脑相连的12对脑神经和与脊髓相连的31对脊神经。周围神经系统又可分为躯体神经系统和内脏神经系统，躯体神经系统含有躯体感觉神经和躯体运动神经，主要分布于皮肤和运动系统（骨、骨连结和骨骼肌），传输皮肤感觉和运动系统的感觉及运动功能；内脏神经系统又称植物神经系统，主要分布于内脏、心血管和腺体，传输感觉和运动。其含有内脏感觉（传入）神经和内脏运动（传出）神经，内脏运动神经又根据其功能分为交感神经和副交感神经。

一、中枢神经系统

中枢神经系统（CNS）由脑和脊髓组成。脑位于颅腔内，脊髓位于椎管内，脑和脊髓都被脑/脊膜包围。在中枢神经系统内，神经间隙充满了大量支持性的非神经细胞，称为胶质细胞。CNS的主要功能是根据周围神经系统所传递的信息来协调身体活动。脑由颅骨保护，脊椎保护的脊髓是脑的延续。脊髓从脑后部沿脊柱中心下行，止于上腰段。脑和脊髓都被三层膜包裹保护（图1-2）。

（一）脑结构

脑是人体最复杂的器官。大脑皮质，即大脑的最外层和体积最大的部分，包含大约15 330亿个神经元，每个神经元与成千上万个神经元相连。大脑是身体的中央控制区，负责协调人体全部活动，包括从身体的运动到激素的分泌、记忆的创造和情感的体验。许多高级功能的推理、解决问题和创造力以及涉及神经网络系统中不同领域的合作。脑的某些部位具有专门功能。

1. 基底神经节

参与自主运动控制、程序性学习以及决定进行哪些运动，影响这一区域的疾病包括帕金森病（Parkinson’s disease）和亨廷顿病（Huntington disease）。

2. 小脑

主要涉及精确运动控制，但也涉及语言和注意力。如果小脑受损，主要症状是运动控制紊乱，称为共济失调。

3. Broca’s 区

左脑的这个小区域（左撇子有时在右脑）在语言处理过程中很重要。当大脑受到伤害时，表现为说话困难，但仍能听懂别人的话。口吃与Broca’s 区的抑制有关。

4. 胼胝体

是连接左右脑半球的一束神经纤维。它是大脑中最大的白质结构，允许两个半球进行交流。诵读困难儿童的胼胝体较小，左撇子、双手灵巧的人、音乐家通常胼胝体较大。

5. 延髓

延髓延伸至颅骨下方，涉及无意识的功能，如：呕吐、呼吸、打喷嚏和维持正常血压。

6. 下丘脑

下丘脑位于脑干上方，大约杏仁大小，它分泌多种神经激素，影响体温、口渴和饥饿。

7. 丘脑

丘脑位于脑的中心，丘脑将神经冲动从不同的受体转换到大脑皮质。虽然丘脑以其在视觉、听觉、体感和味觉系统中的感觉中继为主，但它在运动活动、情感、记忆、唤醒和其它感觉运动关联功能中也有重要作用。

8. 杏仁核

位于颞叶深处的两个杏仁状核。它们参与决策、记忆和情绪反应，尤其是负面情绪。

（二）脊髓结构

脊髓几乎延伸到整个背部，在大脑和躯体之间传递信息和其余任务，人体外周有31对脊髓神经进入脊髓。沿着脊髓长度与周围神经系统（PNS）的神经连接，包括：皮肤、肌肉和关节。大脑发出的运动指令从脊髓传到肌肉，感觉信息再从皮肤等感觉组织传回到脊髓，最后到达大脑。脊髓含有控制某些反射性反应回路，比如，当手指接触火焰时，手臂会无意识回避。脊髓内的回路也可以产生更复杂的行走动作，即使没有大脑的指令输入，脊神经也能协调行走所需的肌肉运动。例如，如果一只猫的大脑与脊髓分离，使它的大脑与身体没有任何联系，当它被放在跑步机上时，它仍然会开始自发地行走。脊髓只需要停止或开始这个过程，或者在某个物体出现在它的路径上时立即做出应变。

1. 脊髓

脊髓是由神经组织和支持细胞组成的管状束，从脑干延伸到L1～2椎体阶段。

（1）脊髓：脊髓为灰白色圆柱形结构，是延髓的延续，始于枕骨，穿过枕骨大孔，在颈椎开始时进入椎管内下行，其周围是脊膜包裹着丰富的脑脊液。自T12椎体上缘，脊髓逐渐变细，形成脊髓圆锥并终止于L2节段，所以其长度为整个椎管的三分之二。脊髓末端发出的脊神经集合在一起为马尾神经。脊髓有两个膨大处，颈膨大位于C4～T1水平，是臂丛的起源。腰膨大在T11和L1水平，是腰骶神经丛的起源。脊髓表面有两条纵沟，前表面的深沟为前正中裂，后部稍浅的纵沟为后正中沟。

（2）脊膜：围绕脊髓有三层膜，即硬脊膜、蛛网膜和软脊膜。脊膜是脑膜的延续，起着支持和保护脊髓的作用。在脊髓远端，脊膜延伸为一股纤维组织，即终丝。它附着在尾骨椎体内壁，起到固定脊髓下端的作用。

1）硬脊膜：是脊膜的最外层部分，从枕骨大孔延伸至终丝。硬脊膜与椎管内壁之间的狭窄腔隙为硬膜外间隙，该间隙内包含疏松结缔组织和椎内静脉丛。脊神经离开椎管，穿透硬脊膜，进入硬膜外间隙。在这个过程中，硬脊膜包裹着神经根，并与神经的外层结缔组织融合。

2）蛛网膜：位于硬膜和软膜之间的一层很薄的膜。它与软膜之间由蛛网膜下隙分隔，腔内含脑脊液。在脊髓圆锥的远端，蛛网膜下隙扩张形成终池，是腰穿（获得脑脊液）和脊髓麻醉的最佳穿刺部位。

3）软脊膜：是脊膜的最内层，是覆盖脊髓、神经根及其血管的一层薄膜。它向下延伸与终丝融合。在神经根之间，软脊膜变厚，形成齿状韧带。这些韧带附着在蛛网膜上，将脊髓悬吊在椎管鞘内。

2. 白质和灰质

中枢神经系统可分为白质和灰质，组成脑和脊髓的两大部分。大脑皮质主要由灰质组成，白质组成大脑内部区域。这两种组织都含有丰富的胶质细胞，它们保护和支撑神经元。白质和灰质的主要区别在于，白质主要由有髓鞘的轴突和星形胶质细胞组成，而灰质主要由神经元（细胞体）、轴突末端和树突组成。

中枢胶质细胞，通常被称为神经元的支持细胞。在脑中，它们的数量是神经细胞的10倍。没有胶质细胞，发育中的神经常常迷失方向，难以形成功能正常的突触。胶质细胞参与构成中枢神经系统，但各系统类型不同。中枢胶质细胞有以下几种类型。

（1）星形胶质细胞：具有形成血-脑屏障的内皮细胞生化支持、向神经组织提供营养、维持细胞外离子平衡以及具有在创伤后脑与脊髓的修复和瘢痕形成过程中的功能。

（2）少突胶质细胞：负责生成覆盖在神经细胞表面的薄层髓鞘，使其能够快速有效地传递信号。

（3）室管膜细胞：排列在脊髓中央管和脑室（充满液体的空间），这些细胞产生和分泌脑脊液，并利用它们的鞭状纤毛使脑脊液保持循环。

（4）放射状胶质细胞：在胚胎神经系统发育过程中，充当新神经细胞支架。

二、周围神经系统

周围神经系统（peripheral nervous system，PNS）由12对脑神经和31对脊神经组成。PNS的主要功能是将中枢神经系统连接到四肢和器官，起到大脑、脊髓和身体其它部位之间的接力作用。PNS与中枢神经系统不同，不受脊柱和颅骨的保护，也不受血脑屏障的保护，PNS容易遭受毒素和机械损伤。PNS在功能上可分为自主神经系统和躯体神经系统。两者都可以进一步细分；前者分为交感神经和副交感神经，后者分为感觉神经和运动神经。

（一）颅周围神经系统

1. 脑神经功能

脑神经的嗅神经和视神经源于大脑，其余10对脑神经源于脑干。每一对脑神经在体内都有一个特定的功能，既可以是运动神经，也可以是感觉神经，或两者兼而有之，并将外周信息从身体传到大脑。具体12对脑神经功能如图1-3所示。

（1）嗅神经（CN Ⅰ）：嗅神经为感觉神经，负责把人闻到所有东西的气味信息传输到大脑。气味信息从嗅球传输到大脑做气味分析，如果嗅神经损伤就会导致嗅觉功能丧失。

（2）视神经（CN Ⅱ）：视神经将电信号从人眼视网膜传输到大脑，大脑将这些信号转换成人们所看到周围世界的图像和色彩。视神经功能紊乱，如视神经炎可导致视觉障碍。

（3）动眼神经（CN Ⅲ）：动眼神经有两个主要功能。首先，动眼神经可传递信号使眼睛向各个方向转动；第二，动眼神经的副交感神经纤维分布到虹膜，在遇到强光时收缩瞳孔括约肌。动眼神经的病变不仅会导致复视，还会导致瞳孔散大。由于动眼神经的走行位置，颅内高压很容易损伤动眼神经，瞳孔扩大常提示颅内出现严重问题。

（4）滑车神经（CN Ⅳ）：滑车神经支配眼球上斜肌的运动，该神经损伤会导致复视。

（5）三叉神经：三叉神经为混合性神经，它将感觉信号从头面部传递到大脑。此外，三叉神经支配面部咀嚼肌（咬肌、翼内肌和翼外肌）。三叉神经痛是一种重度的面部疼痛。偏头痛与三叉神经脑膜支的异常兴奋有关。

（6）展神经（CN Ⅵ）：控制着眼球向外侧转动，展神经的损伤可以导致复视。在高颅压情况下，如大脑假性肿瘤，即CN Ⅲ、CN Ⅳ和 CN Ⅵ共同协调双眼聚焦，任何一侧的某支神经损伤，均会使双眼协调聚焦障碍，即引起视物重影或复视。

（7）面神经：面神经不仅支配面部的大部分肌肉，还负责传入舌前部的味觉信号。面神经中的副交感神经纤维兴奋使眼睛流泪、口腔唾液分泌，面神经还通过控制镫骨肌调节听力。面神经病变，如特发性面神经麻痹会导致面肌瘫痪，而面神经过度兴奋则会造成面肌痉挛。

（8）听神经：由两部分组成，蜗神经将声音信息传输给大脑，使人们能够听到声音。前庭神经传递有关平衡和运动信息，前庭蜗神经出现问题可能导致听力障碍或眩晕。

（9）舌咽神经：接收来自舌部、颈动脉体、扁桃体、咽和中耳等部位的感觉纤维。它还向腮腺提供副交感神经纤维，向茎突咽肌提供运动纤维，帮助吞咽。舌咽神经与迷走神经一起构成咽丛的一部分，咽丛为上颚和咽喉部的感觉神经，刺激舌咽神经可导致舌咽神经痛。舌咽神经还从颈动脉体的化学感受器和颈动脉窦的压力感受器接收有关血液中CO_2分压及血压变化的重要信息。

（10）迷走神经：迷走神经是副交感神经系统的主要组成部分，属于混合神经，由80%的传入纤维和20%的传出纤维组成。副交感神经除控制咽（吞咽）和喉（说话），以及来自咽、小脑幕下侧的脑膜神经和一小部分耳的感觉神经外，还与其它脑神经和脊神经共同支配身体各个脏器的内脏运动和感觉。迷走神经和舌咽神经一样，能接收到味觉（来自咽）信号，也能接收到心脏附近（主动脉弓）化学和压力感受器发出的特殊信号。此外，迷走神经中的副交感神经纤维可以减缓心跳次数。

（11）副神经：一部分起源于颅内的纤维为颅副神经，起源于脊神经核的纤维称为脊副神经。脊髓上部五节是副神经核的位置。副神经支配胸锁乳突肌，并延伸到颈部和斜方肌以及上背和肩部。副神经功能障碍可对肩关节功能产生不良影响。

（12）舌下神经：舌下神经是控制舌活动的运动神经。说话困难（构音障碍）或在口腔里移动食物困难是舌下神经受损的表现。

2. 脑神经分布

（1）嗅神经：源于鼻腔黏膜的高位，终止于大脑嗅球，具有嗅觉功能。

（2）视神经：为感觉神经，源于视网膜，终止于丘脑外侧膝状体及中脑上丘。

（3）动眼神经：为运动神经，源于中脑，分布于除上斜肌和外直肌外的所有眼球外肌、晶状体、睫状肌和瞳孔括约肌。

（4）滑车神经：为运动神经，源于中脑尾侧，连接眼球的顶部，只为上斜肌提供运动。

（5）三叉神经：为混合神经，由三个主要分支组成，是最大的脑神经。感觉神经分布在面部、口腔和鼻腔区域，运动神经支配咀嚼肌。其中第1支眼神经为感觉神经，分布在前额和眼睛区域。为眼球角膜、上鼻腔、前部头皮、前额、上眼睑、结膜和泪腺传输一般感觉。第2支上颌神经为感觉神经，分布在上颌区域，传输来自脸颊、上唇、上牙槽、鼻腔黏膜、上颚和部分咽部的混合神经（一般感觉和运动神经）的感觉，分布在上颌区域，传输来自舌（而非味觉）、上牙和皮肤的一般感觉。第3支下颌神经为混合神经（感觉和运动），感觉支分布下颌区域，传输舌（不是味道）、下颌牙齿和皮肤的一般感觉。运动支源于脑桥，支配咀嚼肌。

（6）展神经：为运动神经，源于脑干，支配眼外直肌帮助眼睛外展。

（7）面神经：为混合神经，源于脑桥，感觉支分布在舌的味蕾，帮助感知食物的味道，运动支支配面部表情肌，自主神经纤维至唾液腺和泪腺，负责唾液分泌、流泪、肌肉运动和面部表情。

（8）听神经：听神经由耳蜗神经和前庭神经组成，耳蜗神经管理听力，前庭神经负责平衡、运动和定位。耳蜗神经为感觉神经，源于内耳的耳蜗并分布在耳蜗，有助于感知听觉。前庭神经为感觉神经，从脑干的脑桥和延髓出来后，同源于内耳的半规管、椭圆囊和球囊，共同调节身体平衡和感知运动。

（9）舌咽神经：为混合神经，源于延髓；感觉支分布在口咽、颈动脉窦、舌后1/3、中耳腔和咽鼓管。特殊感觉支为舌后1/3提供味觉；副交感神经支支配腮腺；运动支支配咽部茎突咽肌。

（10）迷走神经：为混合神经，源于延髓，支配呼吸、心血管、消化系统的软腭随意肌、心肌和平滑肌。帮助吞咽、监测血液中氧气和二氧化碳浓度、感知血压和内脏活动。

（11）副神经：副神经源于延髓和颈部脊髓两部分，这两部分会合后一起通过颈静脉孔出颅。副神经颅支与迷走神经相连并伴随迷走神经分布喉、软腭和咽。脊髓支沿颈内动脉向下支配斜方肌和胸锁乳突肌。

（12）舌下神经：为运动神经，源于延髓。支配舌肌，支配讲话时的舌运动。

（二）躯体神经系统

躯体神经系统和自主神经系统都是周围神经系统的一部分，通过接收大脑和脊髓的信息并发送到身体的其它区域。躯体神经系统的主要功能是参与脊神经连接中枢神经系统和身体肌肉运动、感觉、控制自主运动和反射。脊神经解剖和功能描述如图1-4所示。

1. 脊神经解剖

脊神经有31对，根据脊柱每个出口的位置来命名。每个脊神经由两条根连接到脊髓，一个是传递感觉信息的背（或后）根，另一个是传递运动信息的腹（或前）根。因此，脊神经可以同时传输感觉和运动信息（即混合纤维）。感觉根纤维将感觉冲动从身体传递到脊髓，脊髓再将信息传递给大脑，包括来自内脏、肌腱、关节和身体表面的疼痛、温度、振动、触摸和位置感觉（本体感觉）的感觉神经冲动。每根脊神经都传输来自皮肤特定区域的感觉信息，根据其分支的位置可分为：①源于C1～C8的颈神经；②源于T1～T12的胸神经（含背部）；③源于L1～L5的腰神经；④源于S1～S5骶神经；⑤源于尾骨的尾神经。表1-1概述了每个脊神经根的分布与主要功能。

表1-1　脊神经主要肌肉分布与肌腱反射

脊髓神经根	主要支配肌肉	其它功能
C1	头前、外侧直肌	
C2	头长肌、颈长肌、斜角肌	
C3	肩胛提肌、菱形肌	膈肌
C4	肩胛提肌、菱形肌、三角肌、肩袖肌	膈肌
C5	肱二头肌、腕伸肌（如桡侧腕短伸肌和长伸肌）	膈肌，二头肌反射
C6	肱三头肌、腕屈肌（如侧腕屈肌、指浅屈肌）	肱桡肌反射
C7	肱三头肌、腕部屈肌（如桡侧腕屈肌、指浅屈肌）	肱三头肌反射
C8	手指伸肌（如拇长伸肌）	
T1	指外展肌、内收肌（如骨间肌、蚓状肌）	交感神经输出到内脏
T2～T12		交感神经输出到内脏
L1		交感神经输出到内脏
L2	髋关节屈肌	
L3	髋关节屈肌、股四头肌	

续表

脊髓神经根	主要支配肌肉	其它功能
L4	股四头肌、胫骨前肌、臀肌	股四头肌反射
L5	踇长伸肌、髋外展肌、臀肌	
S1	比目鱼肌-腓肠肌复合体	跟腱反射
S2～S4		副交感神经向内脏输出

摘自：EDITED BYDR. ANDREW CHUNGHealth Pages:/Anatomy & Function Spinal Nerves, DECEMBER 11, 2019

脊神经丛是脊神经离开脊椎后，它们互相连接形成4个成对的神经丛。脊神经丛包括：①颈神经丛（颈丛）是上颈部脊神经的延续，为颈、肩提供神经支配；②臂神经丛（臂丛）是下颈部脊神经的延续，支配上背部、肩、手臂和手部；③腰神经丛（腰丛）是腰椎神经的延续，为下肢提供神经支配；④骶神经丛（骶丛）支配大腿后部、小腿部、足踝部、足底和骨盆。

2. 躯体感觉神经系统

躯体神经系统包含两种主要的神经元。感觉神经元，也被称为传入神经元，负责将信息从身体传递到中枢神经系统。运动神经元，也被称为传出神经元，负责将信息从大脑和脊髓传送到全身的肌肉纤维。

感觉（传入）神经系统将来自不同受体，即感觉器官和感觉神经末梢的信号传送到中枢神经系统（CNS）。这条通路向中枢神经系统（脑和脊髓）传递身体内部和周围的感觉信息。感觉系统使中枢神经系统的脑和脊髓接收外部和内部环境的变化。感觉信息被脊髓和大脑的中间神经元整合和处理。运动神经元位于脑干或脊髓内，感觉神经元位于背根神经节（dorsal root ganglion，DRG）内，因此，本书重点讨论DRG与神经痛的关系（图1-5）。

DRG位于椎间孔内，紧靠神经根的外侧。而C1和C2的DRG位于寰枢椎弓上，骶神经节位于椎管内，尾骨神经节位于硬脊膜鞘内。C1神经节可以缺失。在脊神经节与脊髓之间的上颈神经背根上，时有神经细胞群组成的异常神经节。

DRG功能：DRG是脊神经背根的膨大，为初级躯体感觉神经元的细胞体。DRG是位于周围神经系统中的特殊神经细胞，具有传递痛觉和触觉功能。DRG非常靠近脊髓，负责收集和传递疼痛和触觉信息并迅速传输到脊髓和脑，人体对疼痛刺激也会做出及时反应。由于脊神经的DRG包含感觉神经纤维的细胞体，当脊神经的背根从椎间孔中发出后，负责收集和传输来自皮肤、躯体深部组织和部分内脏的信号。大多数小直径的DRG神经元末梢是伤害感受器。

含有感觉神经元的DRG细胞体称为假单极神经元。假单极神经元（pseudo-unipolar neuron）是周围神经系统中的一种特殊感觉神经元。这个神经元包含一个轴突，再分裂成两个分支，一个分支延伸到躯体外周，接收外周组织的感觉信息。而另一个较短的轴突分支进入脊髓。

DRG疼痛机制：DRG痛觉感受器的兴奋，认为是钙离子和钠离子流入电压门控离子通道的结果，延长了动作电位持续时间。其结果之一是细胞内轴突末端钙离子增加，促进了神经递质释放，导致疼痛加剧。

神经痛的主要诱因是DRG最初的病理变化，许多研究都在寻找DRG神经元内自发异常兴奋的来源。经过研究神经损伤后DRG的密度、分布和功能的变化，发现电压门控钠通道是产生和传导动作电位的重要离子通道，也是治疗神经性疼痛的潜在靶点。因为大多数与疼痛相关的电压门控通道在周围神经损伤后被下调。神经元并不是驱动和维持常见临床疼痛状态的唯一因素。

研究表明：免疫和胶质细胞的反应改变了周围和中枢神经系统的神经功能。神经细胞上遍布许多具有神经活性物质的受体，可以接收来自其它细胞的信号，并对其环境的变化作出反应。例如，卫星胶质细胞（Satellite Glial Cells，SGCs）的激活可反过来影响邻近神经元，从而参与感觉神经节的信号处理和传输。感觉神经轴突的损伤可引起神经病理性疼痛，这种损伤也影响SGCs，所以这些细胞在神经节的病理变化中起一定作用。

决定神经元兴奋性的另一个主要因素是细胞外钾离子浓度，钾离子主要由初级感觉神经元周围的SGCs表达的离子通道调节。有研究表明，损伤感觉神经节中的胶质细胞会改变钾离子稳态浓度从而使疼痛加剧。已经证明，外周轴索切断后，DRG感觉神经元细胞体周围卫星细胞中的神经生长因子（NGF）、神经营养因子3（NT3）等表达增加。DRG内这些神经营养素触发持续的机械性痛觉异常，表明神经节源性神经营养素是外周神经损伤后神经病理性疼痛的伤害性刺激源。这种变化触发外周神经损伤后DRG内交感神经纤维的发芽，并以这种方式导致神经病理性疼痛。在动物模型中发现，周围神经损伤后，交感神经纤维向背根神经节（DRG）生长，与感觉神经元形成异常连接。

研究表明：在DRG附近切除轴突，局部一次性注射糖皮质激素可模拟全身糖皮质激素的作用，可减轻脊神经结扎引起的行为和细胞异常。这种治疗方法降低了神经的机械敏感性，减少了DRG中的交感神经发芽，减少了脊神经结扎后DRG中的卫星胶质细胞激活和脊髓中的小胶质细胞激活。这些发现支持DRG神经炎性痛理论。也有研究提出，通过向DRG内注射细小的棒状杆菌和同种巨噬细胞，能在大鼠DRG中引发炎症反应。这项研究的结论是，神经细胞体附近的炎症细胞产物有益于诱导轴突再生。对DRG注射一种强效、选择性的瞬时受体电位1型（transient receptor potential vanilloid family type 1，TRPV1）受体拮抗剂，可以解释有害热刺激如何触发TRPV1相关信号传递到周围炎症大鼠的脊髓背角广动力域（wide dynamic range，WDR）神经元。WDR神经元存在于脊髓背角，可能是多突触反射的投射神经元和（或）中间神经元。

DRG的血液供应：DRG在血-脑屏障以外，经动物研究显示DRG有开窗毛细血管的存在。因此，在微血管系统内循环的分子可以直接进入DRG。这种毛细血管组织为DRG提供了强大的血液供应，可以充分满足DRG长时间的高能量需求。对DRG维持受体、离子通道、细胞结构、转运蛋白的生产和运输至关重要。正是位于椎管表面和深处两个相互连接的动脉丛，为人体DRG提供充足的血液供应，这些动脉丛源于脊椎节段的根动脉。神经节周围静脉丛主要从DRG的背侧进入椎间静脉。最近用动态对照增强MRI灌注人体DRG的血液供应研究，利用组织通透性和组织间质渗漏分数来表示DRG内的血液灌注，结果表明DRG内的血供高于脊神经。

DRG的细胞与周围的结构通过血管接受营养，由于DRG内的血管具有高度渗透性，使得一些离子很容易在DRG内外互相扩散。这种DRG高渗透性的血管存在，具有非常重要的临床价值，它使药物容易扩散和作用于DRG，实现疼痛治疗靶向作用。DRG这种特有的血管通透性，在临床上为化学性细胞靶向治疗提供天然的治疗条件。

DRG潜在镇痛靶点：与中枢神经系统中的血脑屏障不同，由于DRG缺乏保护性的膜结构，不像其它神经束周围有膜保护和内环境调节。DRG只有一个可渗透的结缔组织膜，这使得DRG成为一个很好的药物靶点应用选择。这种通透性可以部分解释为什么神经节组织中的毛细血管密度非常高。这里丰富的血液供应也可以解释，DRG能耐受在此处注射的局部麻醉药（简称：局麻药），即便高灌注率也很难形成局麻药中毒浓度。

由于DRG和外周轴突缺乏有效的血管神经屏障，这使得大分子量的化合物，容易在DRG神经元周围的间质中扩散。没有血管屏障的DRG神经元会暴露于有毒的循环系统介质中，产生类似静脉注射抗肿瘤药物和抗逆转录病毒药物治疗肿瘤同样的结果。利用一些药物对DRG内感觉神经元选择性治疗，抑制躯体周围神经病变发展的同时，DRG也会受到损伤；DRG在神经根的特殊位置与坚固的椎骨紧密相邻，可能是损伤DRG出现神经痛的主要原因，故关节突关节炎和椎间盘突出是引起神经根病变最常见的原因。椎体损伤、椎间盘退化或椎间孔狭窄后，DRG或邻近神经根的慢性压迫引起腰痛和坐骨神经痛的重要机制。椎骨损伤引起的周围或神经根损伤，可以诱导合成并释放大量炎症介质，这些炎症介质能使感觉神经的痛觉感受器敏化后出现剧烈疼痛。

广动力阈（Wide dynamic range，WDR）神经元是孟德尔于1966年首次发现的。早期对这种神经元的研究构建了疼痛的“门控理论”。基本概念是：非疼痛性刺激会阻断疼痛刺激的传导路径，抑制了可能出现的疼痛反应。这一理论得到了以下事实的支持：WDR神经元负责对疼痛和非疼痛刺激的反应，但这些神经元不能同时产生一种以上的反应。WDR神经元对所有类型的体感刺激都有反应，占背侧灰质神经元的大多数，并有能力产生长时程反应，也包括负责疼痛和瘙痒的神经元。WDR或“会聚”神经元是细胞体位于脊髓背角的神经元中数量最多的一种。WDR神经元对所有体感模式（热、化学和机械）和来自周围神经的广泛强度刺激都有反应。例如，在细胞的感受范围内，有许多WDR神经元对良性的刺激以及高温和机械损伤作出反应。相反，当刺激强度上升到有害范围时，它们会逐步提高激活率，出现疼痛敏化现象。背角神经元也是WDR神经元的一种，通过小胞发出的C纤维接收内脏的感觉输入。通过阻断DRG可以抑制背角神经元C纤维传入功能，从而缓解神经病理性疼痛。

由于WDR神经元分布于脊髓背角，可能是多突触反射的投射神经元和（或）中间神经元。WDR神经元的皮肤感受区表现出一种梯度的敏感性，中枢对任何机械刺激都有反应，而外围仅对有害刺激有反应。这些神经元还接收来自内脏、肌肉和关节的信号。因此，WDR神经元不断地从外部环境和内部环境获取信息。这些信息构成了基本的躯体感觉，有助于建立整个身体的表征。WDR神经元的外周电场大小可能因兴奋和抑制机制的可塑性而发生改变。WDR神经元的活动可被兴奋区外的大部分伤害性刺激所抑制。因此，一个有害的刺激既能激活WDR神经元的一个节段亚群，又能抑制剩余的亚群，从而破坏正常的感觉传导，改变身体疼痛表现，有利于疼痛集中到一个区域。

DRG的新认识：目前治疗神经病理性疼痛的药物疗效有限。理想情况下，将治疗药物直接注射到疼痛患者的神经元，可以避免全身用药产生的不良反应。有研究发现，在DRG中沉积的酸性丁哌卡因，在其药理作用消失后引起疼痛和痛觉过敏，该现象可以解释酸性局麻药用于治疗癌症相关疼痛和慢性腰背痛效果不佳的原因。对大鼠坐骨神经压迫模型的实验中，骨髓间充质干细胞在腰段DRG中选择性转录和植入的研究表明，骨髓间充质干细胞可作为治疗周围神经病变的新技术。近十年的研究见证了DRG疼痛基因治疗的发展，外源基因对周围神经系统的靶向表达具有重要的临床价值。

目前对神经肌肉疾病的基因治疗、神经解剖学研究和轴突血流机制有了新的认识，一种将病毒载体注入DRG的微创技术，将DRG作为神经元转录能力的载体，可以导致敏感基因的表达。这项研究表明，在DRG周围注射同样药物治疗神经病理性疼痛，明显优于坐骨神经内注射治疗慢性疼痛的疗效。有人提出，以慢病毒载体作为一种可行的系统，将靶基因导入DRG内，以探索治疗神经病理性疼痛的新机制。

DRG感觉神经元的基因传递为临床治疗周围神经疾病提供了新的手段，基因可以通过鞘内注射运载载体转移到大鼠DRG。有研究发现，通过腰椎鞘内注射聚乙烯亚胺（PEI）复合物传递的神经生长因子互补DNA，能够促进切断的大鼠坐骨神经的再生。这表明，使用鞘内基因传递方法治疗周围神经病是可行的。向DRG传递治疗敏感基因可以防止神经元死亡和周围神经退行性变疾病。

3. 躯体运动神经系统

躯体运动神经元位于脑干或脊髓内，躯体感觉神经元位于DRG内，躯体神经系统负责从中枢神经向周围发送信号，脑和脊髓负责处理和整合各种外周传入的信息，使人体产生反应。因此，躯体神经系统的主要功能是将中枢神经系统与器官和横纹肌连接起来，以执行人体日常的功能。人体基本运动通路包括位于中央前回（初级运动皮质）的上运动神经元，它将信号通过皮质脊髓束发送给下运动神经元。这些信号通过脊髓的前角和较低运动神经元的突触传输，并通过外周轴突将信号发送到骨骼肌的肌神经接点。运动神经元释放神经递质乙酰胆碱，它与运动神经元的乙酰胆碱受体结合，产生一种向肌神经接点传递的刺激，肌神经接点支配肌肉运动（躯体运动传出神经非本书重点）。

（三）自主神经系统

自主神经系统（autonomic nervous system，ANS）也称植物神经系统，是由交感神经系统和副交感神经系统组成的一组复杂的神经系统，ANS在人体没有意识干预和控制的情况下能调节体内的稳态。ANS支配着人体大部分内脏器官和腺体，调节人体新陈代谢的变化。

ANS是周围神经系统的分支，管理平滑肌和腺体，负责调控内脏器官的功能。ANS是控制系统，基本是在无意识状态下调节身体的多项功能，如：心率、消化、呼吸、瞳孔反应、排尿和性兴奋。ANS是控制人体“兴奋”或“抑制”反应的主要机构，包括：颅和骶部（副交感神经）和胸腰段部分（交感神经）两部分，ANS几乎完全独立于中枢神经系统之外。

1. 自主神经系统递质

ANS由2个分支组成：交感神经系统和副交感神经系统。交感神经系统起源于脊髓的T1～L2神经段。副交感神经系统源于颅内 Ⅲ、Ⅶ、Ⅸ、Ⅹ神经，以及S2～S4神经。由2个神经元将效应器官与交感神经系统或副交感神经系统连接起来，第一个神经元称为节前神经元，第二个神经元称为节后神经元，但有个例外，肾上腺髓质直接与节前神经元相连。

交感神经和副交感神经节前神经元都为胆碱能神经元，即在神经的突触处释放乙酰胆碱（Ach）。在副交感神经系统中，节后神经元也为胆碱能神经元。然而，在交感神经系统中，神经节后神经元并不完全相同。大多数交感神经节后神经元为肾上腺素能神经元，它们释放去甲肾上腺素（norepinephrine，NE），而位于汗腺和某些血管平滑肌的少数神经元，为胆碱能神经元。在胆碱能突触中，释放的乙酰胆碱被乙酰胆碱酯酶降解或重新吸收到节前神经元。在肾上腺素能突触中，释放的去甲肾上腺素要么被节前神经元重新吸收，要么被儿茶酚—O—甲基转移酶降解。

副交感神经系统中，主要的神经递质是乙酰胆碱。乙酰胆碱由节前神经纤维和节后神经纤维共同释放。因此，它既作用于神经节的神经元，也作用于靶器官组织。乙酰胆碱通过与胆碱能受体结合来发挥作用。副交感神经系统在静息状态下具有调节血压、心率、呼吸、消化、排尿、分泌、性反应和瞳孔反应的作用。副交感神经系统负责促进休息、睡眠和消化功能，交感神经系统负责促进“战斗”或“逃跑”功能。然而，效应器官的反应依赖于存在的受体类型。例如，交感神经系统兴奋后会释放NE，一些效应器官只有一种神经递质受体，另一些两者都有反应，而效应器官的反应依赖于这些受体的相对比例。例如血管中α受体会导致血管收缩，而β受体导致血管舒张。对于同时具有交感神经和副交感神经的效应器官，它们各自的功能通常是相反的。正是交感神经和副交感神经的相对平衡，决定了效应器官的具体作用。例如，在心脏中，交感神经刺激窦房结心率加快，而副交感神经刺激窦房结时降低心率，实际心率将取决于这两个系统之间的相对平衡。

2. 交感神经系统

交感神经系统（sympathetic nervous system，SNS）有许多通路，这些通路在不同的器官系统执行不同的功能。SNS节前神经元起源于脊髓T1～L2或L3节段，细胞体对称分布于脊髓灰质4个区域，呈双侧对称分布。其功能是产生局部调节（如：出汗是温度升高的反应）和心血管系统的反射调节。在应激状态下，整个交感神经系统被激活，立即产生一种全身反应，称为“战斗或逃跑反应”。这种反应的特征是肾上腺释放大量肾上腺素、心率加快、心排出量增加、骨骼肌血管扩张、皮肤和胃肠血管收缩、瞳孔扩大、支气管扩张。总的效果是让个体为即将来临的危险做好准备。

尽管有许多交感神经位于中枢神经系统（CNS）内，但其仍然是周围神经系统的一部分。脊髓的交感神经元通过一系列交感神经节与周围交感神经元交通。在神经节内，脊髓交感神经元又通过化学突触与周围交感神经元连接。因此，脊髓交感神经元被称为突触前（或节前）神经元，而周围交感神经元被称为突触后（或节后）神经元。在交感神经节内的突触内，节前交感神经元释放化学递质是乙酰胆碱，可以结合并激活节后神经元上的乙酰胆碱受体。在其刺激下，节后神经元主要释放去甲肾上腺素，延长兴奋时间可引起肾上腺髓质释放肾上腺素。去甲肾上腺素和肾上腺素一旦释放，就会与周围组织的肾上腺素能受体结合，与肾上腺素能受体的结合导致了兴奋或抑制的效果。

对压力的反应，SNS的活动与其它神经递质或激素一致，包括促肾上腺皮质激素和皮质醇分泌的增加。对人体来说，慢性压力导致长期刺激“战或逃”反应，从而导致儿茶酚胺（如肾上腺素）和皮质醇等激素的不断产生和分泌。长期应激诱导的这些物质的分泌与各种生理反应有关，包括高血糖（高血糖水平），可导致2型糖尿病和高血压，并导致心血管疾病（图1-6）。

3. 副交感神经系统

副交感神经系统（parasympathetic nervous system，PNS）分为脑神经和骶神经两部分。含有副交感神经的脑神经有①动眼神经有助于收缩瞳孔；②面神经控制口腔唾液和鼻腔黏液分泌；③舌咽神经负责腮腺唾液腺分泌唾液；④迷走神经占副交感神经纤维的75%，此外在许多重要器官都有迷走神经分支，包括：胃、肾、肝、胰腺、胆囊、膀胱、肛门括约肌、阴道和阴茎。

源于脊髓的S2～S4节段的灰质内的PNS，发出突触前副交感神经神经元。这些神经纤维通过骶神经的S2～S4的前根和骨盆内脏神经的前支离开脊髓。

PNS同样有两种类型的神经纤维：①节前神经纤维起源于中枢神经系统，终止于副交感神经系统的神经节。②节后神经纤维起源于副交感神经系统的神经节，终止于靶器官。在副交感神经系统中，因为神经节位于靶器官附近导致节后神经纤维较短。

副交感神经节包括睫状神经节、下颌下神经节等。睫状神经节控制着眼睛平滑肌，位于眼球后面。下颌下神经节控制唾液腺分泌，并与唾液腺紧密相连。

表1-2为副交感神经系统与交感神经系统功能对照表。

表1-2　副交感神经系统与交感神经系统功能对照表

	副交感神经系统	交感神经系统
简介	副交感神经系统是自主神经系统（ANS）的两个主要部分之一。它的一般功能是控制体内平衡和躯体休息和消化反应	交感神经系统（SNS）是自主神经系统（ANS）的两个主要部分之一。它的作用是调动身体的“战或逃”反应
功能	负责休息时身体的反应	负责身体在感知威胁时的反应
起源	第3、7、9、10对脑神经和骶神经脊髓灰质内	胸、腰段脊髓。
激活反应	休息和消化	战斗或逃逸

续表

	副交感神经系统	交感神经系统
神经元通路	更长的神经元，更慢的传导系统	非常短的神经元，更快的传导系统
一般的身体反应	平衡，将身体恢复到平静状态	加速，紧张，身体变得更加警觉。关闭不重要的生理功能
心血管系统（心率）	降低心率	增加心肌收缩力和加快心率
呼吸系统（肺）	支气管收缩	支气管扩张
肌肉骨骼系统	肌肉放松	肌肉收缩
瞳孔	缩小	扩大
消化系统	增加胃部运动和分泌	减少胃部运动和分泌
唾液腺	增加唾液分泌	减少唾液分泌
肾上腺	没有参与	释放肾上腺素
糖原转化为葡萄糖	没有参与	将糖原转化为葡萄糖为肌肉增加能量
尿反应	增加尿量	减少尿量
神经递质	胆碱能神经元释放乙酰胆碱	肾上腺素能神经元释放肾上腺素或去甲肾上腺素（乙酰胆碱）

（四）肠神经系统

肠神经系统（enteric nervous system，ENS），是由感觉神经元、运动神经元和中间神经元组成的系统，从食管延伸到直肠。是自主神经系统的一部分，调节胃肠道消化功能。ENS接受来自胃肠道的内部神经输入以及来自脑和ANS其它部分的外部神经输入，以调节消化功能。

1. 肠神经系统解剖

虽然ENS位于消化道，也称为“第二大脑”。ENS在中枢神经系统（CNS）的帮助下工作，但它在执行消化过程中的一些功能时无须与大脑沟通。ENS是一个巨大的网络，它包含2亿到6亿个神经元。ENS有三种不同类型的神经元：传出神经元（运动神经元）、传入神经元（感觉神经元）和中间神经元。传出神经将信息从中枢神经传递到其它器官，并负责消化道平滑肌蠕动和食物的推进。传入神经对人的饮食做出反应，并将信息从消化道传递到中枢神经系统。

成年人的ENS大约有9米长，从食管一直延伸到直肠。ENS的神经元被分成数千簇神经节，主要包含在两个网络丛：肌间神经丛和黏膜下神经丛。肌间神经丛主要由传出神经细胞组成，包绕着食管下部和肛门之间的消化器官。黏膜下神经丛主要由感觉神经元组成，并在小肠和大肠内形成神经丛。黏膜下神经节含有神经元，其神经末梢分布到黏膜，并输出到其它黏膜下神经元或肌间丛。

2. 肠神经系统功能

ENS负责食管和肠道消化过程，消化过程很复杂，比如：饮食改变、病毒或细菌均能影响胃肠道功能。ENS通过传入和传出神经连接大脑和消化系统，传入和传出神经在CNS和ENS之间反复传输信息。ENS控制分泌物、血流、激素释放和运动，所有这些都是消化过程的一部分。ENS还对摄入的食物和饮料进行调节。例如，细菌或病毒导致食物中毒时，ENS会引发呕吐和腹泻。微生物群也能影响ENS功能，微生物群的变化可影响ENS调节消化的行为。中枢神经系统也参与调控胃分泌物和随意排便等消化系统功能。

3. 肠神经系统神经痛

根据文献报告，肠神经系统拥有比脊髓或周围神经系统更多的神经元，在迷走神经中大约90%的神经纤维源源不断将胃肠道信息传送到大脑。其次，肠道环境由固有的肠道传入和由迷走神经、骨盆和内脏传入组成的外源性神经网络持续监测。外源性传入神经将肠道刺激传输给脊髓浅层内的二级神经元。这些神经元穿过白交通支，经过同侧DRG上传到更高级的大脑中枢。在椎管上部和脑干内，下行通路同时调节感觉输入。由于这种多级控制，只有一小部分肠道信号能达到大脑的意识水平，从而引起感觉或疼痛。在慢性炎性肠病（inflammatory bowel disease，IBD）和肠易激综合征（irritable bowel syndrome，IBS）患者中，脑肠轴发生了神经可塑性改变，产生慢性腹痛。这种致敏状态一方面可能是由肠壁内的外周机制诱发，因该机制由免疫细胞、肠嗜铬细胞、组织内巨噬细胞、神经元和平滑肌之间的相互作用。另一方面，神经元突触的变化以及脊髓和大脑中神经递质释放的增加，导致了中枢“上发条”状态。此外，生活因素，如：炎症和压力也会出现疼痛敏化现象。总之，这些机制在多大程度上促进了IBD和IBS的超敏反应，在动物和人类研究中绘制致敏图谱，可能会显著提高我们对IBD和IBS致敏的理解。从长远来看，这些知识可以作为治疗上述腹痛的潜在靶点。

（五）内脏神经系统

内脏神经和躯体神经一样，内脏神经纤维根据传递神经冲动的方向不同，分为传入神经和传出神经。内脏传入神经向中枢传递神经冲动，产生感觉，又称为内脏感觉神经。而传出神经由中枢向周围传递神经冲动，产生运动，又称为内脏运动神经。故内脏神经系统也可分为内脏感觉神经系统和内脏运动神经系统。

1. 内脏感觉神经系统

内脏感觉神经元的细胞体位于脑神经节和脊神经节内，也是假单极神经元，其周围突是粗细不等的有髓或无髓神经纤维。脑神经节包括：膝状神经节、舌咽神经下神经节、迷走神经下神经节，神经节细胞的周围突，随同面神经、舌咽神经和迷走神经分布于内脏器官，中枢突进入脑干，终止于孤束核。脊神经节细胞的周围突，随同交感神经和骶部副交感神经分布于内脏器官，中枢突进入脊髓，终止于脊髓灰质后角。在中枢内，内脏感觉纤维一方面与内脏运动神经元相联系，以完成内脏—内脏神经反射；或与躯体运动神经元联系，形成内脏-躯体神经反射；另一方面则经过较复杂的传导途径，将冲动传导到大脑皮质，形成内脏感觉。

内脏感觉神经的周围支分布于内脏和心血管等处的内感觉器，把感受到的刺激传递到各级中枢，也可传到大脑皮质，内脏感觉神经传来的信息经中枢整合后，通过内脏运动神经调节这些器官的活动，维持机体内、外环境的动态平衡，保持机体正常生命活动中发挥重要作用。

2. 内脏运动神经系统

内脏运动神经系统调节内脏、心血管、运动和腺体的分泌，不受人的意志控制，是不随意的，故有人将内脏运动神经系统称为自主神经系统。又因它主要是控制和调节动物神经共有的物质代谢活动，并不支配人体所特有的骨骼肌运动，所以也称之为植物神经系统（vegetative nervous system）。内脏运动神经又可根据功能和药理特点分为交感神经和副交感神经。

内脏运动神经与躯体运动性神经的区别为：①内脏运动神经分布于心肌、平滑肌及腺体等。②内脏运动神经有交感神经和副交感神经两种纤维成分。③内脏运动神经有两个神经元，节前神经元（位于脑干和脊髓，发出节前纤维）和节后神经元（位于周围植物神经节，发出节后纤维）。④内脏运动神经节后神经以神经丛形式分布。⑤内脏运动神经为无髓鞘细神经C纤维。⑥内脏运动神经效应器不受意识控制。

第三节 一般疼痛传导通路

疼痛传导通路由三级神经元组成，它们通过动作电位传递疼痛信号。一级神经元是假单极神经元，其细胞体位于背根神经节内。它们由一个轴突分裂成两个分支，其中一个是外周支，向外延伸到脊髓或脑干。二级神经元细胞体位于脊髓后角或在脑干的脑神经核中，这些神经元发出神经纤维在白质前连合交叉至对侧，并在脊髓丘脑侧束向丘脑腹后外侧核（ventral posterolateral，VPL）投射。三级神经元的细胞体位于丘脑的VPL内，它们通过内囊投射至同侧中央后回（初级躯体感觉皮质），因此，手部发出的疼痛信号将终止于专用于手部感觉的皮质区域。

一、一级神经元激活

一级神经元有专门的受体，称为痛觉感受器；痛觉感受器存在于初级传入神经元的游离神经末梢，通过各种有害刺激被激活；由于伤害感受器是没有被包裹的游离神经末梢，与包裹的皮肤感受器（如默克尔盘）不同，后者可检测其它感觉形式，如：皮肤的振动和拉伸，与其它感觉模式相似，每个痛觉感受器都有自己的感受区，当皮肤某个特定区域受到刺激时，痛觉感受器会传递疼痛信号。感受区的大小在全身各部位都不相同，而且经常与邻近感觉区重叠。指尖区域的痛觉感受器感受区比前臂区域小，在指尖的游离神经末梢密度更大，这种差异能更敏锐地检测到感觉刺激。痛觉感受器可以存在于皮肤、肌肉、关节、骨骼和脏器（大脑除外）中，能对许多不同的刺激做出不同反应。人体有多种类型的痛觉感受器：①机械伤害性感受器负责感受尖锐刺痛；②化学伤害感受器感受外源性和内源性化学物质，如前列腺素、组胺等；③热和机械伤害性感受器感受引起缓慢灼热或寒冷和尖锐疼痛的热感觉；④多模式疼痛感受器负责感受机械、热和化学刺激。

二、传输到脊髓

来自机械热伤害感受器的信号主要通过Aδ纤维传递到脊髓背角。这些有髓鞘纤维具有较低的放电阈值和较快的传导速度。因此，它们负责传递第一次感受到的疼痛。此外，Aδ纤维具有许多疼痛定位功能，形成疼痛反射传入通路。Aδ纤维终止于Rexed Ⅰ层，主要释放神经递质是谷氨酸。

多模式疼痛伤害感受器通过C纤维将信号传递到脊髓背角，C纤维无髓鞘传导速度较慢。因此，C纤维传导的多为继发性疼痛，这种疼痛表现为钝性的、深部的和搏动性的。这些神经纤维感受野较大，因此导致疼痛定位欠精准；与Aδ纤维相比，C纤维具有较高的兴奋阈值，但有害的刺激会引起C纤维敏化，导致其阈值降低；C纤维主要终止于Rexed Ⅰ层和Ⅱ层，释放的神经递质为P物质。位于脊髓内的初级传入神经元释放其它神经递质，如天门冬氨酸和血管活性肽。在组织损伤时，释放多种因子，从而导致痛觉感受器激活。这些递质包括：花生四烯酸、钾离子、5-HT、组胺、缓激肽、乳酸和ATP；这些促炎性因子导致损伤区域的急性炎性疼痛。不同神经纤维分类特点与功能见图1-7。

三、痛觉改变

1. 痛觉过敏

痛觉过敏是指在轻度刺激下痛觉增强的现象。痛觉过敏的病理生理学机制是由于前列腺素E2等分子的释放，引起损伤区域内及周围神经的敏化。此外，游离的神经末梢释放P物质，P物质作用于周围细胞，使它们释放大量致痛物质。敏感化意味着这些神经在受到有害刺激时，其触发阈值会降低。敏感化也可以发生在脊髓及上位中枢，其病理生理学机制认为是由于N-甲基-D-天冬氨酸（N-methyl-D-aspartic acid receptor，NMDA）受体数量的增加，以及NMDA受体对谷氨酸敏感性的增加。这些变化发生在二级神经元的树突上，是一级神经元持续的痛觉激活感受器，延长谷氨酸释放的结果。中枢敏化导致脊髓背角内的二级神经元过度兴奋。

2. 痛觉超敏

痛觉超敏以往称为异位痛、触诱发痛、异常性疼痛，分为三种主要类型：①热痛觉超敏：热痛觉超敏引起与温度相关的疼痛。是由于皮肤温度的轻微变化引起的疼痛。例如，在皮肤上滴几滴热水就会感到疼痛。②机械性痛觉超敏：是一种由轻触等无害刺激引起的疼痛感觉。不像炎症性痛觉过敏有保护作用，也没有明显的生物学效用。③触觉性痛觉超敏：也称为静态痛觉超敏，是由于皮肤受到轻微接触或压力所致。例如，带状疱疹患者衣物接触皮肤引起的疼痛。

四、疼痛的下行调节

在中枢神经系统中，有3种阿片受体调节疼痛的神经传递，这些受体被称为μ、δ和κ阿片受体。它们都是G蛋白偶联受体，激活这些受体导致神经递质释放减少和细胞高度极化，降低细胞的兴奋性。外源性阿片类药物，如吗啡，通过作用于这些受体而提供良好的镇痛作用。同样，人体也含有内源性阿片类物质，可以从生理上调节疼痛。

内源性阿片类物质有3种类型：①β-内啡肽主要与μ阿片受体结合；②强啡肽主要与κ阿片受体结合；③脑啡肽主要与δ阿片受体结合。阿片类物质可以在脊髓、脑干和大脑皮质的多个层次调节疼痛。在脊髓内，强啡肽和脑啡肽都可以减少脊髓背角疼痛信号的传递，这是因为二级神经元的突触前膜内含有大量阿片受体。此外，一级神经元的突触后膜也含有阿片受体。当内源性阿片类物质作用在这些受体时，会减少一级神经元释放神经递质，并导致二级神经元超极化。

总之，只有减少二级神经元动作电位的激发，才能阻断疼痛信号的传递。例如对肌肉按摩可以减轻神经痛，其机制可能与激活人体下行抑制系统有关（图1-8）。

第四节 痛觉感受器

一、痛觉感受器位置

痛觉感受器（algesiroreceptor）或伤害性感受器（nociceptor），是周围神经系统的感觉感受器，起源于背根神经节和三叉神经节的神经元的末端。当皮肤、黏膜、肌肉、关节和脏器中受到损伤或刺激时，痛觉感受器向脊髓和脑发送信息，人体会产生疼痛感觉，称为疼痛感受器。

二、痛觉感受器功能

导致疼痛有许多因素，如极端的温度、化学物质刺激或物理性挤压等。疼痛的感觉程度取决于痛觉感受器的敏感度，为了使神经冲动传输到中枢神经系统，感受器必须接收到一定程度的刺激。

通常一些感受器对特定的刺激有反应，而另一些感受器对多种刺激有反应。例如，热痛觉感受器对冷热温度有反应，而机械痛觉感受器对压力有反应。另一方面，当组织发炎时，安静的痛觉感受器会变得活跃。起初，它们只对炎症期间释放的化学物质有反应。一旦它们被激活，也会变得对热和机械因素敏感。

多模态痛觉受器对热应力、机械应力和化学应力反应迅速。当面部的痛觉感受器受到刺激时，这个信号迅速传输到位于脑的三叉神经节。当身体其它部位的痛觉感受器受到刺激时，信号就会传递到脊髓旁边的背根神经节。这种刺激通常是某种组织损伤，如烧伤或割伤。

邻近的神经细胞在与突触递质相互作用后接收到的信号，其传播的速度是可以测量的。用电极和记录装置，在感受器上接收电压并检测细胞体上产生的动作电位。通过测量受体和细胞体之间的距离，以及动作电位到达的时间，可以确定传导速度。

对于热感痛觉感受器和机械性痛觉感受器，传导速度一般为每小时11～143km。对于多模态和无髓鞘痛觉感受器，传导速度每小时小于11km。

三、痛觉感受器类型

人体有几种不同类型的痛觉感受器，这取决于它们对哪种刺激作出反应。

1. 热伤害性感受器和冷伤害性感受器

对极热或极冷的温度有反应。例如，如果触摸一个热火炉，疼痛感受器就会立即被激活，有时甚至在意识到之前立即出现反应。

2. 机械伤害性感受器

对紧张的拉伸或挤压反应，比如，拉伤筋膜或肌腱，超出它们的承受能力，立即激活痛觉感受器并向大脑发送疼痛信号。

3. 化学伤害性感受器（肽能伤害性感受器和非肽能伤害性感受器）

对组织损伤（如前列腺素和P物质）或外部化学物质（如外用辣椒素）释放的化学物质有痛觉反应。

4. 静默伤害性感受器

首先被组织炎症激活或“唤醒”，然后才能对机械、热或化学刺激做出反应。大多数内脏痛觉感受器（位于身体内部器官上的痛觉感受器）是静默的痛觉感受器。

5. 多模态痛觉感受器

多模态痛觉感受器对机械、热和化学刺激有痛觉反应。

6. 机械-热痛觉感受器

机械-热痛觉感受器对机械和热刺激都有痛觉反应。

四、痛觉感受器作用机制

感受到组织损伤后的疼痛感受器，会立即改变化学环境。这就改变了膜电位，也就是受体内外之间的电压差，形成了受体电位。这个信号通过轴突的动作电位传递到突触。一旦信号到达突触，突触传递的化学物质就会立即释放出来。

来自机械-温度伤害性感受器的信号传输到脊髓后，再传输到脊髓背角的（主要神经纤维）Aδ纤维。这些有髓鞘神经纤维具有阈值低、传导速度快等特性，从而使疼痛信号快速传递给中枢，以便对运动神经发出防御性指令。Aδ纤维主要释放的神经递质为谷氨酸。

伤害性感受器通过C纤维将信号传输到背角。C纤维无髓鞘，传导速度慢。C纤维主要感受继发性疼痛，这种疼痛传输通常迟钝、剧烈和带有搏动性。这些神经纤维感受区域较大，因此发生疼痛范围广泛。

然而，有害的刺激会引起C纤维的敏化，能降低它们的触发阈值。C纤维主要终止于脊髓背角Ⅰ层和Ⅱ层，并释放神经递质P物质。其它神经递质由脊髓内终止初级传入神经元释放，如天门冬氨酸和血管活性肽等。

第五节 疼痛的调节

一、初级神经元调节

疼痛的发生过程非常复杂，一个人急性损伤后会经历两个阶段的疼痛，一个来自A纤维，一个来自C纤维。出现在外周的伤害会通过神经纤维传导疼痛信号到中枢神经，人体才会出现疼痛反应。这些神经元的细胞体位于脊髓的背角和背根神经节，或位于含有面部痛觉神经纤维的三叉神经节。这种伤害性神经纤维是一级神经元。脊髓背角细胞分为不同的层面，不同的纤维类型在不同的层面形成突触，并释放谷氨酸或P物质作为神经递质。A-δ神经纤维在1和5层形成突触，C神经纤维与2层的神经元连接。在到达脊髓内的特定层面后，第一级痛觉投射到白质前连合的中线处的第二级神经元。然后，二级神经元将它们的信息发送到脑干，特别是通过外侧脊髓丘脑侧束（疼痛和温度）发送到丘脑。

二、丘脑调节

丘脑腹后核处理疼痛信息。丘脑是感知疼痛的部位，同时有助于抑制和调节疼痛传导。来自丘脑的刺激通过内囊后肢的纤维发送到大脑皮质。躯体感觉皮质对痛觉感受器信息进行解码，以确定疼痛的确切位置，这也是本体感觉形成意识的部位。有一条通往大脑的上行路径启动疼痛的意识，也有一条调节痛觉的下行路径，大脑可释放具有镇痛作用的化学物质来减轻或抑制疼痛，接受刺激并释放神经递质的区域是下丘脑。

三、脑调节

下丘脑接受疼痛信号并释放神经递质和激素，如：阿片肽、去甲肾上腺素、甘氨酸和氨基丁酸，包括性激素能有效抑制疼痛。中脑导水管周围灰质（在下丘脑激素的帮助下）释放激素，向网状结构中缝核发出信号，产生5-HT，抑制感觉核和脊髓背角。这就是为什么刺激导水管周围灰质可以减轻疼痛，这也是阿片受体的位置。大脑中的疼痛基质由岛叶皮质、前扣带皮质、丘脑、下丘脑、杏仁核和导水管周围灰质组成。神经痛的基础理论是将疼痛概念化为一种多维现象，由大脑中大量神经网络（即"人体自身神经基质"）聚合而成的神经脉冲特有的"神经信号"模式感受疼痛。受体经外周和中枢神经系统传递到效应器过程见图1-9。

第六节 本体感觉

一、本体感觉概念

本体感觉是指人体感知自身空间位置的能力，本体感觉可以让人闭上眼睛用手指触摸鼻子。本体感觉的其它例子包括：不用看就能知道足是踩在软草上还是硬水泥上（即使穿鞋也能知道）；再有单腿平衡反应等。

二、本体感觉解剖

感觉神经末梢缠绕在本体感受器上，向神经系统发送信息。本体感受器可以感觉到组织被拉伸或感受到紧张和压力。例如，肌肉中的本体感受器称为肌肉纺锤体。肌肉纺锤体是长蛋白质，包裹在平行于肌肉纤维的鞘中。

本体感觉是贯穿全身的感觉感受器和神经系统之间的一个连续的反馈。感觉感受器位于人的皮肤、关节和肌肉上，当人体移动时，人的大脑会感觉到自己动作和姿势的力度、力量和重量，并做出相应的反应。

三、本体感觉功能

正常的本体感觉是人体可以自由移动而不需要再考虑具体动作，本体感觉异常所引起的症状甚至会干扰最简单的活动。

四、本体感觉损伤

本体感觉功能障碍可由本体感觉神经损伤和障碍引起，这些损伤和障碍会影响本体感觉系统的任何部分。因为本体感觉系统位于感觉神经系统与感受器之间，本体感觉系统损伤后不能将正常信号发送到大脑。

五、本体感觉测试

隆伯格测试（romberg test）是诊断本体感觉异常最常用的方法，该测试需要站立30秒，双足并拢，眼睛闭上，如果失去了平衡即为阳性。隆伯格征（romberg's sign）是19世纪欧洲神经学家莫里茨·罗姆伯格（Moritz Romberg）设计的检查方法。最初专门用于三期梅毒患者表现为运动共济失调的神经体征。Romberg征可以精确测试控制人本体感觉的大脑和脊髓背柱通路的完整性，对人体位置和运动的感知。Romberg将这一症状描述为，脊髓背柱严重受损后患者闭眼时出现站立不稳。Romberg试验常常与小脑疾病混淆，实际上该试验主要证明脊髓背柱疾病的影响。前庭和视觉体感系统可能会混淆人体本体感觉测试，前庭和视觉定位系统会对前庭功能和视觉进行补偿。而隆伯格测试可以明确诊断与本体感觉相关的神经系统疾病，例如无论何种原因引起的颈部脊髓损伤。

第七节 疼痛的分类

世界卫生组织于2018年6月发布了《国际疾病及相关健康问题统计分类》第11版征求意见稿（the International Statistical Classification of Diseases，ICD-11），国际疼痛学会组织有关专家组对ICD-11版慢性疼痛分类的内容进行了解读（简称“ICD-11分类方案”）。该方案将慢性疼痛分为七个亚类，包括：慢性原发性疼痛、慢性癌症相关性疼痛、慢性术后疼痛和创伤后疼痛、慢性神经病理性疼痛、慢性头痛和口面部疼痛、慢性内脏痛和慢性肌肉骨骼疼痛，并制定系统的分级诊断分类目录。与此前的观点不同，慢性原发性疼痛的诊断被认为是合理的，独立于已确定的生物学或心理学因素之外。本文结合疼痛发病时间、疼痛发病机制、疼痛发病部位介绍如下。

一、疼痛发病时间分类

（一）急性疼痛

是突然发作的疼痛，持续数小时到数天，一旦根本原因得到治疗，疼痛即可消失。任何疾病、创伤、手术或任何医源性检查或治疗，均可引起急性疼痛。因此，急性疼痛对患者是有益的。假设人体没有疼痛，就会掩盖疾病程度导致并发症，甚至死亡。急性疼痛包括：心绞痛、急性阑尾炎、骨折、肌肉扭伤、急性椎间盘突出等。

（二）慢性疼痛

慢性疼痛是一种疾病，是急性疼痛没有及时治疗，或由于各种其它原因持续加剧或反复发作形成慢性疼痛。急性疼痛重治疗疼痛原因，而慢性疼痛重在减轻疼痛、避免残疾和改善功能。慢性疼痛的严重程度与最初的损伤不成比例，并可能在损伤组织愈合后疼痛持续很长时间。慢性疼痛与急性疼痛的诊断与治疗价值各不相同。也有文献将慢性疼痛时间规定为1～3个月不等（表1-3）。

表1-3　神经痛类型持续时间及其特点

类型	持续时间	特点	治疗
急性痛	＜1月	严重疼痛，但常是可控制，如手术引起的疼痛，外伤引起的疼痛。	使用弱阿片类药物、非甾体抗炎药、对乙酰氨基酚、局麻药进行治疗有效。
亚急性疼痛	1～3月	不容易诊断，需要积极的治疗，以防止发展到慢性疼痛。	到疼痛科行神经痛微创治疗尽早消除疼痛。
慢性疼痛/长期疼痛	＞3月	难以治疗，可伴有性格改变，焦虑、抑郁。	到疼痛科行神经痛微创治疗。

二、神经纤维分类

周围神经包括运动神经和感觉神经，可按大小和髓鞘形成进行分类。A类神经纤维粗大且有髓鞘，因此传导速度快。A纤维有4种类型：①A-α纤维是肌梭和高尔基腱器官的主要受体。②A-β纤维作为肌梭的二级受体，并参与皮肤机械感受器。③A-δ纤维是游离神经末梢，可传导与压力和温度有关的疼痛刺激。④A-γ纤维是典型的运动神经元，控制肌梭的内在激活。此外，也有中等大小的有髓鞘的纤维，或B型纤维，其传导速度比A型要慢，因为它有髓鞘，但直径较小，如内脏神经纤维，类似于A型。最后是C型纤维，无髓鞘，传导速度很慢，这类神经纤维受损伤后不需要生成髓鞘，所以再生较快。它们对热、机械和化学刺激可以作出组合反应。

痛觉感受器有两种不同类型的轴突，第一种是有髓鞘的A-δ纤维轴突，它们可以使动作电位以大约20m/s的速度向中枢神经系统传输；另一种是传导速度较慢的C纤维轴突，它们的速度只有2m/s左右，这是由于轴突没有髓鞘的缘故。因此，疼痛传输分为两个阶段。第一阶段由快速传导的A-δ纤维介导，与A-δ纤维相关的疼痛可能与最初的剧烈疼痛有关；第二阶段由C纤维介导，是因急性损伤导致的疼痛，持续时间更长、程度稍轻。由于A类纤维和C纤维之间传输速度的差异，来自A类纤维的疼痛信号首先到达脊髓。

三、ICD-11分类

ICD-11将慢性疼痛分为：慢性原发性疼痛和慢性继发性疼痛。

慢性原发性疼痛二级诊断项目：①慢性弥漫性疼痛（纤维肌痛）；②复杂性区域疼痛综合征；③慢性原发性头痛或口面部疼痛；④慢性原发性内脏痛；⑤慢性原发性肌肉骨骼疼痛。

慢性继发性疼痛二级诊断项目：①慢性癌症相关疼痛；②慢性术后或创伤后疼痛；③慢性神经病理性疼痛；④慢性继发性头痛或口面部疼痛；⑤慢性继发性内脏痛；⑥慢性继发性肌肉骨骼疼痛。

“慢性继发性疼痛”最初认为是一种症状，慢性原发疼痛本身就是一种疾病，而慢性继发性疼痛是慢性疼痛的一种潜在疾病的症状。ICD-11对慢性原发性疼痛和慢性继发性疼痛分类见图1-10和表1-4。

在慢性原发性疼痛综合征图1-10左侧中，疼痛可被视为一种疾病，而在慢性继发性疼痛综合征图1-10右侧中，疼痛最初表现为其它疾病的症状，如乳腺癌、工伤事故、糖尿病神经病变、慢性龋病、消化道炎症或类风湿关节炎。原发性和继发性疼痛的鉴别诊断有时很困难（箭头），但无论哪种情况，患者的疼痛在中度或重度时都需要特别护理。在自发愈合或成功控制了潜在疾病后，慢性疼痛有时可能会持续，因此慢性继发性疼痛诊断可能会保留并继续指导治疗和资料统计。

表1-4　ICD-11版慢性疼痛的系统化分类

一级诊断	二级诊断	三级诊断	四级诊断
慢性原发性疼痛	慢性弥漫性疼痛	纤维肌痛	
	复杂性区域疼痛综合征	复杂性区域疼痛综合征Ⅰ型	
		复杂性区域疼痛综合征Ⅱ型	
	慢性原发性头痛或口面部疼痛	慢性偏头痛	
		慢性紧张性头痛	
		三叉神经自发性头痛	
		慢性颞下颌关节紊乱	
		慢性灼口痛	
		慢性原发性口面部疼痛	

续表

一级诊断	二级诊断	三级诊断	四级诊断
慢性原发性疼痛	慢性原发性内脏痛	慢性原发性胸痛综合征	
		慢性原发性上腹部疼痛综合征	
		肠易激综合征	
		慢性原发性腹痛综合征	
		慢性原发性膀胱疼痛综合征	
		慢性原发性盆腔疼痛综合征	
	慢性原发性肌肉骨骼疼痛	慢性原发性颈痛	
		慢性原发性胸痛	
		慢性原发性腰痛	
		慢性原发性肢体痛	
慢性继发性疼痛综合征	慢性癌症相关疼痛	慢性癌性疼痛	慢性内脏癌痛
			慢性骨癌痛
			慢性神经病理癌性痛
		慢性癌症治疗后疼痛	慢性癌症化疗后疼痛
			慢性癌症放疗后疼痛
			慢性癌症术后疼痛
	慢性术后或创伤后疼痛	慢性术后疼痛	截肢（指/趾）后慢性疼痛
			脊椎术后慢性疼痛
			开胸术后慢性疼痛
			乳腺术后慢性疼痛
			疝修补术后慢性疼痛
			子宫切除术后慢性疼痛
			关节成形术后慢性疼痛
		慢性创伤后疼痛	烧伤后慢性疼痛
			外周神经损伤后慢性疼痛
			脊髓损伤后慢性疼痛
			脑损伤后慢性疼痛
			甩鞭样损伤后慢性疼痛
			肌肉骨骼损伤后疼痛

续表

一级诊断	二级诊断	三级诊断	四级诊断
慢性继发性疼痛综合征	慢性神经病理性疼痛	慢性外周神经病理性疼痛	三叉神经痛
			慢性外周神经损伤后疼痛
			多发神经病变痛
			带状疱疹后神经痛
			根性压迫病变痛
		慢性中枢神经病理性疼痛	脊髓损伤相关慢性中枢神经病理性疼痛
			脑损伤相关慢性中枢神经病理性疼痛
			慢性脑卒中后疼痛
			多发性硬化相关慢性中枢神经病理性疼痛
	慢性继发性头痛或口面部疼痛	头颈创伤或损伤源性慢性头痛或口面部疼痛	
		颅脑或颈部血管病变源性慢性头痛或口面部疼痛	
		颅内非血管病变源性慢性头痛或口面部疼痛	
		药物性慢性头痛	
		感染源性慢性头痛或口面部疼痛	
		稳态失调性疾患源性慢性头痛或口面部疼痛	
		颅颈等疾病源性慢性头痛或口面部疼痛	
		慢性牙痛	不可复性牙髓炎引起的慢性牙痛
			症状性根尖周炎引起的慢性牙痛
		慢性神经病理性口面部疼痛	三叉神经痛
			其它脑神经痛
		慢性继发性颞下颌关节紊乱	慢性继发性颌面部肌肉痛
			慢性继发性颞下颌关节痛

续表

一级诊断	二级诊断	三级诊断	四级诊断
慢性继发性疼痛综合征	慢性继发性内脏痛	持续炎症机制慢性继发性内脏痛	头颈部
			胸部
			腹部
			盆部
		血管机制慢性继发性内脏痛	头颈部
			胸部
			腹部
			盆部
	慢性继发性内脏痛	机械刺激机制慢性继发性内脏痛	头颈部
			胸部
			腹部
			盆部
	慢性继发性肌肉骨骼疼痛	持续性炎症引起的慢性肌肉骨骼疼痛	感染导致慢性继发性肌肉骨骼疼痛
			晶体沉积导致慢性继发性肌肉骨骼疼痛
			自身免疫和自身炎症疾病导致慢性继发性肌肉骨骼疼痛
			骨关节炎相关慢性继发性肌肉骨骼疼痛
		与结构改变相关的慢性肌肉骨骼痛	脊柱疾病相关慢性肌肉骨骼疼痛
			肌肉骨骼损伤后慢性继发性肌肉骨骼疼痛
		与神经系统疾病相关的慢性肌肉骨骼痛	帕金森病相关慢性继发性肌肉骨骼疼痛
			多发性硬化相关的慢性继发性肌肉骨骼疼痛
			外周神经疾病相关的慢性继发性肌肉骨骼疼痛

按：ICD-11 版定义，慢性疼痛是指在时间上持续 3 个月或 3 个月以上的疼痛。需要说明的是这个定义没有任何科学依据，只是参照其它临床慢性疾病的参考文献。

四、慢性原发性疼痛（ICD-11分类）

ICD-11慢性原发性疼痛（chronic primary pain，CPP）新的诊断方法建议：CPP指疼痛持续超过3个月，并伴有明显的情绪困扰和（或）功能障碍，而且不能用其它原因解释并需要特殊治疗和护理。新标准假设了CPP的生物-心理-社会框架的理解方式，因此所有诊断亚型基本包括：生物、心理和社会因素。CPP新的诊断概念如下。

（一）慢性弥漫性疼痛

慢性弥漫性疼痛（chronic widespread pain，CWP）是至少身体4/5区域的弥漫性疼痛，并与严重的情绪困扰（焦虑、愤怒、沮丧或情绪抑郁）或功能障碍（干扰日常生活、活动和很少参与社会活动）相关。CWP包含诸多因素：生理、心理和社会因素导致疼痛综合征。如果不是明显区域伤害性过程引起的疼痛，并存在与伤害性疼痛一致的特征，再加上确有心理和社会因素即可确诊。纤维肌痛是一种以慢性弥散性疼痛为特征的疾病，肠易激综合征是慢性原发性内脏痛。

（二）复杂性区域疼痛综合征

1. 复杂性疼痛综合征-Ⅰ型

复杂性疼痛综合征-Ⅰ型（complex regional pain syndrome type Ⅰ，CRPS-Ⅰ）是一种影响手臂、腿、手或足的疼痛症状，是一种慢性疾病。也可称为反射性交感神经营养不良或脑营养不良。CRPS-Ⅰ常见于四肢受伤后以疼痛为主要症状，其疼痛强度超过了损伤可能引起的疼痛。而且，在伤口愈合初期仍持续疼痛。受伤肢体的其它症状包括异常肿胀、出汗和皮肤温度变化。活动困难和不能正常日常活动。未确定神经损伤的患者均归类为Ⅰ型复杂区域疼痛综合征（以前称为反射性交感神经营养不良综合征）。

2. 复杂性疼痛综合征Ⅱ型

复杂性疼痛综合征Ⅱ型（complex regional pain syndrome type Ⅱ，CRPS Ⅱ）常出现在骨折、手术或严重感染之后有明显的神经损伤证据。这种疼痛类型曾称为烧灼痛，因此CRPS Ⅱ也称为灼痛，是一种沿部分受损的周围神经分布的烧灼型疼痛。疼痛超出了神经的分布范围，这是由于各种神经之间的交通支异常之故。受影响区域的皮肤寒冷、潮湿和肿胀，后来变得萎缩。

（三）慢性原发性头痛或口面部疼痛

根据ICD-11对慢性原发性头痛或口面部疼痛（chronic primary headache or orofacial pain，CPHMP）的描述。引自国际头痛学会编制的国际头痛障碍分类（ICHD-3）分原发性（特发性）头痛、继发性（症状性）头痛和脑神经痛标准。CPHMP的定义是：至少3个月时间内，每天至少持续疼痛2小时，且至少有50%的天数出现头痛或口面部疼痛。

1. 慢性偏头痛

慢性偏头痛（chronic migraine）分为原发性头痛和继发性头痛。原发性头痛是由大脑区域内化学物质的变化引起的疼痛。通常伴有恶心、呕吐和对光或声音极度敏感。最常见原发性头痛的三种类型是偏头痛、紧张性头痛和丛集性头痛。

国际头痛协会（IHS）编制的第3版（ICHD-Ⅲ）分类作为金标准。2013年根据这一标准修订了慢性偏头痛诊断指南为：指慢性偏头痛在3个月以上的时间，每月15天或15天以上出现头痛，其特征是每月至少出现8天偏头痛。与阵发性偏头痛相比，慢性频繁偏头痛严重发作明显影响人的生活。某些食物、酒精、失眠以及精神压力增加，导致大脑中的化学物质代谢改变，引起大脑活动、颅骨周围的神经或血管、头部和颈部的肌肉异常与原发性头痛有关。继发性头痛的病因很简单，比如频繁用镇痛药是最严重的诱因。再有肿瘤、高血压、感染、鼻窦感染、脑震荡、脑血管破裂或梗死出血等均可导致慢性偏头痛。

2. 慢性紧张性头痛

慢性紧张性头痛（chronic tension-type headache）每月至少发作15天，持续至少三个月，原因至今不清楚，可能与脑后部和颈部肌肉紧张有关，工作压力、疲劳、饥饿、长时间在电脑前工作眼睛疲劳、大量喝咖啡、饮水不足、过于饥饿等会出现紧张性头痛。还有研究表明与遗传因素有关。过度服用镇痛药也可引起慢性紧张性头痛。

3. 三叉神经自发性头痛

三叉神经自发性头痛（trigeminal autonomic cephalalgias）是以单侧三叉神经分布区域的原发性头痛，伴有一侧短暂自发神经性头痛症状。该疼痛还包括丛集性头痛，阵发性偏头痛和短暂的单侧神经性头痛，伴有结膜充血和撕裂痛。上述疾病除疼痛外还会高度致残。

三叉神经自发性头痛归入修订后的国际头痛疾病分类（ICHD-Ⅱ）的第3节。上述三种疼痛发作持续时间、频率以及对治疗的反应方面有所不同。丛集性头痛发作持续时间最长，发作频率较低。原发性头痛为中等持续时间和中等发作频率。神经性头痛发作持续时间最短，发作频率最高。

（四）慢性颞下颌关节紊乱

慢性颞下颌关节紊乱（chronic temporomandibular disorder，CTMD）指连接下颌和颧骨的关节损伤后疼痛超过3个月。有许多情况会导致颞下颌关节紊乱或关节部位疼痛。常见原因有：外伤、疾病、退化或口腔进食习惯造成的过度磨损有关。颞下颌关节炎是CTMD综合征的另一个原因。肌肉受累会引起关节囊炎症。磨牙和紧咬牙齿的习惯可引起颞下颌关节、咀嚼肌与面部疼痛（肌筋膜疼痛）。微创伤，如下巴受到重击或在事故中受到撞击，可导致下颌骨断裂、颞下颌关节脱位或关节软骨滑囊受损。长时间颞下颌关节张开可能引起颞下颌关节疼痛。

（五）慢性原发性内脏痛

慢性原发性内脏痛（chronic primary visceral pain，CPVP）指局限于头颈部、胸部、腹部或盆腔的慢性原发性疼痛。相应的解剖位置与提到的特定内脏典型疼痛模式相一致。CPVP包括消化系统途径的头/颈部内脏疼痛、胸部疼痛（如非心脏性胸痛和常见超敏反应）、腹部消化系统内脏引起的疼痛（如上腹部疼痛综合征、肠易激综合征、中枢性腹痛综合征），以及由于消化系统、泌尿系统和生殖系统的脏器受累而导致的盆腔区域疼痛（如膀胱痉挛综合征、肛门痉挛、慢性盆腔疼痛和感觉性慢性疼痛）。

这次新分类之前称为“功能性”的诊断，归入已修改的CPVP之内。CPVP有几种亚型，包括：慢性原发性胸痛综合征、慢性原发性上腹疼痛综合征、肠易激综合征、慢性原发性腹痛综合征、慢性原发性膀胱疼痛综合征和慢性原发性盆腔疼痛综合征。

1．慢性原发性胸痛综合征

慢性原发性胸痛综合征（chronic primary chest pain syndrome，CPCPS）是反复发作的原发性胸骨后疼痛。其解剖位置与典型的食管源性疼痛诊断模式一致。疼痛持续3个月，在确诊前至少出现连续6个月症状，至少有每周1次的疼痛频率。其它食管症状，如胃灼热和吞咽困难必须除外。食管反流病、其它黏膜（如嗜酸性粒细胞性食管炎）或进行性疾病（例如贲门失弛缓症、杰克-哈默食管和弥漫性食管痉挛）、心肌梗死、胃灼热、吞咽困难或慢性内脏疼痛的诊断不能准确它解释这些症状。该疼痛见于胸壁的躯体神经（皮肤、皮下组织和肌肉），感觉神经分布和食管相同（涉及内脏痛），有时像心绞痛一样放射至上臂。在这些范围可能会出现继发性痛觉过敏（痛觉传入原发部位以外的区域对伤害性刺激的敏感性增加）。这里不包括用“非心源性胸痛”来解释这些症状，因为它不属于这种疼痛。

2．慢性原发性上腹部疼痛综合征

慢性原发性上腹痛综合征（chronic primary epigastric pain syndrome，CPEP）是一种局限于上腹部区域的慢性原发性疼痛。独特的解剖位置与特定内脏典型牵涉痛模式一致。其特征并不只发生在餐后胃痛或烧灼感，可发生在进餐前，甚至可在餐后改善。也可能与餐后窘迫综合征重叠，后者与饮食引起的消化不良症状有关。在诊断前至少疼痛6个月，在过去3个月内，每周至少有1天出现严重的上腹痛和（或）烧灼感，会明显影响日常活动。疼痛感觉在腹壁的躯体组织（皮肤、皮下组织和肌肉）内，这些区域与小肠或大肠的感觉神经支配相同（称为内脏痛）。与其它CPP诊断一样，可以诊断慢性原发性上腹部疼痛综合征。餐后出现上腹部胀气、打嗝和恶心，应除外胆道痉挛引起的疼痛。其它消化道症状，如胃食管反流病和肠易激综合征可能与慢性原发性上腹部疼痛并存。

3. 肠易激综合征

肠易激综合征是最常见的CPP症状之一。肠易激综合征是一种肠道疾病，在过去3个月内，平均每周至少有1天出现反复腹痛，并与以下两种或与以上症状相关：①与排便有关；②与排便频率的变化有关；③与粪便形状（外观）的变化有关。诊断前症状出现6个月之内的最后3个月应符合上述标准。肠易激综合征亚型包括：以便秘或腹泻为主的肠易激综合征，具有混合性肠易激综合征，以及原因不明的肠易激综合征。

4. 慢性原发性腹痛综合征

慢性原发性腹痛是一种局限于腹部的CPP，与严重的情绪困扰和（或）功能性障碍有关。疼痛通常是持续的，与生理活动（如进食、排便或月经）无关或偶有相关性。它的解剖位置与特定内脏疼痛诊断模式一致，但慢性继发性腹痛的诊断难以全面解释。慢性原发性腹痛可能与继发于脏器或控制功能病理学改变有关，也可能与中枢神经系统的神经生物学、生理学、甚至解剖学变化有关。

5. 慢性原发性膀胱疼痛综合征

慢性原发性膀胱疼痛综合征是在膀胱出现CPP，至少与白天和（或）晚上膀胱充盈时疼痛加重和尿频症状相关。感染或慢性继发性内脏疼痛难以解释这些症状。应考虑是否存在性功能障碍或下尿路功能障碍。需要排除出现在患者亚群中特殊类型的炎症。现在不推荐使用间质性膀胱炎、膀胱疼痛综合征、痛性膀胱综合征等以前常用的术语。

6. 慢性原发性盆腔疼痛综合征

慢性原发性盆腔疼痛（chronic primary pelvic pain syndrome，CPPP）综合征是一种局限于盆腔的CPPP。其解剖位置与骨盆区特定内脏器官的典型诊断疼痛模式一致。其它慢性继发性内脏盆腔疼痛诊断难以解释这些症状：慢性内脏盆腔疼痛源于持续性炎症、血管机制、机械因素、消化和生殖系统的盆腔区域疼痛。

（六）慢性原发性肌肉骨骼疼痛

慢性原发性肌肉骨骼疼痛（chronic primary musculoskeletal pain，CPMP）根据ICD-11导言中所述的CPMP条件，仅限于伤害性疼痛。CPMP是指位于肌肉、骨骼、关节或肌腱的慢性原发性疼痛，慢性原发性腰痛是典型案例。CPMP综合征按部位分为：上部（慢性原发性颈痛）、中部（慢性原发性胸痛）、腰部（慢性原发性腰痛）和四肢（慢性原发性肢体疼痛）。患者可能表现为受影响区域的自发或诱发疼痛，并伴有痛觉超敏和（或）痛觉过敏。不建议用“非特异性”肌肉骨骼疼痛分类。CPMP的三级诊断包括：慢性原发性颈痛、慢性原发性胸痛、慢性原发性腰痛和慢性原发性肢体痛。（详见本书各章）

五、慢性继发性疼痛综合征

慢性继发性疼痛综合征（chronic secondary pain syndromes，CSPS）本身就是一种疾病，而慢性继发性疼痛则是慢性疼痛的一种潜在疾病的症状。CSPS新的诊断概念如下。

（一）慢性癌症相关性疼痛

慢性癌症相关性疼痛（chronic cancer-related pain，CCRP）的患病率逐步上升，随着癌症治疗技术的不断进步，患者存活时间延长，CCRP人数也在增加。癌症最常见和致残的症状之一是疼痛，除了癌症本身引起的疼痛，癌症治疗期间也可能导致很多慢性疼痛。尽管CCRP很重要，但在ICD-10疾病类中并没有体现出来。

ICD-11新的分类将CCRP被定义为：由原发癌症本身或转移引起的慢性疼痛（原发肿瘤或转移）或其治疗（癌症手术、化疗、放疗后疼痛）期间的疼痛。它应该与原发病引起的疼痛相区别。WHO已经为晚期癌症患者制定了疼痛治疗方案，便于对癌症患者和癌症幸存者长期疼痛治疗。在治疗癌症引起的慢性疼痛同时还要治疗非癌性疼痛疾病。癌症相关的疼痛将根据部位细分为：内脏、骨骼（或肌肉骨骼）和躯体感觉神经（神经病理性）痛。包括持续性或间歇性（暴发性）疼痛。CD-11新的疼痛分类，为这些患者制定更加个体化的治疗计划和对这些疼痛综合征的研究。ICD-11的CCRP三级诊断包括：慢性癌性痛和慢性癌症治疗后疼痛。

1. 慢性癌性痛

慢性癌性疼痛（chronic cancer pain，CCP）是指原发性癌症或转移性肿瘤引起的慢性疼痛。慢性癌痛包括炎症和神经病变机制，这是原发性肿瘤或转移瘤的直接表现。这些都是由肿瘤增大引起的，肿瘤增大会导致组织损伤和各种炎症介质释放。此外，癌细胞还会压迫和破坏感觉神经，使靶组织萎缩，导致神经病变。癌性疼痛可以认为是一种混合的伤害性疼痛和神经性疼痛，但越来越多的证据表明，它应该被视为一种单独的疼痛项目。

癌性疼痛的时间特征可以描述为持续性疼痛（背景疼痛）或间歇性疼痛（偶发性疼痛）。间歇性疼痛可以预测（偶发性疼痛），例如，由负重或活动（包括吞咽、排便、咳嗽或反复压迫变化）引起的疼痛加剧；或不可预测的（自发性疼痛）与运动或活动无关，如绞痛，与神经损伤有关的刺痛。间歇性疼痛如与临床操作（注射或活检）相关的疼痛被视为急性疼痛，不包括在慢性疼痛分类中。慢性癌性疼痛分为4类：内脏、骨、神经疾病和其它。

2. 慢性癌症治疗后疼痛

慢性癌症治疗后疼痛（chronic post-cancer treatment pain，CPCTP）除了癌症本身，癌症的治疗也可能引起疼痛。癌症的经典治疗方法是手术、化学疗法（简称：化疗）和放射疗法（简称：放疗），所有这些都可能导致慢性疼痛。住院患者接受过复杂的抗癌治疗，如盆腔手术、全身化疗和根治性盆腔放射治疗，很难确定癌症治疗后慢性疼痛的确切病因。对于这些情况，一般适合诊断为慢性癌症治疗后疼痛。

（二）慢性术后或创伤后疼痛

慢性术后或创伤后疼痛（chronic postsurgical or post traumatic pain，CPSP）常见于组织损伤后的慢性疼痛，但仍未被广泛认识和正确诊断，治疗效果很差，乃至长期影响患者的功能和生活质量。

ICD-11对CPSP的新定义：CPSP是指在手术或组织损伤后疼痛逐渐加重，并在手术或组织损伤后至少3个月仍持续存在慢性疼痛。在这一分类中，分为手术过程中的组织损伤和意外损伤（包括任何创伤和烧伤）。在这两个部分中都包含了最常见的早期组织创伤愈合后持续性疼痛，有特殊治疗和处理的慢性疼痛。需要排除其它原因的疼痛（感染，恶性肿瘤复发）以及预先存在的疼痛。在ICD-11中对CPSP有望作进一步确定诊断和治疗。更重要的是，它将纳入慢性创伤后或手术后疼痛的诊断统计，并希望促进对CPSP的研究。ICD-11的CPSP三级诊断包括：慢性术后疼痛（chronic postsurgical pain）和慢性创伤后疼痛（chronic posttraumatic pain）。

1. 慢性术后疼痛

是指手术后发展或加剧的慢性疼痛。人们一致认为分类系统应该反映出最常见的，导致这种慢性疼痛特定手术后的疼痛状态；即具体的亚诊断，包括截肢后慢性疼痛、脊柱手术、开胸手术、乳腺手术、子宫切除术和关节置换术后慢性疼痛。这些新的疾病编码应与相应的ICD-11手术编码结合使用。

2. 慢性创伤后疼痛

是在组织损伤（包括任何创伤性烧伤）后发展或加剧的慢性疼痛。疼痛或局限于损伤区域，投射到该区域的神经分布区，或涉及皮肤区（头部区域、躯体深部或内脏损伤后）；就像手术后疼痛一样，必须排除其它疼痛原因，尽管慢性创伤后疼痛通常是神经性疼痛，但它应该诊断为慢性创伤后疼痛。慢性疼痛可在任何创伤后发生，创伤后的发生率为46%～85%。通过单独的诊断，确定了2430个典型病例并加以考虑。这些新的疾病编码应该与ICD-11的创伤编码结合使用。

（三）慢性神经病理性疼痛

慢性神经病理性疼痛（chronic neuropathic pain，CNP）在ICD-11中重新分类，与CNP病变或疾病相关的持续性或反复性疼痛3个月以上。新的分类列出了最常见的周围神经病理性疼痛：三叉神经痛、周围神经损伤、痛性多发性神经病变、带状疱疹后神经痛和痛性神经根病变。中枢神经病理性疼痛包括脊髓或脑损伤引起的相关疼痛、卒中后疼痛以及与多发性硬化症相关疼痛。多达10%的普通人群经历过CNP。这些患者中的大多数没有得到应有的治疗。

WHO有关慢性神经病理性疼痛的定义和内容是由IASP神经痛特别兴趣组（NeuPSIG）分类委员会设定的。ICD-11的CNP三级诊断包括：慢性周围神经病理性疼痛（chronic peripheral neuropathic pain，CPNP）和慢性中枢神经病理性疼痛（chronic central neuropathic pain，CCNP）。

1. 慢性周围神经病理性疼痛

CPNP是由躯体感觉神经系统的病变或疾病引起的。躯体感觉神经系统有关人体的疼痛表现，包括皮肤、肌肉骨骼和内脏器官的疼痛表现。周围神经性疼痛可能是自发的或诱发的，表现为对疼痛刺激（痛觉过敏）或对正常非疼痛刺激（痛觉异常）的疼痛反应加剧。确定CPNP要与受损神经分布区域一致。国际疼痛学会新的分类列出了周围神经痛最常见的情况：三叉神经痛、周围神经损伤、痛性多发性神经病变、带状疱疹后神经痛和痛性神经根病变。

2. 慢性中枢神经病理性疼痛

CCNP在中枢神经系统的任何损伤都可能导致中枢疼痛，可能发生在脑卒中、脑损伤或脊髓损伤之后。也可能伴随多发性硬化或帕金森病出现。疼痛可能局限于身体的一小部分，也可能大范围存在。中枢性疼痛表现为锐痛、灼烧感、像锐器和针刺样疼痛，也可伴有冻结或烫伤感觉。中枢性脑卒中后疼痛是由于丘脑损伤所致。丘脑是脑的一部分，负责调节运动和感觉信号，并将感觉信息传递到额叶皮质，额叶皮质处理感觉输入并做出判定。丘脑在卒中后损伤与丘脑血流中断或渗漏有关。CCNP共包括：脊髓损伤相关CCNP、脑损伤相关CCNP、慢性脑卒中后疼痛、多发性硬化相关CCNP 4个四级诊断类别。

（四）慢性继发性头痛和口面部疼痛

根据ICD-11来描述了慢性继发性头痛和口面部疼痛（chronic secondary headache or orofacial pain，CSOFP）。内容引用国际头痛学会在ICD-11神经病学章节中的国际头痛障碍分类（ICHD-3），可区分原发性（特发性）头痛、继发性（症状性）头痛和脑神经痛等慢性头痛。口面部疼痛（Orofacial pain，OFP）的定义：疼痛至少3个月内，每天持续2小时，有50%的天数出现头痛或OFP。慢性原发性头痛或OFP被列为慢性原发性疼痛综合征。ICD-11编码旨在与基础疾病的编码结合使用，以识别需要专门疼痛治疗的患者。ICD-11的CSHOP三级诊断包括：头颈创伤或损伤源性慢性头痛或口面部疼痛、颅脑或颈部血管病变源性慢性头痛或口面部疼痛、颅内非血管病变源性慢性头痛或口面部疼痛、药物性慢性头痛、感染源性慢性头痛或口面部疼痛、稳态失调性疾病源性慢性头痛或口面部疼痛、颅颈等疾病源性慢性头痛或口面部疼痛、慢性牙痛、慢性神经病理性口面部疼痛和慢性继发性颞下颌关节紊乱。

（五）慢性继发性内脏疼痛

慢性继发性内脏疼痛（chronic secondary visceral pain，CSVP）是一种常见的致残性疾病。CSVP是继发于头或颈或胸部、腹部或盆腔内部器官潜在疾病的慢性疼痛。可以由慢性炎症、血管或机械因素引起。疼痛强度不一定与疾病过程完全相关，慢性内脏疼痛可能会在潜在病因成功治疗之后继续存在。CSVP应与慢性原发性内脏疼痛区别，认为后者本身是疾病。ICD-11对CSVP三级诊断包括：慢炎症因素慢性继发性内脏痛、血管因素慢性继发性内脏痛和机械刺激因素慢性继发性内脏痛。

（六）慢性继发性肌肉骨骼疼痛

慢性继发性肌肉骨骼疼痛（chronic secondary musculoskeletal pain，CSMSP）的定义是：由肌肉骨骼结构，如骨骼或关节引起的慢性疼痛。包括直接影响人体骨骼、关节、肌腱、肌肉或相关软组织疾病出现慢性或复发性疼痛。还包括感染性、自身免疫性（如类风湿关节炎）或代谢病因的持续性炎症为特征的疼痛。

这类疼痛仅是伤害性疼痛，不包括肌骨组织中卡压性神经痛或躯体神经痛。肌肉骨骼疼痛的原因是多种多样的。区域性创伤，如剧烈运动、车祸、跌倒、骨折、扭伤、脱臼和直接对肌肉的打击也会导致肌肉骨骼疼痛。其它引起肌肉骨骼疼痛的原因还包括：与人体肌肉高度紧张、重复动作、过度疲劳和长时间不活动有关。

新的ICD-11分类引入了慢性原发性和CSMSP的概念，将生物医学与社会心理内容结合起来，构成了慢性肌肉骨骼疼痛的复杂表现。这项新分类将有助于以患者为中心的多模式疼痛管理，并通过更准确的流行病学分析促进深入研究。

ICD-11的CSMSP三级诊断包括：慢炎症机制CSMSP和结构改变相关的慢性继发性肌肉骨骼疼痛。

第八节 临床常见疼痛

鉴于ICD-11疼痛分类的复杂性和许多条目有待完善，本文按照传统临床常见疼痛定义也进行介绍。此外，疼痛的起源可以是中枢、躯体、伤害性、神经病理性、内脏、癌性等。同时一些与疼痛常用的相关词汇和疼痛症状也在此简单介绍。

一、中枢性疼痛

中枢性疼痛（central pain）是中枢性疼痛综合征（centrl pain syndrome，CPS）的同义词。CPS是由中枢神经系统（包括大脑、脑干和脊髓）受损或功能障碍引起的神经系统疾病。这种综合征可以由脑卒中、多发性硬化症、脑瘤、癫痫、大脑或脊髓损伤或帕金森病引起。与这种综合征相关的疼痛特征在个体之间差别很大，一部分原因是潜在的多种因素。CPS可能会影响身体的大部分，或者更局限于特定的区域，如手或足。疼痛程度常与中枢神经系统损伤或损伤的原因有关。疼痛常为持续性，中到重度强度，且经常因触摸、运动、情绪和温度变化（通常是寒冷的温度）而加重。患者会经历一种或多种疼痛感觉，最突出的是灼烧感。与灼烧感混合在一起的是“针刺”感、压迫、撕裂或剧烈疼痛。剧痛短暂且难以忍受，类似口腔科探针刺激神经样疼痛。个别患者可能在疼痛部位伴有麻木感。严重烧灼感和触觉丧失常在四肢末端，如足或手。CPS常在致伤或损伤后不久开始，但可能会持续数月甚至数年，特别是脑卒中后疼痛。中枢损伤或脑卒中后疼痛沿着神经轴走行，从脊髓传输到感觉皮质，疼痛传导通路的损伤都可能导致CPS（表1-5）。

表1-5 中枢性神经病理性疼痛原因

脊髓背根神经节	椎间盘突出 神经根撕脱伤 带状疱疹后神经痛	手术损伤 三叉神经痛 蛛网膜炎 肿瘤
脊髓	创伤及压迫伤 脊髓空洞症或脊髓内肿瘤 血管因素：梗死、出血、脊髓动静脉畸形 梅毒	前外侧脊髓离断 多发性硬化症 脊髓闭合不全 维生素B_{12}缺乏症 艾滋病
脑干	延髓外侧综合征 多发性硬化症	肿瘤 结核瘤（球）
丘脑	梗死 出血	肿瘤 手术损伤
皮质下及皮质	梗死性创伤	脑血管瘤

二、躯体神经痛

躯体神经痛（Somatic neuralgia）与内脏器官无关，而是由躯体组织内的痛觉感受器受到刺激而产生的。当包括皮肤、肌肉、骨骼、关节和结缔组织中的疼痛感受器被激活时，就会发生躯体神经痛，通常压力、温度、振动或肿胀等刺激也会激活这些感受器。这种类型的疼痛通常被描述为：痉挛痛、撕裂痛、隐痛、锐痛。躯体神经痛常局限于某一特定区域。它是持续性的运动时疼痛加重。会阴痛、头痛和皮肤割伤都属于躯体神经疼痛。

躯体神经痛分为两种形式。第一种为浅表性疼痛，激活皮肤和黏膜中的痛觉感受器，常引起浅表的躯体神经疼痛。第二种为深部躯体神经疼痛。当刺激物激活了身体深层的痛感受器，包括肌腱、关节、骨骼和肌肉时，就会发生深部躯体神经疼痛。深部躯体神经痛比浅部躯体神经疼痛更加“剧烈”。此外，躯体神经疼痛局限于一个部位，也可以根据损伤的程度扩散到更大的区域，如放射性神经疼痛。

三、伤害性疼痛

伤害性疼痛（traumatic pain，TP）是指全身痛觉感受器接收到的潜在有害刺激信息引起的疼痛。

人体的痛觉感受器能感受到因受伤而引起的疼痛。身体不同部位的物理或机械损伤可引起局部伤害，包括：皮肤、肌肉和骨骼都可能受到伤害。痛觉感受器还能感受到热和化学损伤，人体接触到危险或有毒的化学物质会造成化学性伤害性疼痛，极热或极冷都可能造成伤害性疼痛，下列损伤常引起伤害性疼痛：关节损伤、过度使用、关节炎、扭伤、骨折、烧伤、灼伤、挫伤等均可引起伤害性疼痛。当人体痛觉感受器受到刺激时，大脑就会根据伤害部位通过周围神经系统和脊髓向中枢立即发出信息，大脑接收到伤害性信息即可感知疼痛程度和准确部位。

四、神经病理性疼痛

神经病理性疼痛（neuropathic pain，NeP）是指由躯体感觉系统的损伤或疾病引起的，包括外周神经纤维（A_β、A_δ和C纤维）和中枢神经元。NeP表现为：①自发痛：即无外界刺激产生的疼痛。可以感觉到：刺痛、灼痛、电击痛、麻木或感觉异常。②诱发痛：常由很轻微刺激引起的剧烈疼痛，如寒冷、轻柔皮肤和压力感受等，也称为异位性疼痛。诱发性疼痛可能是针刺样和灼痛等，轻微刺激可以诱发难以忍受的剧烈疼痛。这种类型的疼痛称为痛觉过敏，例如，带状疱疹后神经痛。无论是自发的还是诱发的NeP常伴随一种不愉快的感觉，还影响睡眠和情绪。

NeP发生在神经系统受损或不能正常工作的情况下，患者可以感受到周围神经疼痛。周围神经疼痛分布在身体的各个部位，如，头面部、颈部、躯干、会阴、上肢和下肢等。NeP是指一条或多条神经的功能紊乱或病变，像糖尿病神经病变就是最典型的NeP。还有数百种疾病都与NeP有关，因为受损的神经纤维会间断向疼痛中枢发送异常信号。在神经损伤的部位以及中枢神经系统的区域还会发生严重神经功能改变，并出现中枢敏化。脊髓和大脑疼痛称为中枢神经系统NeP。

五、癌症疼痛

癌症疼痛（cancer pain）是肿瘤侵犯健康组织、压迫神经或血管产生的疼痛。癌症疼痛除肿瘤本身生长外，也可能与侵入性手术或放疗化疗有关。有些文献把癌症疼痛和慢性疼痛区分开治疗，有些恶性肿瘤导致严重顽固性疼痛继发于以下原因：肿瘤快速生长、肿瘤细胞浸润、肿瘤细胞转移、正常组织缺血、坏死、放疗后的组织损伤以及化疗后神经病变引起的疼痛。因此，癌症疼痛应该提倡综合治疗。

六、暴发痛

暴发痛（explosive pain）指在服用镇痛药物治疗难以控制的慢性疼痛期间，突然出现急性剧烈疼痛，常见于带状疱疹后神经痛和癌痛。这种疼痛在短时间内的疼痛剧烈程度超出了普通镇痛药物治疗效果。暴发痛与慢性疼痛起因相同，但其特点是来得快且无法预测，疼痛持续几分钟或长达一个小时，比慢性疼痛更加剧烈。暴发痛一天会发生很多次，难以用常规剂量镇痛药控制时，需要用大剂量的即释镇痛药或神经微创技术治疗。

七、痛觉超敏

国际疼痛学会将痛觉超敏（allodynia）定义为“由无痛刺激引起的疼痛”。痛觉超敏有3种不同的形式，患者可能有其中的一种或都有。①触摸引起的痛觉超敏；②机械性痛觉超敏；③温度异常性痛觉超敏。痛觉超敏不同于痛觉过敏，痛觉过敏是指在局部“放大”疼痛信号的机制，痛觉过敏会加重患者疼痛程度。痛觉超敏是一种真正的剧烈疼痛，痛觉超敏被认为是对刺激的一种过敏反应。这可能是中枢敏化所致，纤维肌痛、肌痛性脑脊髓炎、慢性疲劳综合征等疾病均为其潜在疼痛机制。在某些情况下，痛觉超敏可能是由外周神经敏化引起，这涉及中枢神经系统之外的神经。痛觉超敏的疼痛信号来自一种叫作痛觉感受器的特殊神经。痛觉感受器的工作是感知皮肤上的温度和疼痛刺激等信息。大多数神经必须向大脑发送信号，然后等待大脑发回信号，然后才会作出反应。痛觉感受器根据所探测到的信息立即做出反应，可以让人体烫伤或意识到灼热之前立即离开热源。

八、痛觉过敏

痛觉过敏（hyperalgesia）是在正常阈值刺激下痛觉增强的现象，即对疼痛极度敏感。痛觉过敏患者受伤或使用阿片类药物时疼痛反应会异常增加。患者对疼痛敏感性可增加发生痛觉过敏的风险。痛觉过敏有几种不同类型：① 阿片类药物引起的痛觉过敏。这是指服用吗啡或芬太尼等阿片类药物后疼痛敏感性增加。阿片类药物为镇痛药，但是大剂量阿片类药物可以逆转它们的治疗效果，增加患者疼痛。②创伤性痛觉过敏。是指组织或神经损伤，甚至在手术后感染引起的疼痛反应增加。包括两个子类型：原发性痛觉过敏，即身体受伤部位周围剧烈疼痛。继发性痛觉过敏，即疼痛从受伤部位扩散到身体其它部位。

引起痛觉过敏的原因，是指身体的痛觉感受器受损或变得敏感。当患者受伤时的身体会释放疼痛信号，这些信号刺激人体痛觉感受器，增加患者疼痛反应，导致痛觉过敏。

病理生理学认为痛觉过敏是前列腺素E2等分子释放引起损伤区域神经敏化。此外，游离神经末梢释放P物质作用于周围神经细胞，导致它们释放大量疼痛递质。致敏性意味着神经由于受到有害刺激，在处于较低的触发阈值。过敏还可以发生在脊髓，其病理生理学认为是由于NMDA受体数量的增加以及NMDA受体对谷氨酸的敏感性增加所致。这些变化发生在二级神经元的树突上，由于持续的刺激伤害性感受器激活，导致一级神经元持续释放谷氨酸的结果。中枢敏化是导致脊髓背角内的二级神经元过度兴奋的结果。

九、感觉异常

感觉异常（paresthesia）是由神经受压或短暂的血液循环不良引起麻木或轻微烧灼感。通常发生在四肢，如手、胳膊、腿或足，但也可能发生在身体的其它部位。这是一种不正常的皮肤感觉（如：寒冷、灼烧或皮肤麻木），没有明显的物理原因。这种感觉异常是暂时的，不需要治疗就能恢复。慢性感觉异常可能是神经损伤，这种类型的神经损伤与神经根病和神经病变有关。

十、幻肢痛

幻肢痛（phantom limb pain，PLP）定义为："发生在被切除身体部位的局部疼痛"。原因包括：截肢前严重创伤、肿瘤、血管疾病和感染等。截肢后疼痛是一种常见症状，分为残肢痛和幻肢痛两种疼痛。在临床上被定义为肢体不再存在时感觉到的疼痛或不适的感觉。PLP多在截肢后立即发生，有些PLP在几周后，很少在几个月后。PLP的病因理论，包括外周理论、中枢理论和脊髓理论。①外周理论：残肢中的残余神经生长形成神经瘤，产生脉冲。这些冲动被认为是被切除肢体后发生的疼痛。② 中枢理论：梅尔扎克（Melzack）提出，身体在大脑中是由神经元矩阵表示的。感官体验创造出一种独特的神经基质，这种神经基质会印在大脑上。当截肢时，神经基质试图重新组织，但由于截肢前经历的慢性疼痛，神经感觉仍然存在导致截肢后PLP。③脊髓理论：当周围神经在截肢过程中被切断时，截肢水平以下区域的感觉输入丧失。这种神经化学物质的减少改变了脊髓背角的疼痛通路。

幻肢痛还可以解释为来自大脑的混杂信号的反映。截肢后脊髓和大脑区域会失去来自缺失肢体的输入，并难以适应这种截肢。截肢后大脑可能会将这部分身体的感觉回路重新映射到身体的另一部分。即截肢区域不再能够接收正常感觉信息，这些信息会被转移到其它地方。造成PLP的其它原因包括：受损的神经末梢、截肢部位的瘢痕组织以及截肢前疼痛部位的物理记忆，不合适的假体也可能引起疼痛，也认为是残肢疼痛的一个原因。由于在截肢前经历过肢体疼痛的人患幻肢痛的风险更高，在截肢前几个小时或几天内进行区域麻醉（脊髓或硬膜外麻醉）会明显减少手术后的PLP。

十一、心因性疼痛

心因性疼痛（psychogenic pain）是一种与心理障碍相关的疼痛。某些类型的精神或情感问题会诱发、加重或延长疼痛。患者有持续性的疼痛，但没有任何身体疼痛的证据。虽然称为心因性疼痛，但患者遭受的是真正的慢性疼痛，这种疼痛也称为慢性疼痛综合征。心因性疼痛的表现有：头痛、肌痛、背痛和胃痛是最常见的心因性疼痛类型。有时心理因素会加重已经存在的躯体疼痛。尤其是由抑郁或焦虑等心理障碍引起的疼痛。许多心理障碍都有生理并发症，如：失眠、疲劳和肌肉酸痛等。由于心因性疼痛通常没有任何外界起因，所以比伤害性疼痛或神经性疼痛更难治疗。

十二、痛性感觉丧失

痛性感觉丧失（Anesthesia dolorosa，AD）是身体对其它感觉麻木的部位所感受到的疼痛。是指在触碰完全麻木的部位感到疼痛。“痛性感觉丧失”字面意思是痛苦的麻木。麻木是指身体某一部分失去知觉或感觉，但通常伴有或与其它感觉变化。AD引起面部一个或多个区域的疼痛，这些区域对触摸完全麻木。疼痛表现为：持续、灼烧、疼痛、挤压、沉重、紧绷、压力或像针刺一样疼痛。例如，三叉神经痛射频、甘油疗法或球囊压迫治疗后都可导致三叉神经AD。原因是几种三叉神经神经纤维相互重叠，在治疗过程中损伤了触觉神经纤维，但传导疼痛的神经纤维完好无损，表现为面部治疗一侧麻木区有持续疼痛感。患者描述这种疼痛为烧灼痛，而有些患者则为间歇性剧烈刺痛。

十三、根性神经痛

根性神经痛（Radicular pain）或神经根炎，是由于脊神经根（神经根病）与脊柱连接处的炎症或其它刺激引起的，沿神经皮节（感觉分布）放射性疼痛。根性神经痛可发生在颈部、腰部和胸部。脊神经根炎的常见症状是坐骨神经痛，沿坐骨神经走行放射，分布在腰肌、臀肌、大腿、小腿和足部。也有继发于腰部椎间盘突出或骨赘刺激神经根出现炎性疼痛。神经根炎是指脊神经根的炎症，影像学没有明显神经受压改变而导致该神经分布范围的疼痛。还有几个原因的脊椎受压可导致根性神经痛。这包括：椎间孔狭窄（由骨刺或关节炎引起的脊神经疼痛）、糖尿病、神经根损伤、脊椎手术后组织粘连和瘢痕组织等。

根性神经痛在疼痛科极为常见，主要临床表现包括：

（1）颈椎根性神经痛：表现为上肢疼痛麻木、颈枕部疼痛、肩胛上神经痛、肩胛背神经痛和腋神经痛。

（2）胸椎根性神经痛：表现为胸背部肋间神经剧烈疼痛，疼痛沿着肋间神经放射，而胸部影像学未见明显异常。

（3）腰椎根性神经痛：表现为腰臀部、髋部、一侧或双侧下肢剧烈疼痛，部分患者影像学未见明显异常。常见病因包括腰椎间盘突出和腰椎管狭窄，较少见的病因包括滑膜囊肿或肿瘤压迫神经根。

一般来说，根性神经痛从颈部、背部和腰部向周围放射，呈皮节分布。根性神经痛最常见的病理生理过程是神经的炎症而不是压迫，是由神经发炎或受损的背根或背根神经节所产生的异位放电所引起的疼痛。根性神经痛与神经根病在几个方面不同，神经根病损害沿脊神经或其神经根传导。而感觉纤维损伤引起皮肤分布区麻木，运动纤维障碍会导致肌无力，感觉或运动障碍均可导致反射减弱。虽然神经根病和根性神经痛往往相伴而生，这两种疼痛均可在无痛的情况下发生。疼痛麻木的皮节分布提示的是神经根起源，也正是疼痛治疗的靶点。

十四、心绞痛

心绞痛（angina pectoris）是指当冠状动脉阻塞出现心肌供血不足时，心肌细胞长期缺氧并开始死亡导致患者出现的剧烈疼痛。心绞痛表现为：胸部挤压、沉重感、紧绷或疼痛，一些心绞痛患者感觉就像有重物压在胸部。也有患者感觉肩、手臂、脖子、下巴或背部疼痛，甚至感觉消化不良。心绞痛有如下几种类型。

（1）稳定型心绞痛：劳累、精神或情绪紧张时胸部不适，休息或舌下含服硝酸甘油后迅速消失。

（2）不稳定型心绞痛：是休息时意外胸痛，发病不可预测，比稳定心绞痛更严重，持续时间更长，原因是冠状动脉变窄，导致流向心肌的血液减少。

（3）变异型心绞痛：随时可能发生，发作时非常痛苦，常发生在午夜到早8点之间，患者至少有一条冠状动脉痉挛或堵塞，要立即就诊。

（4）微血管性心绞痛：是心脏最小的冠状动脉痉挛引起，这种疼痛可能比其它类型的心绞痛更严重，持续时间更长。

动脉粥样硬化会导致血管壁变窄减少血液流量，在休息期间，正常血液可以通过狭窄的动脉到达心脏。患者在情绪紧张或剧烈身体活动时，心脏需要比原来更多的血液供应时，由于冠状动脉痉挛或堵塞致心肌供血不足出现心绞痛。诊断心绞痛最准确的是CT心脏动脉血管造影检查，通过三维重建确定心脏动脉有没有斑块和狭窄。如果心血管狭窄超过50%可以诊断冠心病，如果有小于50%的狭窄，称为冠状动脉粥样硬化。

十五、内脏痛

内脏痛（Visceral pain）是指人体内脏器官，如胃、膀胱、子宫或直肠感受到的一种伤害性疼痛，常由身体内炎症、压力或伤害引起。膀胱感染引起的盆腔疼痛和由肠易激综合征引起的腹部疼痛都是内脏痛。内脏痛特点表现为腹部弥漫性、压迫性、隐痛、绞痛、痉挛痛并难以忍受。内脏痛的机制是人体脏器感觉神经含有丰富痛觉感受器，当人体脏器生病或受伤时，内脏器官内和周围的痛觉感受器受到压迫、牵拉、撕裂或微小损伤，痛觉感受器就会被触发，它立即向脊髓和大脑发送信号，人体即刻感受到内脏痛。内脏疼痛是通过自主神经束内的痛觉纤维传递的，这些感觉通常投射到远离痛觉器官的躯体皮肤区域，即出现牵涉痛。

十六、肌筋膜疼痛

肌筋膜疼痛（myofascial pain syndrome，MPS）定义为“与肌肉或肌肉周围筋膜的炎症或刺激诱发的疼痛”。MPS源于肌筋膜激痛点引起的慢性疼痛，肌筋膜激痛点是由肌肉组织过度收缩引起的区域聚集性压痛。查体表现为一束紧绷的骨骼肌索条，受压或深触诊时引起局限性疼痛、运动功能障碍和自主神经痛现象。MPS主要出现在身体的单个区域，其可以是急性的、慢性的或创伤后的，持续时间超过正常愈合时间，通常3个或6个月。

肌筋膜激痛点疼痛发生机制，是由于人体局部肌肉负荷过重导致受伤或过度使用，导致肌纤维（肌细胞）细胞器（肌浆网）发生微观病变。肌浆网是肌纤维中的膜系统，其功能之一是运输和储存钙离子。肌浆网系统的任何损伤都可能导致钙离子过度释放，致肌纤维的持续收缩产生局限疼痛。这是因为钙离子引发一束肌肉持续性紧张收缩，这些持续收缩的肌肉会导致该区域血管被过度压缩而血液循环不良。因此，肌肉所需的氧气也会长期供不应求，难以恢复正常肌肉功能。如果肌肉持续收缩缺氧会出现持续疼痛。这就是所谓的“能源危机制论”。MPS的“激痛点”患者会感到局部肌肉群的疼痛，比如：颈部、腰部或背部疼痛。通过针灸破坏肌浆网系统是治疗MPS行之有效的技术。

十七、纤维肌痛症

纤维肌痛症（fibromyalgia，FM）是一种病因不明、病理生理学不明确的慢性疼痛疾病。FM是一种多发性压痛、关节僵硬和全身症状（如：情绪障碍、疲劳、认知功能障碍和失眠）为特征的慢性弥漫性疼痛综合征，找不到明确的潜在器质性疾病。可能与特定的疾病有关，如：风湿病、精神或神经疾病、感染和糖尿病等。尽管FM的病因和发病机制尚不完全清楚，而有些因素，如：中枢和自主神经系统的功能障碍、神经递质、激素、免疫系统、环境压力、精神因素似乎都参与其中。因为疼痛在许多其它情况下也很常见。这就是为什么患有这种疾病的人平均需要五年的时间才能得到诊断。

中枢敏化被认为是涉及 FM的主要机制，其定义为CNS信号介导的刺激反应增加。中枢敏化是自发神经活动、感受野扩大和传入纤维传递的刺激反应增强的结果。一个重要的相关现象是脊髓神经元兴奋性增强，这些现象主要与脊髓背角突触后膜的NMDA受体介导有关。FM还有共同的生理异常和遗传危险因素，这些因素可能是其病因学的核心。FM患者疼痛敏感性和疼痛抑制的异常特点是感觉传入增加，这种感觉传入由中枢神经系统介导，类似于神经病理性疼痛或中枢敏化。纤维肌痛与5-HT和去甲肾上腺素水平异常有关，这两种物质正是内源性疼痛抑制通路中的关键神经递质。

正确治疗疼痛的关键是首先要了解是什么导致了疼痛，基于疼痛来源、疼痛位置和疼痛持续时间的进行分类见图1-11。

（郑宝森　贺永进　马文庭　李东亮　李全波　吕　丹　王慧星　王冠宇编写，
吕　岩　宋文阁　孙永海　郭晓丽　张焕峰审校）

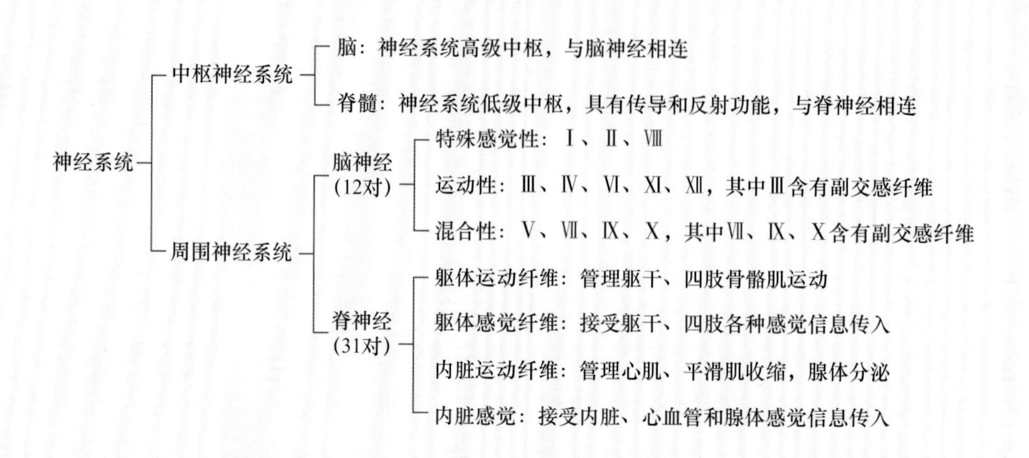

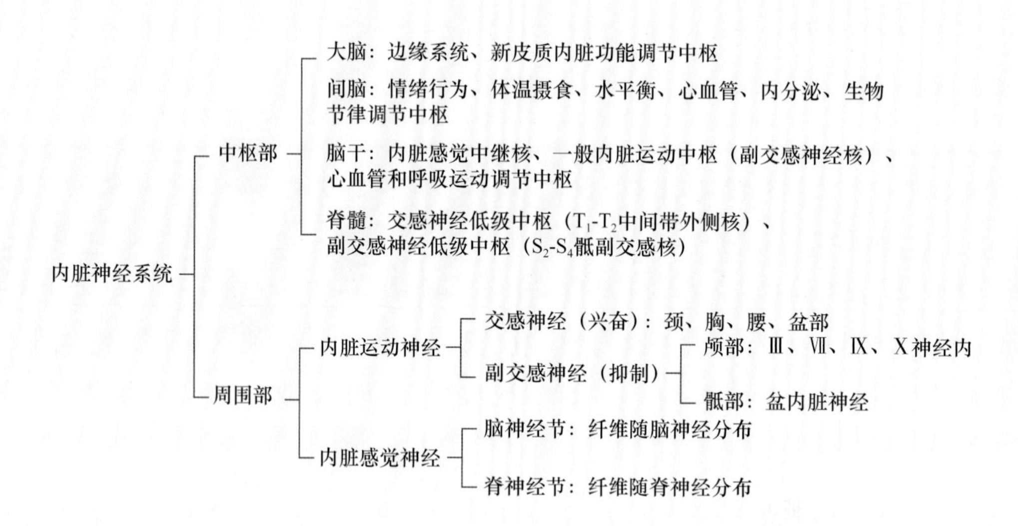

图1-1　神经系统分类A、B

神经系统按部位可分为：①中枢神经系统，包括脑和脊髓；脑位于颅腔内，脊髓位于椎管内。②周围神经系统（外周神经系统），包括与脑相连的12对脑神经和与脊髓相连的31对脊神经。外周神经系统又可分为：①躯体神经系统，含有躯体感觉和躯体运动神经，主要分布于皮肤和运动系统（骨、骨连结和骨骼肌），传输皮肤感觉和运动感觉及运动功能。②内脏神经系统，又称自主神经系统或植物神经系统，主要分布于内脏、心血管和腺体，传输感觉和运动。其含有 内脏感觉（传入）神经和内脏运动（传出）神经，内脏运动神经又根据其功能分为交感神经和副交感神经。

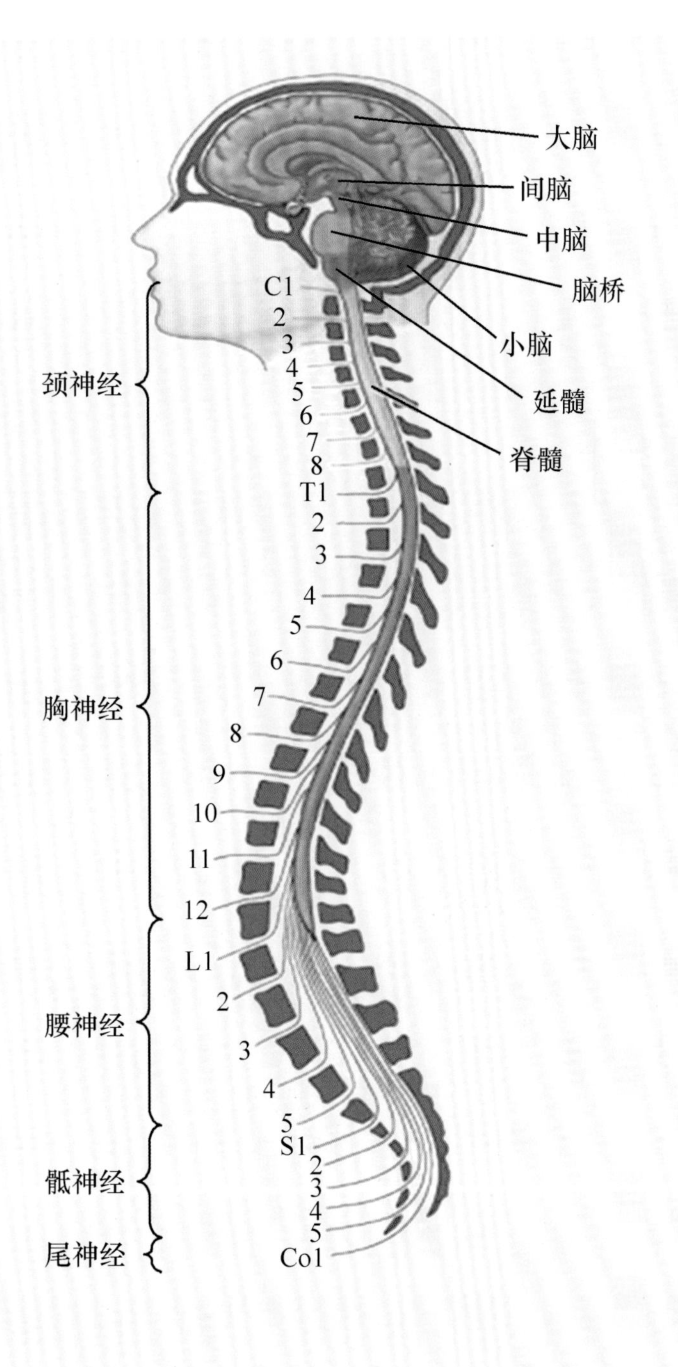

图 1-2　中枢神经系统

中枢神经系统由脑和脊髓组成。整个脑组成包括：大脑、间脑、中脑、脑桥、小脑和延髓。大脑在控制身体大多数功能中起着核心作用，包括意识、运动、感觉、思想、语言和记忆等。有一些反射运动可以在没有大脑结构参与的情况下通过脊髓通路发生。

脑神经从颅孔和颅裂隙中发出颅周围神经系统的12条神经。脊髓通过椎管与脑干相连，脊神经根分别通过颈神经出口、胸神经出口、腰神经出口和骶神经出口从脊髓发出到身体两侧。脊髓在大脑和周围神经之间来回传输信息。脑脊液包围着脑、脊髓和马尾神经，也在中枢神经系统的腔内（称为脑室）循环。软脑膜环绕着脑和脊髓。

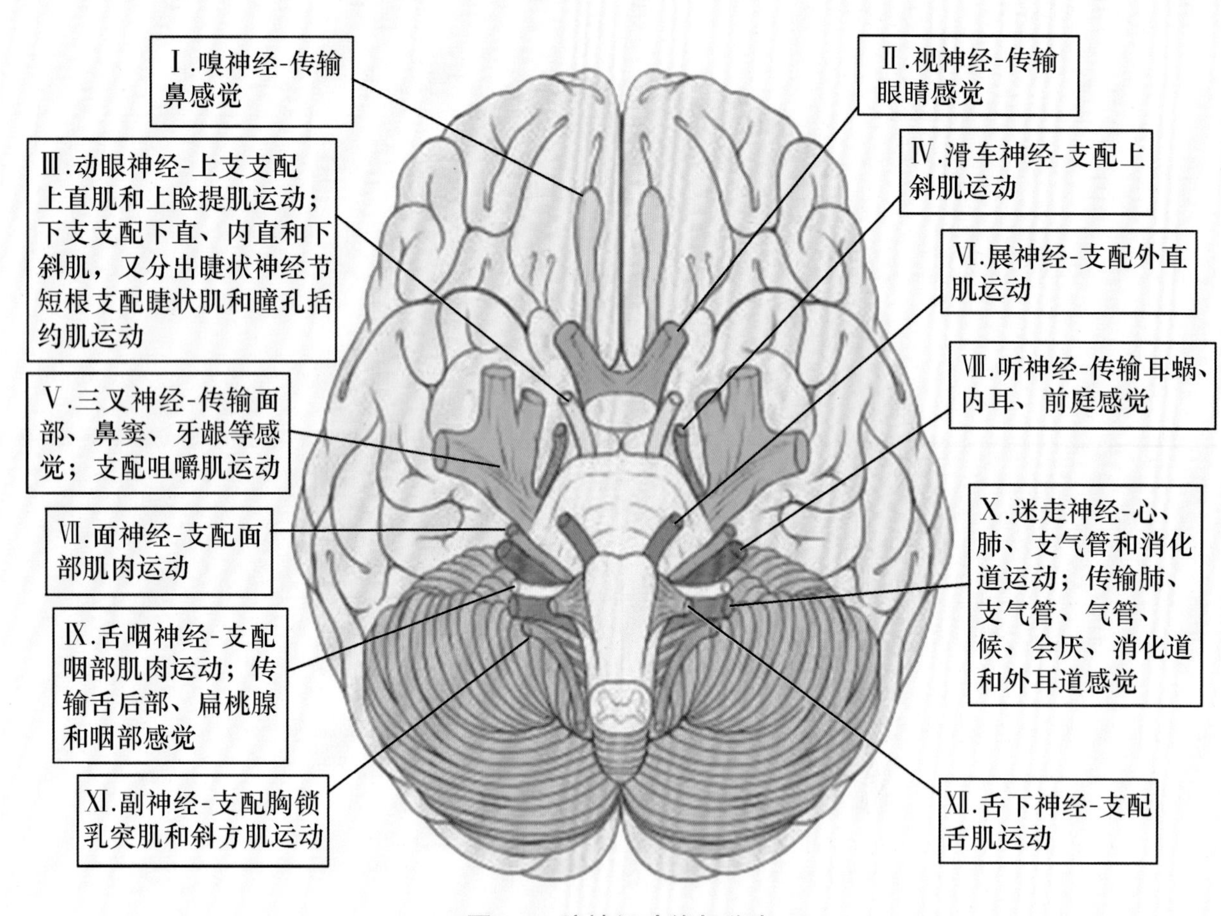

图1-3　脑神经功能与分布

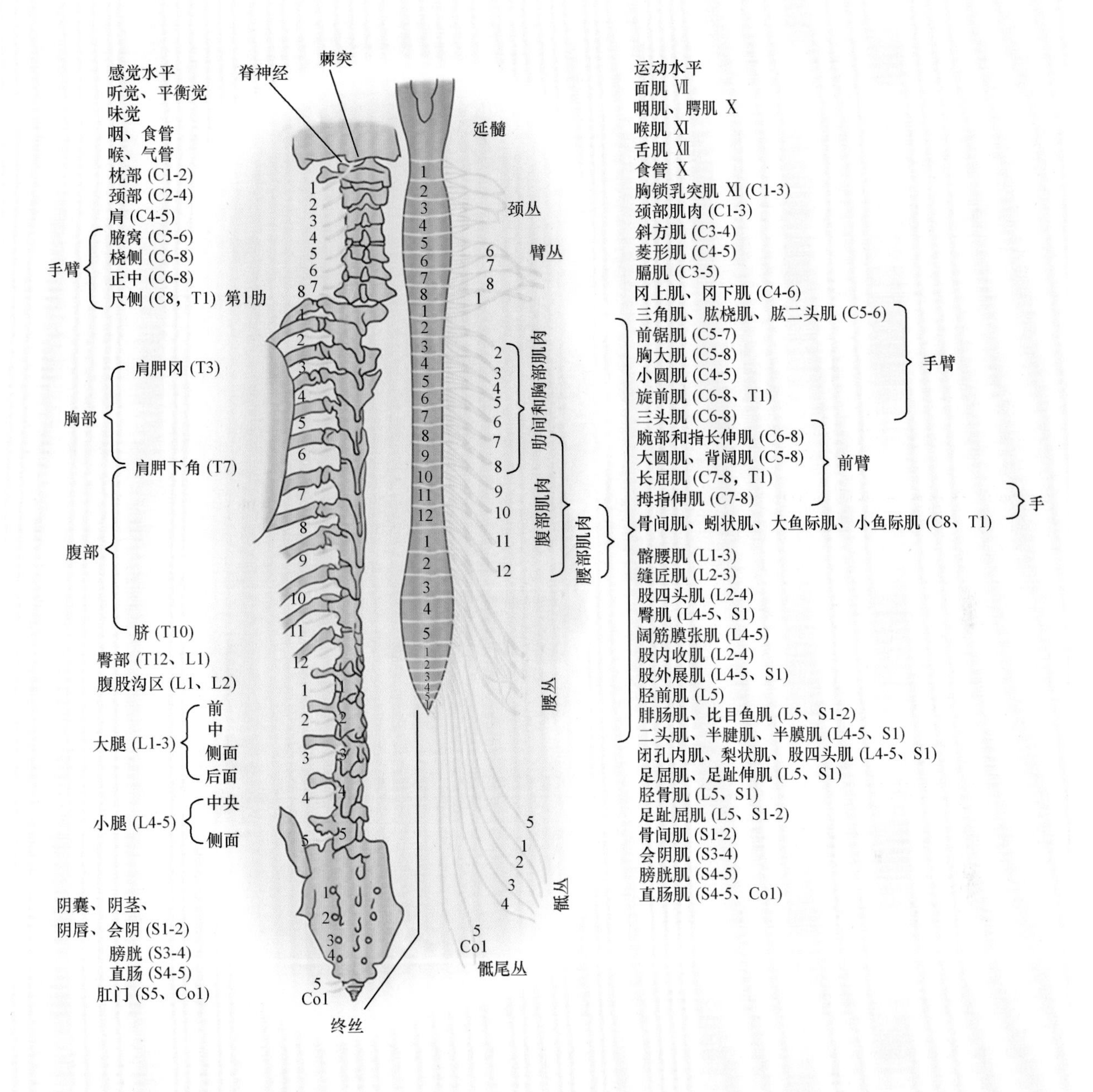

图1-4　躯体神经系统

周围神经系统（PNS）由位于中枢神经系统之外的所有神经系统分支组成。PNS的主要作用是连接中枢神经系统与器官、四肢和皮肤。PNS在功能上分为自主神经系统和躯体神经系统。前者分为交感和副交感系统，后者分为躯体感觉和躯体运动系统。脊神经共有31对，其中包括颈神经8对，胸神经12对，腰神经5对，骶神经5对，尾神经1对。由脊髓发出的脊神经主要支配身体和四肢的感觉、运动和反射。

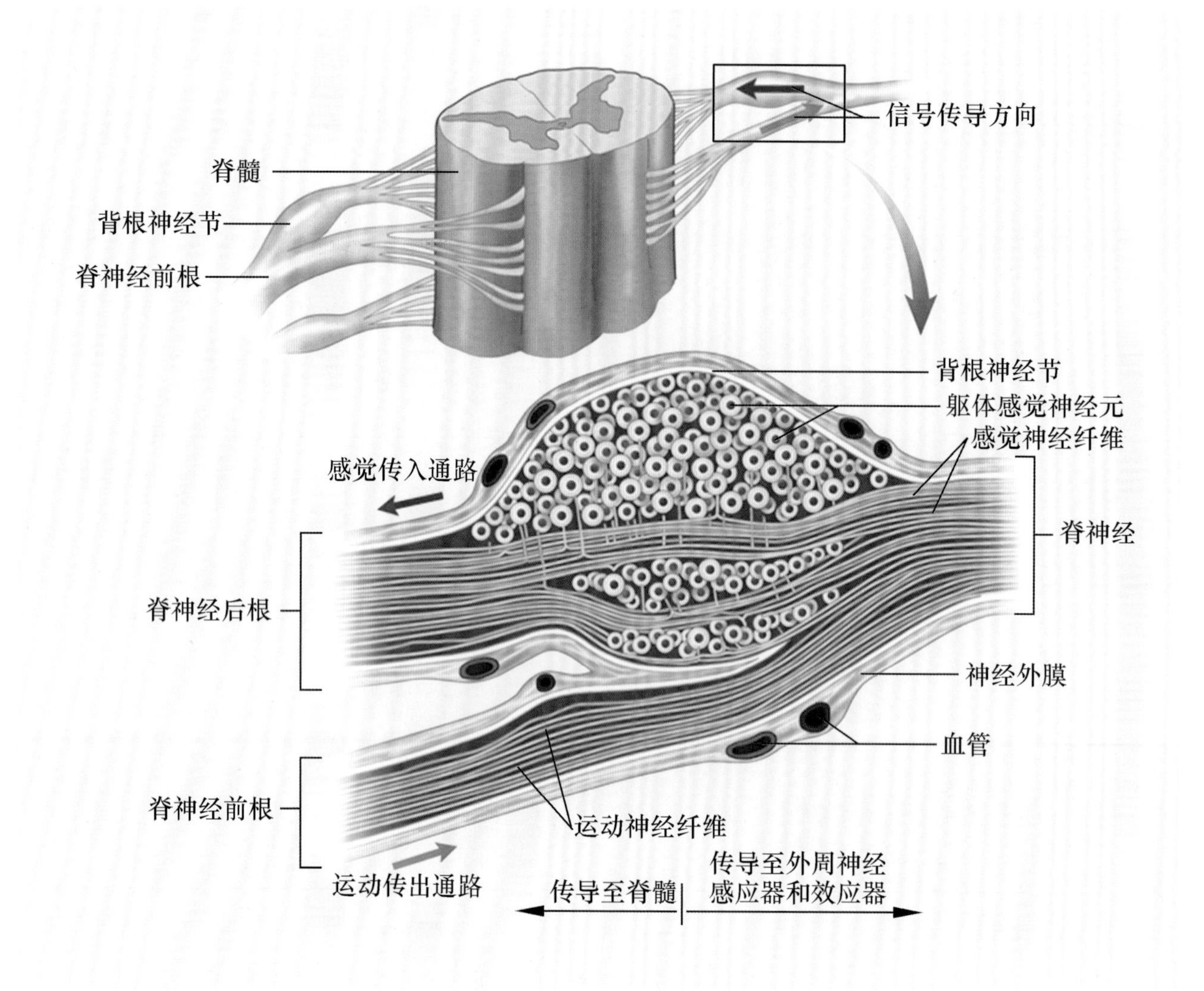

图1-5　背根神经节

周围神经初级神经元是感受器，它能感知触觉、温觉和疼痛刺激。初级神经元的胞体位于脊神经的背根神经节（DRG）内，如果感觉位于头部或颈部，则胞体在三叉神经或脑神经的神经节内。DRG邻近椎间孔，位于脊神经后根的外侧，脊神经前根只有运动神经纤维。而C1和C2背根节位于寰枢椎弓上侧，骶神经节位于椎管内侧，尾神经节位于硬脊膜鞘内。C1神经节可以缺失。

DRG含有躯体感觉神经元的胞体称为假单极神经元。DRG出现痛觉感受器兴奋，认为是钙离子和钠离子流入电压门控离子通道的结果，延长了动作电位持续时间。其结果之一是细胞内轴突末端钙离子增加，促进了神经递质的释放，导致疼痛加剧。

DRG细胞通过周围的微血管接受营养，是由于DRG内的血管具有高度的渗透性，使得一些离子很容易在DRG内外之间互相扩散。这种DRG高渗透性的血管存在，具有非常重要的临床价值，它使药物容易作用于DRG。DRG这种特有的血管通透性，在临床上为化学性细胞靶向治疗提供天然的条件。近年Liong Liem等提出DRG可作为慢性神经痛的治疗靶点。

DRG除传输上述神经纤维外，还传入躯体交感和内脏交感神经纤维（详见本章图1-6）。

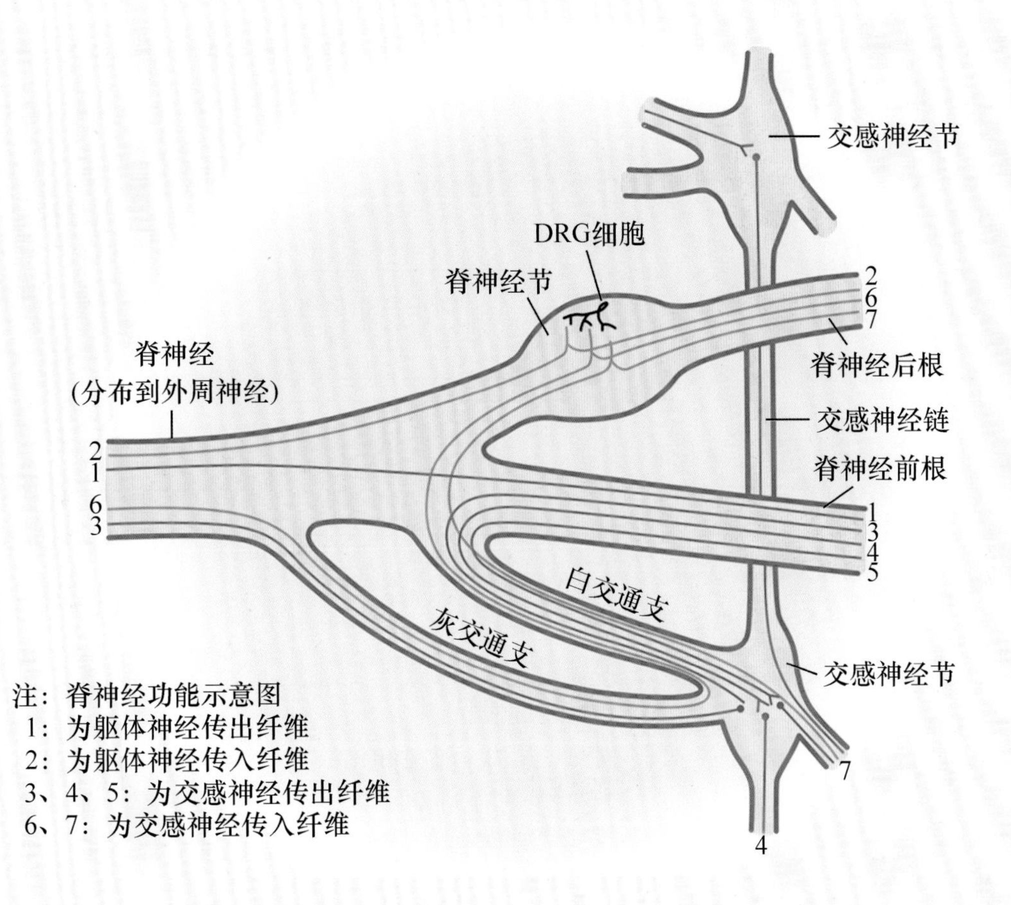

图1-6 交感神经链与灰-白交通支

在T1以上和L2以下，脊神经和交感神经节之间只有灰交通支。

在T1～L2神经向相邻的交感神经节发出白交通支。

交感神经和脊神经之间通过灰支和白支传输信息。灰交通支是交感干神经节发出的节后纤维进入脊神经的通路。白交通支是脊髓侧角细胞发出的节前纤维离开脊神经进入交感干神经节的通路。每条脊神经从交感干接收一条灰交通支，但并非所有的脊神经都发出白交通支。灰支连接脊神经与交感神经和自主神经，在椎间盘和后支神经支配复杂。老年脊椎源性慢性腰背痛除脊神经外，还涉及白主神经（窦椎神经）传输感觉信息。

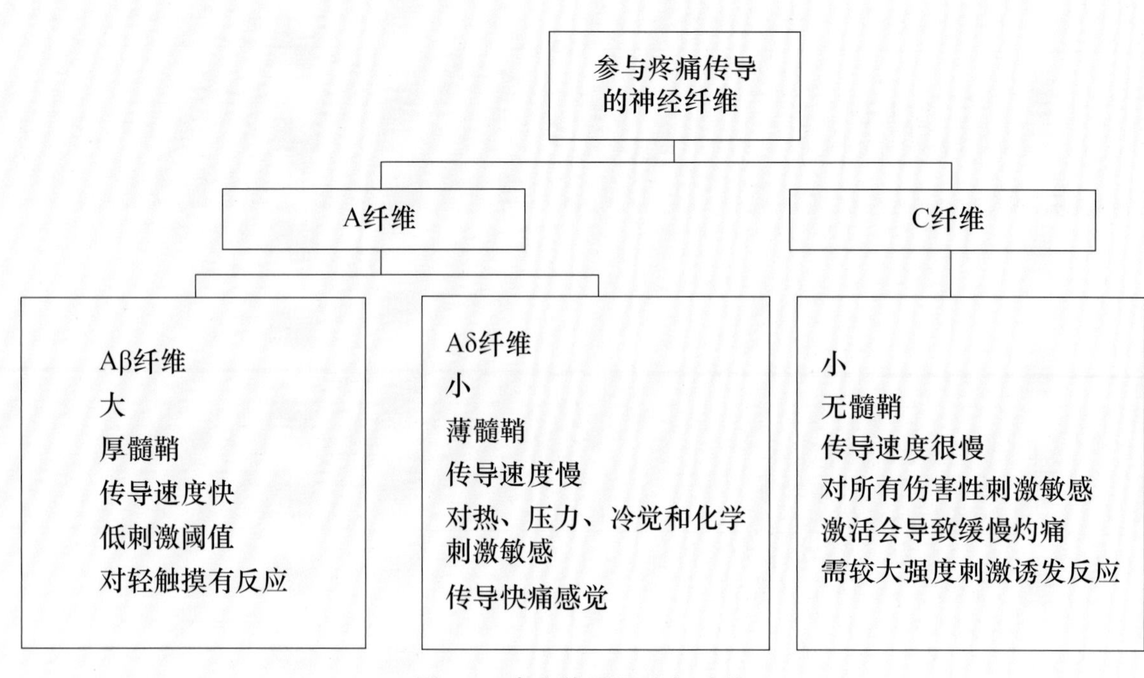

图1-7　疼痛传导通路与功能

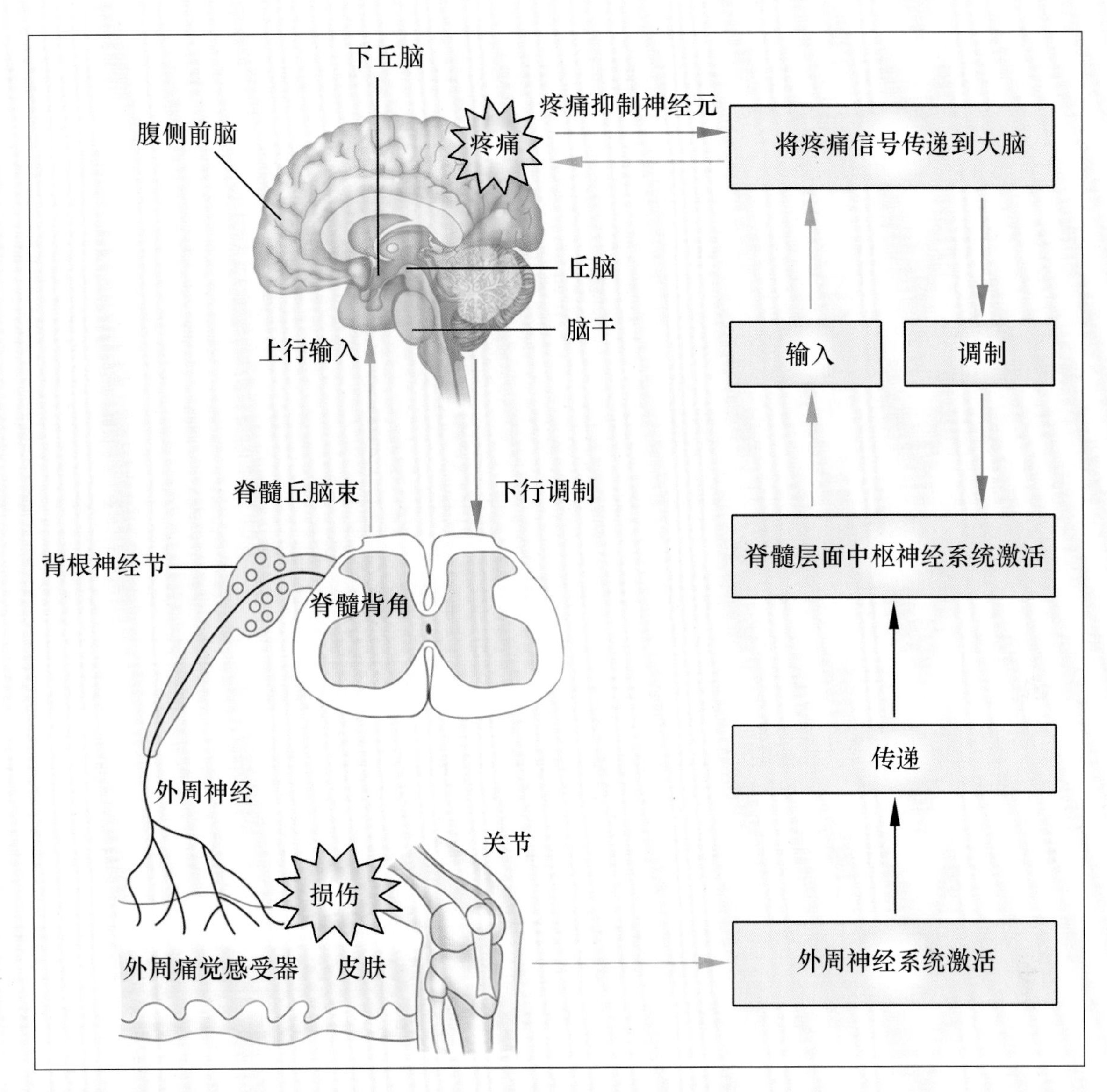

图 1-8　疼痛传输

上行疼痛通路：当疼痛感觉神经元（称为痛觉感受器）受到潜在的损伤性刺激时，这些神经元利用兴奋性神经递质谷氨酸（使细胞去极化）和p物质（促进炎症和疼痛），将这个信号作为动作电位发送给其它神经元。一旦信号传输到脊髓背角，再通过脊髓丘脑束的神经元网络向上传输，将感觉信号从脊髓传送到感知疼痛的体感皮层。这个过程，从外周神经系统的信号感受和传递，到中枢神经系统的接收和感知，是上行疼痛传递通路的主要功能。

下行疼痛通路：上行疼痛通路的信号一旦到达躯体感觉皮质，就会触发下行疼痛调节通路。该途径的目的是通过神经元抑制减弱疼痛信号，使机体对疼痛源作出反应。它始于中脑导水管周围灰质，中脑的一个区域处理伤害性信息并将其传递到腹侧延髓。在此处这些神经元向脊髓发送信号，在周围神经系统多个部位的神经元突触上释放内源性阿片类物质，以防止这些疼痛信号神经元发送动作电位。此外，这些内源性阿片类物质在脊髓背角释放，进一步阻断上行的疼痛信号传递。

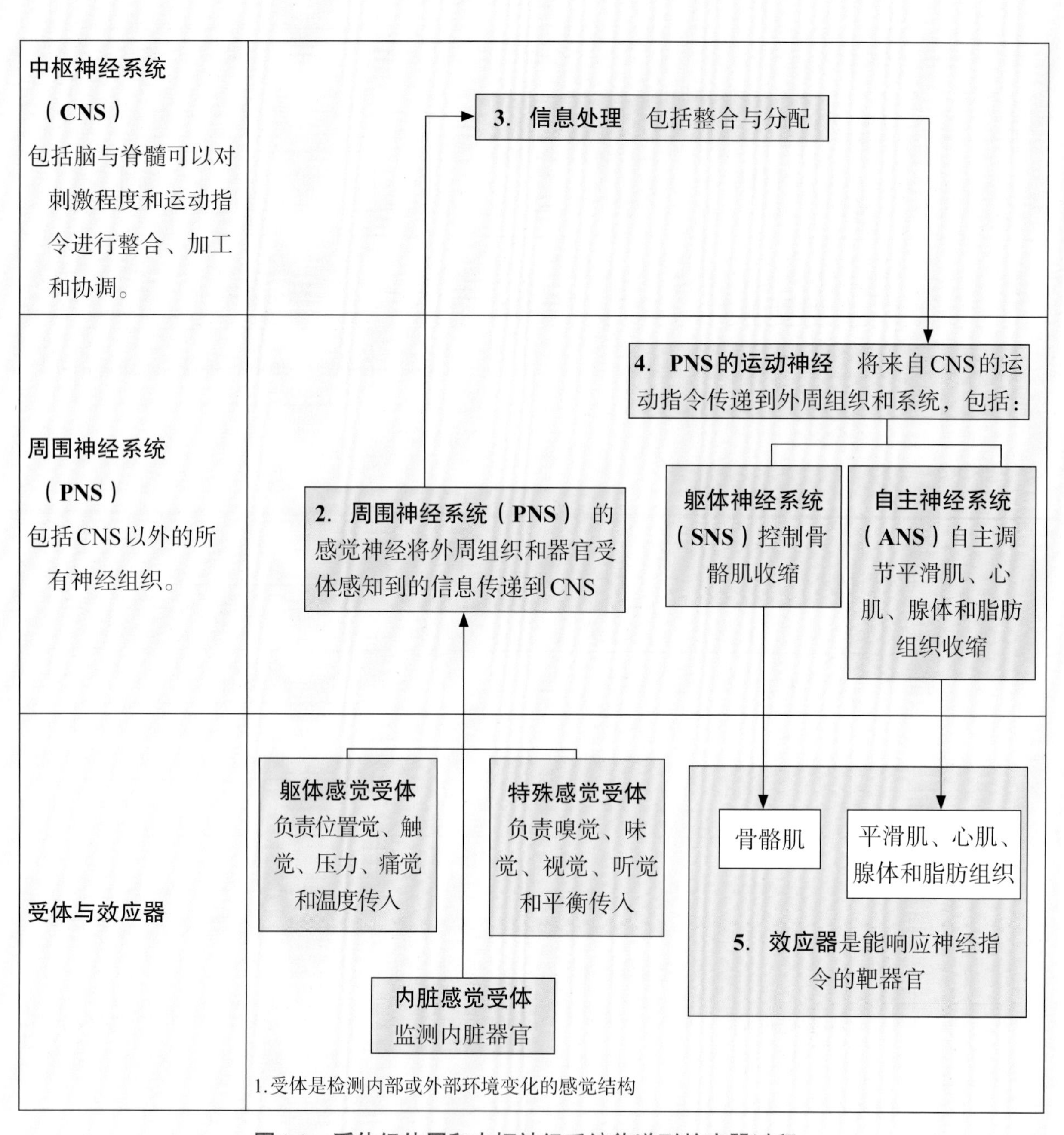

图1-9 受体经外周和中枢神经系统传递到效应器过程

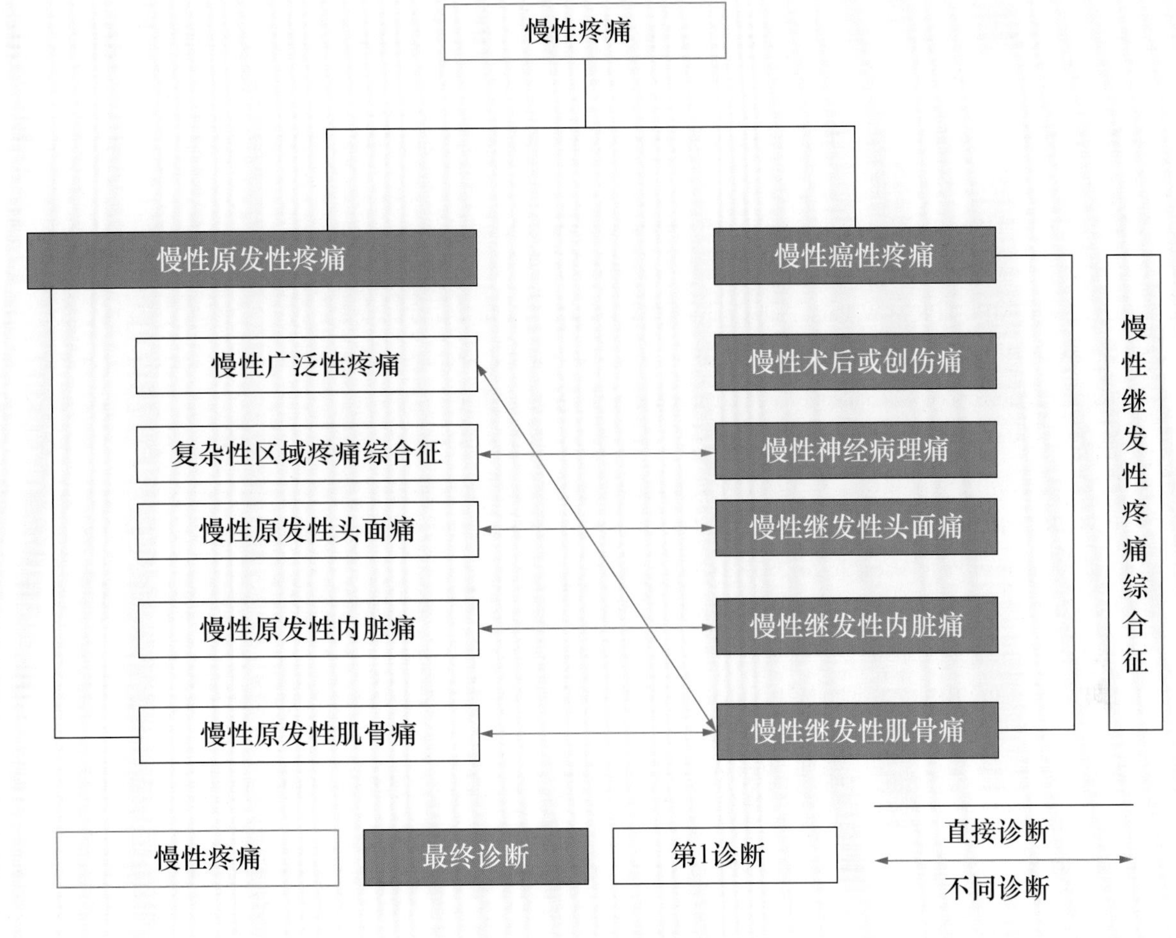

图1-10 IASP慢性疼痛分类

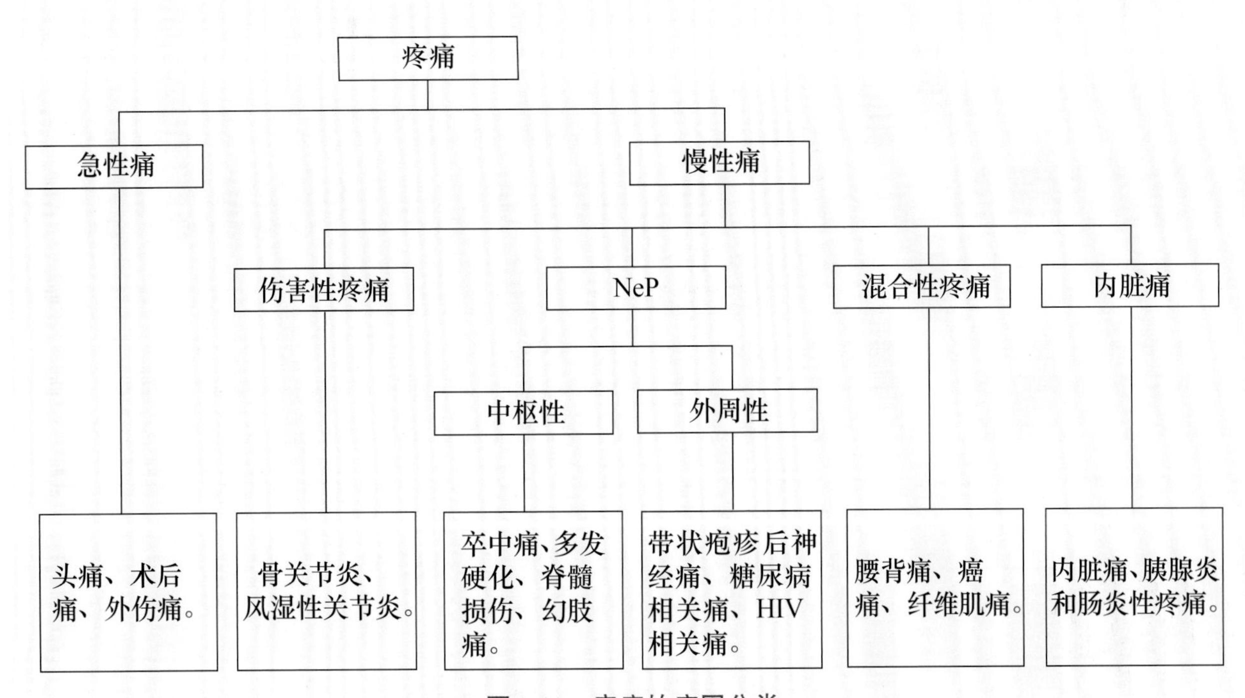

图1-11 疼痛的病因分类

参考文献

[1] MICHAEL H OSSIPOV, GREGORY O DUSSOR, FRANK PORRECA. Central modulation of pain [J]. J Clin Invest, 2010 Nov, 120 (11): 3779-3787.

[2] WALITT B, NAHIN R L, KATZ R S, et al. The Prevalence and Characteristics of Fibromyalgia in the 2012 National Health Interview Survey [J]. PLOS ONE, 2015, 10 (9): 109-117.

[3] LEE G I, NEUMEISTER M W. Pain: Pathways and Physiology. [J]. Clinics in Plastic Surgery, 2020, 47 (2): 173-180.

[4] SRINIVASA N RAJA, CARR, MILTON COHEN, et al. The revised International Association for the Study of Pain definition of pain: concepts, challenges, and compromises [J]. PAIN, (2020): 1-7.

[5] SNYDER J M, HAGAN C E, BOLON B, et al. Nervous System [J]. Comparative Anatomy and Histology, 2018: 403-444.

[6] SAPUNAR D, KOSTIC S, BANOZIC A, et al. Dorsal root ganglion-a potential new therapeutic target for neuropathic pain. [J]. Journal of Pain Research, 2012: 31-38.

[7] JEAN SCHOENEN, GUNNAR GRANT. The Human Nervous System [M]. Treasure island: Spring Verlag. 2004.

[8] PAPKA, R. E. Sensory Ganglia [J]. Encyclopedia of Neuroscience, 2009: 657-668.

[9] BARRAL J P, CROIBIER A. Anatomical organization of cranial nerves [M]. Singapore: Manual Therapy for the Cranial Nerves. 2009.

[10] KUMAR K H, ELAVARASI P, DAVID C M, et al. Definition of pain and classification of pain disorders [J]. Journal of Advanced Clinical and Research Insights, 2016: 87-90.

[11] MELLGREN, IVAR S. The cutaneous nerve biopsy: Technical aspects, indications, and contribution [J]. Pain, 2013: 171-188.

[12] ZERBONI L, KU C, JONES C, et al. Varicella-zoster virus infection of human dorsal root ganglia in vivo [J]. Proceedings of the National Academy of Sciences of the United States of America, 2005, 102 (18): 6490-6495.

[13] DALE P, GEORGE J A, DAVID F, et al. The Major Afferent Pathway for Mechanosensory Information: The Dorsal Column-Medial Lemniscus System [J]. Neuroscience, 2018: 158-162.

[14] E. R. KANDEL, J. H. SCHWARTZ, THOMAS M. Jessell. Principles of Neural Science, 4th Edn [M]. New York: Mcgraw Hill XLI, 2000.

[15] MUN FEI YAM, YEAN CHUN LOH, CHU SHAN TAN, et al. General Pathways of Pain Sensation and the Major Neurotransmitters Involved in Pain Regulation [J]. Int J Mol Sci, 2018 Aug, 19 (8): 2164.

[16] HUANG C, TZENG J, CHEN Y, et al. Nociceptors of dorsal root ganglion express proton-sensing G-protein-coupled receptors. [J]. Molecular and Cellular Neuroscience, 2007, 36 (2): 195-210.

[17] KAJI R, MURASE N. Sensory function of basal ganglia [J]. Movement Disorders, 2001, 16 (4): 593-594.

[18] PATEL N, JANKOVIC J, HALLETT M, et al. Sensory aspects of movement disorders [J]. Lancet Neurology, 2014, 13 (1): 100-112.

[19] BAYULKEM K, LOPEZ G. Clinical approach to nonmotor sensory fluctuations in Parkinson's disease [J]. Journal of the Neurological Sciences, 2011, 310 (1): 82-85.

[20] HANANI M. Satellite glial cells in sensory ganglia: from form to function [J]. Brain Research Reviews, 2005, 48 (3): 457-476.

[21] HEADACHE CLASSIFICATION COMMITTEE. The international classification of headache disorders [J].

Cephalalgia, 2018, 38: 1-211.

[22] LIONG LIEM, ERIC VAN DONGEN, FRANK J HUYGEN. The Dorsal Root Ganglion as a Therapeutic Target for Chronic Pain [J]. Reg Anesth Pain Med, Jul-Aug 2016, 41 (4): 511-9.

[23] ROLOFF E V, TOMIAKBAQUERO A M, KASPAROV S, et al. Parasympathetic innervation of vertebrobasilar arteries: is this a potential clinical target? [J]. The Journal of Physiology, 2016, 594 (22): 6463-6485.

[24] RUFFLE J K, COEN S J, GIAMPIETRO V, et al. Preliminary report: parasympathetic tone links to functional brain networks during the anticipation and experience of visceral pain [J]. Scientific Reports, 2018, 8 (1): 1-12.

[25] CESMEBASI A. Anatomy of the Dorsal Root Ganglion [J]. Nerves & Nerve Injuries, 2015: 471-476.

[26] ALLEYNE C H, CAWLEY C M, BARROW D L, et al. Microsurgical anatomy of the dorsal cervical nerve roots and the cervical dorsal root ganglion/ventral root complexes [J]. Surgical Neurology, 1998, 50 (3): 213-218.

[27] AZIZ Q, GIAMBERARDINO M A, BARKE A, et al. The IASP classification of chronic pain for ICD-11: chronic secondary visceral pain. [J]. Pain, 2019, 160 (1): 69-76.

[28] BENOLIEL R, SVENSSON P, EVERS S, et al. The IASP classification of chronic pain for ICD-11: chronic secondary headache or orofacial pain [J]. Pain, 2019, 160 (1): 60-68.

[29] NUGRAHA B, GUTENBRUNNER C, BARKE A, et al. The IASP classification of chronic pain for ICD-11: functioning properties of chronic pain [J]. Pain, 2019, 160 (1): 88-94.

[30] SCHUG S A, LAVANDHOMME P, BARKE A, et al. The IASP classification of chronic pain for ICD-11: chronic postsurgical or posttraumatic pain [J]. Pain, 2019, 160 (1): 45-52.

[31] BENNETT M I, KAASA S, BARKE A, et al. The IASP classification of chronic pain for ICD-11: chronic cancer-related pain. [J]. Pain, 2019, 160 (1): 38-44.

[32] PERROT S, COHEN M, BARKE A, et al. The IASP classification of chronic pain for ICD-11: chronic secondary musculoskeletal pain [J]. Pain, 2019, 160 (1): 77-82.

[33] BLAIR N T, BEAN B P. Roles of Tetrodotoxin (TTX)-Sensitive Na+ Current, TTX-Resistant Na+Current, and Ca2+ Current in the Action Potentials of Nociceptive Sensory Neurons [J]. The Journal of Neuroscience, 2002, 22 (23): 10277-10290.

[34] SAPUNAR D, KOSTIC S, BANOZIC A, et al. Dorsal root ganglion-a potential new therapeutic target for neuropathic pain [J]. Journal of Pain Research, 2012: 31-38.

[35] MANCHIKANTI L. Role of neuraxial steroids in interventional pain management [J]. Pain Physician, 2002, 5 (2): 182-199.

[36] DAVIDSON S, COPITS B A, ZHANG J, et al. Human sensory neurons: Membrane properties and sensitization by inflammatory mediators [J]. Pain, 2014, 155 (9): 1861-1870.

[37] BOAS R A. Sympathetic nerve blocks: In search of a role [J]. Reg Anesthesia and Pain Medicine, 1998, 23 (3): 292-305.

[38] RYND F. Neuralgia-introduction of fluid to the nerve [J]. Dublin Med, 1845, 13: 167-168.

[39] NILAH AHIMSADASAN, ANIL KUMAR. Neuroanatomy, Dorsal Root Ganglion [M]. Treasure Island (FL): StatPearls Publishing, 2020.

[40] POPE J E, DEER T R, KRAMER J M, et al. A Systematic Review: Current and Future Directions of Dorsal Root Ganglion Therapeutics to Treat Chronic Pain [J]. Pain Medicine, 2013, 14 (10): 1477-1496.

[41] LIEM L, VAN DONGEN E, HUYGEN F J, et al. The Dorsal Root Ganglion as a Therapeutic Target for Chronic Pain [J]. Regional Anesthesia and Pain Medicine, 2016, 41 (4): 511-519.

[42] YOSHIZAWA H, KOBAYASHI S, HACHIYA Y, et al. Blood supply of nerve roots and dorsal root ganglia. [J].

Orthopedic Clinics of North America, 1991, 22 (2): 195-211.
[43] DANIEL LE BARS, SAMUEL W CADDEN. What is a Wide-Dynamic-Range Cell [J]. Pain, 2010, (5): 331-338.
[44] GILCHRIST R V, SLIPMAN C W, BHAGIA S M, et al. Anatomy of the Intervertebral Foramen [J]. Pain Physician, 2002, 5 (4): 372-378.
[45] TAKANO M, TANUMA K, ITO H, et al. Veins of the lumbar spinal ganglia in human adults and fetuses [J]. Journal of Nippon Medical School, 1998, 65 (4): 298-306.
[46] JARRELL J, ARENDT-NIELSEN L. Quantitative sensory testing in gynaecology: improving preoperative and postoperative pain diagnosis [J]. J Obstet Gynaecol Can, 2013, 35: 531-533.
[47] KNOWLES CH, AZIZ Q. Basic and clinical aspects of gastrointestinal pain [J]. Pain, 2009, 141: 191-209.
[48] MONES J, ADAN A, SEG ´UJL. Quality of life in functional dyspepsia [J]. Dig Dis Sci, 2002, 47: 20-26.
[49] LA COUR P. Comparison of patients diagnosed with "complex pain" and "somatoform pain" [J]. Scand J Pain, 2017, 17: 49-52.
[50] TAKEDA M, TAKAHASHI M, MATSUMOTO S, et al. Contribution of the activation of satellite glia in sensory ganglia to pathological pain. [J]. Neuroscience & Biobehavioral Reviews, 2009, 33 (6): 784-792.
[51] SCHWARTZ ES, GEBHART GF. Visceral pain [J]. Curr Top Behav Neuro, 2014, 20 (4): 171-197.
[52] STEIN S L. Chronic Pelvic Pain [J]. Gastroenterology Clinics of North America, 2013, 42 (4): 785-800.
[53] TREEDE R D. Entstehung der Schmerzchronifizierung [M]. Rückenschmerzen und Nackenschmerzen: Springer Berlin Heidelberg, 2016.
[54] GODEL T, BAUMER P, PHAM M, et al. Human dorsal root ganglion in vivo morphometry and perfusion in Fabry painful neuropathy [J]. Neurology, 2017, 89 (12): 1274-1282.
[55] GODEL T, MAUTNER V, FARSCHTSCHI S, et al. Dorsal root ganglia volume differentiates schwannomatosis and neurofibromatosis. [J]. Annals of Neurology, 2018, 83 (4): 854-857.
[56] COSCI F, FAVA GA. The clinical inadequacy of the DSM-5 classification of somatic symptom and related disorders: an alternative trans-diagnostic model [J]. CNS Spectr, 2016, 21: 310-317.
[57] GODEL T, PHAM M, HEILAND S, et al. Human dorsal-root-ganglion perfusion measured in-vivo by MRI. [J]. Neurolmage, 2016: 81-87.
[58] GLORIOSO J C, MATA M, FINK D J. Gene therapy for chronic pain [J]. Current opinion in molecular therapeutics, 2003, 5 (5): 483-488.
[59] JIMENEZANDRADE J M, HERRERA M, GHILARDI J R, et al. Vascularization of the dorsal root ganglia and peripheral nerve of the mouse: Implications for chemical-induced peripheral sensory neuropathies [J]. Molecular Pain, 2008, 4 (1): 10-10.
[60] BROOK RA, KLEINMAN NL, CHOUNG RS. Functional dyspepsia impacts absenteeism and direct and indirect costs [J]. Clin Gastroenterol Hepatol, 2010, 8: 498-503.
[61] THORNE R G, FREY W H. Delivery of Neurotrophic Factors to the Central Nervous System: Pharmacokinetic Considerations. [J]. Clinical Pharmacokinetics, 2001, 40: 907-946.
[62] WANG X, WANG C, ZENG J, et al. Gene Transfer to Dorsal Root Ganglia by Intrathecal Injection: Effects on Regeneration of Peripheral Nerves [J]. Molecular Therapy, 2005, 12 (2): 314-320.
[63] MICHAEL NICHOLAS, JOHAN W S. The IASP classification of chronic pain for ICD-11: chronic primary pain [J]. Pain, 2018, 160 (1): 28-37.
[64] KUMAR AR, KATZ PO. Functional esophageal disorders: a review of diagnosis and management [J]. Expert Rev Gastroenterol Hepatol, 2013, 7: 453-61.
[65] TROUVIN A, PERROT S. New concepts of pain. [J]. Best Practice & Research: Clinical Rheumatology, 2019, 33 (3):

101-115.

[66] DONNA J CECH. Chapter 10-Sensory System Changes [J]. Functional Movement Development Across the Life Span, 2012: 213-238.

[67] KOSEK E, COHEN M, BARON R. Do we need a third mechanistic descriptor for chronic pain states [J]. Pain, 2016, 157: 1382-1386.

[68] MEARIN F, LACY BE, CHANG L. Bowel disorders [J]. Gastroenterol, 2016, 150: 1393-1407.

[69] SARKAR S, AZIZ Q, WOOLF CJ. Contribution of central sensitisation to the development of non-cardiac chest pain [J]. Lancet, 2000, 356: 1154-1159.

[70] MONITTO, CONSTANCE L. Pain Management [J]. Smith's Anesthesia for Infants and Children, 2011: 418-451.

[71] ABRAMS B. M. Chapter 5-Patterns of Common Pain Syndromes [J]. Pain management, 2007: 49-55.

[72] LAMBRU G, MATHARU M. Trigeminal autonomic cephalalgias: A review of recent diagnostic, therapeutic and pathophysiological developments [J]. Annals of Indian Academy of Neurology, 2012, 15 (5). 422-431.

[73] BUTLER S, LANDMARK T, GLETTE M. Chronic widespread pain-the need for a standard definition [J]. Pain, 2016, 157: 541-543.

[74] BENOLIEL R, BIRMAN N, ELIAV E, et al. The Classification of Headache Disorders: accurate diagnosis of orofacial pain [J]. Cephalalgia, 2008, 28 (7): 752-762.

[75] BENOLIEL R, ELIAV E, SHARAV Y, et al. Classification of chronic orofacial pain: applicability of chronic headache criteria [J]. Oral Surgery Oral Medicine Oral Pathology Oral Radiology and Endodontology, 2010, 110 (6): 729-737.

[76] BENOLIEL R, ZADIK Y, ELIAV E, et al. Peripheral painful traumatic trigeminal neuropathy: clinical features in 91 cases and proposal of novel diagnostic criteria. [J]. Journal of Orofacial Pain, 2012, 26 (1): 49-58.

[77] ABRAM S E, YI J, FUCHS A, et al. Permeability of injured and intact peripheral nerves and dorsal root ganglia [J]. Anesthesiology, 2006, 105 (1): 146-153.

[78] SCHAEFER C, MANN R, MASTERS ET. The comparative burden of chronic widespread pain and fibromyalgia in the United States [J]. Pain Pract, 2016, 16: 565-579.

[79] ROSCH E. Principles of categorization. In: Margolis E, Laurence S, editors. Concepts: core readings [M]. Cambridge: MIT Press, 1999.

[80] MORALES-ESPINOZA EM, KOSTOV B, SALAMI DC. Complexity, comorbidity and health care costs associated with chronic widespread pain in primary care [J]. Pain, 2016, 157: 818-826.

第二章 头面部神经痛解剖

第一节 常见头面部神经痛

头面部神经痛是头面部外周神经通过一些颅骨孔传到大脑产生的神经痛（图2-1），头面部神经痛主要原因与脑神经和上颈段部脊神经传导有关。三叉神经颈核（trigeminocervical nuclei）、三叉神经脊束（spinal trigeminal tract）和三叉神经脊束核（spinal trigeminal nucleus）同位于脑干灰质内，与脊髓背角的灰质紧密相连。为了描述方便，本文采用认同度较高的三叉神经颈复合体（trigeminocervical complex，TCC）描述相关内容。TCC主要接收三叉神经、C1～C3神经、面神经、舌咽神经、迷走神经的感觉传入纤维。常见与头面部疼痛相关的神经分述如下。

一、三叉神经痛

三叉神经痛主要表现为轻微的面部刺激（如刷牙或刮胡子）可以引起面部电击样或刺痛感觉。三叉神经痛患者最初可能有短暂、轻微的疼痛，但随着时间的推移，他们可能会经历更长、更频繁的剧烈疼痛。大多数三叉神经痛患者经历的疼痛周期为几天或几周，在某些情况下，疼痛还会逐渐加剧，使疼痛持续几年或数十年。

二、偏头痛

文献报告的头痛类型超过150种，临床最常见的类型包括：紧张性头痛、丛集性头痛和偏头痛。偏头痛是一种强烈的单侧眶周剧烈疼痛，表现为一侧或双侧剧烈搏动性疼痛，多发生在头部一侧，发作时常伴有恶心、呕吐、对光线和声音极度敏感。偏头痛可以持续数小时到数天，严重偏头痛会干扰人的日常活动。所有头痛与分布在颅内硬脑膜的三叉神经感觉神经纤维有关，偏头痛的感觉传输是由脑膜产生的痛觉信号，通过三叉神经节、脊髓背角和丘脑传递到感觉皮质区。不同的偏头痛会激活不同的大脑区域，这些区域还会刺激支配脑膜的副交感神经。偏头痛触发或激活源于大脑的多个区域，这些区域的投射集中在上泌涎核，上泌涎核反过来激活翼腭神经节中的神经节后副交感神经，导致血管舒张、局部释放炎性因子，从而激活脑膜伤害感受器。也有文献提出偏头痛是一种单侧疼痛，常始于额颞区，可累及半侧头部，发作期间可以左右交替。常伴有抑郁、压迫、饥饿、疲劳、嗜睡、厌食、恶心、呕吐、畏光和恐音症。偏头痛也可伴发鼻黏膜红肿和球结膜充血。博格德（Bogduk）对颈神经与头痛解剖生理学关系有过详尽论述，认为所有头痛都是由三叉神经脊束核介导的。

三、舌咽神经痛

舌咽神经是混合神经，具有感觉传入和运动传出的功能，舌咽神经进入三叉神经脊束核后发出躯体感觉神经纤维。舌咽神经炎症或受到刺激导致神经痛，表现在舌咽神经的区域出现严重的电击样疼痛，可以是发作性的或持续性的疼痛。疼痛常发生在耳部、扁桃体窝、喉部、咽部或舌根，在吞咽、进食或讲话会疼痛加剧。

四、迷走神经疼痛

郭香香（Hsiangkuo）等证实了有创性和无创性刺激迷走神经可以治疗不同类型头痛，刺激迷走神经可能对头痛的急性和预防性治疗都有效。布里什（Burish）等证实迷走神经和孤束核系统在神经调节中参与疼痛调节，并与三叉神经系统、自主神经系统和下丘脑相连接。斯蒂芬（Stephen）等通过动物和人类研究，证实非介入刺激迷走神经可治疗头痛，解释了治疗头痛机制涉及4个核心领域：自主神经系统；皮质扩散抑制；神经递质调节和痛觉调制。这些领域之间的重叠和相互作用可能是应用无创迷走神经刺激的基础，由于位于内脏和大脑之间的迷走神经80%是传入纤维，可以将头部、颈部、胸部和腹部信息传递到大脑，所有对内脏伤害性刺激将影响自主神经和情绪反应。临床证据支持其作为丛集性头痛和偏头痛的急性和预防性治疗的安全性和有效性。兰迪奇（Randich）的实验证实，切除膈下迷走神经后吗啡的镇痛作用明显减弱，提示迷走神经也参与镇痛作用。韦斯曼（Weissman）的多项研究表明，切断膈下迷走神经后，动物疼痛的严重程度和持续时间均增加。脊髓传递躯体痛觉信息，而迷走神经传递内脏痛觉信息。因此，迷走神经也具有疼痛信息传输和调节作用。

五、枕神经痛

头后部两侧各有枕大、枕小和耳大三条神经，从C2～C4脊椎之间发出，走行于头后部的肌肉间放射到头皮，有时疼痛会向前延伸至前额，但不会覆盖面部或耳前侧。枕神经从C2～C4神经根分布到枕后区域，与头痛或偏头痛不同，枕神经痛可以出现明显头部触发痛，比如梳理头发等。剧烈的疼痛很短暂，只持续几秒到几分钟。主要是通过C2～C4神经纤维进入三叉神经脊束核后，痛觉信息上传入感觉中枢神经系统。

第二节 脑神经功能与分布

绝大部分头面痛与脑神经有关（表2-1），但并非所有十二对脑神经均参与到头面部疼痛。单纯脑感觉神经（第Ⅰ、Ⅱ、Ⅷ对）和单纯脑运动神经（第Ⅲ、Ⅳ、Ⅵ、Ⅺ、Ⅻ对）均不参与头面痛，仅脑神经混合支（第Ⅴ、Ⅶ、Ⅸ、Ⅹ对）参与其中。也有少数头面痛是脊神经源性的，因为高位颈脊神经也支配头枕部，如来源于C1、C2、C3的脊神经支配枕部皮肤和后颅窝硬脑膜，这是颈源性头痛的神经解剖学理论基础。可见，疼痛是由混合神经（三叉神经、面神经、舌咽神经和迷走神经）介导，而非单纯的感觉或运动神经介导。而脊神经也是混合神经（既有感觉纤维又有运动纤维）。

与头面部疼痛相关的脑神经有4对，即三叉神经、面神经、舌咽神经和迷走神经。

表2-1　12对脑神经运动与感觉功能分布

分支	名称	功能	与疼痛相关
脑神经1	嗅神经（CN Ⅰ）	感觉神经	
脑神经2	视神经（CN Ⅱ）	感觉神经	
脑神经3	动眼神经（CN Ⅲ）	运动神经	
脑神经4	滑车神经（CN Ⅳ）	运动神经	
脑神经5	三叉神经（CN Ⅴ）	混合神经	疼痛
脑神经6	展神经（CN Ⅵ）	运动神经	
脑神经7	面神经（CN Ⅶ）	混合神经	疼痛
脑神经8	前庭蜗神经（CN Ⅷ）	感觉神经	
脑神经9	舌咽神经（CN Ⅸ）	混合神经	疼痛
脑神经10	迷走神经（CN Ⅹ）	混合神经	疼痛
脑神经11	副神经（CN Ⅺ）	运动神经	
脑神经12	舌下神经（CN Ⅻ）	运动神经	

第三节 三叉神经解剖

三叉神经包含三叉神经核、三叉神经节和三叉神经的三大分支（眼支、上颌支、下颌支）。其中三叉神经核位于脑干内，是三叉神经二级神经元细胞体聚集区；三叉神经节是三叉神经一级神经元细胞体聚集区，虽然它位于颅中窝，但属于外周神经系统；三叉神经的三大分支则依次经眶上裂、圆孔和卵圆孔出颅，分布于传递相应的面部区域（表2-2）。

表2-2　三叉神经分布与分支

分支	分布	分支
眼神经（感觉神经）	通过眶上裂入眶，神经分支分布于：角膜、上眼睑、鼻腔前部黏膜、额部、额窦、筛窦和蝶窦、筛前和幕上硬脑膜、鼻腔外侧壁、上眼睑、额头和头前部皮肤	筛前神经、幕神经（脑膜支） 泪腺经 　颧神经交通支 额神经 　眶上神经 　滑车上神经 鼻睫神经 　睫状神经节感觉根 　睫状长神经 　睫状短神经 　筛前神经和筛后神经
上颌神经（感觉神经）	经圆孔进入翼腭窝，分布于：中颅窝前部硬脑膜、下眼睑结膜、鼻腔下壁黏膜、上颌窦、腭及口腔上前庭前部、上颌牙龈、鼻外侧皮肤、下眼睑、脸前颊和上唇	中脑膜支 颧神经 　颧面神经 　颧颞神经 　与泪腺神经交通支 神经节支到翼腭神经节（感觉根） 后上齿槽支 眶下神经 　前、中、后齿槽支 　上唇支 　下眼睑支 　鼻外侧支 腭大神经 　后下外侧鼻神经 腭小神经 后上外侧鼻支 鼻腭神经 咽神经

续表

分支	分布	分支
下颌神经（感觉神经和运动神经）	经卵圆孔进入颞下窝 感觉神经分布于：舌前三分之二、口腔底部、前庭后下部和前庭前下部、下颌齿、下唇、颊部、腮腺、颞部皮肤和外耳（耳郭、上外耳道和鼓膜）。 运动神经分布于：咀嚼肌、下颌舌骨肌、二腹肌前腹、腭帆张肌和鼓膜张肌	躯体感觉神经支 脑膜支（棘孔神经） 颊神经 耳颞神经 舌神经 下牙槽神经 下牙神经丛 颏神经 躯体运动神经支 咬肌神经 颞深神经 翼内、翼外神经 下颌神经（二腹肌前腹） 腭膜张肌神经 鼓膜张肌神经

一、三叉神经核

来自面部的感觉信息首先传递到三叉神经节（半月神经节），再传递到三叉神经核，而运动信息则直接从运动核传递到面部。除了投射到中脑核的纤维外，来自眼神经、上颌神经和下颌神经的感觉纤维沿轴突从假单极神经元传递到三叉神经节的细胞体。该神经元的传入纤维再从脑桥进入脑干，到达主感觉核或经三叉神经脊髓束下行至三叉神经脊束核的突触。

三叉神经运动神经元的上运动神经元起源于运动皮质，并通过双侧传递到脑桥（中脑核外侧）的三叉神经运动核。然后穿过脑桥中部（直接与传入的感觉纤维相邻）进入三叉神经的下颌部。即三叉神经与三个感觉核和一个运动核（与咀嚼肌和面部感觉肌）有关。包括：中脑核、主感觉核、脊束核、运动核（图2-2，图2-3，图2-4）。

（一）中脑核

中脑核从脑桥的主感觉核水平延伸至中脑被盖区（位于外侧导水管周围灰质内）。虽然该核位于中脑，但不通过基底神经节与三叉神经相连传输本体感觉。本体感觉是一种在潜意识水平上的感觉或知觉，感受身体的动作和位置，特别是四肢，而且不受视觉影响。这种感觉主要来自肌肉和肌腱的感觉神经末梢（肌肉纺锤体）和关节的纤维囊以及前庭器官的传入。

当有髓鞘的轴突离开中脑核时，它们合并形成中脑束。单个轴突随后分成中枢支和外围支。中枢支从咀嚼肌内的肌梭神经纤维和咬合反射弧向三叉神经的运动神经元传递。其它中枢纤维也与网状结构和三叉神经感觉纤维结合，通过小脑上脚进入小脑。三叉神经本体感觉和运动分支之间的这种相互作用，有助于调节肌肉伸展，进而调节咀嚼过程。

另一方面，外周支起源于咀嚼肌内的神经肌肉纺锤体，以及上、下颌牙内的本体感受点。下颌神经纤维分别经过三叉神经的下颌支和上颌支神经纤维进入神经核。由肌梭纤维产生的下颌部纤维也会发出信息到运动核，传递有关咀嚼肌舒张与收缩的信息。

（二）主感觉核

三叉神经的主感觉核侧面与三叉神经的运动核相关。在脑桥的背侧，三叉神经节位于颞骨岩部尖端前面三叉神经压迹处的Meckel's 腔中，传入神经元上传至主感觉核（以及中脑和脊髓）。来自三叉神经中脑核的其它纤维也向主感觉核传入本体感受冲动，带有轻触觉的神经轴突终止于主感觉核。脑桥和三叉神经脊束核发出的神经纤维在多个水平交叉。它们结合形成三叉神经腹侧束，该束向头侧走行，毗邻内侧丘系通路。少量纤维（起源于同侧和对侧）也作为三叉神经背侧束继续走行到丘脑。当三叉神经背侧和腹侧束合并在脑桥的吻侧时（与中脑交界），它们统称为三叉丘脑束（又称三叉神经丘系束）。神经纤维进入丘脑腹后内侧核，通过内囊向上进入中央后回，管理感觉输入。

（三）脊束核

尽管三叉神经脊束核（spinal trigeminal nucleus）、三叉神经颈核（trigeminocervical nuclei）和三叉神经颈复合体（Trigeminal cervical complex）名称不一致，但都是位于脑干灰质内，与脊髓背角的灰质紧密相连的同一组织结构。三叉神经脊束由三叉神经节产生的中（薄髓鞘）和细（无髓鞘）的中枢突组成。这些纤维经脑桥上沟进入脑桥后，向上传递三叉神经的眼、上颌和下颌神经感觉纤维信号，包括从脸到头顶的触觉、痛觉和温度觉。该束还包含来自脑神经Ⅶ（面神经）、Ⅸ（舌咽神经）、X（迷走神经）内脏传入和颈1～3躯体传入神经纤维。博格德（Bogduk）等认为所有头痛都是由三叉神经脊束核介导的。在三叉神经脊束核区域，三叉神经下行束中的感觉神经纤维（三叉神经尾核）与C1～C3神经根的感觉纤维相互作用。三叉神经脊束核突触的神经末梢受到伤害性刺激、神经本身受到刺激或由核抑制功能丧失均可引起头痛。（详细内容见颈椎神经痛解剖）

（四）运动核

三叉神经运动核是一个椭圆形的细胞体集合，位于三叉神经脑桥核内侧，为多极神经元的混合，在细胞核内的细胞进一步组成神经元，发出神经束支配第一个咽弓的特定肌肉。位于脑桥上部的三叉神经运动核深至菱形窝外侧（第四脑室底），有髓鞘的运动轴突通过脑桥上沟离开运动核，沿着感觉束走行，然后与三叉神经下颌支合并。作为第一咽弓的衍生物，运动核的纤维支配着同源的肌肉。这些肌肉包括翼状肌、咬肌和颞肌（即咀嚼肌），以及下颌舌骨肌、二腹肌前腹、鼓膜张肌和腭帆张肌。运动核接受双侧皮质（从大脑皮质到脑神经核）和红核（从红核到脑神经核）广泛的调节，也接受来自主要感觉核和中脑核的传入纤维运动核的调节（图2-5，图2-6）。

二、三叉神经节

三叉神经节（trigeminal ganglion，TG又称：半月神经节）位于颅中窝，紧贴在颞骨岩锥骨面（海绵窦外侧）的三叉神经压迹处。TG分出三大分支前的后半部分由颅后窝延伸出来的蛛网膜包裹，被称为三叉神经池，即Meckel’s囊。囊内有脑脊液（CSF）包围着TG，并为之提供营养。包绕TG的硬脑膜以环状形式向前延伸，从后颅延伸到小脑幕外侧附缘下方的中颅窝。而囊外还有由硬脑膜返折形成的腔隙，即Meckel’s腔。Meckel’s腔是颞骨岩尖的硬脑膜结构，是由中颅窝底的两层硬脑膜裂隙形成的憩室。它包围三叉神经根和TG的硬脑膜和蛛网膜鞘，在上、下、前、后壁及内、外侧壁均由硬脑膜构成，其后壁不完整，有三叉孔与桥前池相连。

Meckel’s腔的形状像三指手套，它包含三叉神经的运动根和感觉根，以及三叉神经池、TG及其分支。Meckel’s腔前壁和上壁与海绵窦后部的静脉间隙相邻，外壁与中颅窝内侧壁的硬脑膜相邻，内壁的前部与颈内动脉海绵窦段的后升部相邻，内壁后部与邻近颞骨岩尖的骨膜相贴。外展神经位于 Meckel’s腔上部和颈内动脉之间，下部由硬脑膜和薄骨片分开，或仅由硬脑膜分开。所以掌握Meckel’s腔的构成对三叉神经痛的治疗极为重要。

（一）三叉神经节功能

感觉神经元接受三叉神经的三个感觉分支的感觉传入，这些分支将面部和头部的感觉传递到同侧三叉神经节，三叉神经节将感觉信息上传到脑干。这些感觉信息再从脑干传递到丘脑，然后到达对侧大脑的感觉区。三叉神经的运动支从大脑皮质的运动区域接收信息，这些信息在脑干交叉，穿过三叉神经节，最终下行控制咀嚼的肌肉运动（图2-7）。

三叉神经节神经纤维功能如下。

1. 感觉功能

三叉神经的三个感觉分支从前额、头皮、眼睑、眼睛、脸颊、口、唇、牙龈、上颚、牙齿、舌前侧和耳外侧为三叉神经节传递感觉。这使得头面部区域能够感知触觉、疼痛、温度以及具体位置。痛温觉感受器称为游离神经末梢，作为皮肤受到的伤害性刺激和温度反应的离子通道（图2-8，图2-9）。

2. 本体感觉功能

本体感觉是面部一种感觉或知觉，通常在潜意识的水平上，感知口腔的运动和食物位置，不受视觉的影响。这种感觉主要来自肌肉和肌腱（肌梭）的感觉神经末梢和关节的纤维囊与前庭器官的信息传入。

3. 触觉功能

触觉功能是三叉神经的主要功能，由面部感觉神经支配，传输触压感觉。还能感受和传递从摄入或吸入物质中产生的感觉信号。

4. 运动功能

三叉神经的运动支控制的肌肉有：颞肌、咬肌、内外侧翼状肌、下颌舌骨肌、鼓膜张肌、腭帆张肌和二腹肌的前腹。

（二）与副交感神经联系

虽然三叉神经没有固有的副交感神经纤维，但它与几个副交感神经节相连。包括以下神经节。

1. 睫状神经节

睫状神经节由起源于Edinger-Westphal核（第三脑神经动眼神经的副核）的突触前纤维，这些纤维与三叉神经眼支有关。离开睫状神经节的突触后纤维，通过睫状短神经支配睫状肌和瞳孔括约肌。

2. 耳神经节

通过舌咽神经（CN Ⅸ）接收来自下泌涎核的副交感神经传入，这些纤维与三叉神经下颌支有关。节后纤维通过耳颞神经支配腮腺。

3. 下颌神经节

和耳神经节一样，下颌神经节也与下颌神经有关，节前神经纤维起源于上泌涎核，并穿过CN Ⅶ 的中间神经分支，这些纤维最终进入舌神经之前与鼓索连接。下颌下腺和舌下腺最终接收来自节后神经纤维信息。

4. 翼腭神经节（蝶腭神经节）

包括三大神经根，感觉根、副交感和交感神经根。感觉根来自上颌神经的蝶腭支，大部分纤维组成腭神经，少量纤维进入神经节组成感觉根。副交感根来自岩大神经（面神经一部分）和岩小神经支配泪腺、鼻黏膜和咽部黏膜腺体。交感根来自颈上神经节的交感传出纤维，经过颈动脉丛岩深神经和岩大神经，共同组成翼管神经进入翼腭神经节。

（三）与交感神经联系

来自鼓室丛的交感神经纤维也在三叉神经节水平进入颅腔，与Ⅲ、Ⅳ、Ⅴ、Ⅵ脑神经汇合。其它的神经纤维并入岩小神经，绕过耳神经节，与下颌神经连接分布到腮腺和颌下腺。颈上交感神经节与颈上神经根相连。颈神经节通过深岩神经与翼腭神经节相连，翼腭神经节通过上颌神经与三叉神经相连。当三叉神经同时伴有交感和副交感神经纤维时，眼神经和上颌神经主要与交感神经刺激有关。相比之下，下颌神经主要是副交感神经组成较多。

（四）三叉神经心脏反射

三叉神经心脏反射（Trigeminocardiac reflex，TCR）是一种临床脑干反射现象，当三叉神经的感觉分支受到压力、拉伸或运动的机械刺激时，就会激活三叉神经反射。这就形成了迷走神经兴奋引起心脏抑制反射，其表现可以从心动过缓、低血压到心脏停搏。是因为刺激触发了三叉神经兴奋性，通过半月神经节向三叉神经的感觉核发送刺激信号到迷走神经运动核，再到副交感神经传出纤维。在感觉核中，该信号的强烈兴奋性通过多突触连接传输到网状结构。这种联系似乎受到5-HT_{1A}和5-HT_{2A}受体拮抗剂的内源性调节、差异增强和抑制。

通过短节间纤维到网状结构，传入通路连接到反射的迷走神经传出通路，而传出通路主要来自于迷走神经运动核中的副交感神经元。持续刺激迷走神经还表现为呼吸暂停和胃运动亢进。三叉神经-心脏反射的异常表现，如高血压或心动过速是交感神经系统激活的表现。

三、眼神经

眼神经离开三叉神经节后，经过眶上裂出颅，出眶上裂又分成三个分支：泪腺神经、额神经和鼻睫神经。眼神经发出许多侧支，其中最重要是发出幕神经，它向后走行并支配小脑幕和大脑镰。眼神经是三叉神经的最大最上支的感觉神经。颅内有：筛前神经和幕神经。面部的分支有：眶上神经、滑车上神经、滑车下神经、鼻背神经和泪腺神经等（图2-10）。

（一）眶上裂

眶上裂是海绵窦与眼眶顶端的连接处。它跨在腱环上，腱环是四块直肌（眼外肌）的共同起源。眶上裂从眶顶向外侧、前方和上方延伸。眶上裂将蝶骨的大翼和小翼分开，位于视孔和圆孔的中间。

虽然眶上裂很小，但是功能非常重要的区域。为视觉系统提供传入和传出信息的神经，通过这个致密的骨性区域，包括许多穿过眶尖和视神经管的神经和动脉。经典教科书将眶上裂孔描述为通过动眼神经、滑车和展神经，还有眼神经的三个分支、脑膜中动脉的眶支、泪道的脑膜支返支以及眼静脉（图2-11，图2-12）。

（二）筛前神经

筛前神经是眼神经发出的第一支脑膜支，筛前神经是鼻睫神经进入筛前孔的延续。鼻睫神经起源于眼眶内三叉神经的眼分支。筛前神经是由鼻睫神经分出，穿过筛前孔到达颅前窝，分布于小脑幕上的硬脑膜。然后通过筛状板下行进入上鼻腔，最后穿入鼻软骨而成为鼻外神经，供给鼻背和鼻尖的皮肤（图2-13）。

（三）鼻睫神经

鼻睫神经是三叉神经眼支的中间支，鼻睫状神经在进入眼眶之前，通过眶上裂和动眼神经的上、下分支之间的腱环，将眼区分开。它从外侧到内侧，在视神经的内侧，位于上斜肌和内直肌之间，并向眼球分支为：连接到睫状神经节的小分支、睫状短神经和睫状长神经。然后鼻睫状神经穿过肌筋膜锥，在肌筋膜外侧间隙沿着眼眶的内侧壁发出三个分支为：滑车下神经、筛后神经和筛前神经（有些作者将其描述为鼻睫神经穿过筛前孔后的末端分支或延伸）。筛前神经是鼻睫神经的一条分支，通过眶上内侧壁的筛前孔进入颅腔，为前脑膜神经，然后通过筛板进入鼻腔，供应鼻上部前侧黏膜。筛后神经是鼻睫神经的外侧支，在滑车下神经的近端分支并行在眼眶外间隙的内侧。它通过筛窦后孔离开眼眶，供应蝶窦和筛窦后窦黏膜（图2-14）。

（四）眶上神经

眶上神经是眼神经外侧支，并分裂成两个终端支：外侧支和内侧支。这两条末端分支通过额骨前缘的眶上孔或切迹离开眼眶，然后发出前额和上眼睑皮肤的感觉神经纤维。外侧支与眶上动脉通过相同的眶上孔或切迹出眶。另一方面，内侧支与滑车上动脉一起通过额上切迹到达前额。

（五）滑车上神经

滑车上神经是额神经的分支，位于眶上神经的内侧。它向内侧前方走行，到达眶上内侧角，传导鼻梁、上眼睑内侧和前额内侧的感觉神经。

（六）滑车下神经

滑车下神经是鼻睫状神经的一个分支，一些作者将其描述为鼻睫神经的终支。滑车下神经穿过滑车下眶外间隙内侧，眶上缘内侧出眶，分布于内下睑、内眦结膜、泪囊、泪阜及鼻梁皮肤。这条神经的分支有结膜反射功能。

（七）鼻背神经

鼻背神经来自三叉神经的眼分支，为鼻下半部分的鼻背、鼻翼和鼻前庭的皮肤提供感觉神经传入。而鼻的外侧由眶下神经分布，它是上颌神经的一条分支。

（八）额神经

额神经是三叉神经眼支中最大、最主要的分支。它在进入眼眶之前，通过眼眶外上裂和上外侧的腱环将眼区分开，腱环位于泪神经和眼上静脉之间。然后在眼眶锥体外、眶顶骨膜（它所供应的骨膜）和提上睑肌之间的眼眶内侧走行。它发出一个小分支到额窦，然后分支为眶上神经和滑车上神经（图2-15）。

（九）泪腺神经

三叉神经的眼支在进入眼眶之前，通过眶上裂和上外侧至腱环分出泪腺神经，它是眶上裂处上，穿过眶上裂的最外侧神经。当它进入眼眶时，位于额骨眶板骨膜下的肌肉圆锥外侧（它是由额骨眶板限定的），并沿外侧直肌的上缘走行（图2-16）。

在眼眶内，它通过颧颞神经（来自三叉神经的上颌分支）接收来自翼腭神经节的副交感神经纤维信息，以及来自毗邻的泪动脉的交感神经纤维信息，后者支配泪腺。泪腺神经分布在上睑外侧结膜和上穹隆。然后从眶上缘下沿外侧出眶，传入前额外侧头部皮肤、结膜、外侧上眼睑的皮肤以及外侧眼角周围的皮肤感觉。眶内连接泪腺神经的颧颞神经分支提供副交感神经分泌的运动神经纤维（图2-17）。

（十）睫状神经节

中枢神经系统外的神经元细胞体集合称为神经节。睫状神经节是头部4个副交感神经节之一，睫状神经节位于眼球后面、骨性眶上裂前方、外直肌和视神经之间。睫状神经节的节前纤维源自Edinger-Westphal核（与动眼神经有关）的神经纤维。睫状神经节的3支神经根（副交感神经根、交感神经根和感觉神经根），位于睫状神经节的后方，从睫状神经节的前边缘起，有8～10条分支，这些分支被称为睫状短神经，这些神经分成两束，分出15～20条分支。这些分支穿过视神经周围的巩膜，在巩膜内表面的凹槽中运行。运动纤维分布于瞳孔括约肌、睫状肌（调节近视力）、脉络膜和虹膜血管。交感神经纤维与颈内动脉一起穿过眶上裂进入眶内，感觉神经纤维自三叉神经的眼支的鼻睫神经，通过眶上裂进入眼睛。节后副交感神经纤维通过睫状短神经离开神经节（图2-18）。

（十一）幕神经

幕神经是眼神经发出的第二支脑膜支，颅内大脑幕与小脑镰硬脑膜的感觉神经均由幕神经支配；因此，硬脑膜的主要感觉神经是幕神经（图2-19，图2-20）。颅内硬脑膜其它神经分布是：前颅窝神经来自筛神经脑膜前分支。

四、上颌神经

上颌神经起源于颅中窝的三叉神经节，经圆孔出颅腔，进入翼腭窝；在离开颅腔之前，上颌神经为中颅窝的脑膜发出一支感觉神经分支（图2-21）。

（一）上颌神经感觉功能

上颌神经为躯体传入功能的感觉神经，分布到上齿龈、上颌牙齿、眼睑下部至上唇皮肤、口腔和鼻腔的黏膜、上唇和睑颊。上颌神经的感觉分支包括：上牙槽神经（前、后、中分支）、中脑膜神经、眶下神经、颧神经、下睑神经、上唇神经、咽神经、腭大神经和腭小神经、鼻腭神经。

上颌神经的分支还可以根据其起源的位置来分类：①起源于颅腔的脑膜支；②起源于翼腭窝的翼腭神经、颧神经和上牙槽神经；③起源于眶下管的眶下神经的分支，中上齿槽神经和前上齿槽神经；④起源于面部的眶下神经的分支——睑下支、鼻外支、唇上支。

（二）上颌神经副交感神经功能

翼腭神经节的节后纤维（来源于面神经）与上颌神经一起分布至：泪腺和鼻黏膜的黏液腺。

（三）圆孔

圆孔位于蝶骨大翼的基部，在眶裂上部的下方，连接中颅窝和翼腭窝。圆孔是蝶骨大翼底部的一个开口，上颌神经穿出圆孔进入眶下管，在翼腭窝处，它分支进入翼腭神经节，与副交感神经和感觉神经分支一起进入副鼻窦。它在眶下管中穿过眶下神经，经过眶下孔，形成三个皮肤分支：颧颞神经、颧面神经和眶下神经（图2-1）。

（四）中脑膜神经

又称上颌神经脑膜支，是三叉神经上颌神经分支。它分布中颅窝前部的硬脑膜。该神经由上颌神经分出，在圆孔内侧与脑膜中动脉和脑膜内静脉相邻。它为小脑幕上中颅窝硬脑膜的前半部分提供感觉传入。后硬脑膜由来自三叉神经下颌分支的棘孔神经支配。

（五）颧神经

颧神经是上颌神经的一个分支，起源于翼腭窝，参与面部皮肤的神经支配。颧神经经眶下裂入眶，沿眶侧壁走行，分为颧颞神经和颧面神经两支，分别经颧颞孔和颧面孔出眶。颧神经主要是感觉神经，其感觉纤维从皮肤上传到中枢神经。它也有副交感神经纤维：位于翼腭神经节的节后神经轴突。神经节前纤维经面神经（CN Ⅶ）来自脑桥上泌涎核的神经元，神经节后副交感神经纤维分布到颧面神经和颧颞神经，然后通过交通支与泪腺神经连接，从而支配泪腺（图2-22）。

1. 颧面神经

颧面神经是颧神经的一个分支，它传导在面部颊部皮肤感觉。颧面神经沿眶下外侧角走行，经颧眶孔进入颧骨，分布于面部。神经穿过眼轮匝肌与面神经（CN Ⅶ）的颧支和上颌神经（CN V2）的睑支一起形成了神经丛。

2. 颧颞神经

颧颞神经是颧神经两个分支中较大的一支，来自三叉神经的上颌分支。主要是感觉神经，但也传递从翼腭神经节到达泪腺的副交感神经纤维信息。颧颞神经离开了眶外经由颧颞孔进入颞窝，它穿过颞肌筋膜，传导颧弓上方颞窝前半部分的头皮（“无毛发的太阳穴皮肤”）感觉。

（六）翼腭神经节

翼腭神经节（Sphenopalatine ganglion，SPG，也称：蝶腭神经节）在头颈4个副交感神经节中最大。它接收来自面神经的副交感神经纤维（岩大神经）。它位于翼腭窝内的一个凹陷，翼腭窝位于颅底下方、上颌骨后方、腭大孔内侧。SPG在翼状管开口，在圆孔的前面与蝶腭孔相邻，支配鼻、鼻咽、鼻窦和软腭的泪腺和黏膜腺。发出的分支包括：鼻腭神经、蝶腭短神经、腭大神经、腭小神经、咽神经支（图2-23，图2-24，图2-25，图2-26）。

副交感神经根接收经岩大神经和来自面神经的翼状管神经。节前神经纤维由来自上泌涎核（与面神经有关）的纤维。这些纤维通过岩大神经和翼管神经到达SPG。节后神经纤维为副交感纤维经上颌神经的分支离开神经节。SPG的节后纤维支配泪腺、后上鼻腔黏液腺、鼻咽腔和腭腔的腺体分泌。

颈内神经丛的交感纤维和上颌神经的感觉分支穿过SPG，但没有突触。虽然它被描述为副交感神经神经节，但它也含有交感神经和感觉纤维分布于头部的鼻、口和咽部。交感神经根传导经颈内动脉神经的颈上神经节、岩深神经和翼管神经信息。感觉根通过三叉神经节的上颌神经传输感觉信息到中枢。

（七）眶下神经

眶下神经是上颌神经主干的终末支，从圆孔进入翼腭窝后沿腭骨和上颌骨的外侧走行，通过眶下裂进入眶内。然后它在眶下沟内的外侧空间的下侧面向前走行。在沟内，它向上颌窦和牙齿发出感觉分支有：①后上牙槽神经；②中上牙槽神经；③前上牙槽神经。然后它在前方进入眶底的眶下管，然后通过位于上唇提上睑肌和口内提上睑肌之间的眶下孔进入面部。当神经经过眶下孔后，就会出现成群的分支：①睑支；②鼻支；③上唇支。这些分支分布于睑颊内侧、鼻外侧和上唇的皮肤、前下鼻中隔的黏膜和上唇的口腔黏膜。

（八）上牙槽神经

上牙槽前神经离开上颌神经后参与形成上牙丛，为牙齿和牙龈提供感觉神经纤维。

1. 上牙槽前神经

是上颌神经的一个分支，其感觉分支分布于上牙槽丛。起源于翼腭窝的上颌神经向前下延伸，穿过上颌骨的颞下表面，向下延伸至上颌窦黏膜下。然后该神经分裂成更小的分支，为臼齿、上牙龈和脸颊的邻近部分提供感觉纤维。

2. 上牙槽中神经

是眶下神经的一个分支，为上牙丛提供感觉纤维。上牙槽中神经起源于眶下沟内（或眶下管）的眶下神经，走行向前下至上颌窦侧壁分成更小的分支。这些分支与上牙槽神经丛相连，为上臼齿提供感觉纤维。这条神经可以不存在，也可以有一两支。上牙槽中神经除向上牙槽神经丛提供感觉纤维，还为上切牙和前外侧犬齿提供感觉纤维。上牙槽前神经通常支配上颌的所有前牙，然后向后与上牙槽中神经连接形成上牙槽丛。

3. 上牙槽后神经

又称后上牙槽神经，是眶下神经的第一个分支，起自上颌三叉神经的分支。它是上牙槽神经的第一个分支，并构成上牙丛。它起源于翼腭窝的眶下神经，进入眶下裂之前，向下进入翼腭窝。从这里它或几个独立的分支通过牙槽管进入上颌骨。末端的牙支进入牙根的根尖孔。除上颌第一磨牙的近中颊根外，上颌窦、后上颌口腔黏膜和上颌骨磨牙均由中上牙槽后神经支配。

（九）眶下神经面部分支

眶下神经进入眶下管，与眶下动脉一起经眶下孔出眶。形成下睑支、鼻外支和上唇支。

1. 下睑支

起于三叉神经节的后外侧，终止于颧面神经，传输外侧下眼睑感觉；眼睑支通过内侧支支配下眼睑和结膜，颧面神经经颧面管出眶，支配颊侧和下睑外侧。

2. 鼻外支

鼻外支是由眶下神经（上颌神经的分支）经眶下管到达面部后，由眶下神经产生的一组感觉神经。它们为鼻翼的皮肤提供感觉纤维。

3. 上唇支

是由同侧上颌神经分出的眶下神经分支，支配同侧上唇。同时还分出下睑支和鼻支。

（十）腭大神经

腭大神经也称为腭前神经，是三叉神经上颌分支的一个分支，与翼腭神经节相连。腭大神经从圆孔进入翼腭窝后，与上颌神经分离。通过腭大孔向前弯曲沿硬腭下沟槽表面走行，分布在硬腭黏膜。

腭大神经的一个分支是鼻下外侧神经，支配后下鼻外壁。该神经从腭大神经分支到腭大管，并通过腭骨上一个未命名的小孔进入鼻腔。在鼻腔的侧壁，它分布在鼻下黏膜，包括上鼻甲、中鼻甲和下鼻甲。翼腭神经节接收的副交感神经纤维信息是由腭大神经传输的，在其分叉之前支配鼻腺。

（十一）腭小神经

起源于翼腭神经节，经腭小孔走出，分布于软腭和扁桃体。具有副交感神经、交感神经和一般感觉神经的功能。

（十二）后上外侧鼻神经

后上外侧鼻神经为翼腭神经节的分支至鼻腔外侧壁后上部分，包括上鼻甲、中鼻甲、后筛窦。

（十三）鼻腭神经

鼻腭神经在从圆孔进入翼腭窝的翼腭神经节后，与上颌支分离。进入鼻腔上鼻道后面，沿鼻顶进入鼻中隔继续向前下走行，进入切牙管后穿过切牙孔，进入上腭。它分布于前硬腭和两个上颌前门牙后面的牙龈。

（十四）咽神经

咽神经从圆孔进入翼腭窝的翼腭神经节后，作为翼腭神经节的一个分支，向后通过咽管向鼻咽黏液腺提供突触后副交感神经纤维。

五、下颌神经感觉支

下颌神经在头面部具有感觉神经功能，并与其它脑神经的副交感神经纤维相交通。此外，下颌神经还有运动功能，即下颌神经含有感觉神经和运动神经轴突，分别由三个感觉核（三叉神经的中脑核、主感觉核和脊束核）和一个运动核（三叉神经运动核）组成。运动神经沿着神经节下方的下颌支再连接感觉神经，然后通过卵圆孔出颅骨，经过颞下窝，发出躯体感觉支和躯体运动支。躯体神经感觉支包括：脑膜支（棘孔神经）、颊神经、耳颞神经、舌神经和下牙槽神经，就其解剖学特点分述如下。

（一）卵圆孔和棘孔

卵圆孔是蝶骨大翼基部的另一个孔，位于中颅窝内圆孔后外侧，经卵圆孔走行下颌神经和脑膜副动脉、岩小神经和导静脉。耳神经节位于卵圆孔下方的颞下窝内，三叉神经下颌支的内侧。其节前纤维由下泌涎核（与舌咽神经相关）的纤维支配。副交感神经纤维在舌咽神经（岩小神经）的分支内走行到耳神经节。耳神经节后副交感神经纤维沿三叉神经下颌部的耳颞神经走行，为腮腺提供分泌功能的副交感神经。靶器官是耳神经节后纤维，为腮腺提供神经支配。来自颈交感链的交感神经纤维穿过耳神经节，与脑膜中动脉一起支配腮腺（图2-27，图2-28，图2-30）。

棘孔是位于颅骨底部蝶骨上的另一个孔，其位于中颅窝内，卵圆孔外侧。脑膜中动脉，脑膜中静脉和下颌神经脑膜支穿过这个孔。如果脑膜中动脉通过卵圆孔进入颅内可以无棘孔（图2-28，图2-31）。

（二）棘孔神经

下颌神经的脑膜支即棘神经，起源于颞下窝，通过棘孔返回颅腔。脑膜支含有感觉神经纤维，分布在中颅窝后部的硬脑膜。一些三叉神经痛伴随偏头痛可能与棘孔神经有关。

（三）颊神经

颊神经是下颌神经的感觉支，其先穿过颊肌在翼外肌头部之间走行，再穿过咬肌前表面，与面神经的颊支并行延伸到颊部。颊神经分为浅支和深支。浅分支以面颊为终点并接收颊部皮肤的感觉，深支接收面颊的内层和臼齿附近牙龈感觉。颊神经分布在黏膜、第一和第二前磨牙后面牙龈。颊神经的主要功能是接收面颊的外部、面颊内侧和臼齿附近牙龈区域感觉。也与面神经颊支结合，如微笑或卷唇。

（四）耳颞神经

耳颞神经起源于下颌神经后段的感觉支，其分布在面部颞下颌关节后方。在它发出腮腺分支之前耳颞神经与岩下神经交通，岩下神经含有来自耳神经节的节后纤维，因此耳颞神经的腮腺分支为腮腺提供了神经支配功能。之后，耳颞神经上升并绕到颞浅血管后面穿过颞骨髁突的后方分出颞浅支，分布于颞区、耳郭、外耳道和鼓膜外侧皮肤。

（五）舌神经

舌神经的感觉神经来自舌的前2/3，以及舌周围的下侧。它包含了三叉神经的下颌神经和面神经纤维。来自下颌神经的纤维传输触觉、疼痛和温度，来自面神经的纤维传输味觉。

悬于舌神经下方为下颌下神经节，面神经的一个分支在鼓膜索内走行，沿着下颌神经的舌支进入神经节。离开神经节的节后纤维，直接到达下颌下腺和舌下腺，靶器官为副交感神经支配下颌下腺及舌下唾液腺分泌腺体。面部动脉丛的交感神经纤维穿过下颌下神经节支配口腔底部的腺体。

（六）下牙槽神经

下牙槽神经是三叉神经下颌支后支，是感觉和运动神经混合支，位于咀嚼肌间隙的翼下颌间隙。下牙槽神经分出并向下走行至舌神经后方，深至翼外肌，翼下颌中缝外侧，走行于蝶骨下颌韧带和下颌支之间，伴随下牙槽动、静脉进入下颌管内走行。下牙槽神经有3个主要分支：① 进入下颌骨之前的下颌舌骨肌神经；② 下牙神经末梢切牙神经；③ 终端分支颏神经。下牙神经丛在下颌管中由下牙槽神经的感觉纤维分支交汇而成，在它们分布于牙齿之前，发出牙齿和牙龈的分支。

（七）颏神经

颏神经是下牙槽神经终端分支，穿出颏孔并分布下唇的唇黏膜和颏部皮肤。

（八）切牙神经

切牙神经是下牙槽神经末梢神经，经颏孔出口后继续向前在下颌骨髓腔内走行。

六、下颌神经运动支

三叉神经下颌支可支配头部和颈部部分肌肉。三叉神经运动纤维连接三叉神经远端的感觉器官，并将其轴突分布到咀嚼肌，如：咬肌、翼内肌、翼外肌和颞肌。除咀嚼外，下颌神经还支配其它肌肉，如：鼓膜张肌，通过稳定中耳的锤骨来减弱声音，如咀嚼发出的声音。腭帆张肌，帮助提升软腭防止食物和液体回流到鼻咽。二腹肌前腹，吞咽时支配舌骨上的一块肌肉。下颌舌骨肌，支配舌骨上肌吞咽时舌骨上的一块肌肉。上述部位均由躯体神经运动支支配（图2-32，图2-33）。

（一）咬肌神经

咬肌神经是下颌神经的运动支之一。咬肌神经起源于颞下窝，从下颌切迹上方穿过咬肌，支配咬肌。

（二）颞深神经

颞深神经是下颌神经的运动支，起源于颞下窝，在颞下嵴上方横向走行，然后向上至颞窝支配颞肌。

（三）翼内肌神经

翼内肌神经是在下颌神经分成两条分支前，起源于颞下窝的下颌神经运动支。翼内肌神经穿过耳神经节（无突触）支配翼内肌，再向腭帆张肌和鼓膜张肌发出分支。

（四）翼外肌神经

翼外肌神经起源于颞下窝的下颌神经，位于翼内肌神经下侧，并含有运动神经纤维，它是一条短神经，贯穿翼外肌并对其进行神经支配。

（五）下颌舌骨神经

下颌舌骨神经为二腹肌的前腹神经，始于下颌骨的下半部分，并向下、向后走行。下颌舌骨神经通过舌骨肌神经分布至二腹肌的前腹。

（六）腭帆张肌神经

腭帆张肌神经是一支细小运动神经，也是下颌神经的唯一分支，为腭部提供运动神经支配。

（七）鼓膜张肌神经

鼓膜张肌神经来自三叉神经运动根的神经纤维，它穿过耳神经节，但没有突触，主要支配鼓膜张肌。这条神经的损伤会导致鼓膜张肌功能障碍，并引起听音过度。

第四节　面　神　经

面神经是第七对脑神经，起源于脑干的面神经运动核、上泌涎核和孤束核。面神经运动核提供面神经全部传出纤维，上泌涎核（副交感神经）提供面神经全部内脏传出纤维，孤束核或孤束核复合体（感觉）负责通过面神经的特殊内脏传入纤维传递味觉（图2-34，图2-35，图2-36，图2-37，表2-3）。

表 2-3　面神经功能、起源与分布

功能	起源	分布
运动（特殊内脏运动纤维）	起源于脑桥的面神经运动核	支配面部表情肌肉、二腹肌后腹、茎突舌骨肌和镫骨肌
内脏运动（一般内脏运动纤维）	起源于脑干上泌涎核	副交感神经分布于泪腺、下颌下腺、舌下唾液腺、鼻咽、硬腭和软腭的黏膜
特殊感觉（特殊内脏感觉纤维）	终止于脑干孤束核（味觉核）	舌前2/3特殊的味觉感受、软硬腭感觉
一般感觉（一般躯体感觉纤维）	终止于三叉神经的脊束核	传输耳郭皮肤和耳后一小块区域感觉

一、面神经颅内走行

（一）面神经起源

面神经起源于脑干的脑桥，穿过颞骨的面神经管经茎乳孔出颅。面神经开始发出两个根，一条大的运动神经根和一条小的感觉神经根（来自感觉神经根的面部神经也称为中间神经）。这两条神经穿过外耳道，在颞骨岩部约1cm的开口处非常接近内耳。在颞骨内神经根离开内听道后进入面神经管。面神经管为“Z”字形结构，在管内有三个重要解剖学部位。

（1）有两条根融合形成面神经。

（2）接下来的神经形成膝状神经节。

（3）最后该神经在面神经管内分出三条分支为：

1）岩大神经为副交感神经纤维，分布到腺体和泪腺。

2）镫骨肌神经为运动神经纤维，支配到中耳镫骨肌。

3）鼓索为舌后2/3的特殊感觉神经纤维以及舌下腺的副交感神经纤维。

最后面神经通过茎乳孔离开面神经管，出口位于颞骨茎突根部后内侧。

（二）膝状神经节

膝状神经节由面神经在颅内走行的感觉神经元组成，位于面神经管的骨性结构中，接收来自面神经纤维，然后分布到多块肌肉、腺体、舌和其它结构。涉及味觉、分泌眼泪和唾液、面部表情和其它一些功能（图2-38）。

1. 结构及位置

膝状神经节是面神经的一部分，由直径约1mm的假单极神经元组成的细胞体，其位置与岩大神经密切相关，负责收集感觉信息传递给大脑。其有两条神经根起源于脑后部的脑干（连接大脑和脊髓的结构），一条是运动神经根，另一条是感觉神经根。在颅骨内两条根向前走行并靠近内耳，进入一个“Z”形结构，叫作面神经管。在面神经管内两条根融合在一起。在“Z”形结构第一个弯处形成膝状神经节；膝状神经节发送的神经分支为：鼓室（耳）面神经段、岩浅大神经、岩小神经和岩外神经。膝状神经节的纤维也支配腺体：泪腺、下颌下腺和舌下腺。运动神经根支配二腹肌的后腹（舌的运动），茎突舌骨肌（抬舌），涉及面部表情肌以及舌、上颚、咽和外耳道。

2. 功能

膝状神经节包含特殊的感觉细胞，接收味觉信息：舌前2/3通过鼓索神经，经腭的岩大神经两个区域。此外，它从面神经的感觉分支中间神经接收感觉传入，这些信息来自：耳后一小部分的皮肤，鼓膜的外表面。在这些感觉信号进入神经节后，神经节将它们转输到脑干的适当结构进行处理，常见膝状神经节与面神经障碍主要有以下疾病。

（1）拉姆齐·亨特综合征：当带状疱疹侵袭膝状神经节，就会引起拉姆齐·亨特综合征（Ramsay Hunt syndrom），疼痛常发生在面部的一侧，伴有听觉减退、耳或口周围红色疱疹、面瘫、眼睑和嘴角下垂。此外还包括：耳痛、患侧闭眼受限、口眼干涩、味觉丧失、眼球震颤、耳鸣、眩晕和恶心呕吐。

（2）特发性面神经麻痹：也叫贝尔麻痹（Bell's paralysis），是由原因不明的炎症累及膝状神经节，压迫神经管内的面神经。这种炎症的成因曾提出许多理论，包括疱疹病毒或脑膜炎。

（3）膝状神经节神经鞘瘤：神经鞘瘤是施万细胞肿瘤，施万细胞有助于在脑神经和周围神经系统中传导冲动。症状包括：进行性面瘫、泪流和听觉障碍。

二、面神经颅外走行

面神经出颅后向上延伸至外耳前方，首先出现的颅外支是耳后神经，它为耳部周围的肌肉提供神经支配；在它的远端，运动支支配二腹肌后腹和茎突舌骨肌；面神经主干的运动根向前和向下延伸进入腮腺（注：面神经不参与腮腺的神经支配，腮腺是由舌咽神经支配）。在腮腺内，面神经再发出：颞支支配前额部肌肉；颧支支配闭眼时的肌肉；颊支支配颊部鼻孔、上唇、眨眼和微笑时的肌肉；下颌缘支支配收缩下唇的肌肉；颈支支配下颚肌（颈阔肌）、刮胡子时绷紧以及降低嘴角肌肉。

三、面神经功能

面神经功能由运动、一般感觉、特殊感觉和副交感神经组成。

（一）运动神经功能

面神经的分支支配头颈部许多肌肉，所有这些肌肉都属于表情肌范围，面神经运动支起源于面神经管到镫骨，穿过锥体隆起支配中耳的镫骨肌。在茎乳孔和腮腺之间，还有3条运动支。

（1）耳后神经：在乳突前侧上升，支配外耳的内外肌，还支配枕部的枕额肌。

（2）二腹肌腹后神经：支配二腹肌的后腹（颈部舌骨上肌），负责抬起舌骨。

（3）茎突舌骨肌神经：支配茎突舌骨肌（颈部舌骨上肌），负责抬起舌骨。

在腮腺内，面神经分成5个运动支而终止，支配面部表情肌，包括①颞支：支配额肌、眼轮匝肌和眉肌；②颧支：支配眼轮匝肌；③颊支：支配口轮匝肌、颊肌和颧肌；④下颌缘支：支配颏肌；⑤颈支：支配颈阔肌。

（二）一般感觉神经功能

一般感觉神经来自外耳道和耳郭，负责从外耳道、乳突和耳郭皮肤向大脑传递信号，面神经炎性痛与上述膝状神经节有关。

（三）特殊感觉神经功能

面神经的鼓索分支具有特殊的味觉纤维支配舌前2/3。该支神经起源于面神经管，穿过中耳骨，从岩鼓室裂发出进入颞下窝。鼓索支与舌神经伴行，鼓索的副交感纤维和舌神经在一起，但舌神经仅支配舌后1/3。

（四）副交感神经功能

副交感神经纤维功能来自岩大神经和鼓索支。

（1）岩大神经位于面神经管内膝神经节的远端。然后向前内侧方向走行，离开颞骨进入中颅窝。从这里开始穿过裂孔与岩深神经结合形成翼管神经。

（2）翼管神经通过翼管进入翼腭窝，与翼腭神经节形成突触。接着这个神经节的分支继续向口腔、鼻咽和泪腺的黏液腺提供副交感神经支配。

（3）鼓索神经也含有一些副交感神经纤维。它们与颞下窝的舌神经（三叉神经的一个分支）结合形成下颌下神经节。这个神经节的分支延伸到下颌下部和舌下唾液腺。

第五节 舌 咽 神 经

一、舌咽神经走行

舌咽神经被称为第九脑神经，为混合神经，负责感觉传入和运动传出。舌咽神经源自脑干前部，舌咽神经运动区起源于胚胎延髓基底部，感觉区起源于神经嵴。舌咽神经通过颈静脉孔进入颅腔，然后发出鼓膜张肌神经支，穿过颞骨到达中耳。岩小神经从耳支分出，继续走行到耳神经节，岩小神经沿着耳颞神经到腮腺，支配腮腺分泌唾液（图2-39，图2-40）。

同时，舌咽神经在颈内动脉和颈内静脉之间向下走行，然后向前弯曲，在颈部一侧成拱形，位于茎突咽肌顶部和喉上部的咽中缩肌。接着舌咽神经发出颈动脉窦神经，然后在颈部向下走行至颈动脉，继而走行在颈部一侧一直到舌骨肌下方，再发出3个末端分支。

二、舌咽神经分支

（一）鼓膜支

鼓膜张肌神经出颈静脉孔，进入舌咽神经下神经节，再通过咽鼓管重新进入颅骨到达鼓膜腔形成中耳腔的鼓膜张肌神经丛。神经丛穿过管道，进入颅中窝与岩大神经出口相邻。在这里神经为岩小神经，岩小神经经卵圆孔出颅和耳神经节突触，支配鼓膜内侧（鼓膜外面由耳颞神经和耳大神经支配）。

（二）肌支

支配茎突咽肌。

（三）颈动脉支

颈动脉支（颈动脉上、下神经）沿颈内动脉干下行至颈动脉起始处，与迷走神经咽支、交感神经支交通。

（四）咽支

有三根或四根神经纤维分布于咽中缩肌，是迷走神经和交感神经的咽支连接在一起形成咽丛。从这个丛的分支穿过咽的肌层，分布于肌肉和黏膜。

（五）扁桃体支

供给腭扁桃体，在其周围形成神经丛，该神经纤维分布到软腭和咽喉，在此与腭大神经和腭小神经交通。

（六）舌支

分两支，一支分布于舌前的丝状乳头和黏膜，另一支分布于舌后部的黏膜和滤泡腺，与舌神经交通。

（七）窦神经

舌咽神经的分支到颈动脉窦向下延伸到颈内动脉前的神经，与迷走神经和交感神经交通，然后在颈总动脉分叉的上角分叉，传输颈动脉体和颈动脉窦信息。它接受颈动脉窦的压力感受器（帮助维持血压稳定）和颈动脉体内的化学感受器冲动传导。

三、舌咽神经功能

舌咽神经通过不同类型的神经纤维及其分支在头颈部发挥多种功能（图2-41，图2-42，图2-43）。

（一）感觉功能

舌咽神经为头颈部提供感觉神经支配。鼓膜张肌神经穿过颈静脉孔，穿颞骨进入中耳腔。在这里，它形成了鼓膜丛，为中耳、鼓膜内侧面和咽鼓管提供感觉神经支配。颈动脉的窦神经位于茎突咽肌水平，它向下延伸到颈动脉窦和颈动脉体，分别传输血压和氧饱和度的信息。舌咽神经末梢分成如下感觉分支。

（1）咽支：与迷走神经纤维结合形成咽丛。它接收口咽黏膜感觉。

（2）舌支：接收舌后1/3的一般感觉和味觉。

（3）扁桃体支：形成一个神经网络，称为扁桃体丛，支配腭扁桃体。

（二）特殊感觉功能

舌咽神经通过它的舌支向舌后1/3处提供味觉信息（注意：不要与舌神经混淆）。

舌神经支专门负责将味觉信息传送到大脑。它与舌后部1/3处的味蕾相连，一直延伸到喉，它还接收这个区域的触觉、温度和疼痛等一般感觉信息。

支配舌的前2/3是鼓索神经，是面神经的分支。舌咽神经舌支和鼓索神经对彼此的信号提供了相互抑制，它们可以相互抑制发送到大脑的信号。这能让大脑分辨出不同口味之间的差异。其中一条神经的损伤会消除这种抑制作用，并可能导致患者对特定口味的感知改变，以及与舌相关的疼痛加剧。

（三）运动功能

舌咽神经为茎突咽肌提供运动功能，咽部位于鼻和口腔后面，是咽喉的一部分，参与吞咽功能。在吞咽过程中，这种肌肉起到收缩和扩大咽部、抬高喉部的作用。

（四）副交感神经功能

舌咽神经为腮腺提供副交感神经支配。这些纤维起源于舌咽神经的下泌涎核。这些纤维随鼓室神经到达中耳。从中耳开始，这些纤维为岩小神经，然后在耳神经节形成突触。然后这些纤维通过耳颞神经传输上到达腮腺，在那里它们产生分泌运动效应。

表 2-4　舌咽神经走行、神经类型、起源、分布与功能

<table>
<tr><th>起源与走行</th><th>纤维类型</th><th>神经核</th><th>功能</th><th>神经损伤影响</th></tr>
<tr><td rowspan="5">舌咽神经起自延髓；经颈静脉孔离开颅腔，在孔内神经干上有膨大的上神经节，出孔时又形成一稍大的下神经节。舌咽神经出颅后先在颈内动、静脉间下行，然后呈弓形向前，经舌骨舌肌内侧达舌根</td><td>内脏运动纤维（副交感）</td><td>下泌涎核</td><td>副交感突触前纤维分布到耳神经节。
突触后纤维分布到：腮腺、颊腺、唇腺</td><td rowspan="5">舌咽神经的孤立性病变极少，通常伴随迷走神经、副神经（颅部）病变，三者都从颈静脉孔出颅，因颅底骨折容易导致舌咽神经损伤</td></tr>
<tr><td>特殊内脏运动纤维</td><td>疑核</td><td>支配：咽中缩肌（咽支和迷走神经构成咽丛）和
茎突咽肌</td></tr>
<tr><td>内脏感觉纤维</td><td>孤束核（下段）</td><td>接收来自颈动脉体化学感受器和颈动脉窦压力感受器的感觉信息</td></tr>
<tr><td>特殊内脏感觉纤维</td><td>孤束核（上段）</td><td>接收舌后1/3感觉传入（通过下神经节）</td></tr>
<tr><td>躯体感觉纤维</td><td>三叉神经脊束核</td><td>通过颅内上神经节或颅外下神经节接收下列器官的神经传入信息：舌、软腭、咽黏膜、扁桃体、鼓室、鼓膜内侧面、咽鼓管黏膜（鼓室丛）和外耳道皮肤（与迷走神经混合）</td></tr>
</table>

第六节　头部交感神经

头部交感神经包括：动眼神经、面神经、舌咽神经和迷走神经中的交感传出纤维，以及后3条神经中的交感传入纤维。

一、动眼神经交感支

动眼神经交感运动纤维源于动眼神经核前部的细胞。这些节前纤维与第三支神经一起进入眼眶，并走行到睫状神经节，与交感运动神经元形成突触而终止，交感运动神经元的轴突、节后纤维作为睫状短神经进入眼球。为睫状肌和瞳孔括约肌提供运动支配，而没有交感传入纤维与之相连。

二、面神经的交感支

面神经的交感神经传出纤维源于面神经核的小细胞。唾腺的纤维源于上泌涎核，由散在网状结构中的细胞组成，位于面神经核的后内侧。这些节前纤维部分通过鼓索和舌神经分布到下颌下神经节，终止于神经元的细胞体周围，神经元的轴突作为节后纤维支配下颌下腺和舌下腺分泌。面神经的其它节前纤维通过岩浅大神经到达翼腭神经节，与神经元形成突触。这些神经元的节后纤维与上颌神经一起分布于鼻黏膜、软腭、扁桃体、悬雍垂、口腔顶部、上唇和牙龈，以及腮腺和眶下腺。

三、舌咽神经交感支

舌咽神经的交感传入纤维位于背核（灰核）或下泌涎核附近。这些节前纤维进入舌咽部的鼓室支然后和岩浅神经进入耳神经节。扩张血管和分泌功能的节后纤维分布于腮腺、黏膜及其舌腺、口腔底部和牙龈下部。

四、迷走神经交感支

迷走神经的交感神经传出纤维源于背核（灰脑核）。节前纤维止于交感神经节，交感神经节位于或靠近由迷走交感神经支配的器官。

第七节 头部副交感神经

一、副交感神经系统位置

副交感神经系统是神经系统的一部分，分布在全身。节前神经元起源于脑干和骶部脊髓，轴突可达体内的效应器官或其附近形成突触。起源于脑干的节前轴突通过脑神经出颅，脑神经是副交感神经系统的重要组成部分。包括：动眼神经、面神经、舌咽神经和迷走神经，尤其迷走神经承担人体75%的副交感神经纤维功能。

二、副交感神经系统功能

副交感神经系统主要功能是协调人体“休息和消化”。副交感神经系统是自主神经系统中的活跃部分。而交感神经系统在紧急情况下激活神经系统的兴奋，参与“战斗”或“逃脱”反应。

第八节 迷走神经

迷走神经（也称为第十脑神经或CN X）是走行很长的神经，起源于脑干，向下穿过颈部，进入胸部和腹部。传输运动和感觉信息，并为心、大血管、呼吸道、肺、食管、胃和肠道提供神经支配。

迷走神经为混合神经，其运动纤维起自疑核，与舌咽神经并行，穿出脑干后经颈静脉孔出颅腔，支配除腭肌和茎突咽肌以外的所有咽、喉、软腭的肌肉。感觉神经元位于颈静脉孔附近的颈神经节和迷走神经的结状神经节，颈神经节的周围支传导一部分外耳道、鼓膜和耳郭的一般感觉，中枢支入三叉神经脊束核。结状神经节的周围支传导咽、喉、气管、食管及各内脏的感觉，以及咽、软腭、硬腭，会厌等部分的味觉，中枢支入弧束核。副交感神经起自第四脑室底部的迷走神经背核，分布于内脏不同器官。

一、迷走神经起源与走行

脑干延髓内有4个迷走神经核，包括：背核、疑核、孤束核和三叉神经脊束核。

（一）迷走神经核团

1. 背核

起自第四脑室底部迷走神经背核发出的副交感神经主要支配胃肠道和肺。

2. 疑核

疑核发出的副交感神经纤维支配软腭、咽和喉的肌肉。此外疑核发出的传出纤维还包含投射到心脏的副交感节前神经元。

3. 孤束核

孤束核接收来自内脏器官的初级传入信号以及味觉信息。

4. 三叉神经脊束核

汇聚在三叉神经脊束核上的传入神经传递有关外耳、后颅窝硬脑膜和喉部黏膜的疼痛、温度和深感觉信息。

（二）迷走神经走行

迷走神经从脑干延髓发出，然后通过颈静脉孔穿出颅骨。迷走神经的感觉神经节由上节和下节膨大组成，在迷走神经下神经节后侧与副神经颅根（CN XI）相连。

在颈动脉鞘内迷走神经干穿过颈动脉和颈内静脉之间下行进入胸腔，此后左右迷走神经走行不同；左迷走神经走至主动脉弓前，左主支气管后和食管前，右迷走神经走在食管和右主支气管的后面。左右迷走神经均经膈食管裂孔进入腹部，并沿着各自的走行到达末端分支。

二、迷走神经功能

1. 感觉功能

包括躯体感觉和内脏感觉两部分，躯体感觉是指皮肤和肌肉的感觉，耳神经传递外耳道后部和外耳的皮肤感觉，以及咽和喉的内部表面感觉，喉上表面（声带上方）接收喉内神经支配。内脏感觉是指来自身体各器官的传入感觉，传输心脏和腹部脏器的内脏感觉。小脑幕下硬脑膜感觉神经由迷走神经和颈1～3脊神经颅内升支分布。

2. 特殊的感觉功能

迷走神经接收会厌和舌根提供味觉传入。

3. 运动功能

迷走神经支配咽、软腭和喉的大部分肌肉。

4. 副交感神经神经功能

迷走神经支配气管、支气管和胃肠道（上至脾曲）的平滑肌，心脏通过迷走神经的心脏分支调节心律。

迷走神经纤维功能与分布见表2-5。

表2-5 迷走神经纤维功能与分布

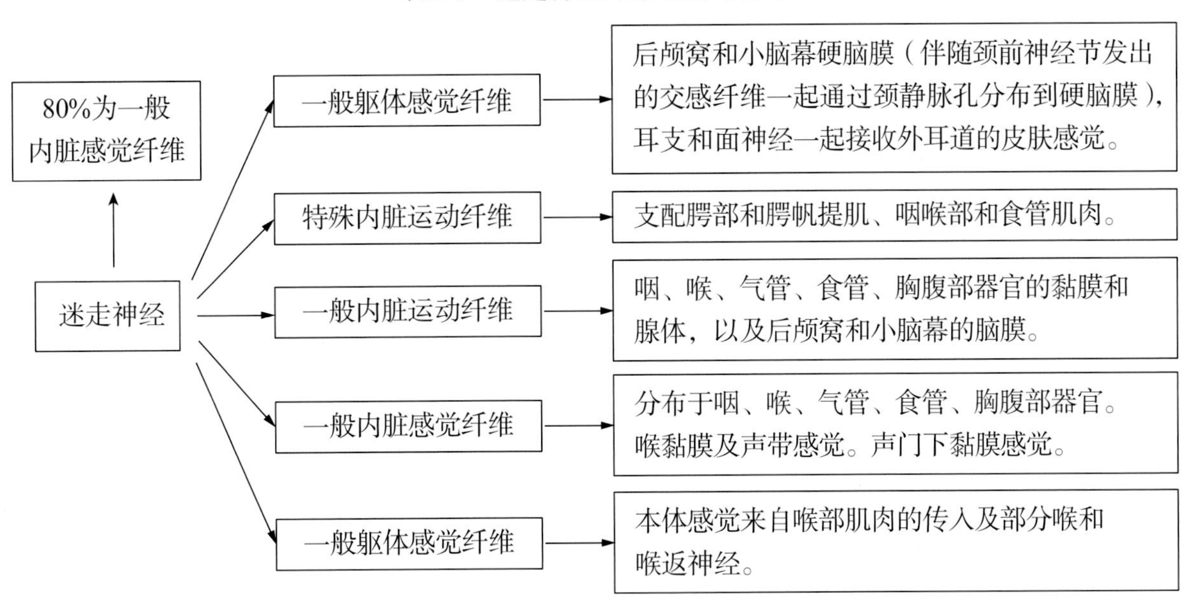

三、迷走神经分布

迷走神经是所有脑神经中从头部一直延伸到腹部最长和最复杂的神经（表2-6，表2-7）。

（一）颈部迷走神经

在颈部迷走神经进入颈动脉鞘，与颈内静脉和颈总动脉一起下行，左右神经有不同的通路。右迷走神经经过锁骨下动脉前面和胸锁关节后面进入胸腔。左迷走神经在左颈总动脉和左锁骨下动脉之间下行，在胸锁关节后方进入胸腔。

在颈静脉窝与颈部的迷走神经分支有：

1. 脑膜支

脑膜支起源于上神经节并在颈静脉孔进入颅腔，该支包含一般传入纤维并支配后颅窝小脑幕下部位硬脑膜。

2. 耳支

耳支（arnold's nerve or alderman's nerve）起源于上神经节，进入颈静脉窝侧壁乳突小管，经外耳道后的鼓室乳突裂发出，分布于耳道后部及耳郭毗邻部位的皮肤。然后进入骨和软骨之间的咽腔分布于咽腔底部和鼓膜。刺激该神经，如冲洗耳道可引起反射性咳嗽（耳咳）、呕吐甚至心脏停搏。耳支神经痛会牵涉枕部或枕神经周围神经痛，耳神经痛表现为持续或间歇性的剧烈疼痛，可从颈后放射到前额。患者颈部活动时有灼烧感，有时伴有头痛和头皮痛觉过敏。

3. 咽支

起源于迷走神经下神经节，含有内脏传入纤维和运动纤维。咽支在颈内外动脉之间向前走行，舌咽神经分支、喉外神经分支和颈上神经节的交感神经纤维组成咽丛。支配咽部的所有肌肉（除了茎突咽肌由舌咽神经支配）和所有软腭肌（除了腭帆张肌由下颌神经的翼内侧神经支配）。

4. 喉上神经

起源于下神经节，向下、向前随颈内动脉到达咽中缩肌，在咽中缩肌分为喉内外神经：喉外神经（运动神经）向下与甲状腺上血管相连并支配环甲肌，在咽下缩肌和咽丛分支。喉内神经（感觉神经）向下并向前进入咽中缩肌和咽下缩肌之间的空隙，穿过甲状舌骨膜进入喉部，分布在声带上方的喉部黏膜以及咽腔、会厌和舌之间最后面的黏膜。

5. 颈上心支和颈下心支

颈上心支在颈上部发出，颈下心支在颈下部发出。它们通过胸腔入口进入胸腔。并将节前副交感神经纤维分布于心脏，具有抑制心功能作用。左侧迷走神经的颈下心支与心浅丛相连。两条迷走神经的颈下心支与心深丛相连。

6. 喉返神经

有左右不对称的两条喉返神经，左喉返神经在主动脉弓下形成襻，右喉返神经在右锁骨下动脉下形成襻，然后都沿着气管食管沟向上走行。喉返神经为所有喉内肌提供运动神经支配（由喉外神经支配的环甲肌除外），感觉神经支配喉腔黏膜直至声带。每根喉返神经都深入到咽下缩肌进入到喉腔深至环甲关节，称为喉下神经。

（二）胸腔迷走神经

1. 心下神经

左侧心下神经起源于喉返神经；右侧起源于气管旁的迷走神经干，左右侧颈下心支都终止于心丛的深部。心丛负责支配心脏，也接收来自迷走神经的心神经、喉返神经和交感干颈神经节的纤维。

2. 支气管前支

在肺根的前表面有两三个小的支气管前支，这些分支与交感神经干一起形成前肺丛，支配支气管树和内脏胸膜。

3. 支气管后支

后支一般比前支粗大且丰富，位于肺的后根。这些分支与交感干的第三和第四胸神经节一起构成肺后丛。肺后丛与肺前丛支配着相同的结构。

4. 食管支

迷走神经的食管支和交感干的内脏支构成食管丛，食管支从支气管丛的上、下伸展，食管丛的神经纤维分布到心包后表面。食管支是食管的运动和感觉分支。

（三）腹腔迷走神经

1. 胃支

右迷走神经分支在胃后下表面形成胃后丛，左迷走神经分支在胃前上表面形成胃前丛。两个分支都位于小网膜层之间。胃前部的纤维一直延伸到幽门和十二指肠的上部，而迷走神经后干除了胃后支外，还将纤维分布到腹腔、肾和肠系膜上动脉的腹主动脉丛。

2. 肝支

迷走神经的肝支主要来源于左迷走神经。这些分支连接肝丛，肝丛支配肝脏。

3. 腹腔支

迷走神经的腹腔分支主要来源于右迷走神经。这些分支连接腹腔丛，腹腔丛支配胰腺、肾、脾、肾上腺、小肠和大肠（直到脾曲）分支而终止。

表 2-6　迷走神经 10 个分支的走行与分布

分支	走行与分布
脑膜支	起自颈静脉神经节，经颈静脉折返向上行走，分布于颅内后颅窝硬脑膜。
耳支	起自迷走神经上神经节，接收舌咽神经的下神经节神经束，发出一般躯体感觉纤维分布于鼓室后部、外耳道及耳廓后皮肤，与面神经的耳后支交通。
咽支	起自迷走神经下神经节，穿过颈内动脉至咽中缩肌上缘，分出许多神经束支和舌咽神经、喉上神经、交感神经形成咽丛。运动神经支配除了茎突咽肌、腭帆张肌以外的咽部肌肉以及软腭肌。感觉神经分布于咽部黏膜。
颈动脉体支	起自迷走神经下神经节，将压力感受器和化学感受器的冲动传递到孤束核中 1/3 处，和舌咽神经分支形成神经丛。
喉上支	起自迷走神经下神经节，分为内外两支。细小的外支支配环甲肌，并发出分支到咽丛。内支分布于声门裂以上的喉黏膜。
喉返神经	起自胸腔向上折返至喉部，右喉返神经绕过右锁骨下动脉返至颈部。左喉返神经绕过主动脉弓返至颈部。两者均沿气管与食管之间上行，在颈总动脉及甲状腺后方到达喉部，支配除环甲肌以外的全部喉肌并分布于声门裂以下的喉黏膜。
心支	分上、下支，上支起源于迷走神经。下支右侧起源于迷走神经干和喉返神经，左侧只起源于喉返神经，与交感神经系统心脏分支相连，形成心丛。
肺支	起自胸腔，与来自交感神经的纤维形成肺丛。
食管支	起自胸腔，与内脏神经和胸交感神经形成食管丛。
胃肠支	起自腹部，形成胃、腹腔和肝丛。

表 2-7　迷走神经系统起源、分支和支配区域

神经核	背核：将副交感神经纤维分布至肠道。 疑核：将传出运动神经纤维和副交感神经纤维分布至心脏。 孤束核：接收来自舌的特殊味觉传入，及内脏的一般感觉 三叉神经脊束核的内脏传入：接收一般感觉传入纤维
分支	经颈静脉孔：进入颅内的脑膜支，分布到幕下硬脑膜。 颈部迷走神经：分布咽、喉上、喉返神经以及颈上心支。 胸腔内迷走神经：分布心下神经，前支气管支，后支气管支和食管支。 腹部迷走神经分布：胃支、腹腔支和肝支

续表

支配区域	一般躯体感觉传入：来自喉部、耳郭、外耳道、后颅窝硬脑膜的感觉信息。 一般内脏传入：信息来自主动脉体，食管，肺，支气管，心和肠。 特殊传入：为味道的信息。 一般内脏传出：副交感神经部分，支配咽、喉、胸腹器官的平滑肌和腺体

第九节 偏头痛神经

一、偏头痛概述

偏头痛源于支配脑膜、蛛网膜和硬膜血管以及脑大动脉和鼻窦的伤害感受器激活。通过机械、电子或化学（促炎分子、血液或感染）以及肿瘤刺激因子等激活这些感受器引起偏头痛（图2-44，图2-45，图2-46，图2-47）。

脑膜神经由无髓鞘（C纤维）和薄髓鞘（A_{δ}纤维）轴突组成，含有血管活性神经肽，如：P物质（SP）和降钙素基因相关肽。其传输源于三叉神经节，通过三叉神经眼支的筛前神经和幕神经分布在前颅窝、小脑幕和大脑镰上部的硬脑膜。还有少量上颌神经分支中脑膜神经分布在中颅窝前部，以及下颌神经分支棘神经支配中颅窝后部的硬脑膜。由颈1～3背根神经节发出的神经分支进入枕骨大孔支配后颅窝硬脑膜。

二、偏头痛脑膜神经传入

脑膜感觉传入神经从三叉神经束进入脑干，并向尾部传输信息，同时发出分支终止于三叉神经脊束核和上颈部脊髓（C1～C3）。解剖学和电生理学研究表明，绝大多数A_{δ}和C纤维经过伤害性损伤初级传入纤维终止于浅层（第一层和第二层），一些A_{δ}纤维终止于三叉神经脊束核的第五层。这些脑膜伤害感受器汇聚在三叉神经神经元，这些神经元接收来自邻近皮肤和肌肉的其它传入信息。由此产生的颅内（内脏神经）和颅外（躯体神经）初级传入神经，会聚到三叉神经脊束核神经元，可能促进并产生眶周和枕部区域的疼痛感知。

三、偏头痛神经激活

人类脑功能成像研究显示，自发性偏头痛患者在丘脑后或背侧区激活。动物研究发现三叉神经神经元位于丘脑后核、背外侧后核和腹侧后内侧核。近年神经解剖学研究表明，这些神经元的轴突轨迹和皮质投射源于丘脑核。例如，丘脑腹后内侧核硬膜敏感神经元，投射到初级和次级躯体感觉皮质的三叉神经区及岛叶，可以辨别疼痛的位置、强度和特性。相反，丘脑后核、外侧后核和背核的硬脑膜敏感神经元投射到多个皮质区域，如：运动、顶叶联合皮质、后皮质、躯体感觉、听觉、视觉和嗅觉皮质，提示其产生运动障碍、心烦意乱、短暂失忆、异位疼痛、语音恐惧、畏光和嗅觉恐惧症。

（郑宝森　李兴志　刘靖芷　黄　冰　任玉娥　宋　阳　王漳翁　蒋文臣　曲　瑶　郑　伟　王江林　杨艳梅编写，李兴志　刘清军　夏令杰　刘广召　孙　涛审校）

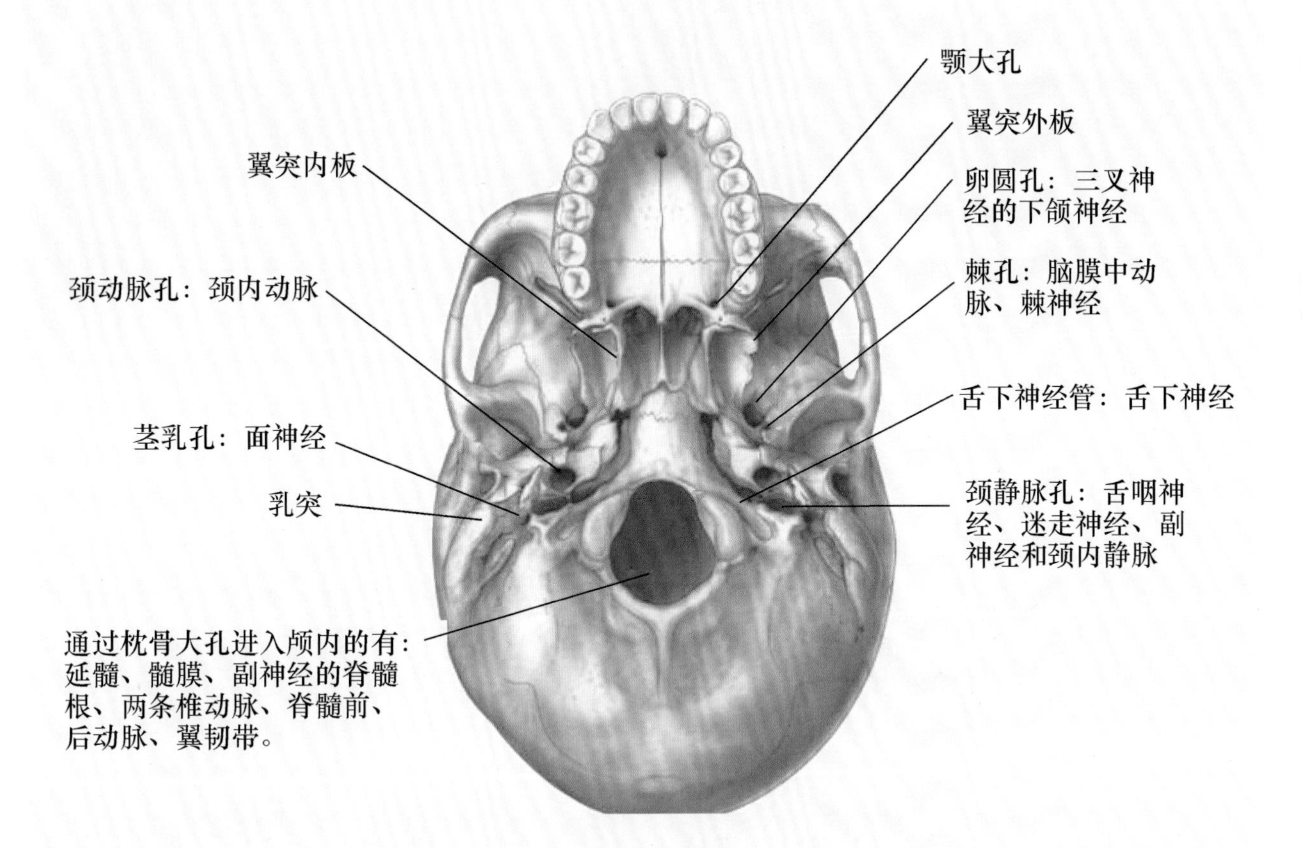
颚大孔
翼突外板
翼突内板
卵圆孔：三叉神经的下颌神经
颈动脉孔：颈内动脉
棘孔：脑膜中动脉、棘神经
舌下神经管：舌下神经
茎乳孔：面神经
乳突
颈静脉孔：舌咽神经、迷走神经、副神经和颈内静脉
通过枕骨大孔进入颅内的有：延髓、髓膜、副神经的脊髓根、两条椎动脉、脊髓前、后动脉、翼韧带。

图 2-1　颅神经孔

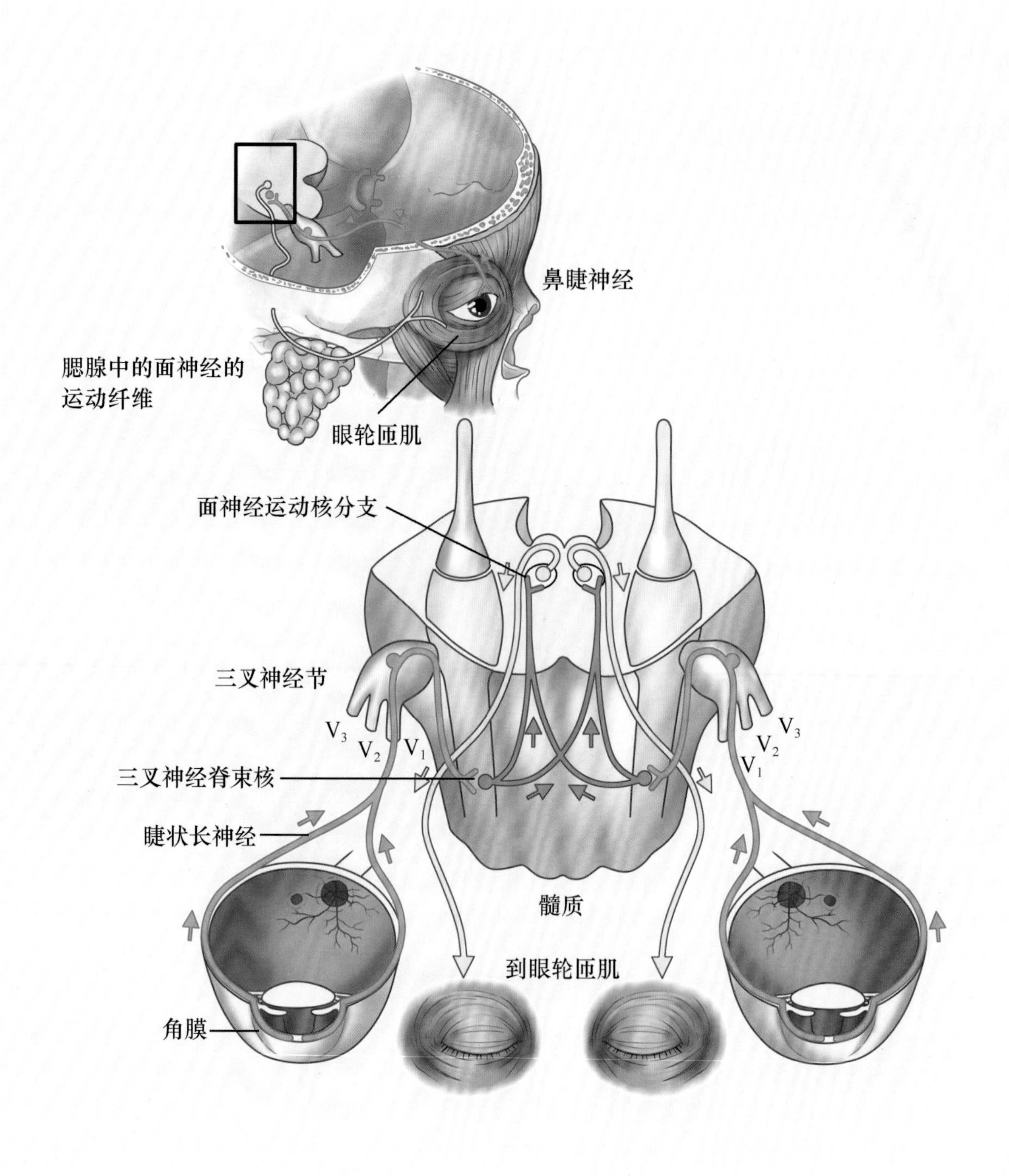

图2-2　三叉神经脊束核（前面观）

三叉神经脊束核与主感觉核和中脑核一起构成三叉感觉神经核复合体。三叉神经脊束核是延髓内的一个核，接收来自同侧面部的深触觉、疼痛和温度等信息。除三叉神经外，面神经、舌咽神经和迷走神经也将疼痛信息从其所在区域传递到三叉神经脊束核。因此三叉神经脊束核接受颅神经Ⅴ、Ⅶ、Ⅸ和Ⅹ的感觉传入。

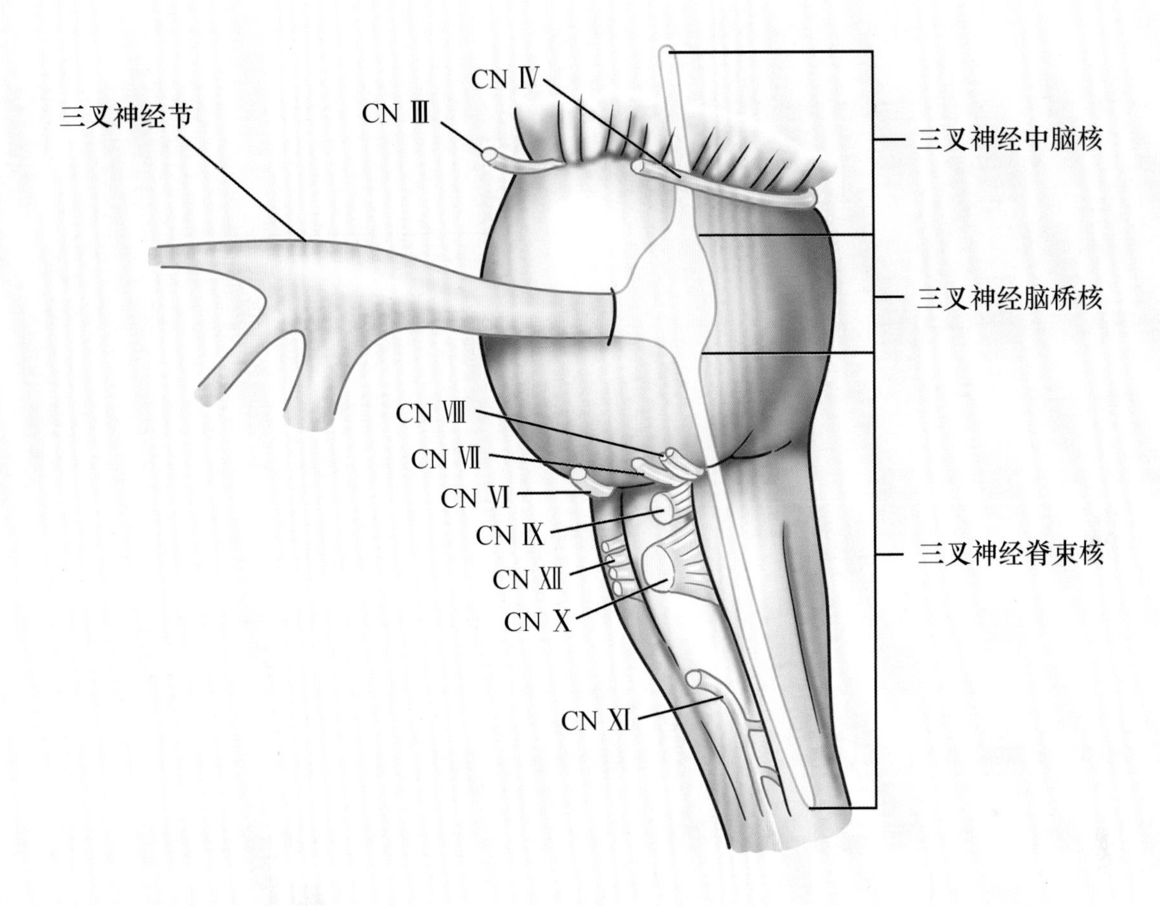

图2-3 三叉神经核（侧面观）

人体有12对颅神经，根据它们从大脑中出现的顺序用罗马数字进行编号。其中三叉神经属于感觉神经，但也有运动神经混在一起。三叉神经由四个核的传输纤维形成束，并与三个独立的分支相联系。三叉神经感觉核包括：三叉神经中脑核、三叉神经主感觉核（脑桥核）和三叉神经脊束核。三叉神经运动核位于脑桥上，发出较小的运动根，绕过三叉神经节，支配咀嚼肌、下颌舌骨肌和腭帆张肌。

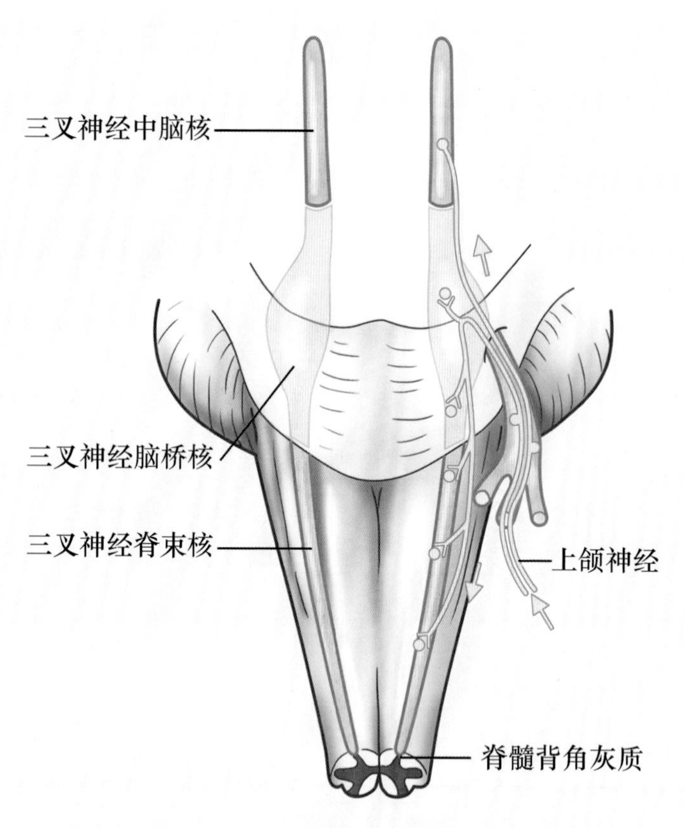

图 2-4　三叉神经核（后面观）

三叉神经根和神经节与其它颅神经一样，位于脑干的正外侧。脑干位于大脑的下部，是脊髓和大脑皮质之间的连接部分。10对脑神经与脑干相连。三叉神经神经节位于脑桥外侧，位于中脑（脑干上部）下方，位于脊髓背角灰质（脑干下部）上方。

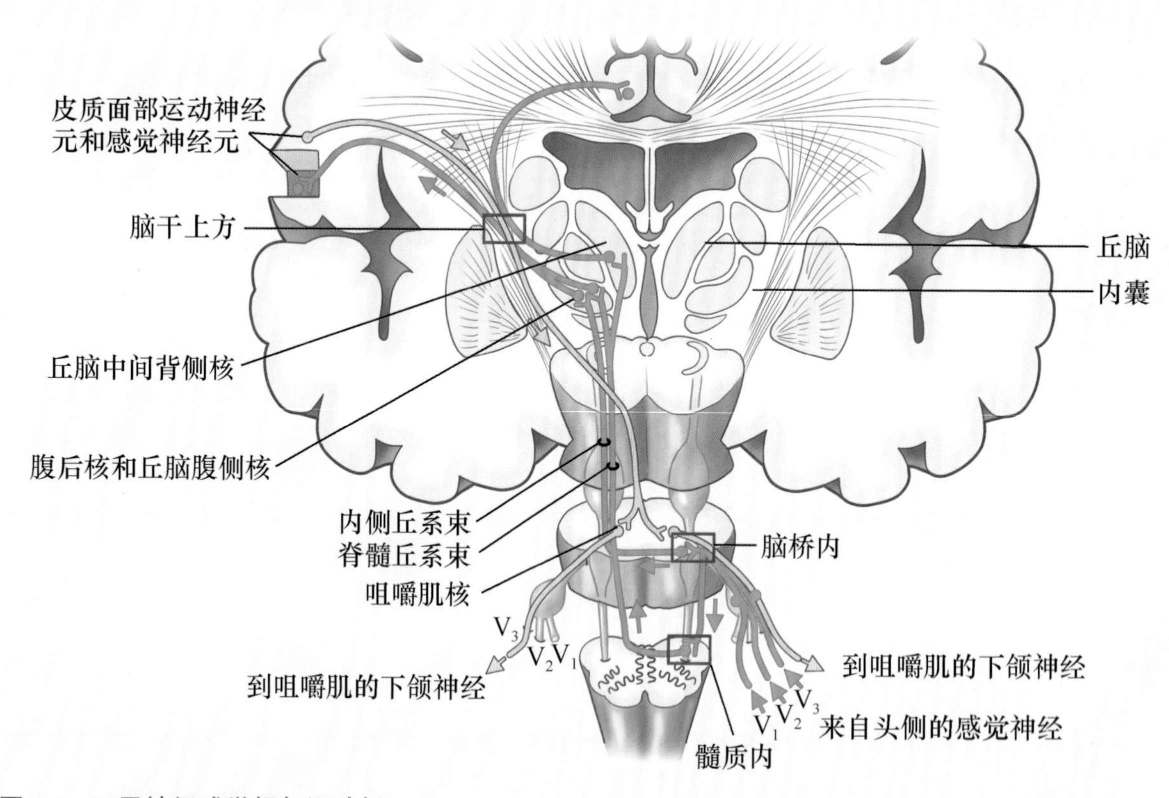

图 2-5　三叉神经感觉根与运动根

三叉神经起源于中脑延伸至延髓的三个感觉核（三叉神经中脑核、主感觉核、脊束核）和一个运动核（三叉神经运动核）。核是中枢神经系统中神经元细胞体的聚集。在脑桥水平，感觉核合并形成感觉根，运动核形成运动根。这些神经根类似于脊髓的背根和前根，负责感觉与运动传输。

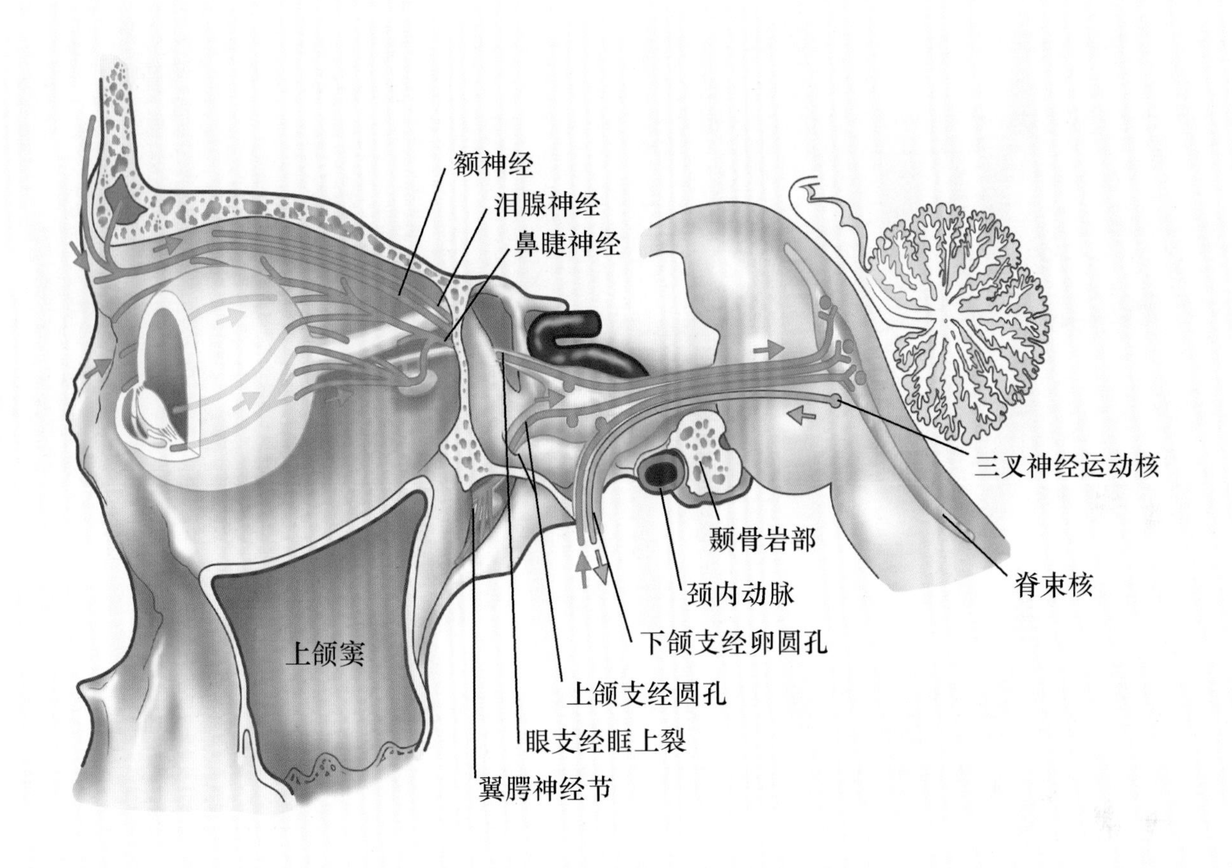

图2-6　三叉神经传导功能

三叉神经分支为：眼神经、上颌神经和下颌神经。眼神经和上颌神经是纯粹的感觉传入神经，而下颌神经除负责传输运动和感觉功能外，还包括自主神经纤维以及特殊感觉神经纤维。

三叉神经负责传递来自面部的一般躯体传入，即疼痛、温度、振动、精细和粗糙的触觉和本体感觉，并将运动信息传递给咀嚼肌，包括颞肌、翼肌、咬肌和一些较小的肌肉－腭帆张肌，鼓膜张肌，二腹肌前腹和下颌舌骨肌。

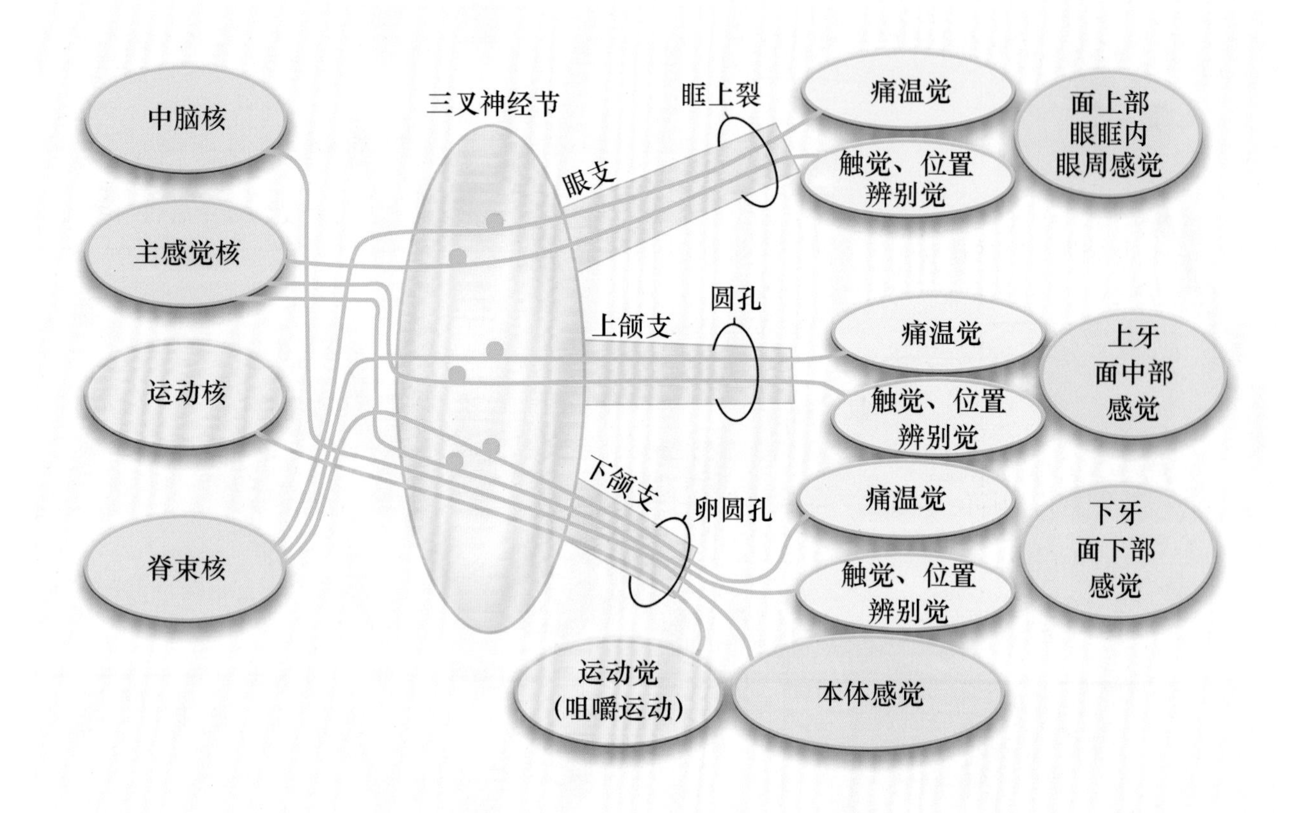

图 2-7　三叉神经节功能

1. 感觉功能　三叉神经的三个感觉分支从前额、头皮、眼睑、眼睛、脸颊、口唇、牙龈、上颚、牙齿、舌前侧和耳外侧为三叉神经节传递感觉。这使得头面部区域能够感知触觉、痛觉、温度以及具体位置觉。

2. 本体感觉功能　是面部一种感觉或知觉，常在潜意识的水平上，感知口腔的运动和食物位置，不受视觉的影响。这种感觉主要来自肌肉和肌腱（肌梭）的感觉神经末梢和关节的纤维囊与前庭器官的信息传入。

3. 触觉功能　是三叉神经的主要功能，由面部感觉神经支配，负责触压觉。还能感觉和传递从进食或吸入物中产生的感觉信号。

4. 痛温觉功能　感觉神经末梢又称感受器，具有对特定温度作出反应的离子通道，使游离神经末梢产生动作电位，对皮肤受到的伤害或其它疼痛的潜在破坏性刺激作出反应。

5. 运动功能　三叉神经的运动支控制的肌肉有颞肌、咬肌、内外侧翼状肌、下颌舌骨肌、鼓膜张肌、腭帆张肌和二腹肌的前腹。

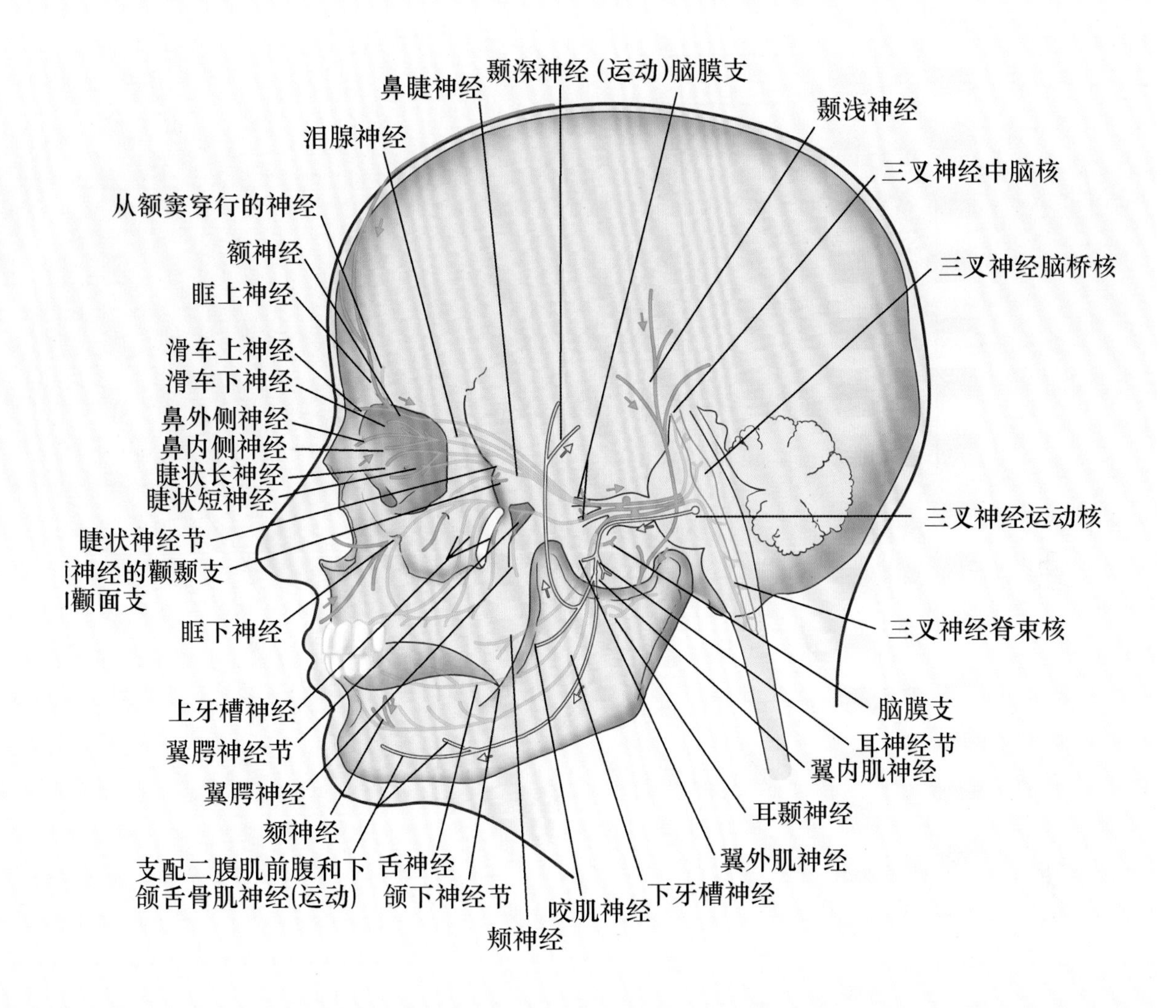

图 2-8　三叉神经分支（侧面观）

感觉神经元接受三叉神经的三个感觉分支的感觉传入。这些分支将面部和头部的感觉传递到同侧三叉神经节，三叉神经节将感觉信息传输到脑干。这些感觉信息再从脑干传输到丘脑，然后再传输到达对侧大脑的感觉区。三叉神经的运动支从大脑皮层的运动区域接收信息。这些信息在脑干交叉，穿过三叉神经节，最终下行控制咀嚼肌运动。

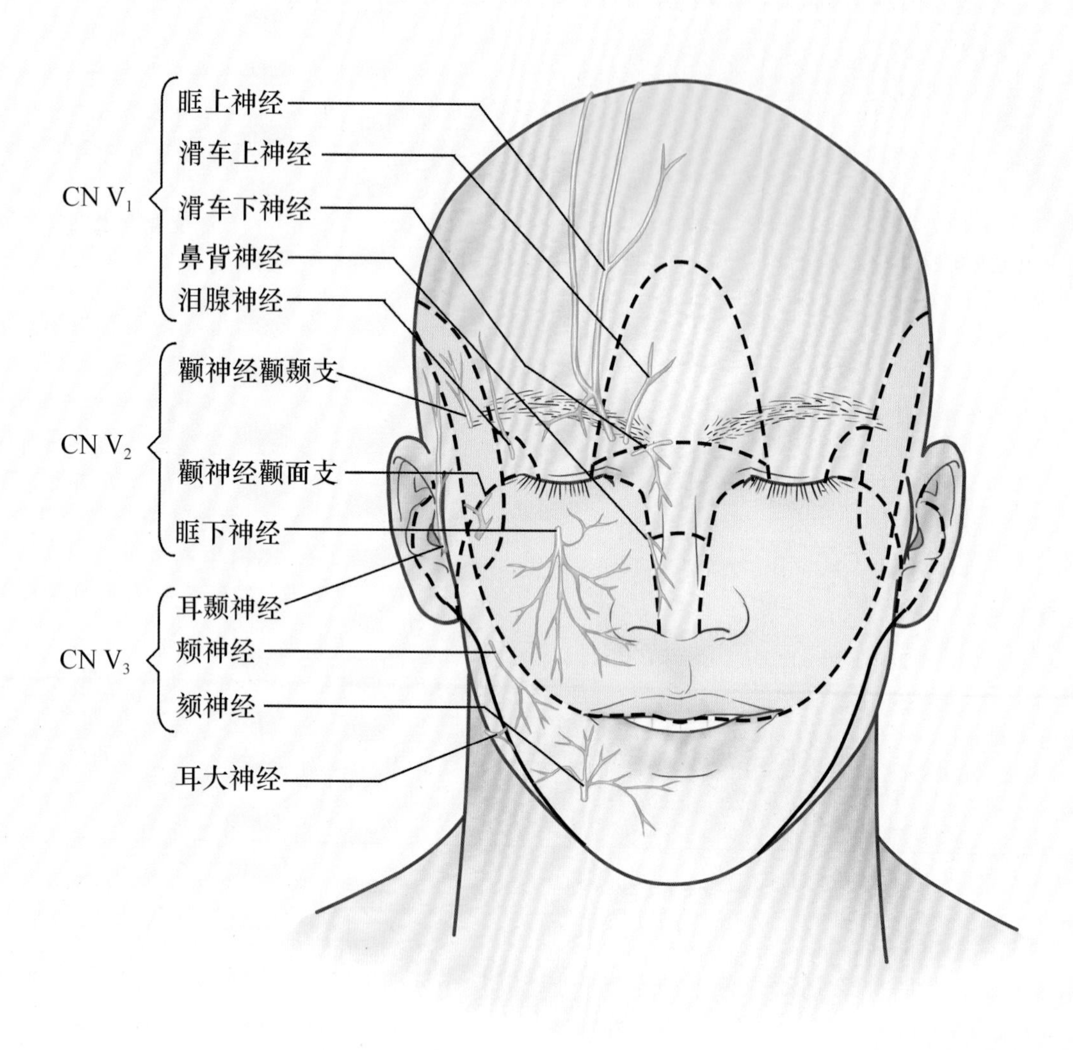

图 2-9　三叉神经分支（前面观）

三叉神经第一支是眼神经，其中额神经、泪腺神经和鼻睫神经汇合眼神经。这些神经小分支位于眼睛、前额、鼻子和头皮周围。

第二支上颌神经感觉神经末梢位于头皮、前额、脸颊、鼻、口腔上部、牙龈和牙齿。这些神经汇聚成四个更大的神经分支为：中脑膜神经、颧神经、翼腭神经和上牙槽神经。

第三支下颌神经接收九个分支的信息，其主要是感觉神经，也有运动成分。下颌神经分支分布于耳朵、嘴、舌头、下巴、嘴唇、牙齿和下巴的外侧。

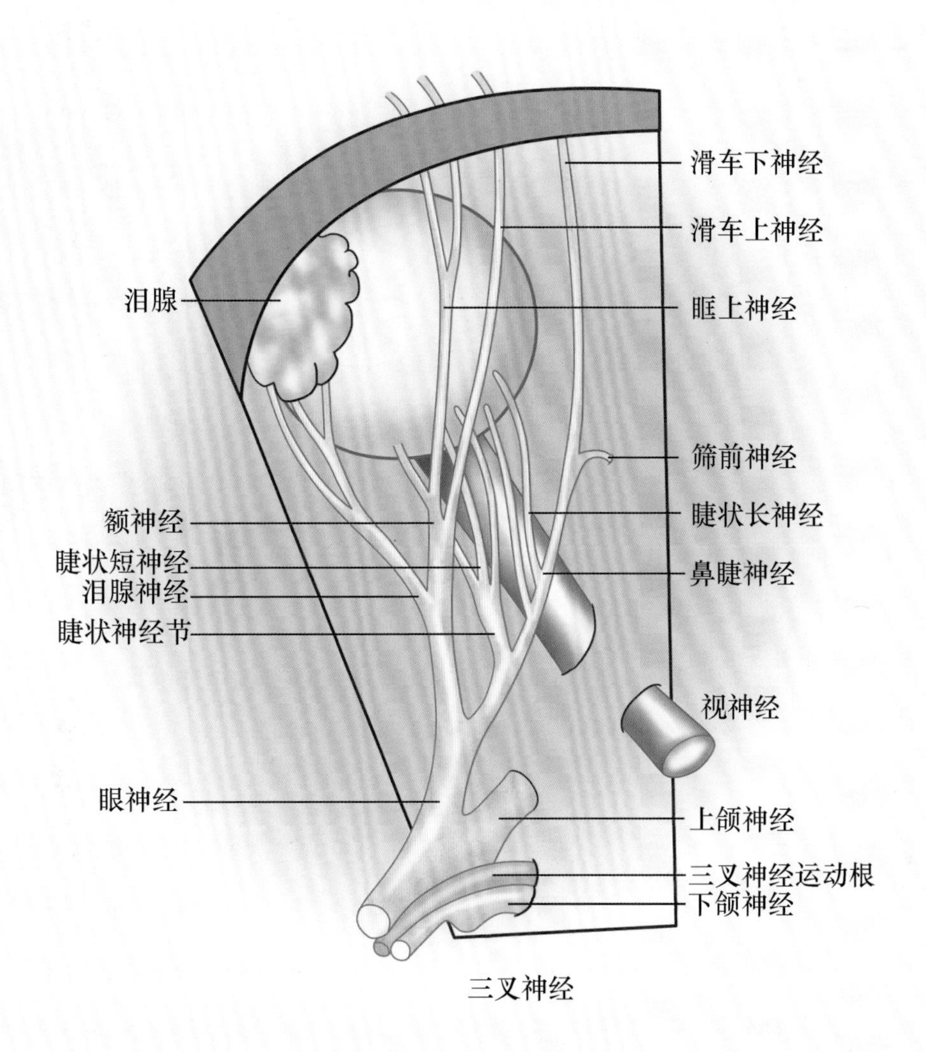

图2-10　眼神经

眼神经在滑车神经下方的海绵窦外侧壁前部走行并有动眼神经穿过。眼神经进入眶前侧，发出幕神经上行支配大脑镰和幕上硬脑膜。然后眼神经先分成3支分别通过眶上裂有：①额神经（经眶上裂腱环外）发出眶上神经和滑车上神经。②泪腺神经。③鼻睫神经先发出睫状神经节后再发出小交通分支、睫状短神经、睫状长神经、滑车下神经、筛后神经和筛前神经进筛前孔后入筛状板。

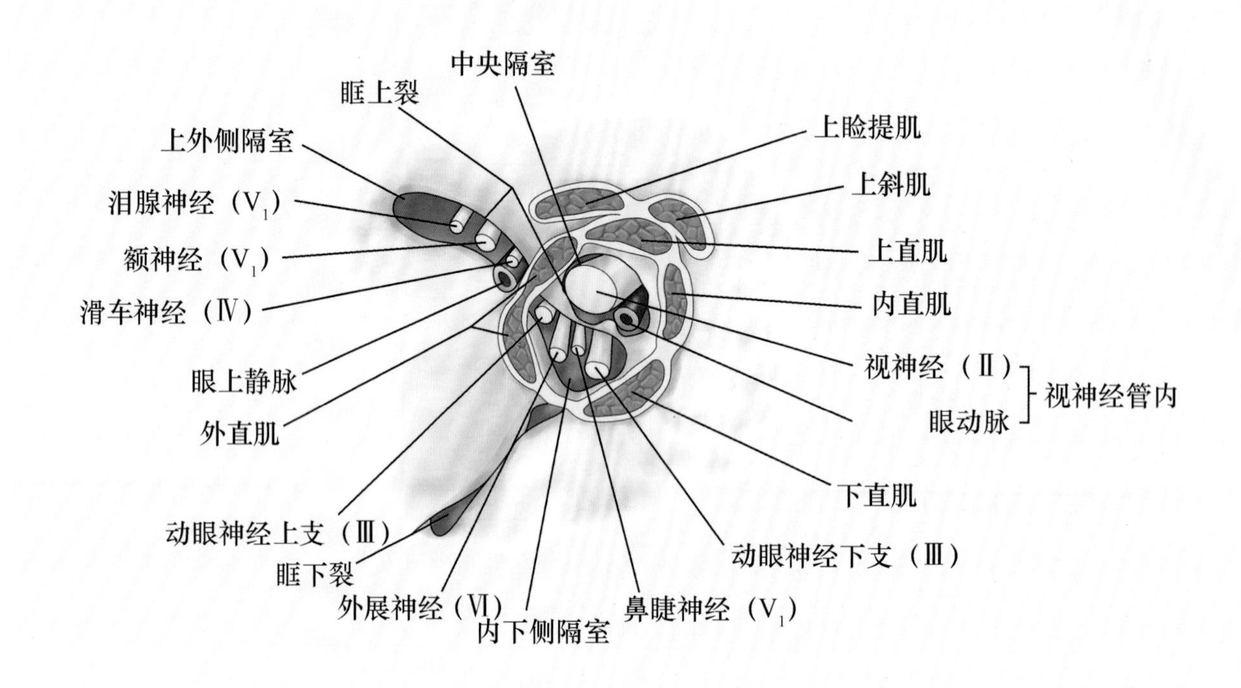

图 2-11　眼神经分支与眶上裂（前侧观）

眶上裂是海绵窦与眶尖之间的通道。它由上直肌、外直肌、下直肌和内直肌共同组成腱环。由于它只环绕视神经管和眶上裂的中间部分，因此又将眶上裂分成三个独立的外上侧隔室、中央隔室和内下侧隔室。经上外侧隔室发出：泪神经（三叉神经眼支）、额神经（三叉神经眼支）、滑车神经（CN Ⅳ）和眼上静脉。经中央隔室发出：视神经和眼动脉。经内下侧隔室发出：动眼神经上支（CN Ⅲ）、外展神经（CN Ⅵ）、鼻睫神经（三叉神经眼支）和动眼神经下支（CN Ⅲ）。

眶上裂综合征是一种复杂的颅神经损伤，影响CN Ⅲ，Ⅳ，Ⅴ和Ⅵ颅神经，所有这些神经都通过眶上裂进入眼眶。造成这种综合征的三个主要因素是：创伤、肿瘤和炎症。 眶上裂综合征表现为：前额、角膜、上眼睑和鼻梁区域感觉丧失。沿神经分布也可能出现泪腺分泌减少和眶后疼痛。上睑下垂是因为上睑提肌和受交感神经支配的睑板肌的张力丧失。

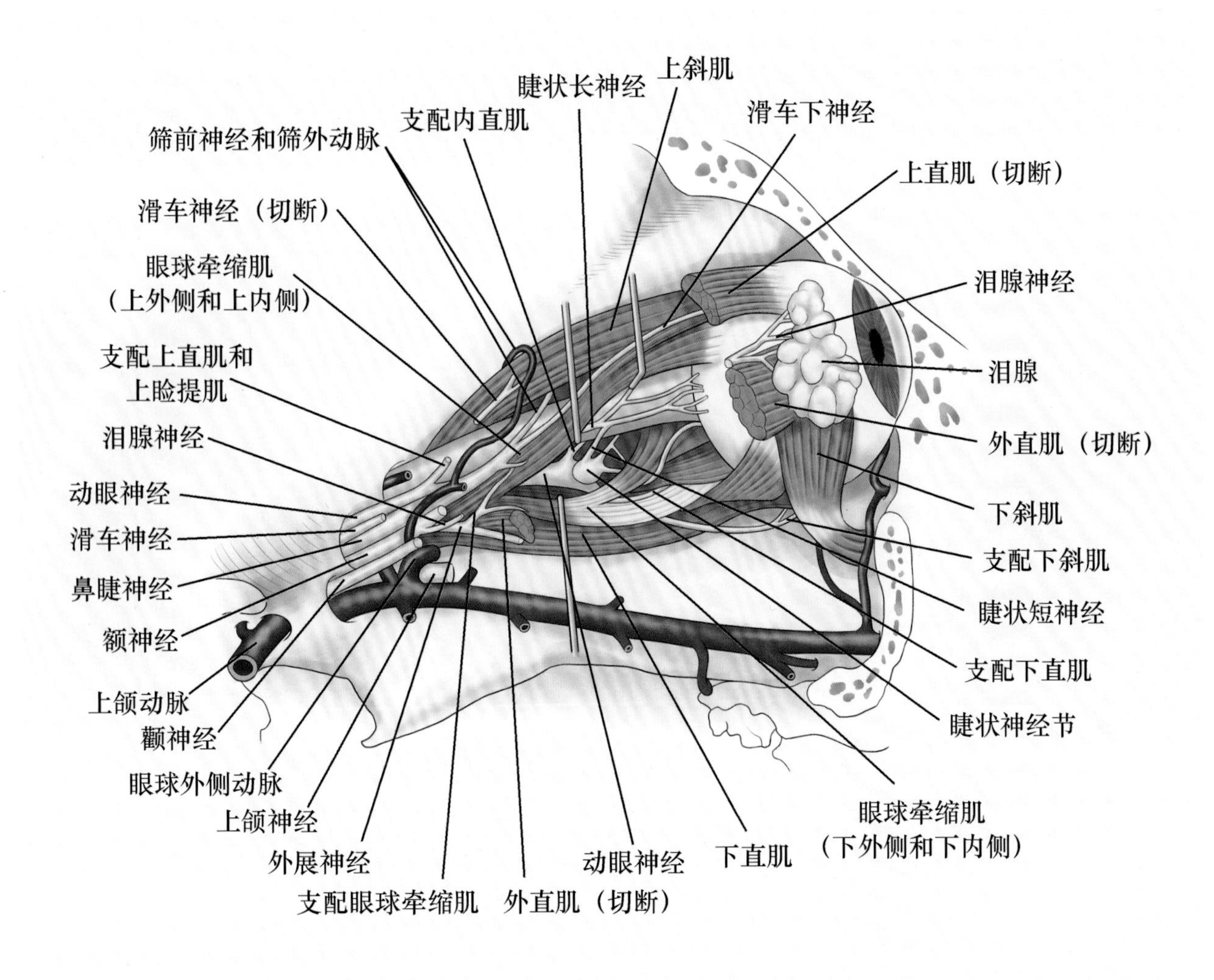

图2-12　出眶上裂的眼周神经（外侧观）

眶上裂感觉神经：眼神经进入眶上裂前分出泪腺神经、额神经和鼻睫神经。泪腺神经通过眶上裂的上外侧隔室进入眼眶，沿着外直肌的上缘支配泪腺。额神经位于上睑提肌上侧，眶周下方，经上外侧隔室进入眼眶，分出眶上神经和滑车上神经。眶上神经经眶上切迹或孔出眶。滑车上神经支配鼻背、上眼睑内侧和前额内侧感觉。鼻睫神经接受角膜、眼睑和鼻腔感觉信息。鼻睫神经分出交通支、睫状神经、滑车下神经、筛后神经和筛前神经。其分出的筛前神经穿过筛前孔，进入筛骨筛板上方的颅腔内，提供前颅窝硬脑膜感觉。颧神经起源于三叉神经的上颌支，发出颧颞支和颧面支，颧颞支沿眶下外侧壁穿过颧面孔，支配眼轮匝肌和颞区皮肤。它也与面神经的颧支和上颌神经的下睑支相连。颧面支出颧面孔，分布于颊部皮肤。

睫状神经节：是头部四个副交感神经节之一，它位于眼球后面。睫状神经节的三根神经根（副交感神经根、交感神经根和感觉神经根）位于睫状神经节的后方。运动纤维分布于瞳孔括约肌、睫状肌、脉络膜和虹膜血管。交感神经纤维与颈内动脉一起穿过眶上裂进入眶内。感觉神经纤维自三叉神经的眼支的鼻睫神经，通过眶上裂进入眼球。

动眼神经：是第三脑神经，出脑干直接穿过眶上裂，为纯运动神经，负责支配除上斜肌和外直肌以外的所有眼外肌。它也有副交感神经节前纤维，负责支配瞳孔括约肌和睫状肌。

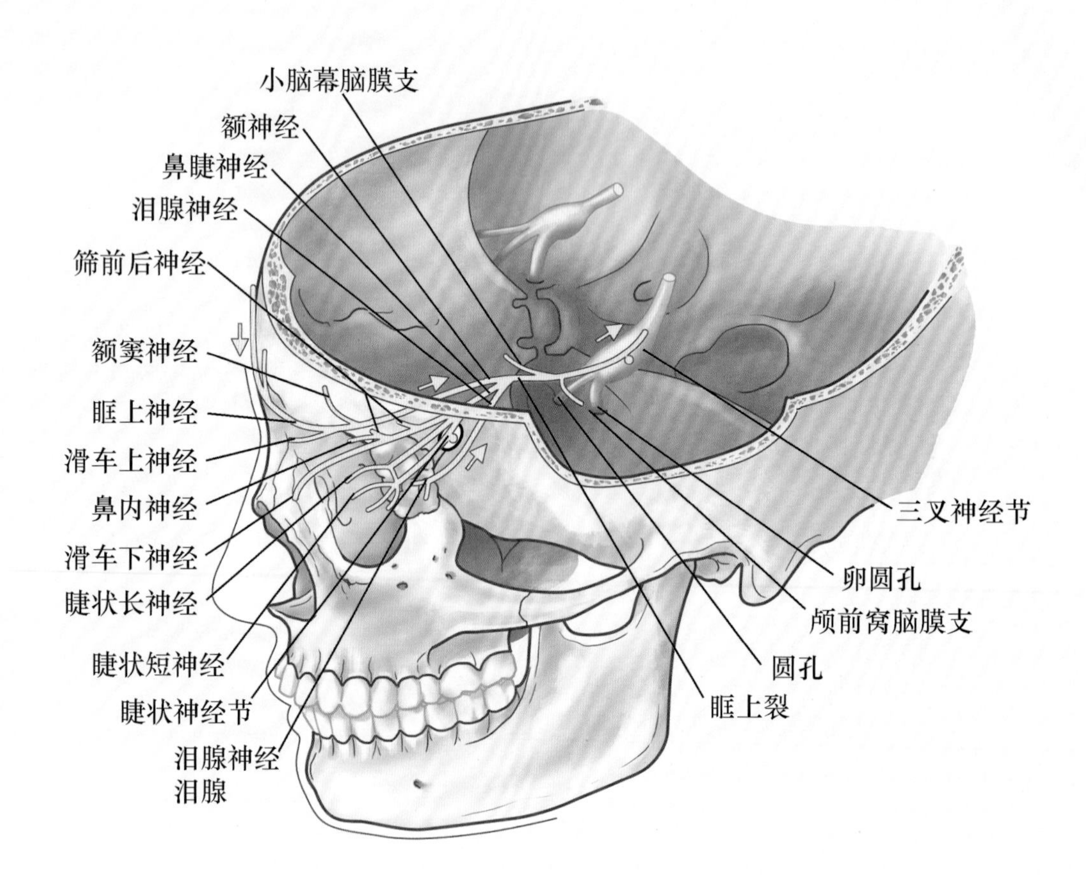

图2-13　眼神经与脑膜支

眼神经为三叉神经分支，是纯感觉神经。它起源于三叉神经节的前部，沿海绵窦侧壁走行，首先分为鼻睫神经、额神经和泪腺神经三支。

眼神经脑膜支同样为感觉神经，包括：分布在颅前窝脑膜支为筛前神经，分布在小脑幕的脑膜支为小脑幕神经。

筛前神经是眼神经的鼻睫神经分支，除分布硬脑膜外，还分布在鼻腔周围组织的感觉神经。

幕神经是眼神经发出的第二支脑膜支，主要分布在小脑幕与大脑镰硬脑膜上侧的感觉神经。

后颅窝硬脑膜的感觉神经主要由三叉神经、迷走神经和C1–3神经的脑膜支分布。

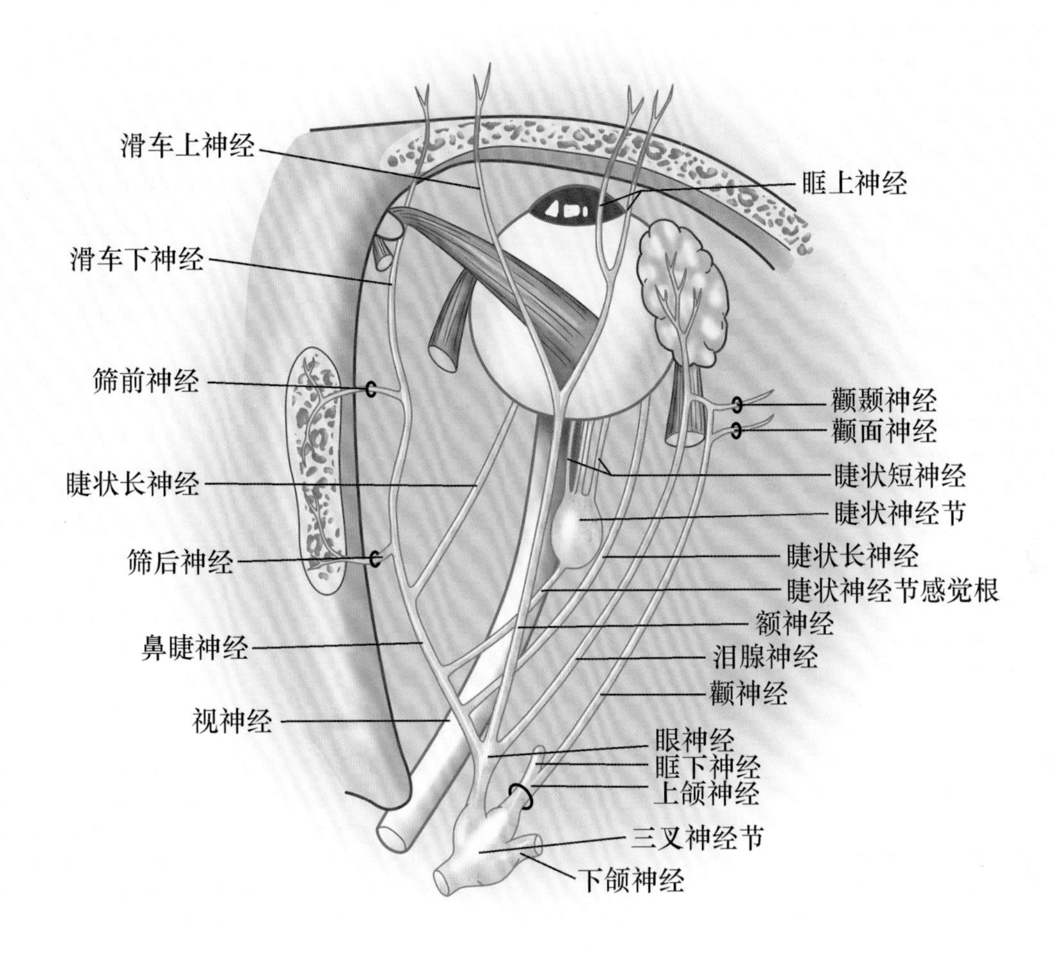

图 2-14　鼻睫神经

鼻睫神经是眼神经三大分支之一。其通过眶上裂出颅进入眼眶，位于两条动眼神经的分支之间。鼻睫神经分出睫状长神经、筛后神经、筛前神经和滑车下神经。鼻睫神经进入筛前孔和筛后孔分别发出筛前神经和筛后神经。筛前神经在筛骨筛状板的一侧继续进入颅腔，将感觉纤维分布到颅前窝脑膜，然后通过鼻缝进入鼻腔，将感觉纤维分布到鼻中隔的前部，分出鼻内侧支分布于鼻腔壁，分出的鼻外侧支分布于鼻背皮肤。

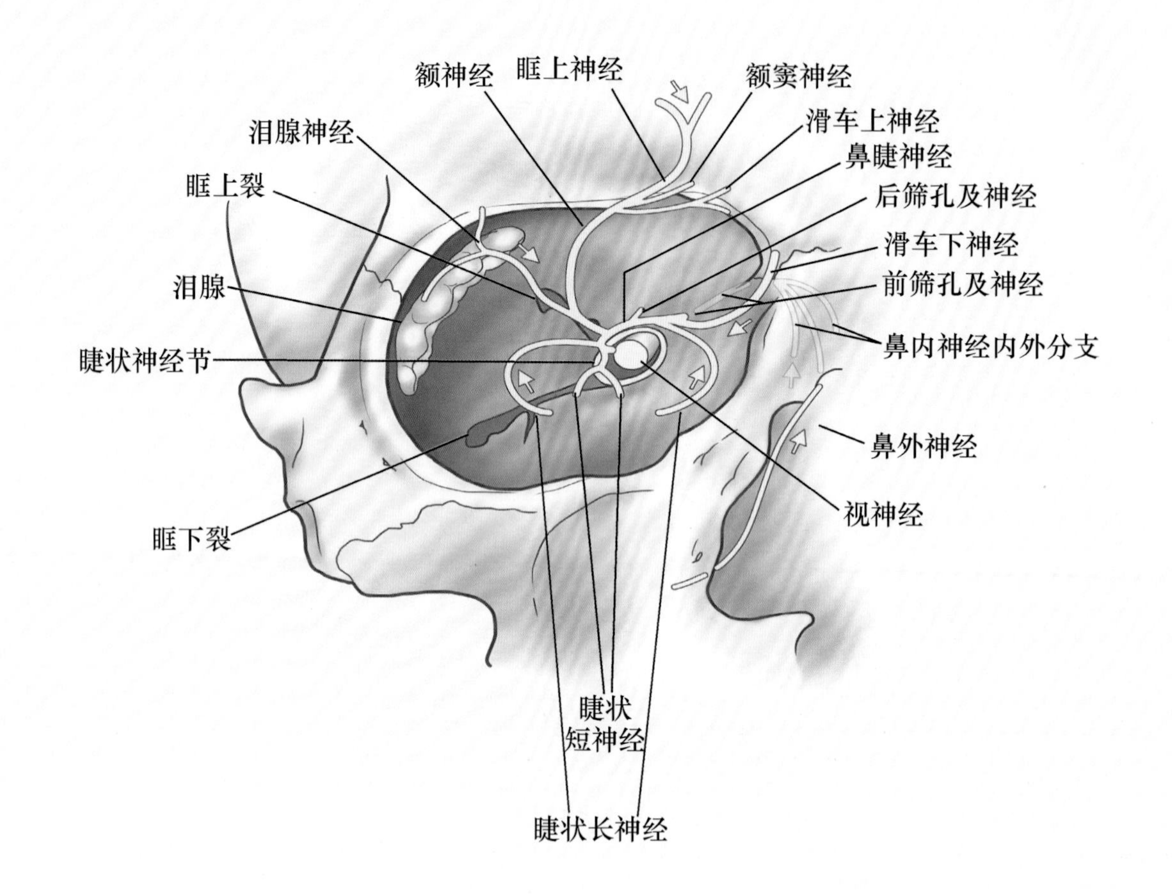

图 2-15　额神经

额神经是三叉神经眼支中最大分支。额神经通过眶上裂进入眼眶，在眼球肌肉上方，经过上睑提肌前部。额神经分为两条分支。眶上神经是额神经的直接延伸，通过眶上切迹或孔离开眼眶分布在前额、头皮、上眼睑以及额窦。滑车上神经比眶上神经小得多。它在眶上缘的内侧端出眼眶，支配前额和上眼睑。

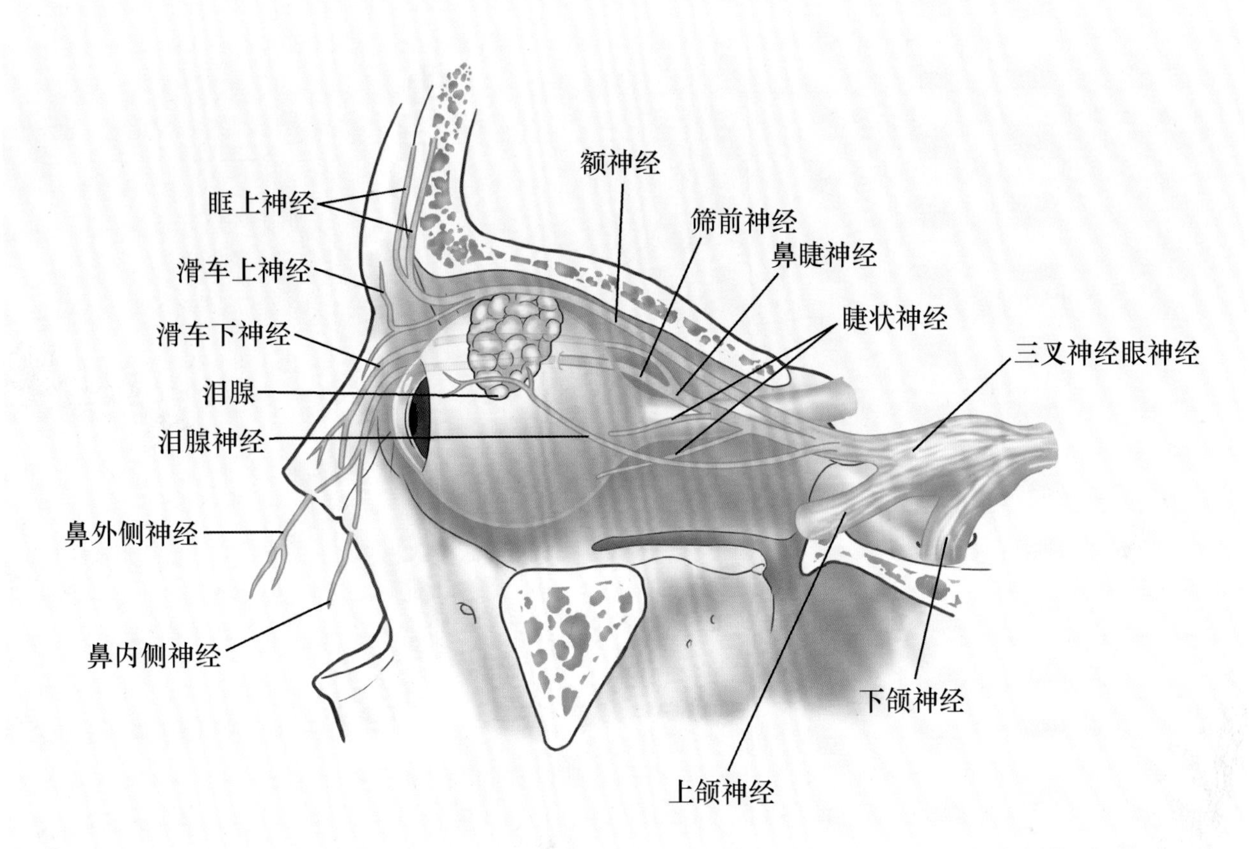

图2-16　泪腺神经

泪腺神经为三叉神经的眼神经分支。泪腺神经位于眶上裂最上侧，是穿过眶上裂的最外侧神经，并沿外侧直肌的上缘走行分布于面部前外侧额部、颞侧和头皮、外侧上眼睑和外侧眼角周围皮肤。

在眼眶内，泪腺神经通过颧颞神经（来自三叉神经的上颌支）接收从翼腭神经节发出的副交感神经纤维，并从邻近的泪腺动脉接收交感神经纤维，共同支配泪腺。泪腺神经还与面神经的分支交通后进入眶隔并终止于上眼睑的皮肤。

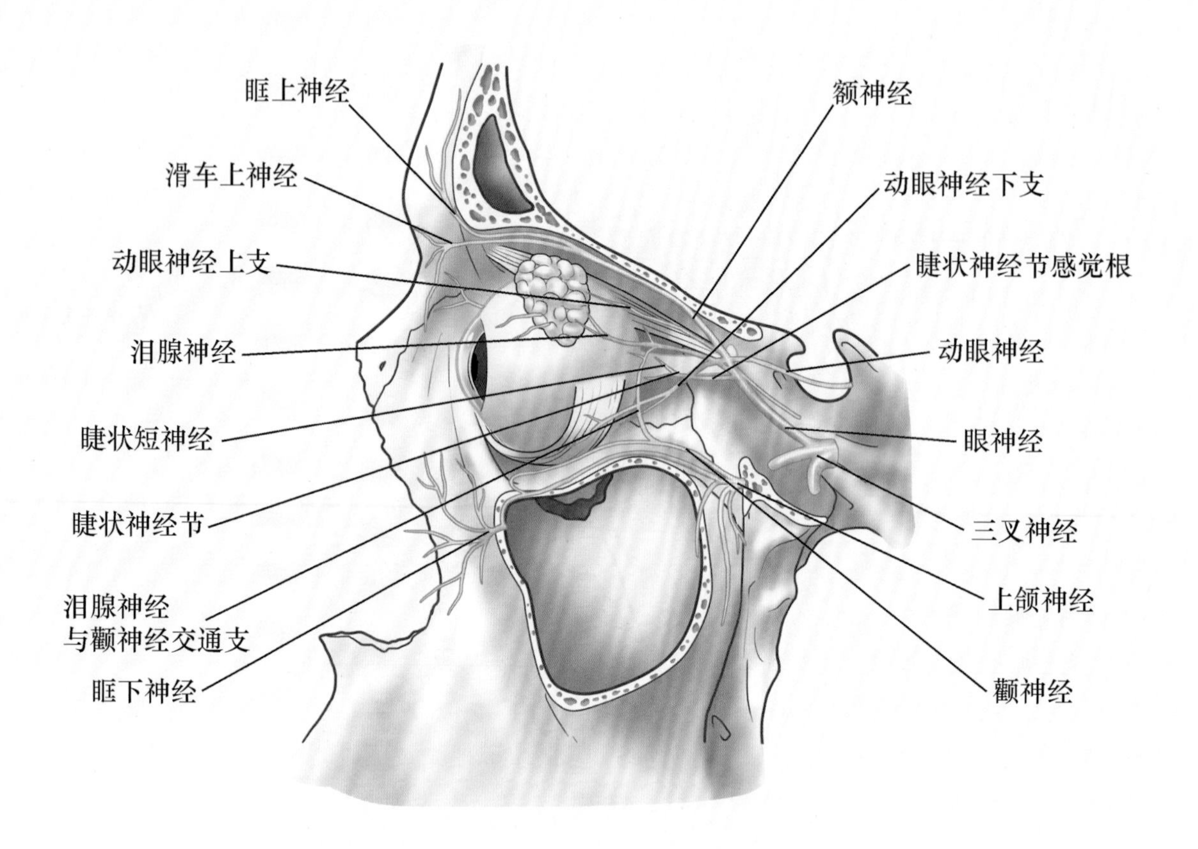

图 2-17　泪腺神经交通支

泪腺神经是眼神经最小的分支。泪腺神经通过眶上裂最窄的部分进入眶后，经过额神经和滑车神经外侧，位于共同环肌腱上方。该神经沿眶外侧壁向前走行，位于外直肌上方并与之平行，在那里它接收来自上颌神经的交通支。这些交通支纤维起源于翼腭神经节，由泪腺的节后副交感神经分泌运动轴突组成。它们最初伴随上颌神经的颧神经到眶外壁，然后传送到颧颞支，颧颞支又发出交通支，连接泪腺神经。泪腺神经经过泪腺和眶隔后，支配结膜和上眼睑外侧的皮肤。

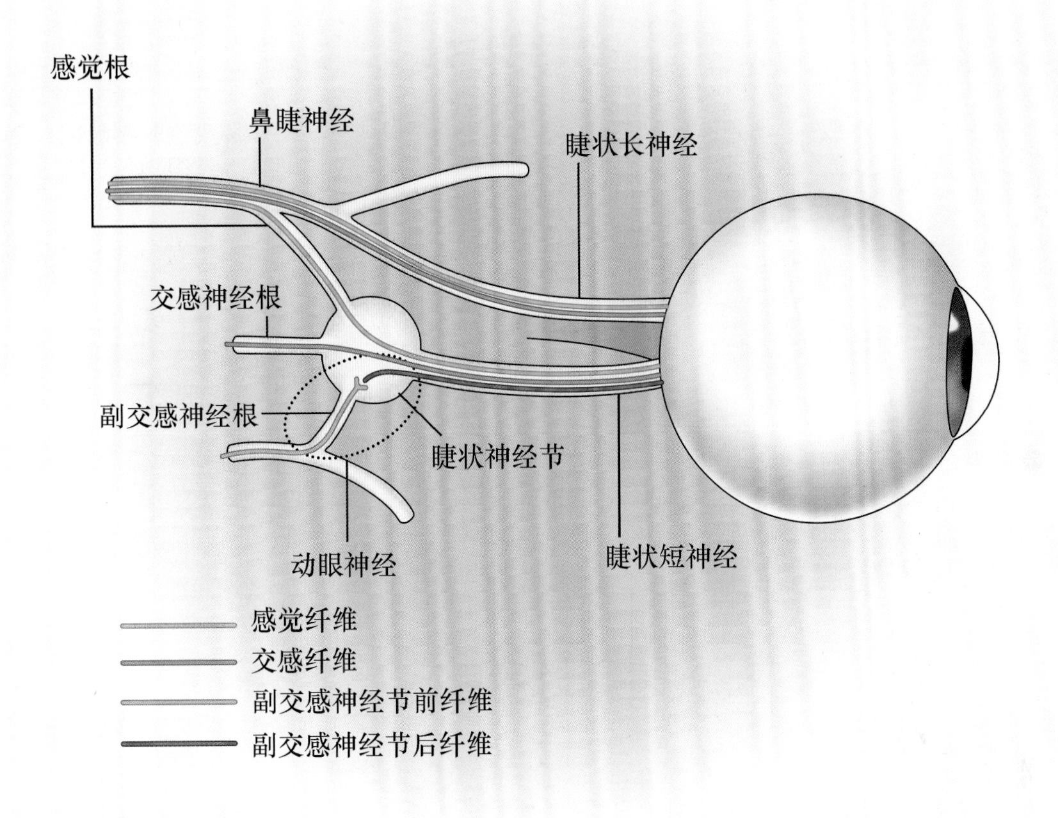

图 2-18 睫状神经节

睫状神经节是头部四个副交感神经节之一。连接眼睛和角膜的感觉纤维，以及瞳孔括约肌的神经节后交感纤维通过鼻睫神经的睫状长神经分支到达眼球。其它神经纤维有：

1. 副交感神经节前纤维源于动眼神经，并在睫状神经节形成突触。
2. 副交感神经节后纤维源于睫状神经节突触，经睫状短神经进入眼球。
3. 交感神经纤维源于颈上神经节，经睫状神经节发出的睫状短神经进入眼球。
4. 感觉神经纤维源于三叉神经眼支的鼻睫神经，经睫状神经节发出的睫状短神经进入眼球。

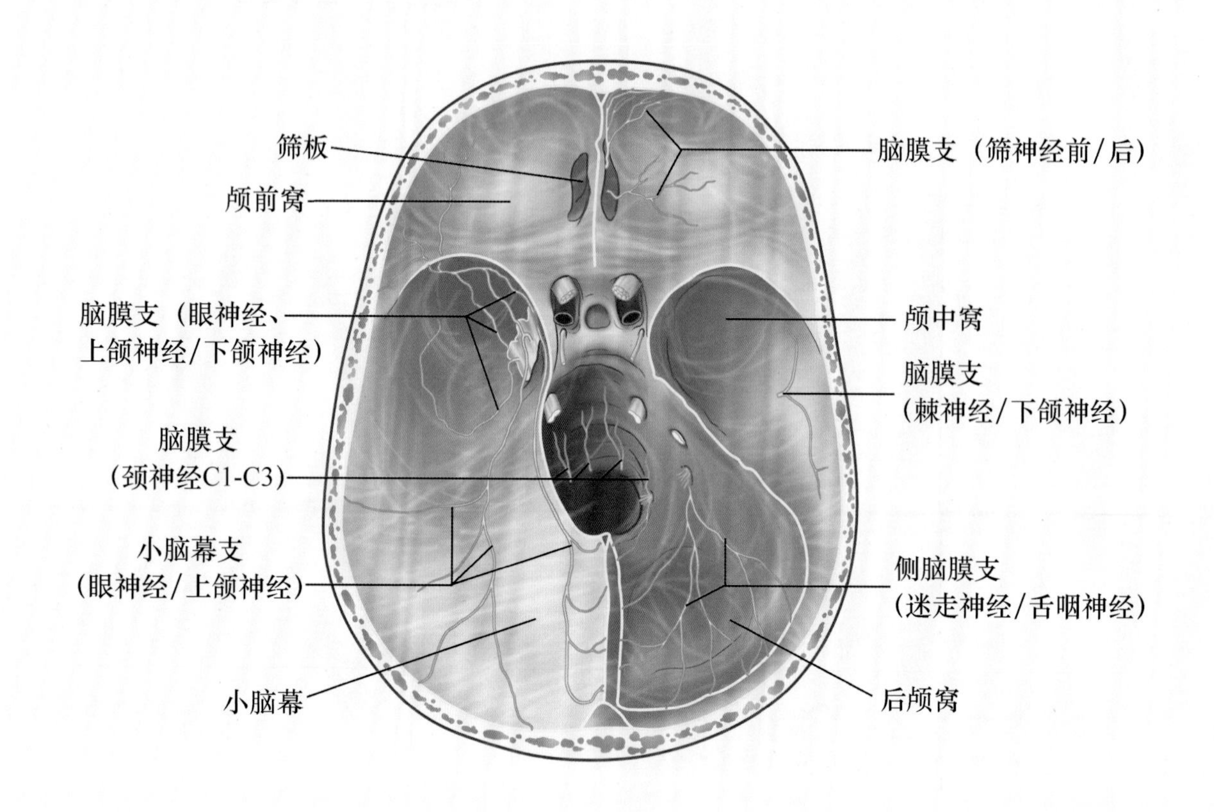

图 2-19　脑膜感觉神经

脑膜的感觉神经主要是三叉神经和迷走神经的脑膜分支，少量来自C1–C3神经。幕上硬脑膜大部分神经是眼神经发出的筛前神经和幕神经，主要分布在大脑镰和小脑幕以上硬脑膜。

颅前窝脑膜支是鼻睫神经分支，为筛前神经发出的脑膜支。眼、上颌和下颌分支的脑膜支分布在颅中窝。中脑膜神经分布在颅中窝前侧，下颌神经发出脑膜支为棘神经，分布在中颅窝后侧。分布在后颅窝的脑膜支为枕骨大孔周围C1–C3神经背侧小感觉支。迷走神经和舌咽神经的脑膜感觉支也分布在后颅窝幕下硬脑膜表面。

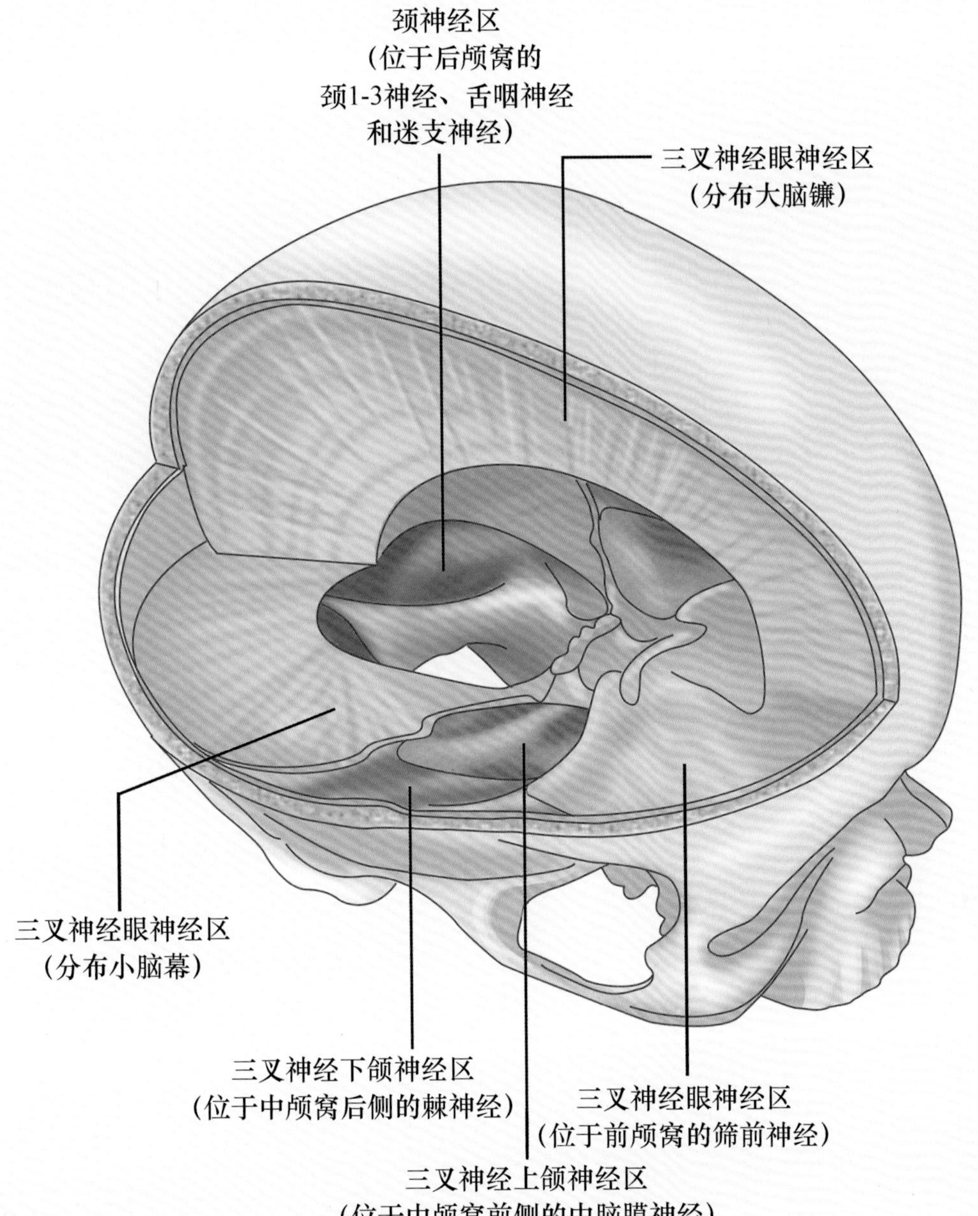

图 2-20　脑膜感觉神经分布

颅内脑膜的感觉神经主要由三叉神经、C1–C3 神经和迷走神经的脑膜支组成。眼神经发出的第一支脑膜支是筛前神经，发出的第二支脑膜支是幕神经。上颌神经和下颌神经也发出脑膜支分布在中颅窝。颅内大脑镰和小脑幕以上感觉神经是眼神经、上颌神经和下颌神经脑膜支支配。小脑幕以下感觉神经主要是来自 C1–C3 神经的脑膜支，经枕骨大孔前部进入后颅窝。迷走神经脑膜支通过颈静脉孔返回颅内，支配颅底后颅窝的硬脑膜。

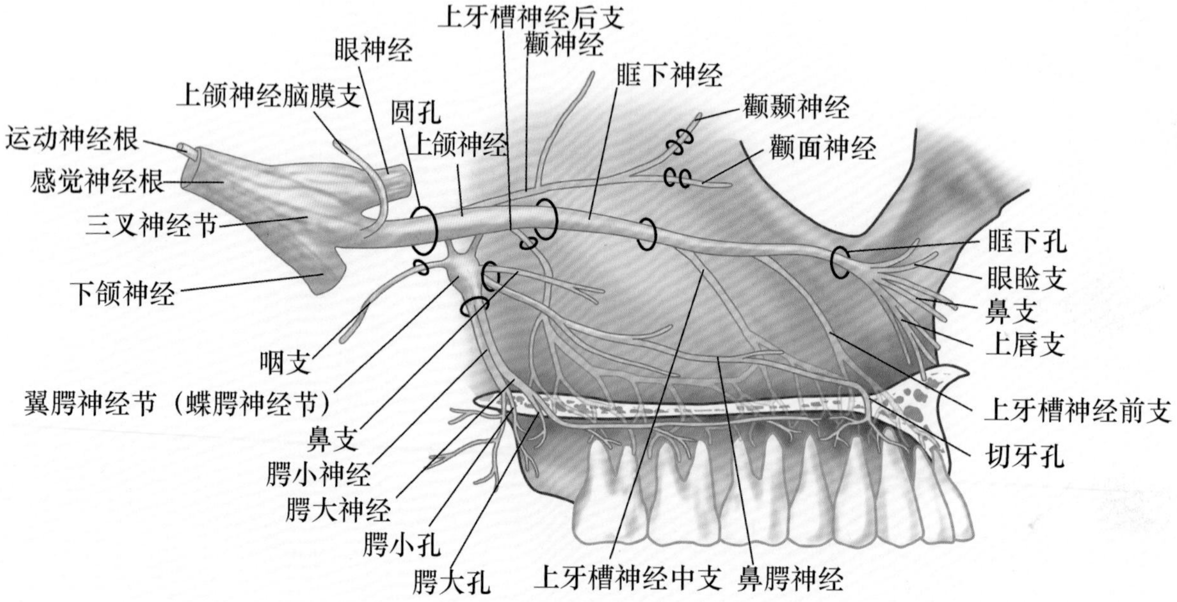

图 2-21　上颌神经

上颌神经为躯体感觉传入神经，经圆孔出颅，上颌神经分支包括：上牙槽神经（前、后、中分支）、脑膜支、眶下神经、颧神经、颧颞神经、眶下神经、上唇支、咽支、腭大神经、腭小神经和鼻腭神经。分别分布到上颌牙龈、中颅窝前部脑膜、眼睑下部至上唇皮肤、口腔和鼻腔黏膜、上唇和脸颊。

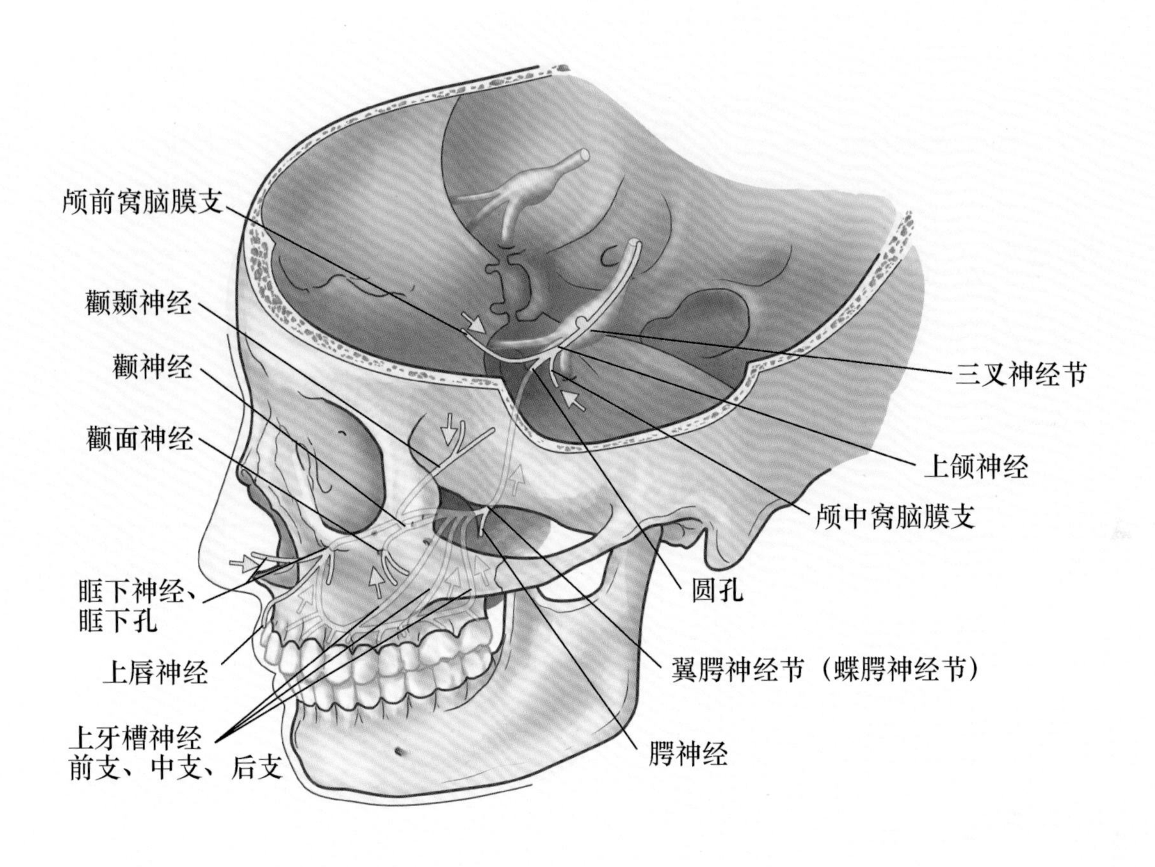

图2-22　颧神经和眶下神经

颧神经是上颌支的分支，源于翼腭窝，通过眶下裂进入眶后部，分成颧颞神经和颧面神经。

颧颞神经与面神经和位于耳郭的下颌神经耳颞神经交通，分布到眼眶的外侧皮肤。颧面神经沿眼眶下外侧角，穿过眼轮匝肌，分布在脸颊上方的皮肤。它与面神经和上颌骨的下眼睑分支交通。

眶下神经是三叉神经上颌支的分支。眶下神经从圆孔出来进入翼腭窝与上颌分支分离。它向外侧穿过腭骨和上颌骨，经眶下裂进入眶内。再从眶下孔出来分成4个分支，上唇神经，鼻内神经，鼻外神经和眼睑下神经。

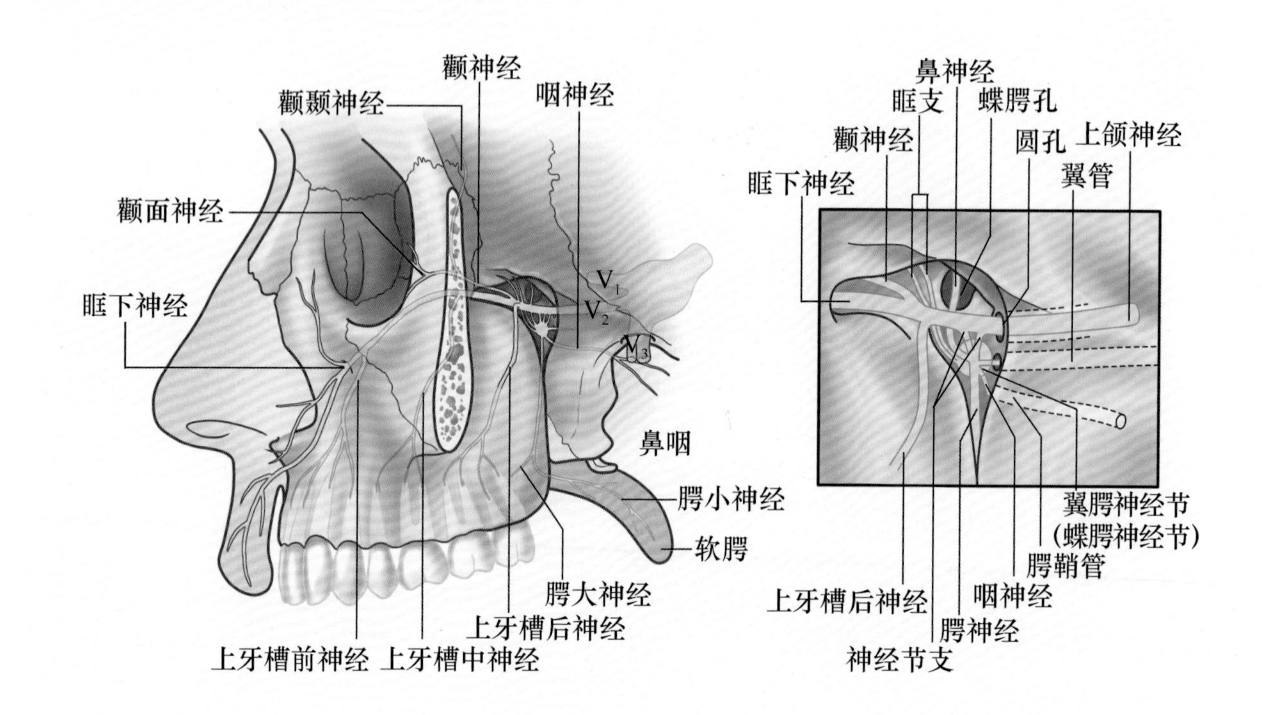

图 2-23　翼腭神经节组成

翼腭（蝶腭）神经节是头部四个副交感神经节中最大的外周神经节。它接收来自面神经的副交感神经纤维。其位于翼腭窝，翼腭神经节在翼状管开口和圆孔的前面与蝶腭孔相邻，向鼻、鼻咽、鼻窦和软腭的泪腺和黏膜腺提供副交感神经纤维。发出的分支包括：鼻腭神经、蝶腭短神经、腭大神经、腭小神经和咽神经支。副交感神经根接收经岩大神经的上泌涎核和面神经中间神经的翼管神经。虽然翼腭神经节为副交感神经，但它也将交感和感觉纤维信息传输到鼻、口和咽部。因为交感神经纤维来自颈上神经节的T1～T3神经。其交感神经节后纤维穿过颈内神经丛，通过裂孔内的岩小（深）神经与岩神经汇合，构成翼管神经。位于翼腭窝的翼腭神经节可以促进运动纤维和血管收缩。三叉神经上颌支为一般感觉传入纤维，位于翼腭神经节的上方，也是治疗翼腭神经节相关疼痛的靶点。腭鞘管内有腭鞘动脉或咽动脉走行。

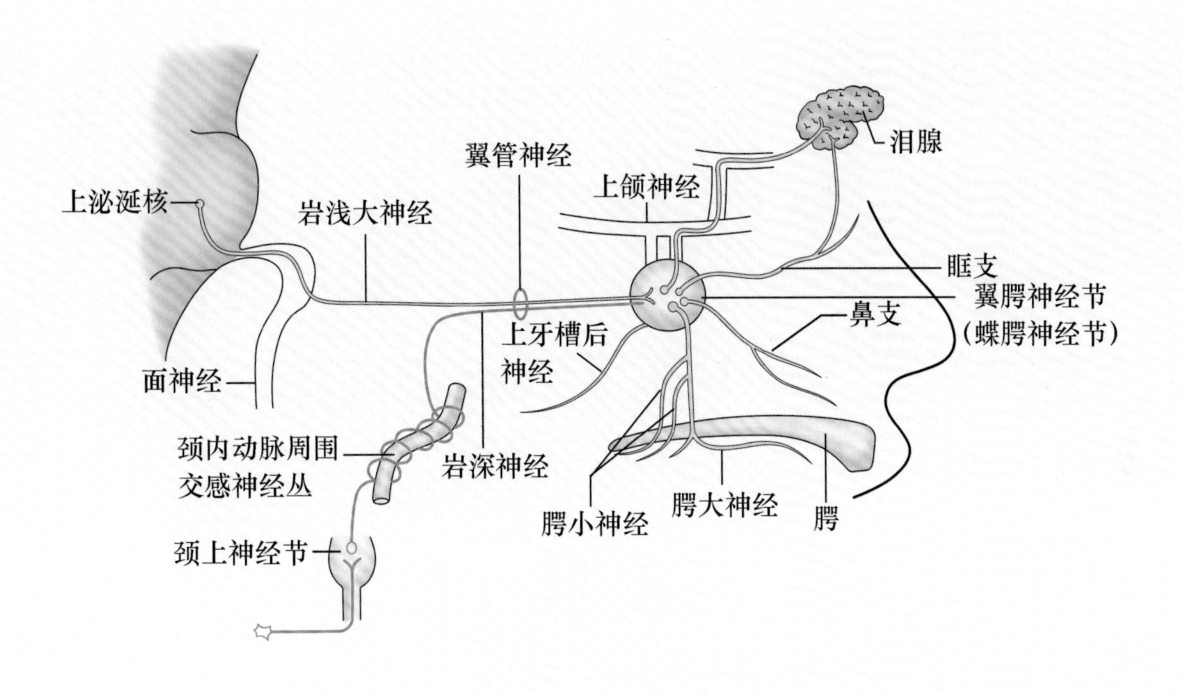

图2-24 翼腭神经节交通支

翼腭（蝶腭）神经节连接副交感神经、交感神经和一般感觉神经纤维等六个分支。

鼻支：为鼻腔提供感觉神经和腺体支配。腭支：为硬腭黏膜和腺体提供分泌。眶支：是副交感神经的交通支，为泪腺分泌功能。翼管神经：由两条神经汇合而成，岩浅大神经（来自面神经膝状神经节）含有上泌延核的副交感神经纤维，岩深神经（来自颈内动脉的交感神经丛）含有交感神经纤维。交感支：由颈上神经节发出纤维攀绕颈内动脉周围交感神经丛形成岩深神经，经翼管神经进入翼腭神经节。感觉支：经上颌神经传入三叉神经节。

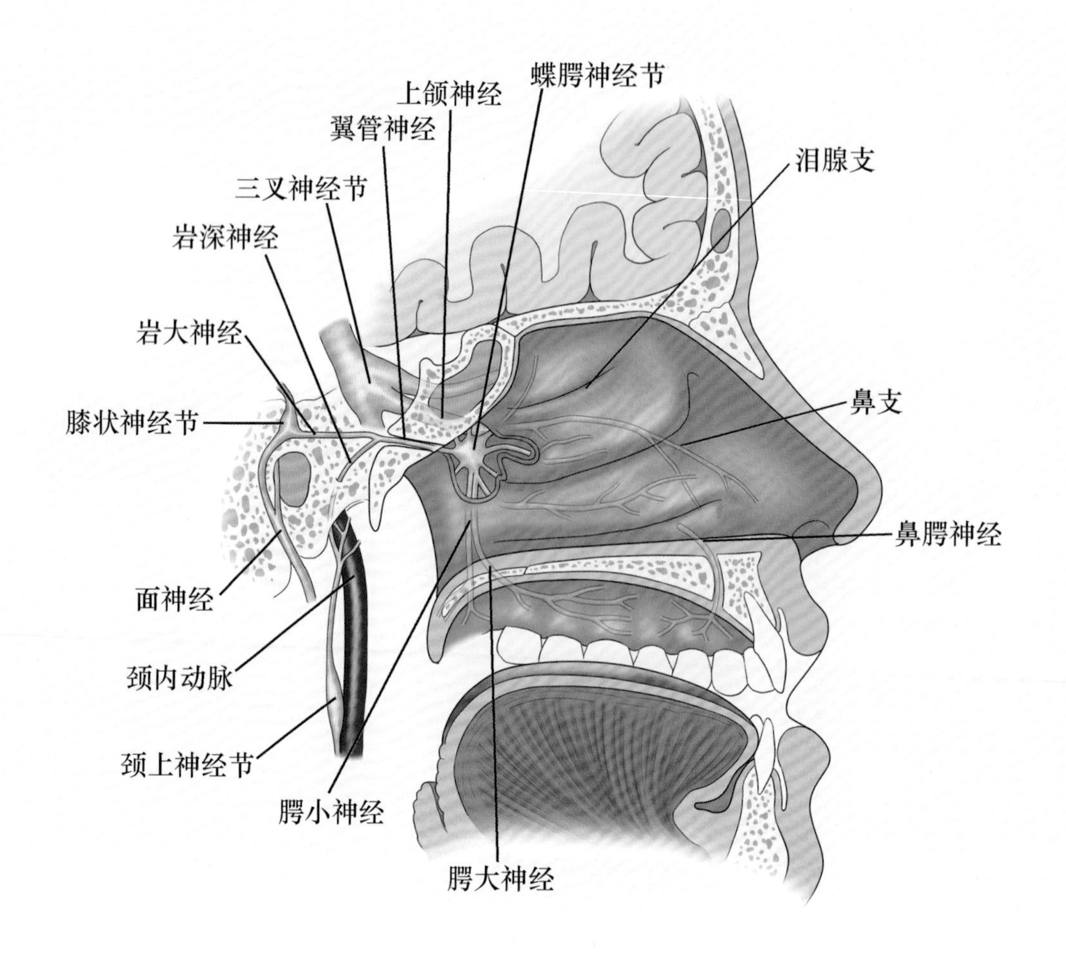

图2-25　翼腭神经节分支

蝶腭神经节（Sphenopalatine ganglion，SPG）是副交感神经节，位于翼腭窝，主要来源于岩大神经，与三叉神经、面神经和交感神经系统有多处连接。SPG由躯体体感觉、交感和副交感神经纤维组成，接收感觉根、运动根和交感根信息。来自面神经的副交感神经节前神经轴突离开神经主干，成为岩大神经。交感神经节后轴突来源于颈动脉表面的颈上神经节（SCG）的胞体，与颈内动脉一起进入颅内。SPG的传入纤维主要分布于整个鼻咽部，并与三叉神经、面神经和交感神经系统的颈内动脉丛，以及泪腺和鼻黏膜关联。交感神经轴突通过相邻的SPG而不形成突触，并与随同发出的神经和动脉分支一起分布到鼻腔和咽部黏膜。副交感神经纤维进入SPG突触，分布于鼻咽部黏膜腺体。

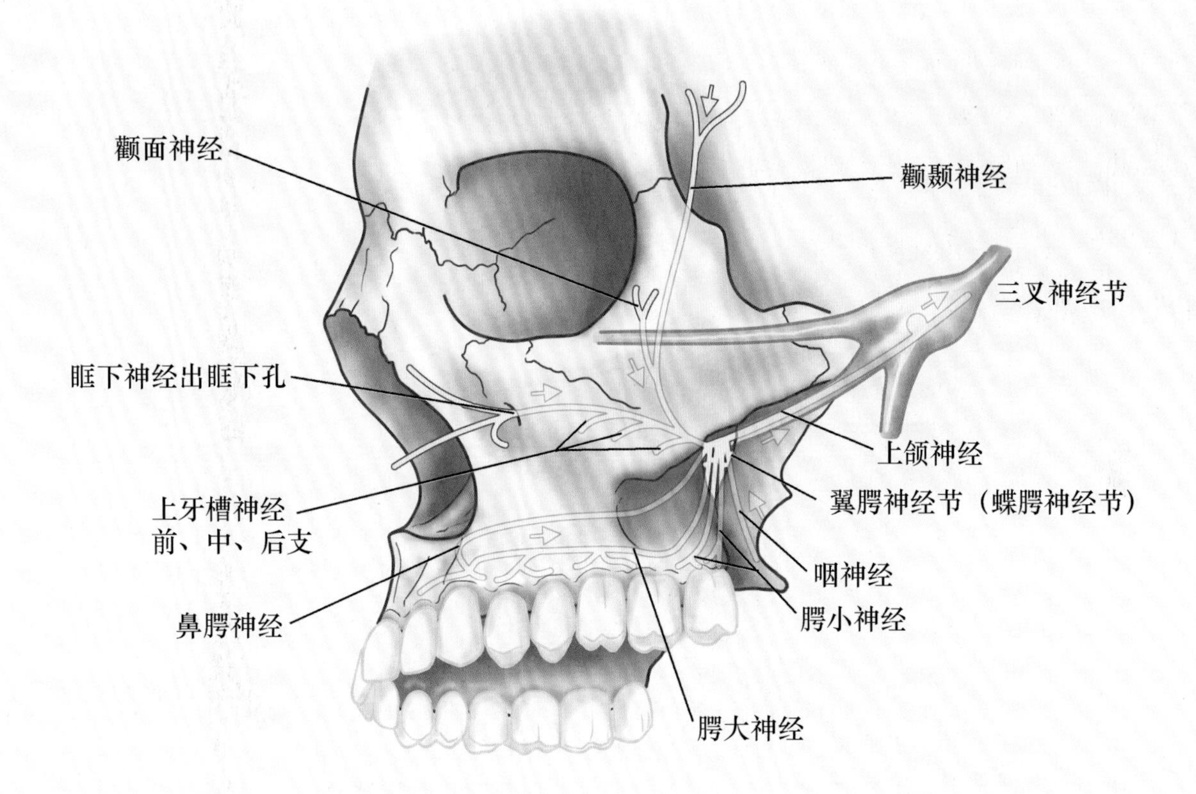

图2-26　翼腭神经节功能

翼腭神经节（PPG）为副交感神经神经节，也传输交感神经和感觉纤维信息到鼻、口和咽部。交感神经根接收经颈内动脉神经的颈上神经节、岩深神经和翼管神经。感觉根传输到三叉神经节的上颌神经。翼腭神经节的突触后纤维支配泪腺和鼻黏膜。蝶腭神经节阻滞可以治疗包括：头痛、三叉神经痛和蝶腭神经痛、不典型面痛、鼻炎、眼部疾病和带状疱疹在内的各种疼痛综合征。

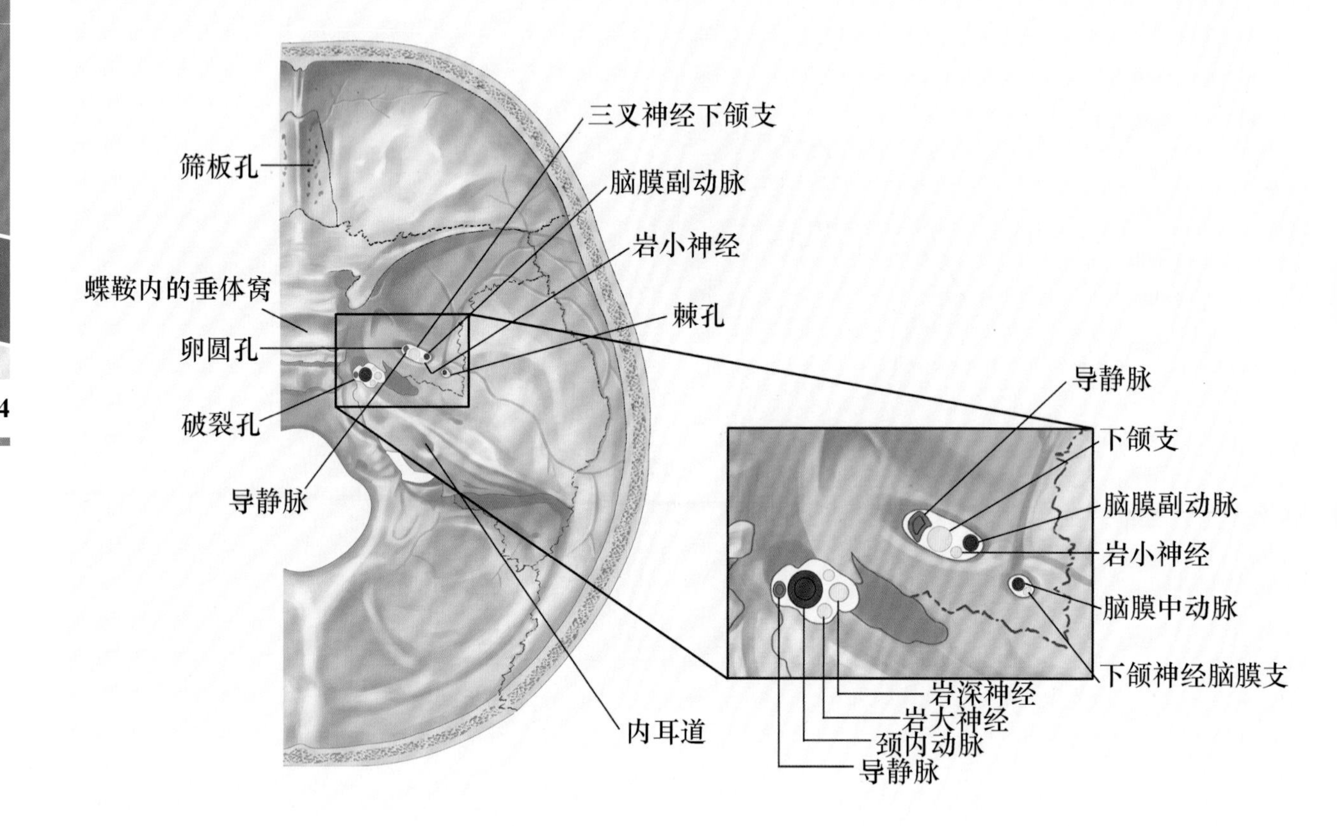

图 2-27　破裂孔、卵圆孔和棘孔

破裂孔为中颅窝的一个三角形开口，由岩蝶裂隙和岩斜裂隙的延续形成，其不是真正的孔。孔内充满结缔组织，有颈内动脉、岩大神经、岩深神经和导静脉通过。

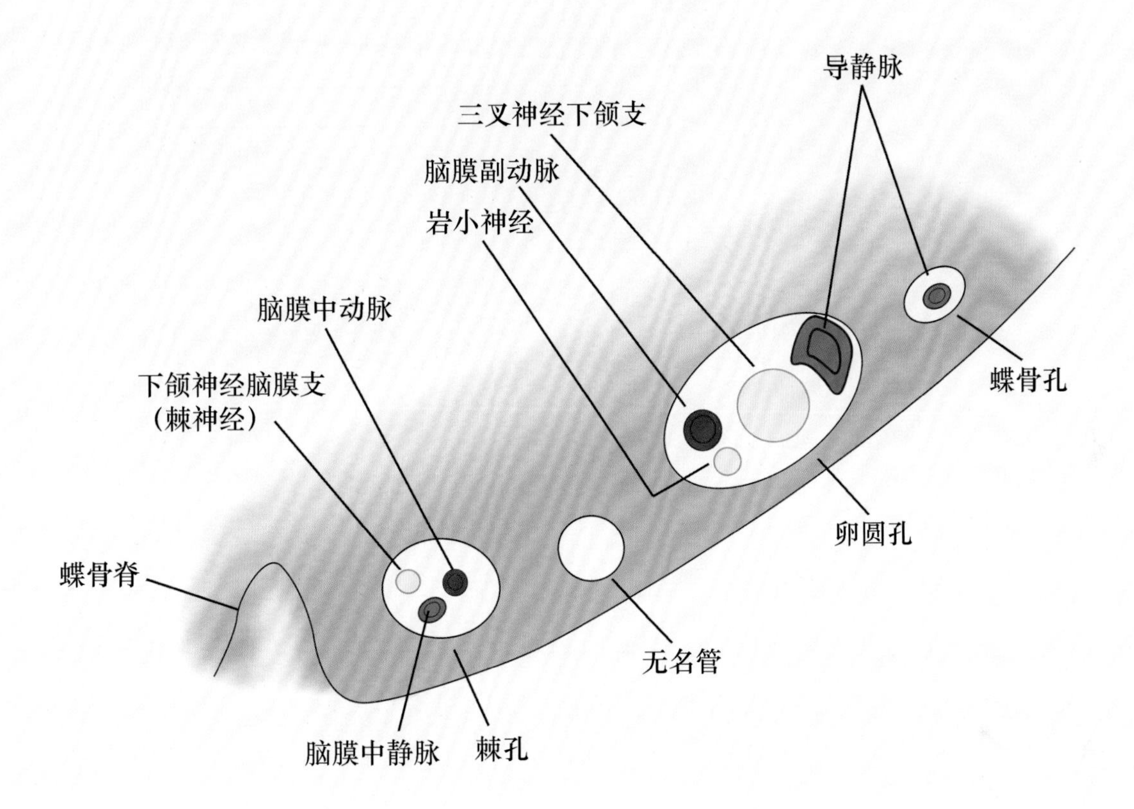

图2-28 脑膜中动脉与脑膜副动脉

卵圆孔位于圆孔的后外侧。下颌神经通过卵圆孔进入颅内。卵圆孔还有岩小神经（舌咽神经分支）、脑膜副动脉和导静脉分支通过。

棘孔是位于蝶骨大翼的一个孔。位于卵圆孔后外侧和蝶骨脊前方。脑膜中动脉、脑膜中静脉以及下颌神经的脑膜支（棘神经）经棘孔进入颅内。脑膜中静脉与脑膜中动脉平行伴行。

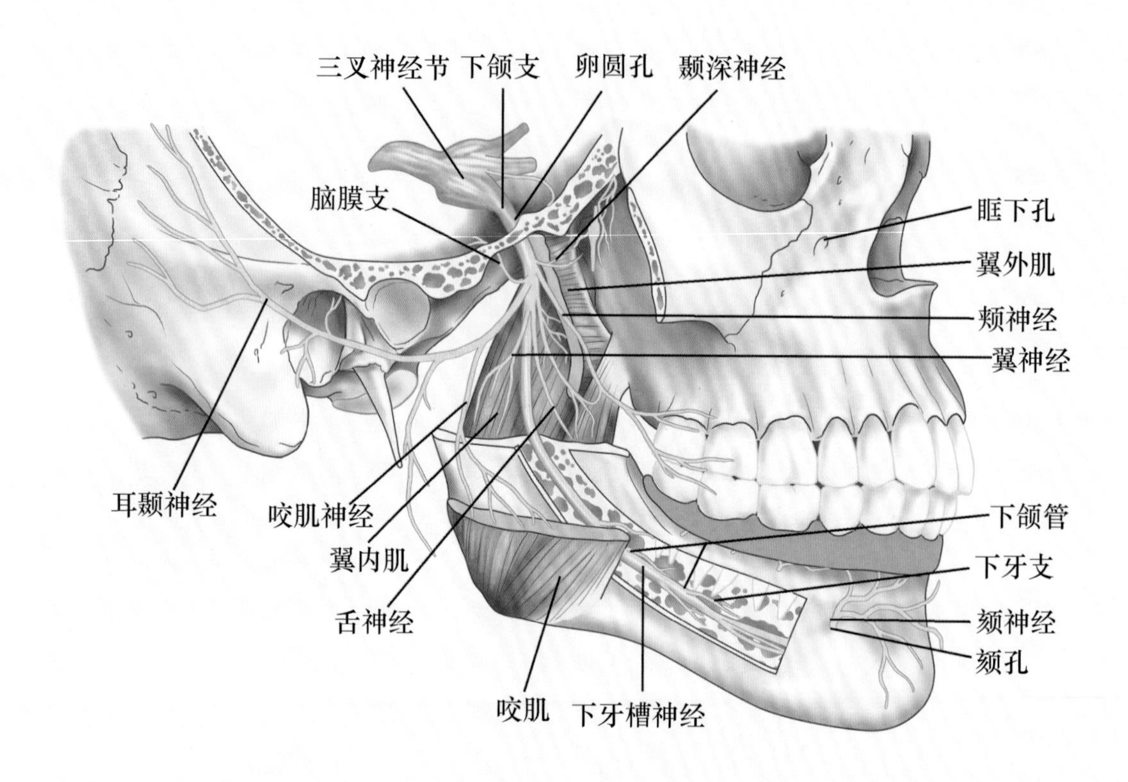

图2-29　下颌神经

下颌神经源于三叉神经，为混合神经，主要感觉神经分布：

1. 脑膜支，分布于硬脑膜（颅中窝后部）。
2. 颊神经，传输来自脸颊和后两颗臼齿的感觉。
3. 耳颞神经，传输颅外侧神经感觉。
4. 舌神经，传输舌前三分之二和口腔底部感觉，并间接传输味觉。
5. 下牙槽神经，为混合神经，为下牙提供感觉。

主要运动神经分布：

1. 分布于咀嚼肌，翼内肌、颞深肌、翼外肌、咬肌。
2. 二腹肌，分布于颌下面一对小肌肉。
3. 腭帆张肌，提升口腔后部软腭。
4. 鼓膜张肌，抑制耳道内噪音。

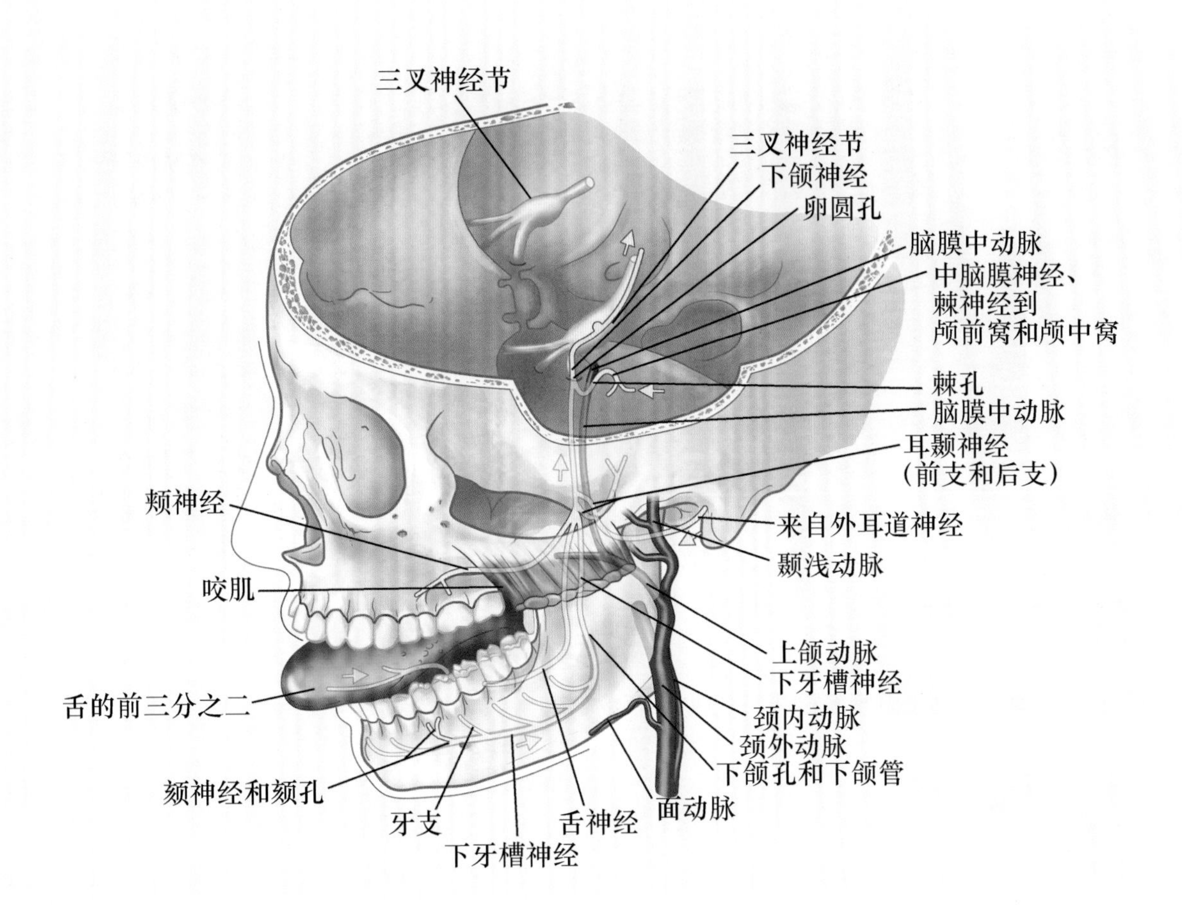

图 2-30 棘孔神经与脑膜中动脉

脑膜中动脉起源于颅内窝，从上颌动脉分支分出，上颌动脉与颈外动脉相连。脑膜中动脉穿过棘孔供应硬脑膜和颅骨，也是供应脑膜的三条动脉中最大一支，其余分别为脑膜前动脉和脑膜后动脉。

中脑膜神经（棘神经）源于三叉神经节分出的下颌神经，从卵圆孔出颅后又伴随脑膜中动脉进入棘孔返回颅内，分布在颅中窝硬脑膜后侧。

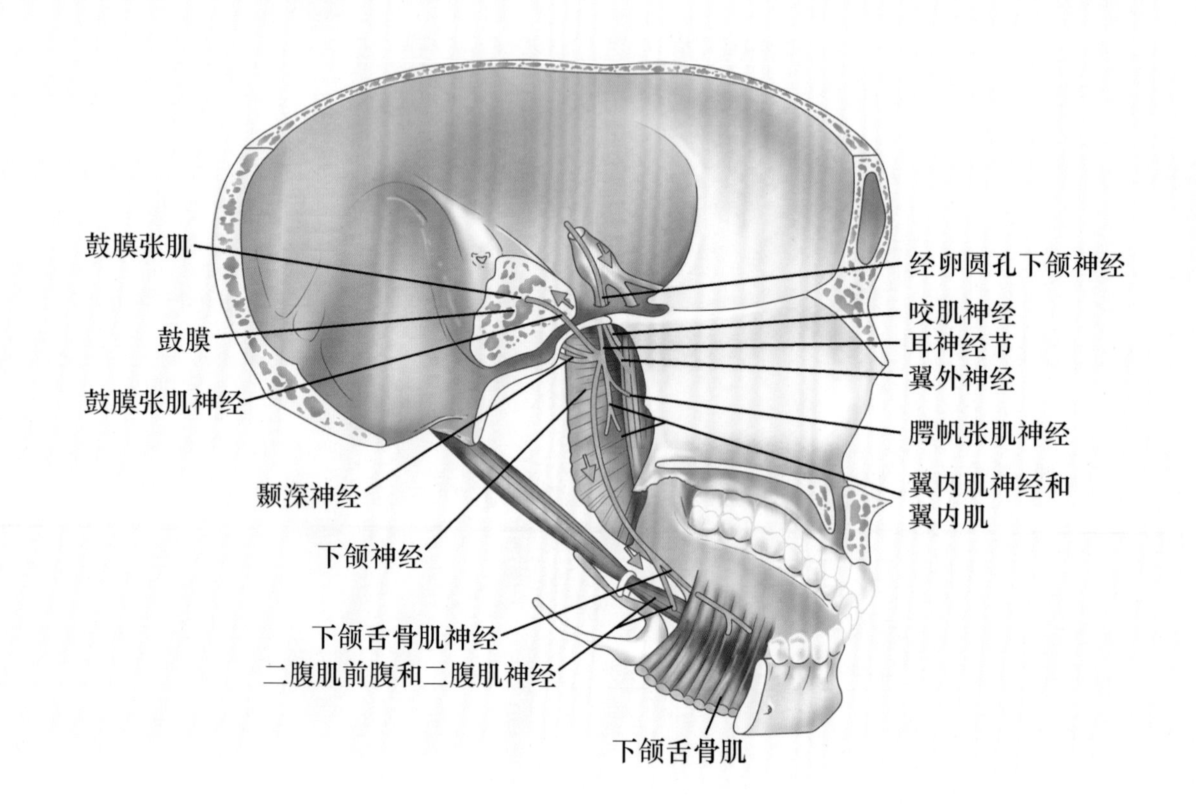

图2-31　下颌神经与耳神经节

耳神经节是头部4个副交感神经节之一。它是下颌神经感觉神经元的集合，既与舌咽神经和下颌神经共同作用，又为多个唾液腺提供分泌功能。它在咀嚼时还有运动功能。

下颌神经运动支分为：颞深神经、翼外肌神经、咬肌神经，腭帆张肌神经和翼内肌神经。这些运动神经支配相应的肌肉，支配讲话和咀嚼功能。

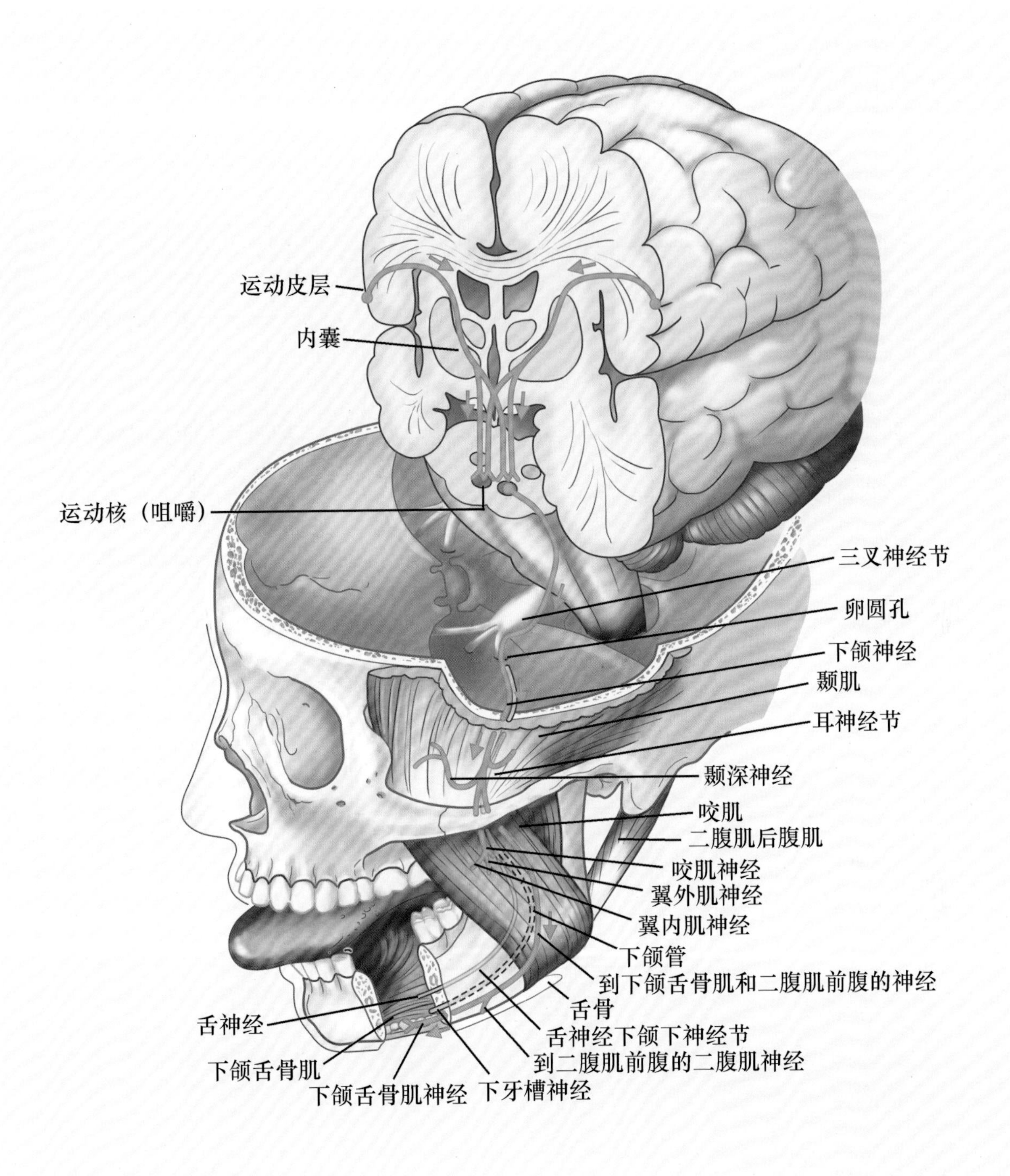

图2-32　下颌神经运动功能

下颌神经包括感觉和运动功能，分别源于3个感觉核（三叉神经中脑核、主感觉核和脊束核）和1个运动核（三叉神经运动核）。从下颌分支出来支配面部肌肉的运动神经包括：

1. 翼内肌神经通过耳神经节（没有突触）支配翼内肌、腭帆张肌和鼓室张肌。
2. 翼外肌神经为短神经，穿过翼状肌外侧支配翼外肌。
3. 咬肌神经源于颞下窝卵圆孔，通过下颌骨乙状切迹进入咬肌。
4. 颞深神经在颞下嵴上方横向走行，向上到达颞窝支配颞肌。

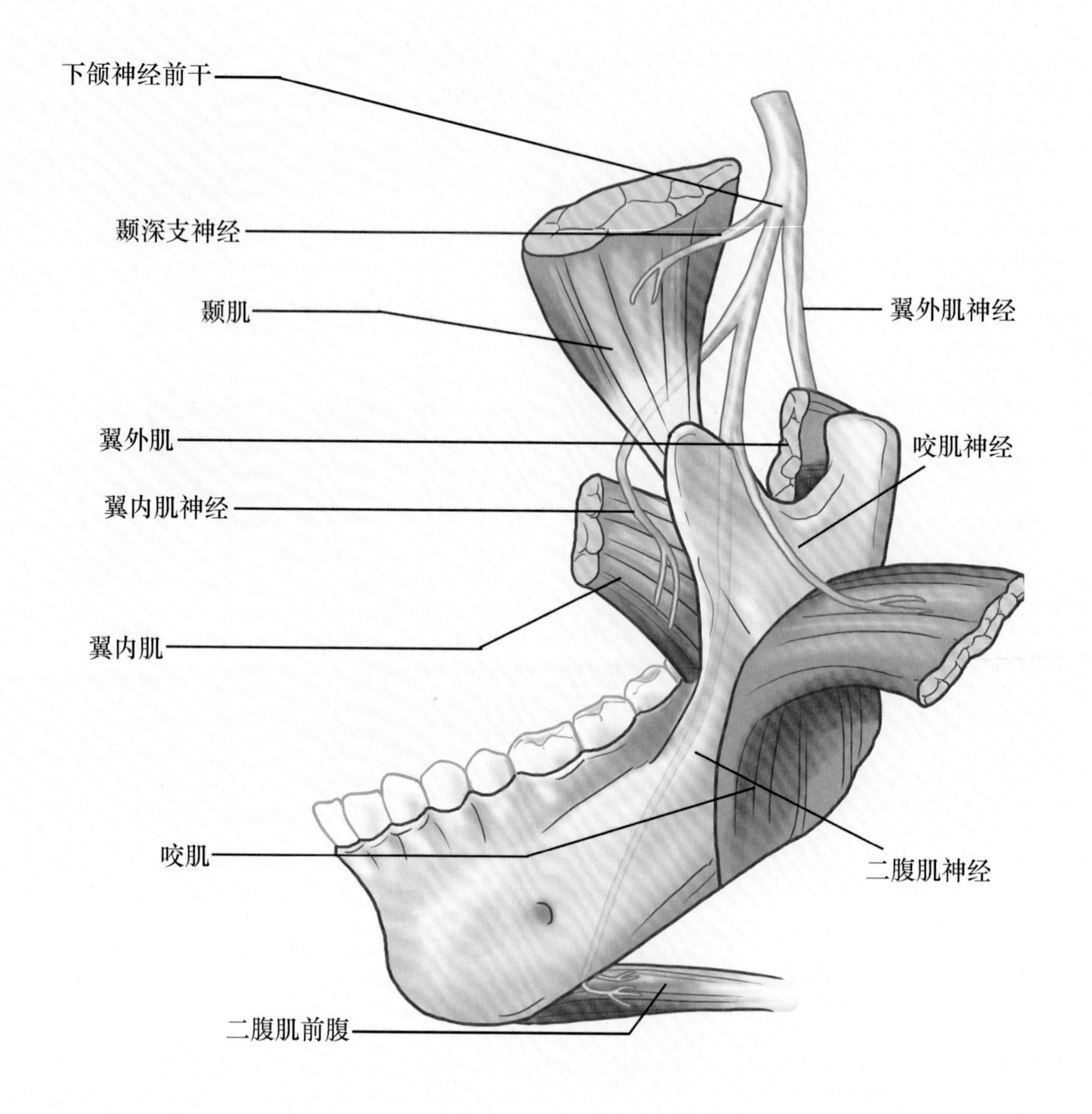

图 2-33　咀嚼肌神经

咀嚼肌是一组由颞肌、咬肌、翼内肌和翼外肌组成的肌肉。颞肌位于颞窝，咬肌位于颊区，翼内肌和翼外肌位于颞下窝。咀嚼肌附着在下颌骨上侧，从而在颞下颌关节产生下颚的运动，以实现咀嚼和研磨功能。这些运动神经支配包括：颞肌由下颌神经的颞深分支支配；咬肌的神经支配来自下颌神经咬肌神经分支；翼内肌神经来自下颌神经的翼内肌神经分支；翼外肌神经来自下颌神经翼外肌神经分支。

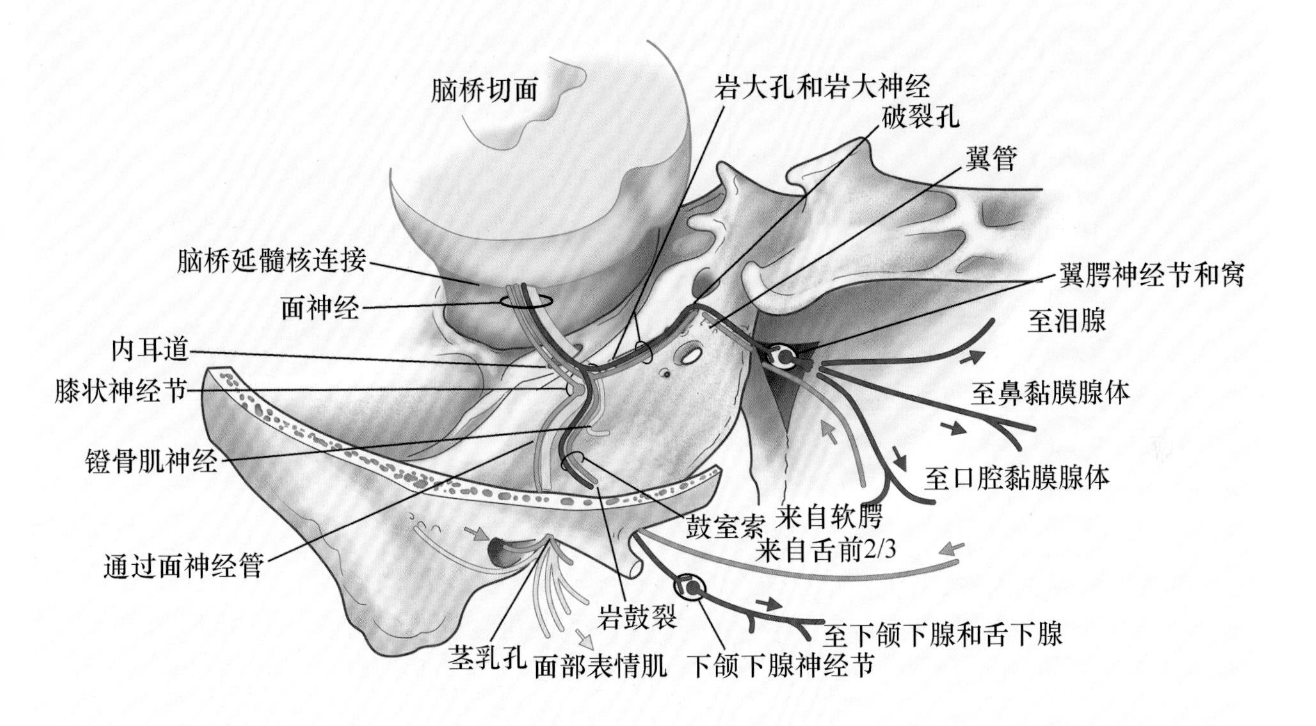

图 2-34 面神经

面神经起源于脑干的脑桥，在颅内发出两个根：一个大的运动根和一个小的感觉根。在颞骨内进入面神经管融合形成面神经，含有膝状神经节。面神经连接岩大神经、镫骨肌神经和鼓索。

面神经为混合性脑神经，含有4种神经纤维：一般躯体感觉传入（蓝绿色），特殊内脏感觉传入（绿色），特殊运动传出（黄色）和一般内脏运动（副交感神经）传出（蓝色）。

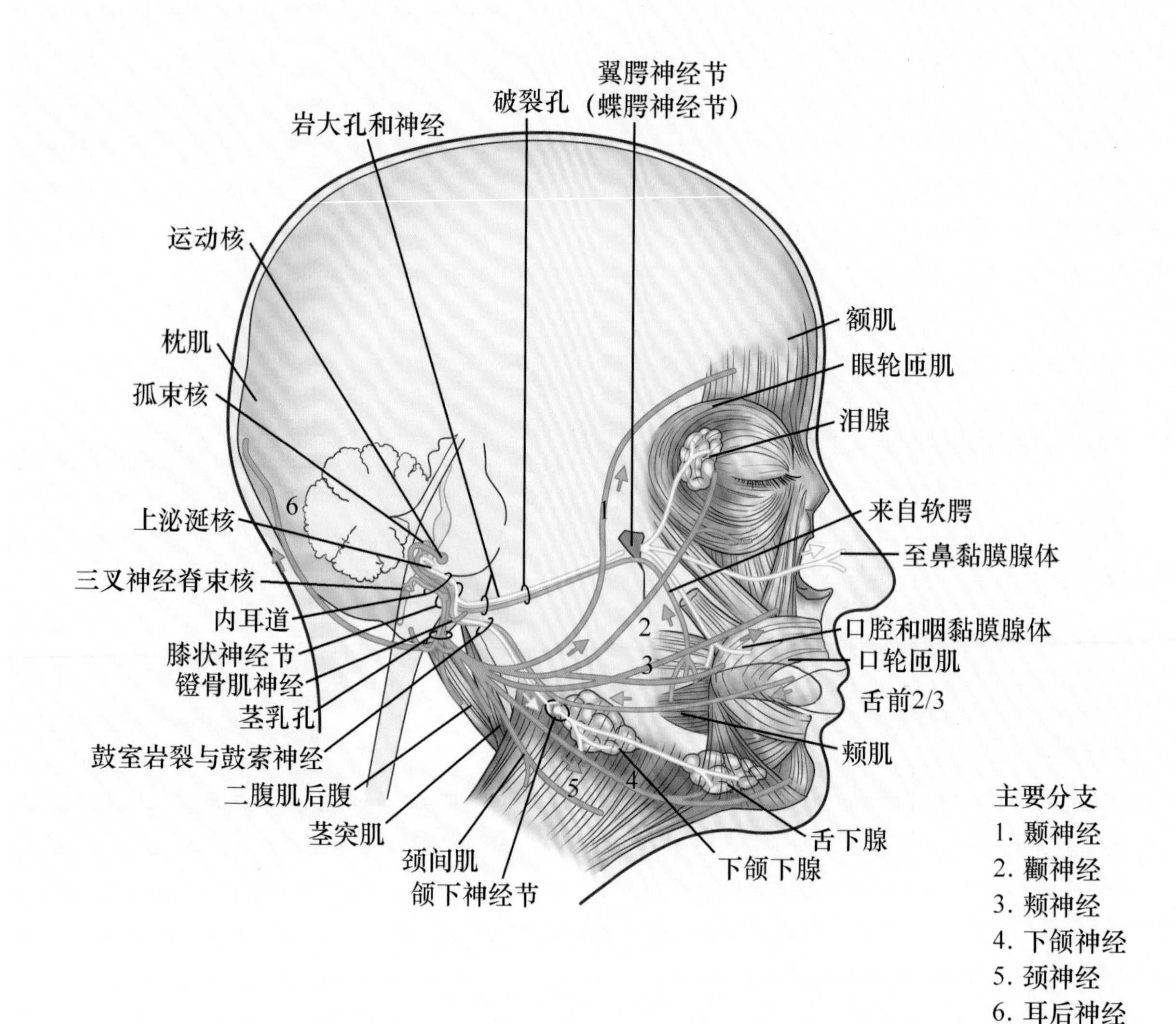

图2-35　面神经功能

面神经源于连接大脑和脊髓的脑干发出的运动和感觉两条根。面神经功能包括：一般感觉传入（深棕色），特殊运动传出（蓝绿色），内脏运动（副交感神经）传出（黄色）。面神经在颞骨内进入面神经管融合形成面神经，包含膝状神经节。最后发出：①岩大神经为副交感纤维到黏液腺和泪腺。②镫骨肌神经为运动纤维到中耳的镫骨肌。③鼓索神经为舌前2/3处的特殊感觉纤维和副交感纤维分布到颌下腺和舌下腺。④一般躯体感觉纤维，传输耳部皮肤的躯体感觉和表情肌的本体感觉。面神经在茎乳孔（茎突乳突孔）出颅，发出6条周围分支。耳带状疱疹特征是耳痛，耳、口、脸、颈、头皮周围出现疱疹和面神经麻痹。还包括听力丧失、眩晕和耳鸣。称为拉姆齐·亨特综合征（RHS）。

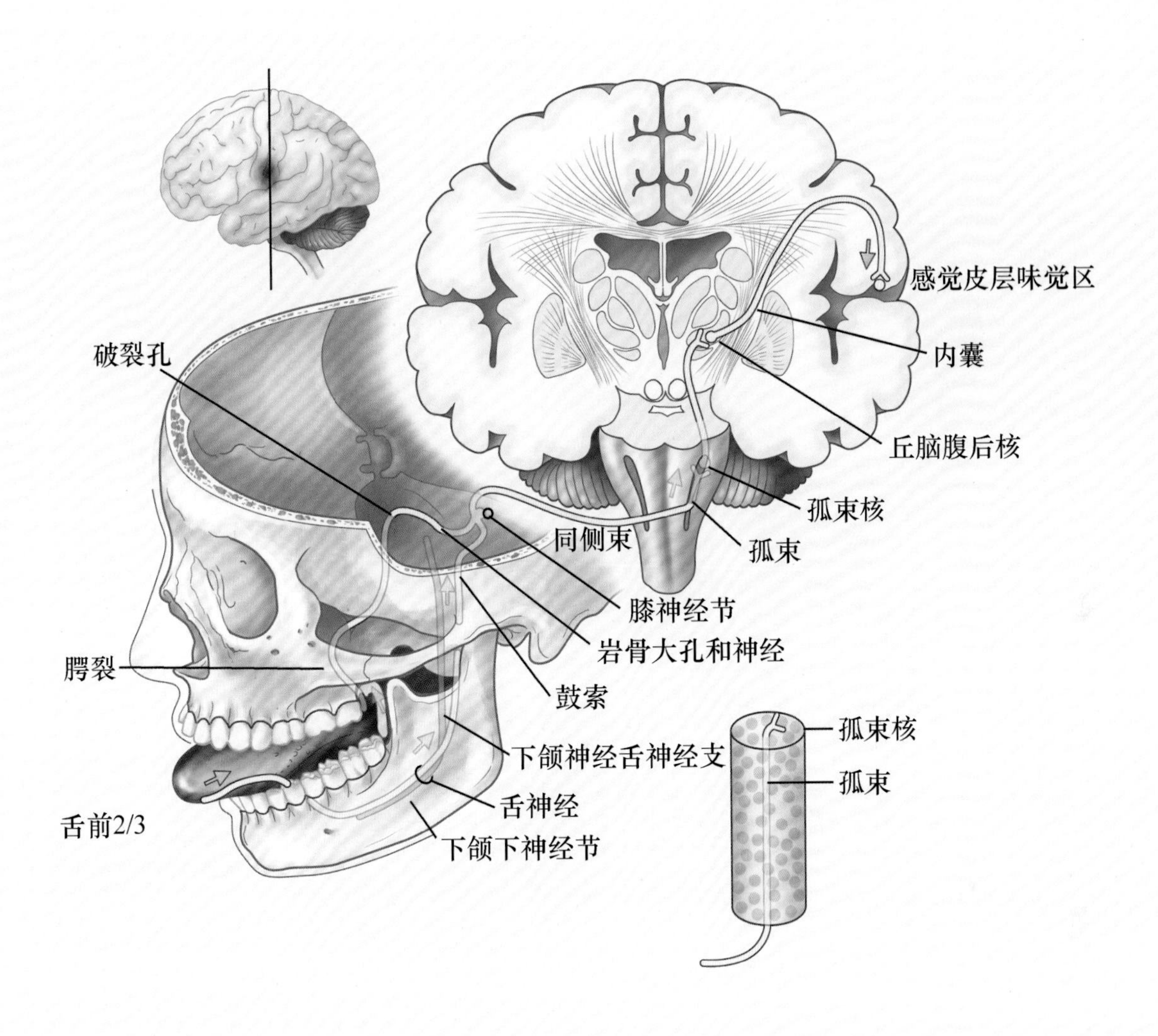

图2-36　面神经特殊感觉功能

面神经的特殊内脏感觉功能由鼓索分支传输舌前2/3的特殊味觉。特殊感觉神经源于面神经管，穿过中耳骨，从岩鼓裂走行进入颞下窝。面神经的特殊感觉传入纤维（黄色），在这里鼓索和舌神经伴行。鼓索的副交感神经与舌神经交通，但神经主体支配舌头的前2/3，鼓索将味觉信号自舌前部传导到脑干。

面神经的一般躯体感觉纤维负责从外耳道以及乳突和外侧耳郭的皮肤向大脑传入信号。面神经的副交感神经纤维由岩大支和鼓索支传导。

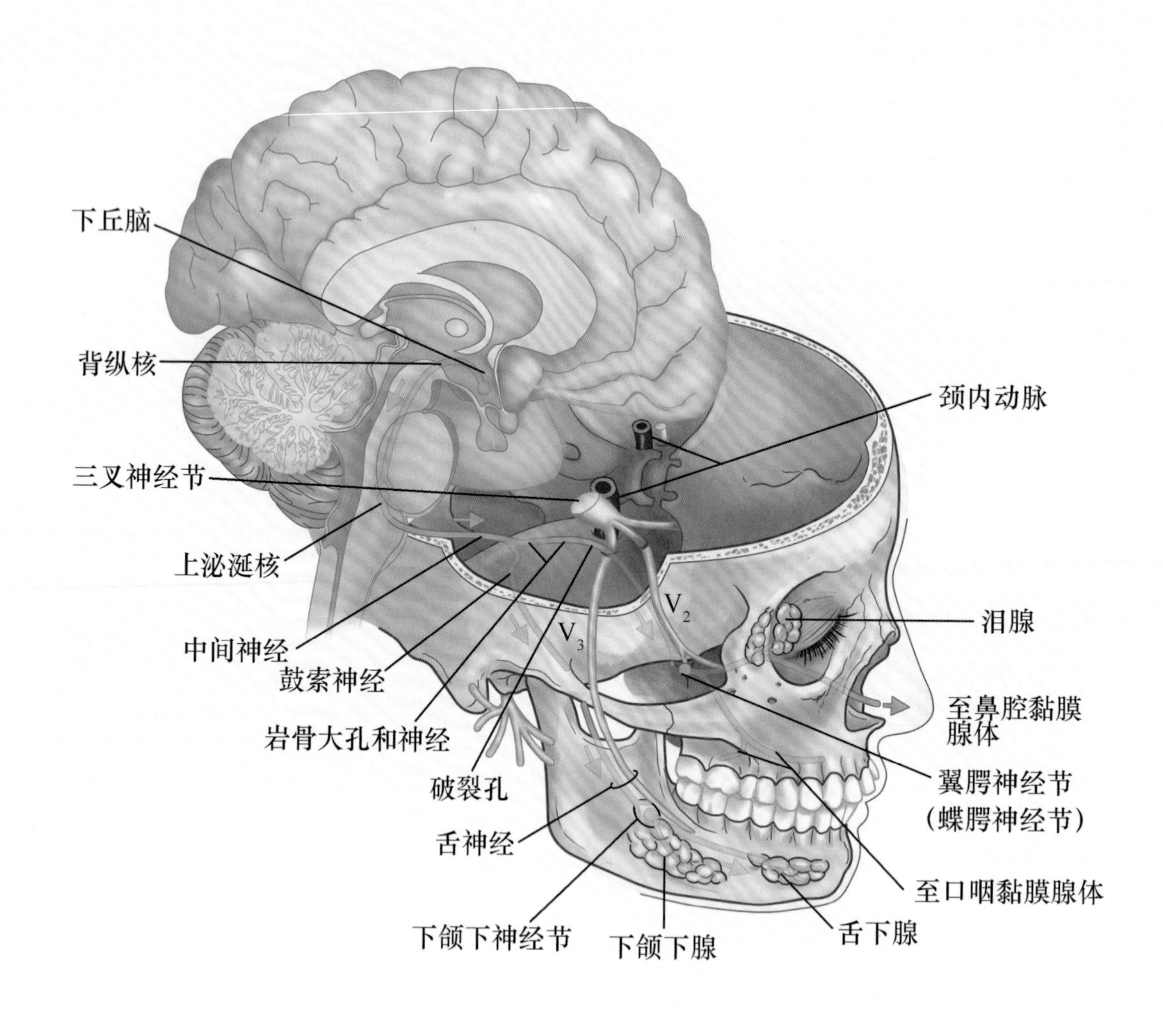

图 2-37　面神经副交感功能

面神经的副交感神经运动成分为内脏运动（副交感神经）传出纤维（蓝色）。面神经的副交感神经纤维由岩大支和鼓索支传输。岩大神经起源于面神经管内膝状神经节的远端，从颞骨进入中颅窝穿过裂孔，与岩深神经结合形成翼状管神经进入翼腭窝，并与翼腭神经节形成突触。这个神经节的分支分布到口腔、鼻腔和咽黏液腺以及泪腺。

鼓索也传输副交感神经纤维，与舌神经在颞下窝结合，形成下颌下神经节。这个神经节分支支配下颌下腺和舌下腺。

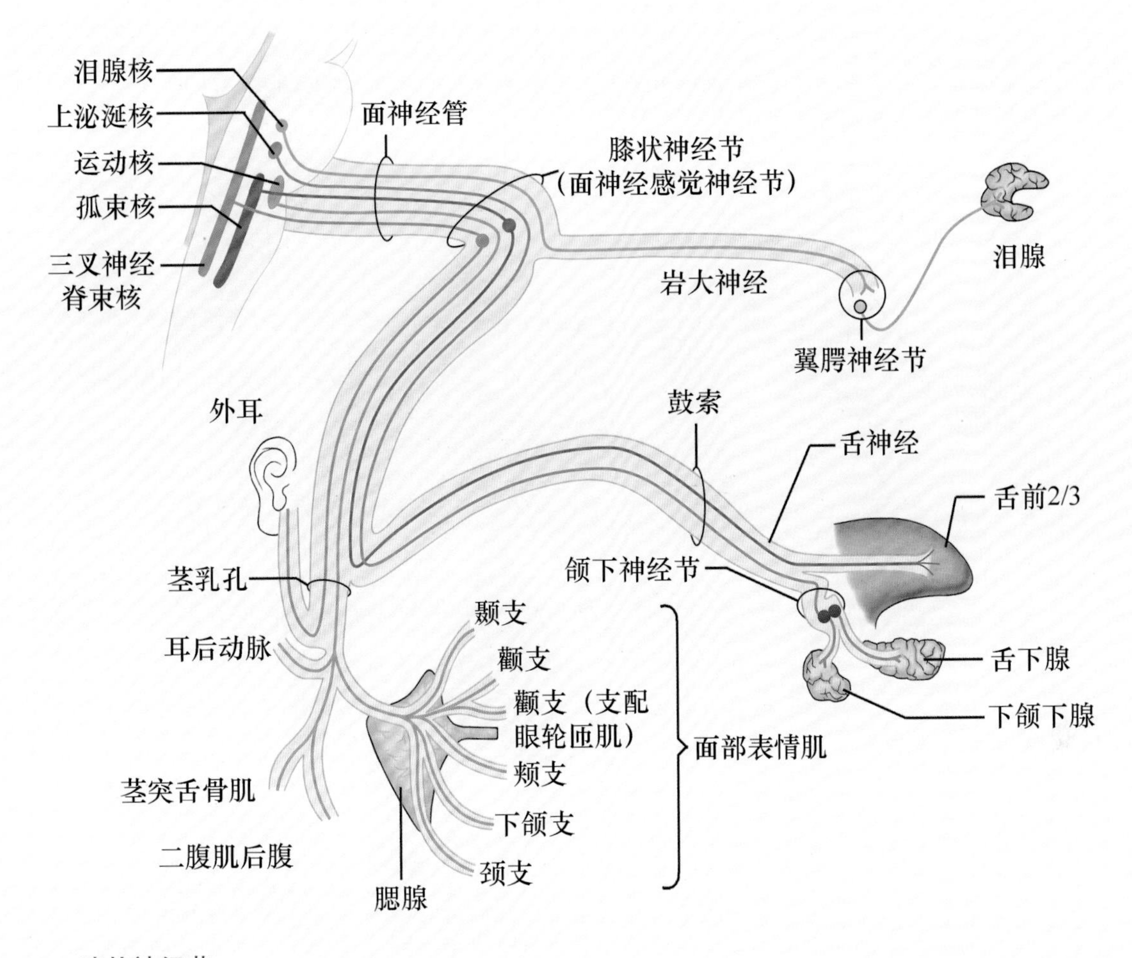

图2-38　膝状神经节

膝状神经节(geniculate ganglion)是源自5种神经核团纤维组成的面神经(CN Ⅶ)的感觉神经节，包含从舌前2/3传导味觉的纤维细胞体。膝状神经节上的神经元还传输上颚、耳廓和外耳道感觉神经支配。与膝状神经节相邻的面神经纤维参也与了该神经的其它功能，如神经节水平的损伤可以影响面神经的感觉和运动功能，包括贝尔麻痹和拉姆齐–亨特综合征造成的伤害。

膝神经节是直径约1mm的假单极神经元胞体，与岩大神经分支密切相关，后者位于面神经膝前1/3(也称第1膝)。膝状神经节的膝是面神经几乎成直角的弯曲。曲度出现在膝状窝，在面神经管迷路段的远端。膝状神经节传入纤维包括：

特殊内脏传入纤维(Special Visceral Afferent，SVA)这些神经元负责传递味觉，尤其是来自舌前2/3的感觉。

一般内脏传入纤维(General Visceral Afferent，GVA)这些纤维参与鼻腔、部分上颚和鼻窦腔的神经支配，经岩大神经上行，在膝状神经节前与面神经相连，通过中间神经向脑干走行，这些纤维在孤束核内突触。

一般躯体传入纤维(GSA)负责外耳的皮肤神经分布，包括耳廓的中央部分耳甲和外耳道。在这些部位，面神经的感觉分布与其它神经的分布混杂在一起，如舌咽神经、迷走神经和三叉神经。对诊断为拉姆齐–亨特综合征患者的观察表明，这些纤维也参与鼓膜的神经支配。这些纤维穿过面神经的感觉分支，在乳突段与面神经合并，在面神经的远端与膝状神经节相邻，并通过中间神经到达脑干，与三叉神经脊束核的二级神经元相连。

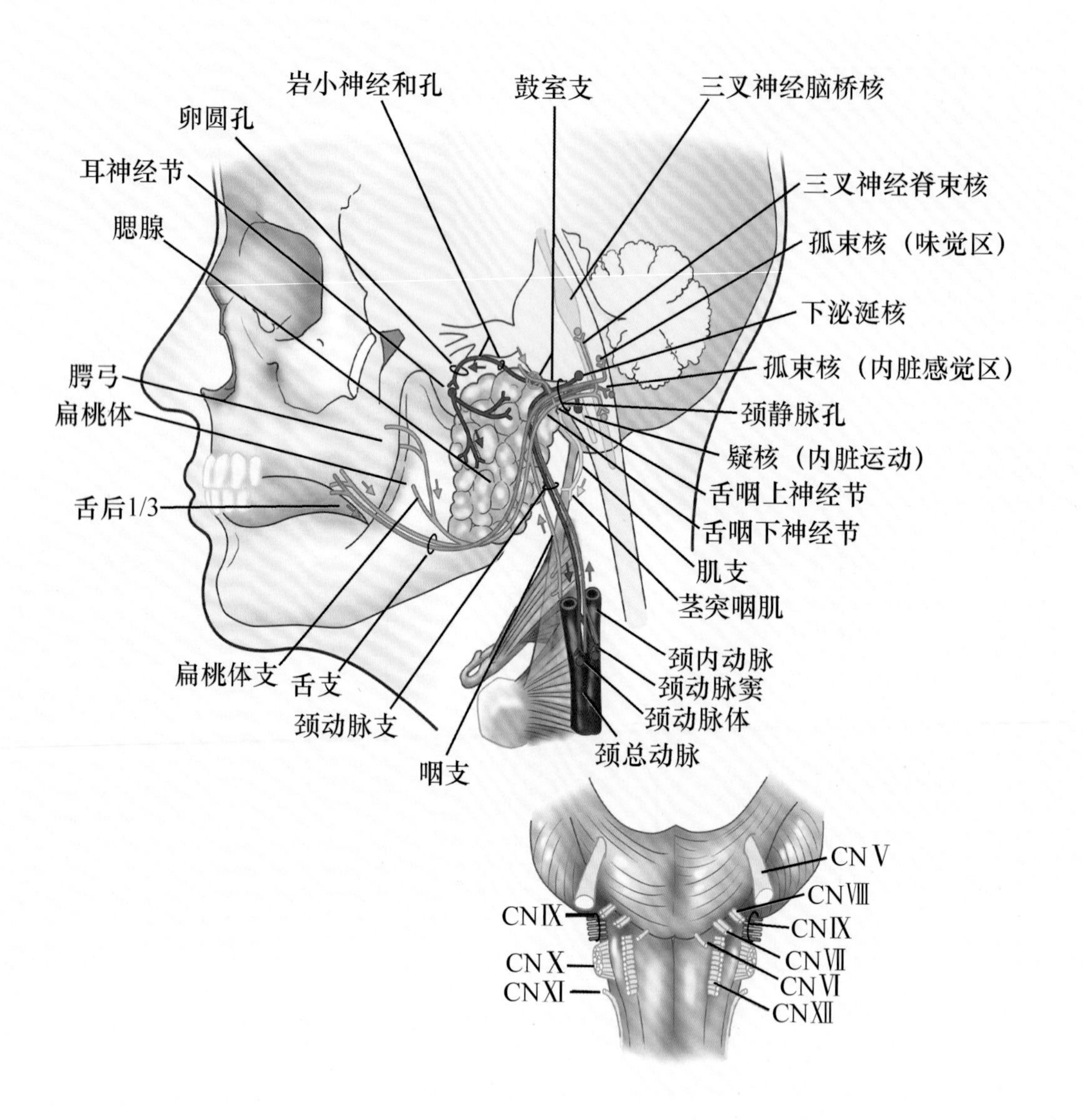

图 2-39　舌咽神经

舌咽神经为混合神经，由运动和感觉纤维组成。该神经共有4个核位于延髓：

（1）疑核位于延髓网状结构的运动神经元。迷走神经和副神经也受此核支配。该核为软腭、咽、喉和食管上部肌肉、茎突咽肌和咽上缩肌提供运动神经支配。

（2）下泌涎核发出神经纤维分布到耳神经节的节前副交感神经纤维。其神经节后纤维分布到唾液腺促进其分泌。该核接收来自孤束核、三叉神经感觉核、海马和嗅觉系统信息。不同的刺激信号导致唾液在不同情况下分泌。

（3）三叉神经脊束核为感觉核，接收舌后1/3、腭扁桃体、口咽、中耳黏膜、咽鼓管和乳突细胞的感觉。此外还参与三叉神经、面神经和迷走神经的组成。

（4）孤束核接收来自舌咽神经、面神经和迷走神经的感觉纤维。核尾部接收颈动脉窦的压力感受器的感觉信息，而吻端接收来自舌后1/3的味觉信息。

舌咽神经由一般感觉传入（蓝绿色）；内脏感觉传入（紫色）；特殊感觉传入（绿色）；运动传出（黄色）；内脏运动（副交感神经）传出（蓝色）组成。

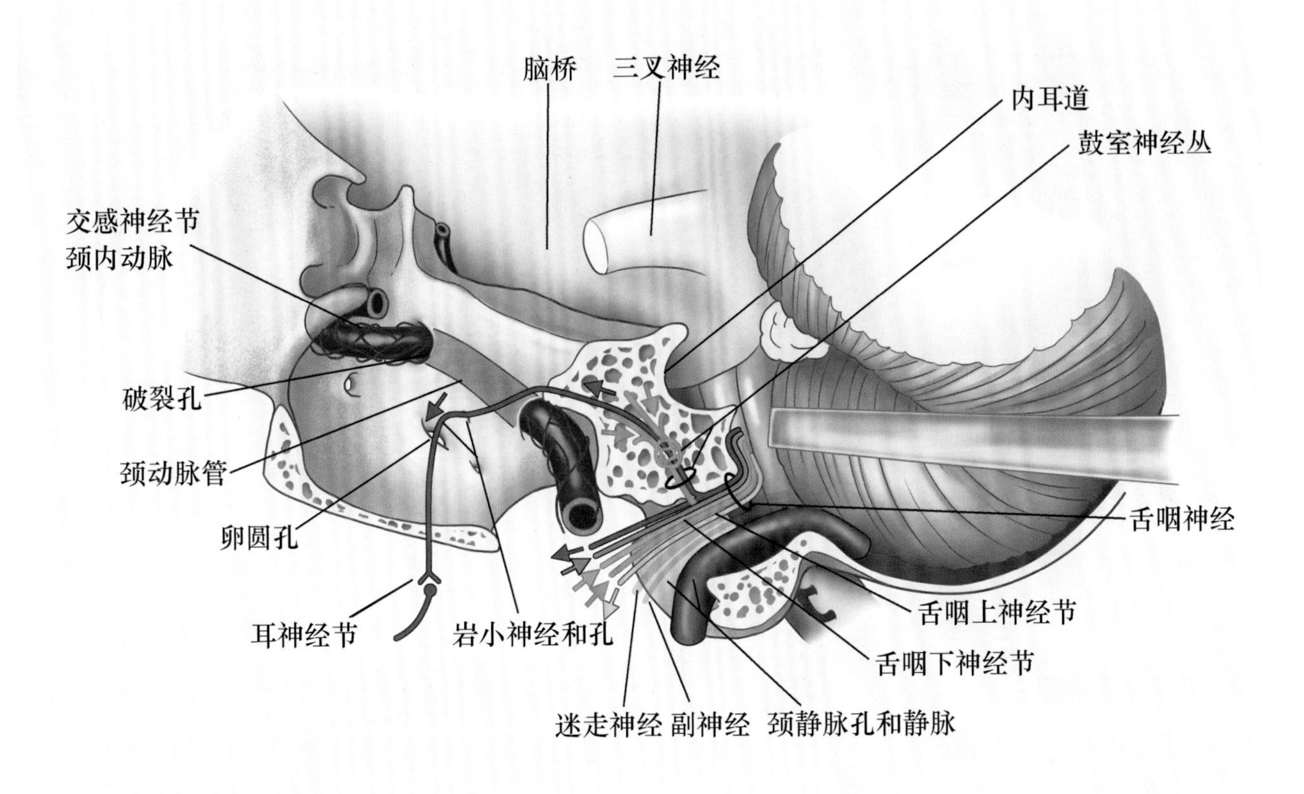

图2-40　舌咽神经与岩小神经

颈静脉孔除通过颈内静脉外还有舌咽神经、迷走神经和副神经。鼓室神经丛源于舌咽神经，位于舌咽下神经节水平。岩小神经源于鼓室神经丛，位于中颅窝底部发出副交感节前纤维。鼓室神经丛也发出分支支配鼓室黏膜、乳突气房细胞和咽鼓管。岩小神经是舌咽神经鼓室支突触前纤维的延续，由面神经中间神经和迷走神经耳支组成。经卵圆孔出颅的岩小神经与耳神经节突触，支配腮腺分泌唾液。舌咽神经纤维包括：一般感觉传入（蓝绿色），内脏感觉传入（紫色），特殊感觉传入（绿色），特殊运动传出（黄色），内脏运动（副交感神经）传出（蓝色）。

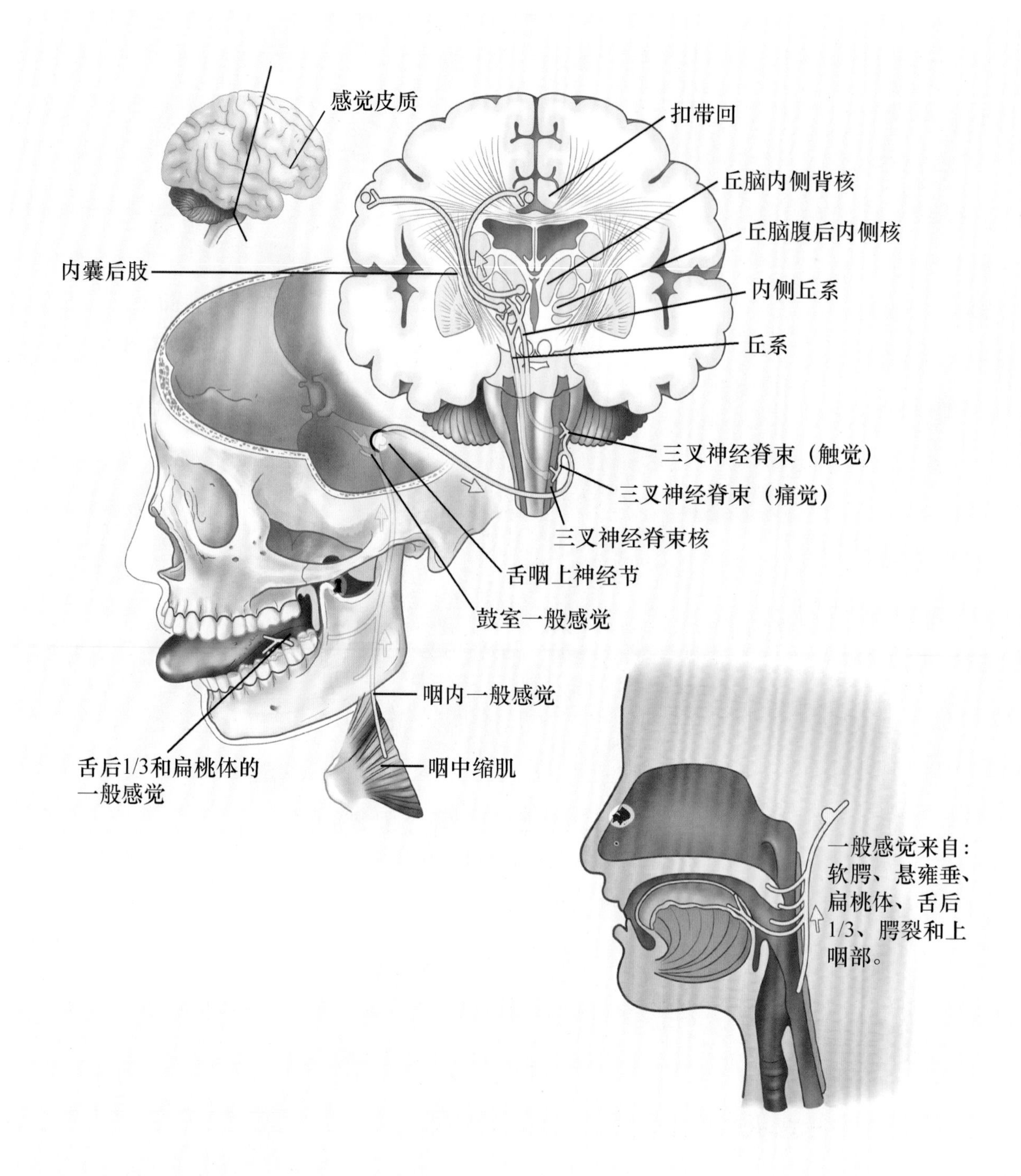

图2-41　舌咽神经感觉功能

舌咽神经是一种混合神经，在延髓内发出运动纤维和感觉纤维。其特殊感觉纤维接收来自舌后1/3、腭扁桃体、口咽、中耳黏膜、咽鼓管和乳突细胞传入的感觉信息。舌咽神经的特殊感觉还接收舌后1/3传输的感觉和味觉。舌咽神经疼痛与三叉神经脊束核密切相关，其感觉纤维通过鼓室分支参与鼓室神经丛，接收中耳、咽鼓管和鼓膜内侧面一般感觉传入。颈动脉窦神经位于颈动脉壁，向大脑传输有关血压和氧饱和度的感觉信息。舌咽神经还与三叉神经、面神经和迷走神经交通。咽支与迷走神经纤维结合形成咽丛，接收软腭和会厌之间的咽喉开口处黏膜感觉传入。

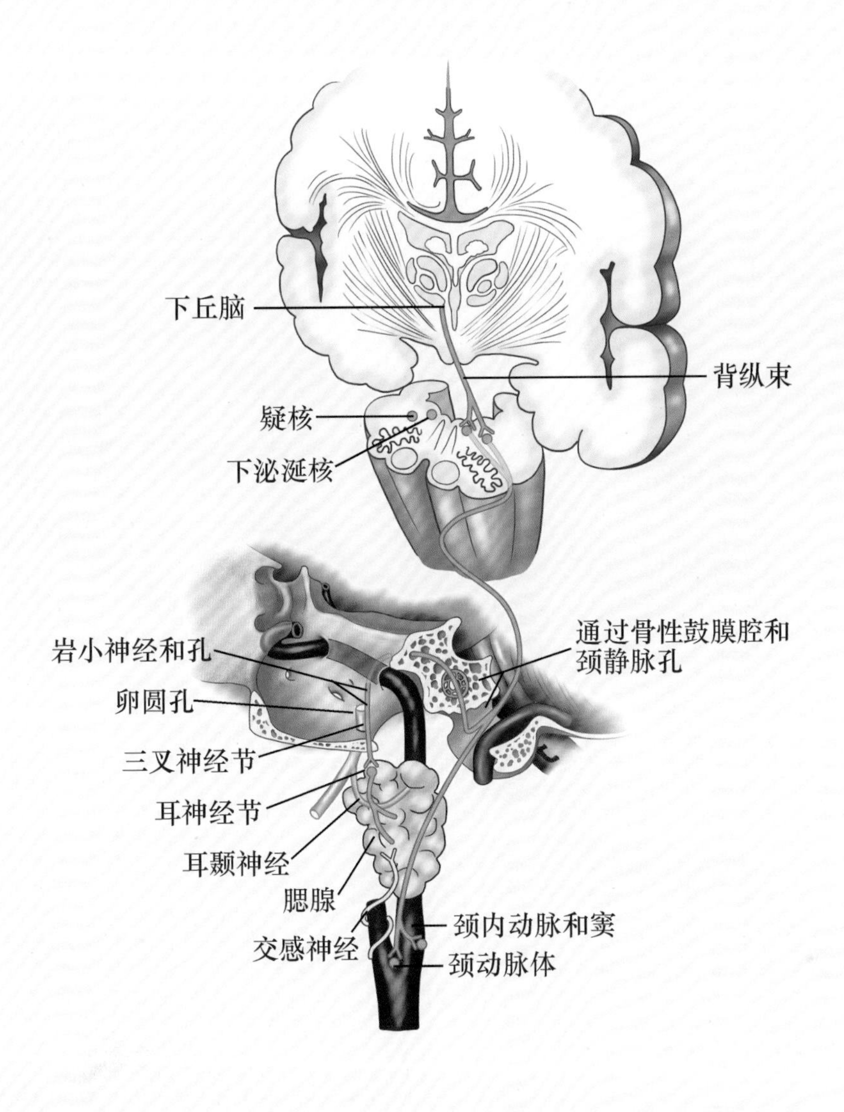

图2-42　舌咽神经副交感功能

舌咽神经发出的副交感神经纤维源于延髓前部的下泌涎核。舌咽神经在后颅窝向外侧走行，通过颈静脉孔出颅，发出鼓室神经分支。在鼓室神经丛副交感神经混合了感觉神经，这些神经纤维与鼓膜神经一起到达中耳，发出副交感神经的岩小神经分叉并继续到耳神经节，沿着耳颞神经延伸到腮腺，可以产生分泌运动效应。

颈内动脉基部的动脉窦，刚好在颈内动脉和颈外动脉分叉的上方。刺激颈动脉窦引起强烈的舌咽神经冲动（迷走神经是主动脉弓压力感受器），可以导致心脏停搏。因此，舌咽神经的副交感神经支配腮腺、颈内动脉和窦以及颈动脉体。舌咽神经发出三个副交感神经末端分支是咽支、舌支和扁桃体支。内脏运动（副交感神经）含有传出纤维（蓝色）感觉传入（黄色）。

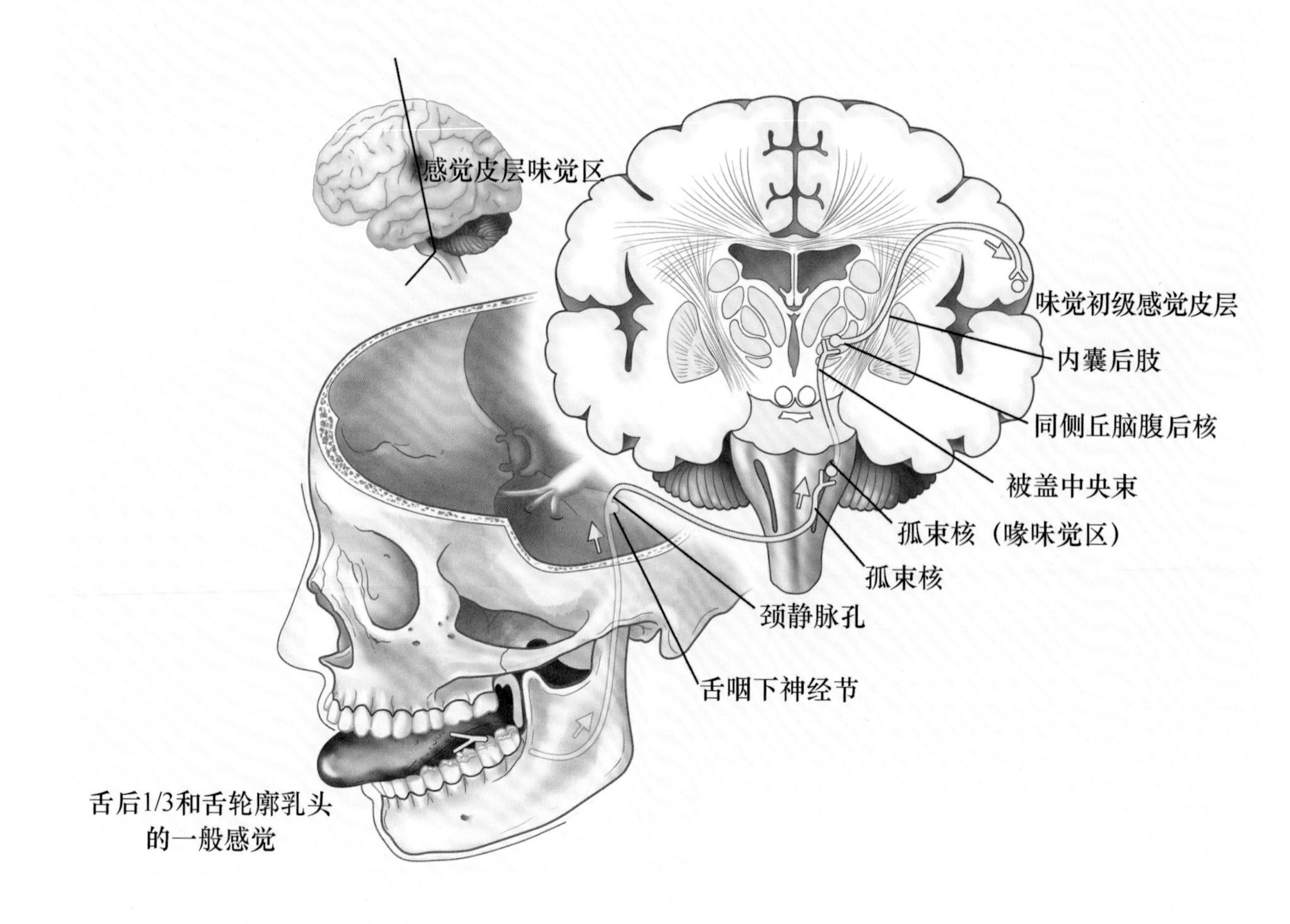

图 2-43　舌咽神经特殊功能

舌咽神经的味觉（特殊）功能源于孤束核吻端，称为味觉核，由舌支将味觉信息传递给大脑的特殊功能。来自舌前2/3的味觉冲动首先上传入舌神经，然后通过鼓索进入面神经，最后进入脑干的孤束核（吻侧味觉区）。来自舌根周围乳头的味觉以及来自口腔和喉咙后部区域味觉也通过舌咽神经传导到孤束核。舌支和鼓索神经相互抑制对方发送给大脑的信号，是为了让大脑辨别更多不同的味觉。损伤这些神经会消除相互抑制作用，导致人对特定味觉敏感和舌头疼痛。

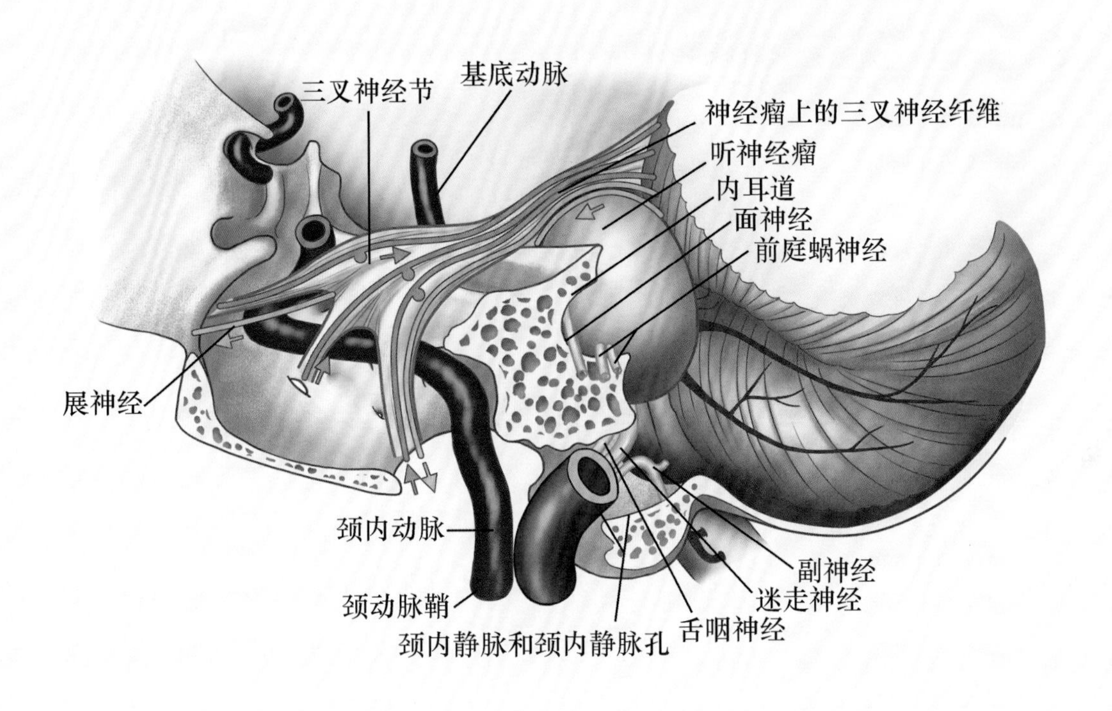

图 2-44　三叉神经与神经鞘瘤

神经鞘瘤是桥小脑角的巨大肿瘤，压迫三叉神经根（显示颈静脉孔矢状面）。三叉神经鞘瘤是一种发生于颅底的周围神经鞘肿瘤，起源于施万细胞。施万细胞是一种胶质细胞，它有助于保护外周神经系统神经元传输信息和指令。

神经鞘瘤是比较常见的良性颅底肿瘤，起源于小脑和脑干周围的脑神经鞘。最常见的两个是听神经的前庭神经鞘瘤（又称听神经瘤）和三叉神经的三叉神经鞘瘤。前庭神经鞘瘤或听神经瘤是最常见的，常是听力下降和耳鸣，当肿瘤扩大时，导致失去平衡功能、头晕与眩晕、面部麻木、无力或肌肉运动丧失。三叉神经鞘瘤不常见，典型的病例是面部麻木、刺痛或面部疼痛。常见一般感觉传入（蓝绿色）运动传出（黄色）失调。

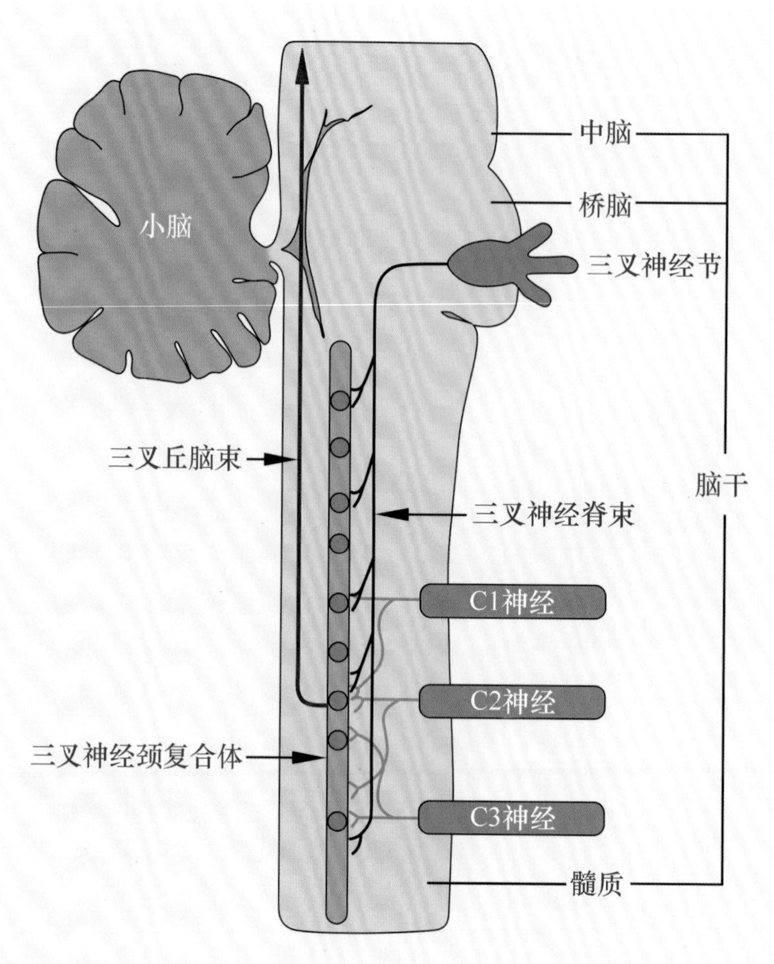

图 2-45　三叉神经颈复合体

三叉神经颈复合体（trigeminocervical complex，TCC）位于脑干灰质，与脊髓背角灰质紧密相连，所有来自三叉神经、面神经、舌咽神经、迷走神经和C1～C3脊神经的伤害性传入纤维都终止于TCC的二级神经元。TCC是头、喉和上颈部唯一的感觉神经核，上述伤害性传入神经都在柱状灰质发出。位于上颈脊髓的TCC区域，有三叉神经下行感觉神经纤维（三叉神经尾核）与C1～C3神经根的感觉纤维相互作用。这种颈部和三叉神经感觉通路的聚合，使颈部和三叉神经感觉神经分布区域之间的疼痛可以双向传输。C1～C3神经聚合使上颈部神经痛放射到枕部和耳部。与三叉神经聚合还可以放射到头顶部、额部和眼眶部。

三叉丘脑束（三叉丘系）是大脑的一部分，传递来自面部皮肤、鼻腔和口腔黏膜，眼睛的触觉、疼痛和温度觉，以及来自面部和咀嚼肌的本体感觉信息。

三叉神经脊束来自三叉神经的躯体感觉轴突束，从脑干的脑桥中段向下沿TCC走行。该神经束传输来自面部的疼痛和温度觉。

注：按照2019年第5版“Bonica’s Management of Pain”三叉神经颈复合体（trigeminocervical complex，TCC）与三叉神经脊束核（spinal trigeminalnucleus）、三叉神经感觉核复合体（trigeminal sensory nuclear complex）和三叉神经颈核（trigeminocervical nucleus）同为一个解剖学部位。

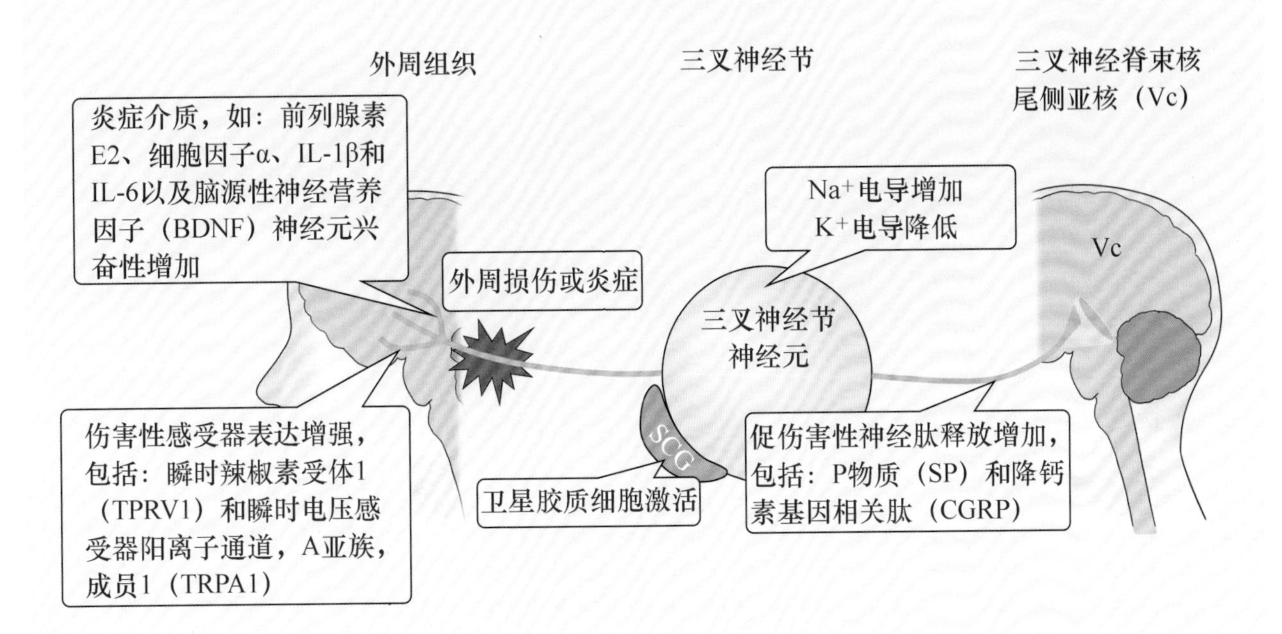

图2-46 三叉神经痛的外周机制

周围神经损伤释放炎症介质（包括前列腺素E2、细胞因子）和神经肽（包括脑源性神经营养因子），使伤害感受器去极化而增加了周围神经末梢的敏感性。外周受体包括瞬时受体电位香草酸1（TRPV1）和瞬时受体电位阳离子通道亚家族成员1（TRPA1）的表达增加。三叉神经节神经元离子通道表达和活性的变化，增加了神经元的兴奋性，并激活卫星胶质细胞（SCG）使其数量增加。三叉神经节神经元的兴奋导致神经肽P物质（SP）和降钙素基因相关肽向三叉神经脊束核尾侧亚核（脑干）的突触后区域释放增加。

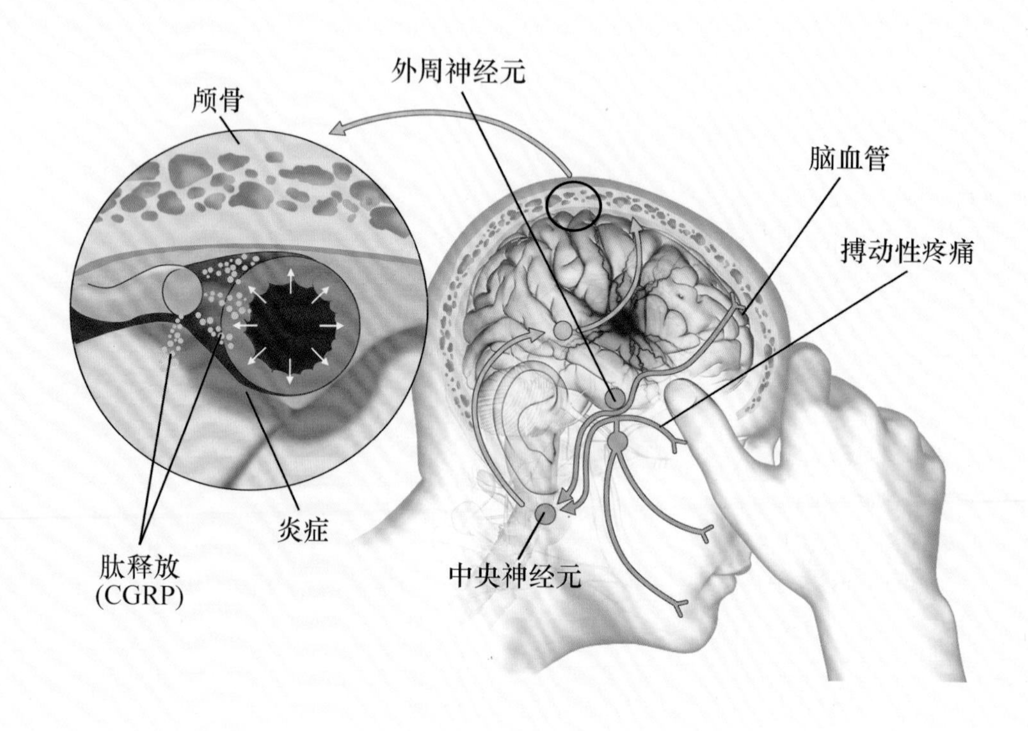

图2-47　偏头痛与降钙素基因相关肽

偏头痛发生在儿童、青少年和成人，多经历4个阶段。主要表现为：①前驱期为发作前24小时渴望进食、情绪变化、液体潴留、排尿增加和打哈欠。②先兆期有看到闪光及强光的感觉或盲点。③发作期为头部一侧，偶有两侧剧烈搏动性疼痛，对光、声音、嗅觉和触觉敏感，伴恶心呕吐。④后期偏头痛有持续约24小时的疲惫感。不是每个偏头痛患者都会经历所有阶段。

降钙素基因相关肽（calcitoningene related peptide，CGRP）是一种新发现的神经肽，能特定作用于颅内硬脑膜感觉神经的痛觉感受器，其具有强大的扩张血管作用，现在已经确定是偏头痛的关键因素。

参考文献

[1] AFRIDI S K, GIFFIN N J, KAUBE H, et al. A positron emission tomographic study in spontaneous migraine [J]. Arch Neurol, 2005, 62 (8): 1270-1275.

[2] BULLITT E, TEW J M, BOYD J. Intracranial tumors in patients with facial pain [J]. J Neurosurg, 1986, 64 (6): 865-871.

[3] BURSTEIN R, JAKUBOWSKI M. Neural substrate of depression during migraine [J]. Neurol Sci, 2009, 30 Suppl 1: S27-S31.

[4] BENNINGER B, KLOENNE J, HORN J L. Clinical anatomy of the lingual nerve and identification with ultrasonography [J]. Br J Oral Maxillofac Surg, 2013, 51 (6): 541-544.

[5] BURSTEIN R, NOSEDA R, BORSOOK D. Migraine: multiple processes, complex pathophysiology [J]. J Neurosci, 2015, 35 (17): 6619-6629.

[6] BURISH M J, ROZEN T D. Trigeminal Autonomic Cephalalgias [J]. Neurol Clin, 2019, 37 (4): 847-869.

[7] GINSBERG L E, EICHER S A. Great auricular nerve: anatomy and imaging in a case of perineural tumor spread [J]. AJNR Am J Neuroradiol, 2000, 21 (3): 568-571.

[8] CHOI I, JEON S R. Neuralgias of the Head: Occipital Neuralgia [J]. J Korean Med Sci, 2016, 31 (4): 479-488.

[9] IYENGAR S, OSSIPOV M H, JOHNSON K W. The role of calcitonin gene-related peptide in peripheral and central pain mechanisms including migraine [J]. Pain, 2017, 158 (4): 543-559.

[10] JOHNSON R L, WILSON C G. A review of vagus nerve stimulation as a therapeutic intervention [J]. J Inflamm Res, 2018, 11: 203-213.

[11] LUCAS R J, DOUGLAS R H, FOSTER R G. Characterization of an ocular photopigment capable of driving pupillary constriction in mice [J]. Nat Neurosci, 2001, 4 (6): 621-626.

[12] LEVY D, STRASSMAN A M. Mechanical response properties of A and C primary afferent neurons innervating the rat intracranial dura [J]. J Neurophysiol, 2002, 88 (6): 3021-3031.

[13] LIU Y, BROMAN J, EDVINSSON L. Central projections of the sensory innervation of the rat middle meningeal artery [J]. Brain Res, 2008, 1208: 103-110.

[14] LV X, WU Z, LI Y. Innervation of the cerebral dura mater [J]. Neuroradiol J, 2014, 27 (3): 293-298.

[15] NG K F, TSUI S L, CHAN W S. Prevalence of common chronic pain in Hong Kong adults [J]. Clin J Pain, 2002, 18 (5): 275-281.

[16] NOSEDA R, KAINZ V, JAKUBOWSKI M, et al. A neural mechanism for exacerbation of headache by light [J]. Nat Neurosci, 2010, 13 (2): 239-245.

[17] STAINIER D Y, GILBERT W. Pioneer neurons in the mouse trigeminal sensory system [J]. Proc Natl Acad Sci U S A, 1990, 87 (3): 923-927.

[18] THAYER J F. Vagal tone and the inflammatory reflex [J]. Cleve Clin J Med, 2009, 76 Suppl 2: S23-S26.

[19] WEISSMAN-FOGEL I, DASHKOVSKY A, ROGOWSKI Z, et al. Vagal damage enhances polyneuropathy pain: additive effect of two algogenic mechanisms [J]. Pain, 2008, 138 (1): 153-162.

[20] XUE Z, LIU J, BI Z Y, et al. Evolution of transmaxillary approach to tumors in pterygopalatine fossa and infratemporal fossa: anatomic simulation and clinical practice [J]. Chin Med J (Engl), 2019, 132 (7): 798-804.

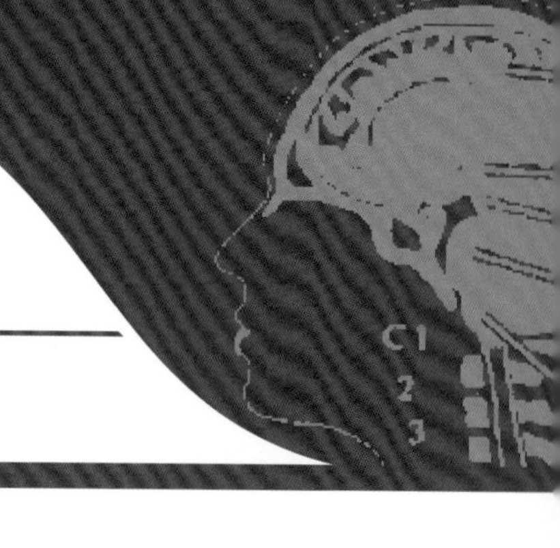

第三章 颈与上肢神经痛解剖

第一节 颈椎与上肢神经痛概述

颈椎神经根病是靠近颈椎的神经根受到压迫而引起的神经功能损害或紊乱。颈部神经根受损伤会导致疼痛，疼痛会通过神经通路放射到手臂和手部，严重时出现感觉丧失，取决于受损神经根的位置。

颈椎有8对（C1～C8）脊神经，支配颈、肩、臂、手等。每一侧有两个神经根从脊髓发出分支。两侧神经根又分两种神经类型，包括：腹根（位于前侧）将运动信号从大脑传到神经根，神经根控制着一组肌肉。背根（位于背侧）将感觉信号从神经根的皮肤节段传送回大脑，相应皮肤区域由所支配背根神经覆盖。

腹根和背根分支分别从脊髓发出，然后在椎间孔汇合，椎间孔是两个相邻椎体之间围成的一个骨性孔腔；腹侧根和背侧根合并后的神经称为脊神经。颈部椎间孔的脊神经分支形成一个神经网络，神经网络支配皮肤（感觉）和肌肉（运动）。

前4对（C1～C4）颈神经，分支后再次结合形成一系列的神经丛为颈丛，支配后脑和颈部。后4对（C5～C8）颈神经和第一胸神经（T1）构成臂丛，臂丛是一个非常复杂的结构，它的神经分支重组后为手、臂、肩和胸部的肌肉和皮肤提供神经功能。前4对神经损伤会出现颈枕部疼痛（图3-1）。

第二节 颈　　丛

一、颈丛神经起源与走行

颈丛是由神经纤维组成的网络，支配颈部和躯干的一些结构。它位于颈后三角，在胸锁乳突肌中间和颈筋膜的椎前层。颈丛起源于相应的颈脊神经的前支，由脊神经C1～C4的前部和部分C5合并而成。所有脊神经都是由来自脊髓的前（腹、前、运动）和后（背、后、感觉）神经根合并而成，每根脊神经又分为前、后支。前支和后支可以是运动神经，感觉神经，或两者兼有。颈丛于颈部左右两侧胸锁乳突肌的后面支配沿颈部一侧从耳下到胸骨的肌肉，有助于头部转动和颈部弯曲。

颈丛的6条主要神经进一步分为更小的神经分支，向不同的方向走行。颈丛的分支可以延伸到颈后、颈前、颈上、耳部或下至背部、胸部和腹部。颈前支在颈部形成颈襻之后，再细分为较细的神经分支向上延伸到下颌。膈神经向下穿过胸部，靠近心和肺，到达膈肌。由于心和肺不是完全对称的，膈神经的结构和走行在左右两侧不同，都向下延伸到隔膜。枕小神经和耳大神经的感觉神经末梢在耳附近。颈横神经横跨颈部，锁骨上神经的感觉纤维分布于上背部和上胸部（图3-2）。

二、颈丛神经功能

颈丛有许多神经分支，其中一些神经支配肌肉，其它神经接收从外周传输感觉信息到中枢。颈丛神经是人体最复杂的结构之一，为颈部、上背部和手臂的部分提供感觉和运动神经（图3-3）。颈丛的分支也分布到膈肌，膈肌是为呼吸提供动力的一块大肌肉。颈丛神经由最上面的5根脊神经C1到C5的分支组成，它又分为更小的神经分支，每一个分支都有自己的功能。

（一）运动功能

运动神经向附近的肌肉释放神经递质，导致肌肉被激活（收缩或缩短）。颈丛分支的运动末端激活相应的肌肉，支配身体一些运动。

（二）咀嚼和吞咽功能

颈襻为运动神经分支，支配下颌和颈部的肩胛舌骨肌、胸骨舌骨肌和胸骨甲状肌。这些运动有助于咀嚼和吞咽。

（三）呼吸功能

膈神经是颈丛的主要运动神经之一，它激活膈肌进行呼吸运动。膈神经支配膈肌，膈肌是分隔胸腔（肋骨、心和肺）和腹腔（胃和肠）的肌肉；膈肌的每一侧都可受到膈神经的刺激而收缩（缩短）；膈肌收缩时，胸腔扩张，使肺部充满空气。在吸气和呼气时隔肌交替地扩张和收缩。

（四）感觉功能

颈丛的感觉分支接收来自耳、颈和上胸部周围区域的感觉传入，先将这些信息传送到脊髓，再将其传送到大脑，并最终在大脑皮质的感觉区域整合（图3-4）。

耳周围的感觉通过枕小神经和耳大神经的分支传递（图3-5），颈部的感觉通过颈横神经传递，上背部和胸部的感觉通过锁骨上神经的分支传递。膈神经的感觉分支从胸部深处传递信息，当出现感染或严重疾病会感到内脏疼痛。

三、颈丛神经肌支

颈丛产生许多分支分布到头部和颈部。颈丛神经又分为肌支和感觉支。颈丛的肌支位于感觉支的深处，支配颈部、背肌和膈肌；肌支从颈丛发出后，开始向前内侧走行。分述如下。

（一）膈神经

膈神经起源于C3～C5的前支，膈神经除有运动和感觉功能外，还有记忆辅助功能，可使膈肌保持活力。

在颈部，膈神经位于前斜角肌的前面沿前斜角肌表面下行，在锁骨下动静脉间进入胸腔。膈神经在胸腔内由两层胸膜包裹，当膈神经进入胸腔时，左右膈神经通过后纵隔（肺之间的区域）的路径有所不同，左膈神经位于左心室附近的心包（心外膜），右膈神经沿着肺的内侧面向下走行到右心房和右心室的外侧。

右侧膈神经在胸腔内毗邻的结构由上而下有：右胸廓内动脉、右无名静脉、上腔静脉和右侧心包。左侧膈神经在胸腔内毗邻的结构由上而下有：左胸廓内动脉、左无名静脉、主动脉弓和左侧心包。

膈神经的运动纤维支配膈肌，感觉纤维分布于心包，膈神经还发出分支至膈下面的部分腹膜；一般右膈神经的感觉纤维还分布到肝、胆囊和肝外胆道等。膈神经损伤的主要表现是同侧的膈肌瘫痪，腹式呼吸减弱或消失，严重者可有窒息感；膈神经受刺激时可发生呃逆。

膈神经感觉功能还将感觉信息从横膈膜中央腱区域、心包（心外膜）和肺内侧区域的外膜（胸膜壁层）传输到大脑。膈神经感觉到的疼痛通常在另一个区域也能感觉到（神经痛）；例如，膈肌的刺激（如腹腔镜手术时往腹腔内注射的二氧化碳）可能被感觉为右肩疼痛。同样，一些靠近肺尖部的肿瘤，如肺上沟瘤可能会刺激附近的神经，引起肩部疼痛感觉。由于膈神经和其它区域的刺激而引起的疼痛常表现在左肩的顶端，称为凯尔征（Kehr sign）。

交感神经功能：有文献报告，刺激中枢性睡眠呼吸暂停患者的膈神经会引起交感神经兴奋（释放儿茶酚胺），从而增加死亡的风险；有人研究发现，膈神经和交感神经干之间有交通支，右膈神经的膈腹支是腹腔丛的一个分支。部分人存在副膈神经，起自第5～6颈神经的前支，在锁骨下静脉的后侧加入膈神经，可能支配锁骨下肌。这种变异也可能来自臂丛和颈丛。

（二）颏舌骨肌和甲状舌骨肌神经

C1脊神经发出颏舌骨肌神经（将舌骨向前向上移动，使气道扩张）和甲状舌骨肌神经（压低舌骨，抬高喉），这些神经和舌下神经一起到达各自的肌肉。

（三）颈襻

颈襻是由C1～C3神经根形成的神经环。颈襻有4条肌支：肩胛舌骨肌上腹部、肩胛舌骨肌下腹部、胸骨舌骨肌和胸骨甲状肌。这些肌肉（舌下肌）牵拉舌骨向下运动，舌骨运动，对吞咽和讲话具有重要功能。

（四）其它肌支

其它几个小分支起源于颈神经根，支配颈部和背部的肌肉：C1～C2支配前外侧直肌；C1～C3

支配头长肌；C2～C3支配椎前肌和胸锁乳突肌；C3～C4支配肩胛提肌、斜方肌和中斜角肌。中前斜角肌也直接接受颈丛的神经支配。

四、颈丛神经皮支

颈丛神经的皮支分布于颈部、上胸、头皮和耳的皮肤。这些神经进入胸锁乳突肌后缘中点的皮下。这个区域称为颈部神经点（Erb's点），在进行颈丛神经阻滞时可用于穿刺定位。

（一）耳大神经

耳大神经向耳上走行，起源于C2和C3的前支，来自C2的神经纤维较多；提供外耳和腮腺上的皮肤感觉，耳大神经是颈丛神经中最大的升支。这条神经还与迷走神经的耳支和面神经的耳后支（支配耳周围的小肌肉）交通，耳大神经除支配耳郭、腮腺和乳突的皮肤外，也有分支至腮腺筋膜的深层。耳大神经通过胸锁乳突肌后侧面的Erb's点，垂直上升斜行越过胸锁乳突肌。当耳大神经接近腮腺下缘时，分为前支和后支；其前支穿过腮腺的表面，后支进入腮腺，至腮腺筋膜的深层；前支（或面支）支配腮腺上方面部皮肤并与面神经交通，后支（或乳突支）支配乳突和耳郭后面的皮肤。耳大神经也和颈丛的其它皮支一起经过胸锁乳突肌后面Erb's点。耳大神经痛可引起非典型性头痛和偏头痛（图3-6）。

支配耳郭的神经是由脑神经和脊神经共同支配，包括耳大神经（C2、C3）、耳颞神经（V3）、枕小神经（C2、C3）和迷走神经的一个分支。耳大神经分为前支和后支，前支支配耳郭外侧的下半部分，后支支配耳郭内侧表面皮肤，耳颞神经支配耳郭的上外侧。枕小神经支配耳内侧的上方（图3-7，图3-8）。

（二）颈横神经

颈横神经起源于C2和C3的前支。它环绕着胸锁乳突肌的后部，并为颈前部皮肤提供感觉；颈横神经，又称颈浅神经、颈皮神经或颈前皮神经，是颈丛的皮支。

颈横神经沿着胸锁乳突肌的后缘经耳大神经下方的神经点（Erb's点）穿出，沿胸锁乳突肌水平向前，穿固有筋膜被覆于颈阔肌深面，分支成末端上支和下支。上支延伸至下颌骨区域，最终与面神经的颈支连结成襻。下支穿过颈阔肌，分布在颈部的前外侧和胸骨下方的皮肤。当该神经向前穿过胸锁乳突肌时需经过颈外静脉的深面。在尸体解剖研究中，颈横神经的分支是多变的（图3-9）。

（三）枕小神经

枕小神经起源于C2及C3，或来自两者之间的神经襻，支配颈部和头皮的感觉；该神经位于耳郭的后部和上部，通常与耳大神经后支交通；其自C2前支分出后，绕过副神经，经胸锁乳突肌后侧面的神经点（Erb's点）发出；然后沿胸锁乳突肌的后缘向上走行，穿出深筋膜后越过胸锁乳突肌中点的后缘继续上行。

枕小神经末梢分支与耳大神经侧支交通。枕小神经分布耳郭后上部、乳突及枕部外侧区域的皮肤。枕小神经的末梢分支与许多神经交通，包括耳大神经、枕大神经和面神经的耳后支。枕小神经和枕大神经都与枕神经痛有关，二者均起源于C2神经根。

（四）锁骨上神经

锁骨上神经起源于C3和C4的前支，也有C5神经纤维参与。锁骨上神经自胸锁乳突肌Erb's点向后下方穿出，从颈后三角向下穿过颈阔肌。当接近锁骨时，锁骨上神经的主干分为三支下行：即锁骨上内侧（或前）神经、锁骨上中间神经和锁骨上外侧（或后）神经。

（1）锁骨上内侧神经：斜行越过颈外静脉表面至锁骨内侧上方，支配胸骨柄上部及胸锁关节的皮肤。

（2）锁骨上中间神经：向前跨过锁骨中部，支配胸大肌和三角肌上方的皮肤，锁骨上中间神经与上位肋间神经的皮支交通。

（3）锁骨上外侧神经：越过锁骨外侧端，沿斜方肌表面和肩峰斜行，支配肩上部和后部皮肤。当锁骨上内侧神经在胸部下降时越过颈外静脉表面，大约在胸锁乳突肌后缘中点处，与枕小神经和颈丛的其它分支一起经过胸锁乳突肌后侧的神经点（Erb'点）。锁骨上神经的分支多有变异，人群中半数以上只有内侧和外侧分支。

（五）枕大神经、第三枕神经和枕下神经

1. 枕大神经

枕大神经虽然不属于颈丛范畴，但是枕大神经起源于C2～C3的背支内侧支；相比之下，枕小神经起源于C2的腹支；枕大神经位于颈枕下的下斜方肌和半棘肌之间，它穿半棘肌和上斜方肌，在枕骨附近皮下出现，然后到达头皮后部。在斜方肌前可分为几支，支配枕骨和后上颈部的皮肤。

2. 第三枕神经

C3脊神经分为前支和后支，后支分为两个内侧支和一个外侧支，在斜方肌下面，C3后内侧支发出一较大的内侧上支叫作第三枕神经，它穿过斜方肌，最后到达颅后下部的皮肤。

3. 枕下神经

枕下神经为第1颈神经的后支，穿过枕下三角，分支至头后大直肌、头后小直肌、头上斜肌、头下斜肌、头半棘肌；第1颈神经通常被认为只有运动纤维，但枕下神经通过第2颈神经的交通支接收感觉纤维以支配本体感觉。它从颅骨和第1颈椎之间穿出，位于枕下三角和椎动脉之间，在这里椎动脉进入枕骨大孔。

（六）幕下神经

支配幕下硬脑膜的主要感觉神经为后颅窝神经，来自迷走神经和舌咽神经的感觉支，此外，还有经枕骨大孔（C3）、舌下管和颈静脉孔（C2和C3）进入颅内的感觉神经支。源于C3的神经支配后颅需的前部硬脑膜。源于C_{1-2}的神经支配颅后需外侧和后部硬脑膜（详见第一章）。

五、颈丛与三叉神经关系

颅内小脑幕上和颅外面部痛觉由三叉神经支配，头枕部和后颅窝痛觉由颈1～3神经支配。躯体痛和内脏痛这两种痛觉神经传入投射到同一部位的二级神经元，组成同一功能的神经核，称为三叉神经颈复合体（trigeminocervical complex，TCC）又称三叉神经脊束核（spinal trigeminal nucleus），或三叉神经感觉核复合体（trigeminal sensory nuclear complex），或三叉神经颈核（trigeminocervical nucleus），按照2019年第5版《Bonica's Management of Pain》有关偏头痛的病理生理学描述：硬脑膜传入神经主要是三叉神经的眼神经，其细胞体位于三叉神经节，投射到TCC的二级神经元，从三叉神经尾核延伸至C2脊髓背角的尾端。来自颈椎的传入信息通过上颈椎背根神经节（DRG）的细胞体也投射到TCC，其先投射到丘脑腹底，再投射到脑皮质分辨传入疼痛信息是刺痛、切割痛、烧灼痛还是挤压痛。因此解释了TCC是各类原发性头痛唯一的共同神经元（图2-45）。

（一）TCC组成

TCC位于脑干外侧延髓灰质内的感觉束，与脊髓背角的灰质紧密相连。TCC接收：三叉神经、C1～C3神经升支、面神经、舌咽神经和迷走神经的传入纤维；三叉神经传入纤维下行到C1～C3水平；TCC是头、喉和上颈部唯一感受伤害的神经核。所有来自三叉神经、面神经、舌咽神经、迷走神经和C1～C3脊神经的伤害性传入神经都在灰质中传导。

（二）TCC功能

TCC负责传递各种感觉，包括温度觉、深度觉或触觉，以及来自同侧面部的疼痛；TCC是三叉神经感觉通路的三个核之一，进一步细分为尾侧部（亚核）、颅侧部（亚核）和中间部（亚核），每个核都有各自的作用。颅侧部（三叉神经初级感觉核的一部分）以及中间部负责面部辨别触觉传输。尾部负责同侧面部疼痛和温度传输。

小脑后下动脉（PICA）供给髓质外侧部分，也就是TCC所在的位置。根据三叉神经脊束核整合的感觉信息和该区域的血供，TCC参与了一些关键的临床综合征的形成机制。

C1和C2节段神经元对上颈椎和三叉神经的传入神经刺激均有反应。因此，“刺激颈部传入神经元会同时出现三叉神经传入信息，导致颈神经、三叉神经或两者都出现疼痛。”TCC的二级神经元传入刺激可引起前额疼痛，刺激三叉神经会引起枕部疼痛（C2神经），甚至额部和眼眶以上范围都感受到放射性神经痛。

TCC传入信息更详细地解释：刺激眼神经引起额部皮肤、眼眶、眼睛、额窦、前颅窝硬脑膜、大脑镰前后侧、上矢状窦、大脑前动脉和中动脉近端、小脑幕以上、海绵窦、静脉窦和颞动脉神经痛；刺激上颌神经引起上颌、鼻腔、鼻窦和中颅窝前侧硬脑膜神经痛；刺激下颌神经引起下颌、颞下颌关节、外耳道、鼓膜前侧和中颅窝后侧硬脑膜神经痛；刺激面神经引起鼓膜后部神经痛；刺激舌咽神经引起鼓膜后部、中耳、咽部和喉部神经痛；刺激迷走神经引起鼓膜后部、咽部和喉部神经痛。

C1～C3神经支配后颅窝硬脑膜、小脑幕下面、颈上肌和颈枕肌、枕骨到C1，C2、C3，C2、C3关节，C2、C3椎间盘、枕部皮肤、椎动脉、颈动脉、翼状韧带、横韧带、斜方肌和胸锁乳突肌。C1脊神经不出椎间孔穿过寰椎后弓，在其上关节突后面，C1横突前面下降成为颈丛神经的一部分。C1脊神经不支配皮肤，但接收枕下肌肉的本体感觉信息。C1的感觉根与脊副神经（脑神经Ⅺ）的运动根相连。C2脊神经穿过C1、C2关节突关节的后侧，其背根神经节对着C1、C2关节突关节的中点。C1～C4前支共同组成颈丛，支配椎前肌有：头长肌、颈长肌、头前直肌、头外直肌、胸锁乳突肌和斜方肌。

C1～C3前支形成窦椎神经发出返支为脑膜支。这些神经分布在颈椎以上硬脊膜前侧，然后穿过枕骨大孔等（详见幕下神经）支配脑垂体与枕前部（斜坡）之间的硬脑膜。还支配C1、C2关节囊的内侧，即横韧带和翼状韧带。在后颅窝，C1～C3窦椎神经也参与迷走神经（Ⅹ）和舌下神经（Ⅻ）之中。

炎性化学物质的不断积累引起伤害性疼痛；运动后机械刺激引起的伤害性疼痛、中枢痛与组织损伤无关，而与疼痛下行抑制通路功能障碍有关。1996年11月《pain》杂志有文章指出：梳理脊柱，激活疼痛下行抑制系统可以缓解疼痛。

牵拉硬脑膜可引起机械性疼痛，C1和C2之间存在一个结缔组织桥，连接斜方肌和硬脑膜，这个区域的生物力学改变拉伸硬脑膜引发机械性疼痛。

颈丛神经起源与分布见表3-1

表3-1　颈丛神经起源与分布

神经	脊髓节段	神经分布
颈襻（上根和下根）	C1～C 3	5块喉外肌（胸骨甲状肌、胸骨舌骨肌、肩胛舌骨肌、颏舌骨肌和甲状舌骨肌）
枕小神经、颈横神经、锁骨上神经、耳大神经	C2～C 4	上胸部、肩部、颈部和耳部及枕部的部分皮肤
膈神经	C3～C 5	膈肌
颈神经深丛肌支	C1～C 4	肩胛提肌、斜角肌、胸锁乳突肌、斜方肌

第三节 臂丛神经

一、臂丛神经的组成

（一）臂丛神经起源与走行

臂丛是由C5～C8颈神经前支和T1前支的大部分纤维组成的神经网络，这个神经丛从脊髓开始，穿过颈部的颈腋窝管，再穿过第一根肋骨进入腋窝（图3-10）。

臂丛的分支分布于胸上肢肌，上肢带肌、背浅部肌（斜方肌除外）以及上臂，前臂、手、关节和皮肤。组成臂丛的神经根先合成上、中、下三个干，每个干在锁骨上方或后方又分为前、后两股，由上、中干的前股合成外侧束，下干前股自成内侧束，三干后股汇合成后束。三束分别从内、外、后三面包围腋动脉（图3-11）。

臂丛的分支可依据其发出的局部位置分为锁骨上、下两部。锁骨上部分支是一些短的肌支，发自臂丛的根和干，分布于颈深肌、背浅肌（斜方肌除外）、部分胸上肢肌及上肢带肌等。

（二）臂丛神经网络

臂丛神经干股束组成臂丛神经网络，神经干是由C5～C8和T1神经根前支组成，神经根从椎间孔发出后，在前斜角肌外侧缘组成。C5～C6组成上干，C7延续为中干，C8～T1组成下干，穿过斜角肌间隙（由前斜角肌、中斜角肌和第一肋组成）。

臂丛神经三干由椎前筋膜包绕，向下外侧锁骨平面和第一肋交界处走行，在相当于锁骨中段水平处，每一干又分成前、后两股。股的分支为束，上干与中干的前股组成外侧束，下干的前股组成内侧束，三干的后股组成后束。三束神经分别从外、内、后面包围腋动脉。

各束在喙突平面分出神经支，外侧束分出肌皮神经和正中神经外侧头，后束分出腋神经和桡神经，内侧束分出尺神经和正中神经内侧头。

臂丛经斜角肌间隙走出，在锁骨下动脉后上方穿行，经锁骨后方进入腋窝。在腋窝内位于腋动脉的周围，形成臂丛外侧束、内侧束和后束。臂丛内下方与胸膜顶和颈根部的血管、神经相邻，包括头臂干、左颈总动脉、左锁骨下动脉及头臂静脉等血管、迷走神经、喉返神经、膈神经及颈交感干等神经相邻（表3-2）。

二、臂丛神经功能

臂丛负责整个上肢的皮肤和肌肉神经支配，但有两个例外：由副神经（CN XI）支配的斜方肌和由肋间臂神经支配的腋窝附近的皮肤区域。

表 3-2　臂丛神经分支与分布

神经	脊髓节段	神经分布
锁骨下肌神经	C4～C6	锁骨下肌
肩胛背神经	C4、C5	菱形肌和肩胛提肌
胸长神经	C5～C7	前锯肌
肩胛上神经	C4～C6	冈上肌和冈下肌
胸神经（内侧和外侧）	C5～T1	胸肌
肩胛下神经	C5、C6	肩胛下肌和大圆肌
胸背神经	C6～C8	背阔肌
腋神经	C5、C6	三角肌和小圆肌；肩部皮肤
桡神经	C5～T1	手臂和前臂的伸肌（肱三头肌、桡腕伸肌、尺骨腕伸肌）和肱桡肌；指伸肌和外展肌；手臂后外侧的皮肤
肌皮神经	C5～C7	手臂屈肌（肱二头肌、肱肌、喙肱肌）；前臂外侧皮肤
正中神经	C6～T1	前臂屈肌（桡腕屈肌、掌长肌）；内翻方肌和内翻圆肌；指屈肌（通过手掌骨间神经）；手的前外侧皮肤

臂丛神经支配两侧上肢的上臂、前臂、手和手指的感觉和运动（图3-12），但有两个注意事项：一是斜方肌（耸肩时使用的肌肉）由副神经支配。二是在乳腺癌手术中，行腋窝淋巴结清扫术，可能会损伤这些神经。

（一）运动功能

（1）肌皮神经：该神经支配前臂肌肉弯曲的感觉。

（2）腋神经：该神经支配三角肌和小圆肌，参与肩关节周围手臂（肩前屈肌）的许多运动。受伤时，人的肘部不能弯曲。

（3）尺神经：该神经支配腕、手和拇指肌肉的内侧屈肌，包括所有骨间肌。如果受伤，患者可能表现为“爪形手”，第4和第5指无法伸展。

（4）正中神经：支配前臂和拇指的大部分屈肌。

（5）桡神经：支配着肱三头肌、肱桡肌和前臂的伸肌。

沿着神经回到束，外侧和内侧束发出支配屈肌的末端神经分支，支配上肢前部的肌肉，后束神经支配伸肌。

（二）感觉功能

除了腋窝的一小块区域外，五个末端分支负责整个上肢的感觉。

（1）肌皮神经：负责前臂外侧的感觉。

（2）腋神经：负责肩周围的感觉。

（3）尺神经：尺神经支配小指和无名指外侧半段的感觉。

（4）正中神经：正中神经传递来自拇指、示指、中指、无名指内侧以及手掌面和上背面的感觉传入。

（5）桡神经：该神经负责从拇指侧的手背以及前臂后和手臂的感觉传入。

（三）自主神经功能

臂丛神经也包含一些具有自主功能的神经，比如控制手臂血管的收缩与舒张。

三、臂丛神经短分支

臂丛的短分支包括肩胛上神经、肩胛背神经、胸长神经、锁骨下神经、锁骨上神经、肩胛下神经、胸神经、胸外侧神经和胸内侧神经以及腋神经。有些肌支也属于臂丛的短分支，它们支配菱形肌、颈部和腰部的肌肉。

（一）肩胛上神经

肩胛上神经是臂丛上干、C5和C6的唯一分支，为混合神经（图3-13，图3-14）。支配肩锁关节、盂肱关节、冈上肌和冈下肌。该神经从臂丛分出后与肩胛上动脉和静脉相伴向上外方走行，经斜方肌通过肩胛上缘至肩胛切迹处，再经肩胛横韧带下侧进入冈上窝。肩胛上神经在通过肩胛骨外侧缘的肩胛上切迹进入冈下窝之前，向冈上肌发出两条分支：①运动肌支，支配冈上肌和冈下肌；②感觉关节支，支配肩锁关节和盂肱关节。有6%的人群肩胛上神经直接来自C5的脊神经前支，没有其它神经纤维；18%的人群含C4纤维。肩胛上神经分布在肩锁关节和盂肱关节，腋神经分布在盂肱关节下方（图3-15）。

（二）肩胛背神经

来自C5脊神经，为感觉和运动混合神经（图3-16）。肩胛背神经穿过中斜角肌，然后伴肩胛背侧血管下行，深入肩胛提肌，支配该肌及后上锯肌（图3-17）。其分布在两个菱形肌的深层表面，也可以通过单独的分支支配肩胛提肌。肩胛背神经的“背支”为感觉神经，分布于上背部肩胛骨内侧缘附近；“腹支”为运动神经，分布于手臂。C5的前支形成肩胛背神经（也有部分形成正中神经、尺神经和其它神经，支配手臂），支配菱形肌和肩胛提肌（图3-18，图3-19）。

（三）胸长神经

胸长神经是纯运动神经。来源于臂丛的C5～C7根的前支，有时也包含C4神经纤维。8%的患者有C8神经参与（图3-20）。C5和C6神经根穿过内侧斜角肌与C7神经根相连，在臂丛和腋窝动静脉后面向下延伸到胸腔的外侧。胸长神经终止于前锯肌的下部（图3-21），并连接到肋骨上。由于胸长神经位于胸腔外侧，在运动或手术过程中可能会受到损伤。此外，与其它颈、臂丛神经相比，该神经的直径更小，增加了损伤的可能性。

（四）锁骨下神经

锁骨下神经是臂丛上干的一个小分支，它起源于C5和C6神经的连接点。锁骨下神经向下延伸至臂丛和锁骨下血管支配锁骨下肌。锁骨下神经可以发出副膈神经。

（五）肩胛下神经

肩胛下神经起源于臂丛后束，支配肩胛下肌。肩胛下神经部分神经纤维也来自C5和C6。肩胛下神经分支在胸背神经的远端。肩胛下神经从臂丛向下延伸到肩胛下肌的下部，向大圆肌分支，大圆肌神经在肩胛下动脉和旋肩胛动脉之间走行，支配肩胛下肌和大圆肌。

（六）胸背神经

胸背神经起源于臂丛的后束和C6～C8神经纤维，胸背神经由脊髓后支分出后走行于肩胛下神经和肩胛上神经之间，起点在肩胛下动脉后方，向下延伸至腋窝后壁。从腋窝后壁向下走行时位于胸背动脉前方，穿过大圆肌下缘，进入背阔肌的深面，末端分支延伸到背阔肌的下缘支配背阔肌。胸背神经部分起源于腋神经，也有部分起源于肩胛上和肩胛下神经共同的主干（图3-13）。

（七）胸外侧神经

胸外侧神经也被称为胸外侧前神经，起源于臂丛外侧束并支配胸大肌。该神经来自于C5～C7神经的纤维。胸外侧神经从臂丛外侧束分支后，向胸内侧神经发出一个交通支，形成回路，称为胸襻。然后向下穿过锁骨肌筋膜，再穿过胸肌的深层表面的胸大肌襻，向前延伸至腋窝动脉和静脉。胸外侧神经主要支配胸大肌。由于有一条连接胸内侧神经的分支，一些胸外侧神经纤维也支配胸小肌。胸外侧神经还包括痛觉和本体感觉神经纤维。胸外侧神经可能有两个不同的起源，分别来自于上干和中干的前段（图3-22）。

（八）胸内侧神经

胸内侧神经也被称为胸内前神经，神经纤维起源于C8和T1神经根的臂丛内侧束，支配胸小肌和胸大肌。该神经位于腋窝动脉后方，向前弯曲走行，位于腋窝动脉和静脉之间，然后接受胸外侧神经（胸大肌襻）的交通支进入胸小肌深表面。胸内侧神经穿过胸小肌并进入胸大肌深面支配胸肋下纤维、胸小肌和胸肋肌。胸内侧神经也可以直接起源于臂丛下干的前段。

（九）腋神经

腋神经起源于C5和C6脊神经，位于上肢腋窝区域，是臂丛后束的直接延伸。在腋窝，腋神经位于腋动脉后的肩胛下肌前，由肩胛下缘的腋窝经四边孔穿出，常伴旋肱后动脉和静脉伴行（图3-23）。四边孔是肩胛后区的肌肉间隙，四边孔边界为：①上界是小圆肌下缘；②下界是大圆肌上缘；③外侧界是肱骨外科颈；④内侧界是肱三头肌长头；⑤前面是肩胛下肌（图3-24）。

腋神经由四边孔穿出后到达肱骨颈，分为3个分支：①后支支配三角肌和小圆肌的后部，也分出臂外侧上皮神经支配三角肌下部皮肤；②前支绕肱骨外科颈支配三角肌前部，终止于前外侧皮支；③关节支分布于肩关节。腋神经为混合神经，有运动神经和感觉神经纤维成分。运动神经纤维支配三角肌的运动，在肩关节外展和伸屈时起作用，也支配小圆肌，使肩关节外旋。感觉神经纤维支配上臂三角肌浅表的皮肤，称为臂外侧上皮神经。

四、臂丛神经长分支

臂丛神经的长分支从臂丛神经锁骨下部分的外侧、内侧和后束发出，长支中有肌皮神经、正中神经、尺神经、前臂内侧皮神经和桡神经。

（一）肌皮神经

肌皮神经是臂丛外侧束C5～C7的终末支。它起源于胸小肌下缘，在腋窝，肌皮神经从腋窝动脉向外侧延伸。它离开腋窝，发出分支至喙肱肌并穿过该肌，在肱二头肌和肱肌之间达臂外侧缘，向下经过上臂的屈肌间室，到肱肌和肱二头肌，支配这两块肌肉。肌皮神经穿过肱二头肌外侧的深筋膜到达肱二头肌肌腱和肱桡肌外侧为皮神经，称为前臂外侧皮神经，继续前行进入前臂，支配前臂外侧皮肤的感觉（图3-2，图3-25）。

（1）运动功能：肌皮神经支配上臂的肌肉有肱二头肌、肱肌和喙肱肌。这些肌肉使上臂弯曲。此外，肱二头肌也可使前臂伸展。

（2）感觉功能：肌皮神经发出前臂外侧皮神经，该神经起初进入前臂深处，然后穿过深筋膜进入皮下。在此区域，前臂外侧皮神经靠近头静脉。前臂外侧皮神经支配前臂前外侧的皮肤。

（二）正中神经

从臂丛的内侧束和外侧束发出，该神经起源于C6～T1神经纤维，也有部分源于C5神经纤维。起源于臂丛的正中神经经腋窝向下走行，初行于肱动脉外侧，在喙肱肌止点处越过肱动脉位于中间，下行至肘窝进入前臂；在前臂上2/3处，正中神经在指深屈肌和指浅屈肌之间走行；正中神经在前臂发出两条主要的分支：①前臂的骨间前神经，支配前臂前部的深层肌肉；②正中神经掌支，支配手掌外侧的皮肤。发出骨间前支和掌支后，正中神经通过腕管进入手部，在腕管末端分为两支：①返支神经支配鱼际肌群；②手掌指支支配外侧3个半指的掌面和指尖，也支配外侧两块蚓状肌。

（1）运动功能：支配前臂前侧的屈肌和旋前肌（尺神经支配的尺侧桡屈肌和部分指深屈肌）。

（2）感觉功能：发出掌侧皮支和指侧皮支，掌侧皮支分布手掌外侧的皮肤，指侧皮支分布手掌前表面的3个半指皮肤。

（三）尺神经

尺神经是臂丛内侧束的延续，来自C8、T1脊神经纤维，起源于臂丛的尺神经向下走行至上臂内侧，在肘部经过肱骨内上髁后方发出分支支配肘关节；尺神经在皮下可触及，当肱骨内上髁受损时易累及此神经。

在前臂，尺神经穿尺侧腕屈肌的两头之间，并沿着尺骨深入肌肉内。尺神经在前臂有3条主要分支：①肌支，支配前臂前侧的两块肌肉；②掌皮支，分布手掌的内侧；③背皮支，分布内侧一指半的背侧表面和相关的手背区域。在腕关节处，尺神经在浅层到达屈肌支持带，位于尺动脉内侧，通过腕尺管（Guyon's 管）进入手掌内 。

在手掌，尺神经发出浅支和深支，尺神经浅支为感觉支，有3个分支为感觉神经：①掌皮支，分布手掌的内侧；②手背支，分布内侧一指半的背侧表面和相关的手背区域；③浅支，分布内侧一指半掌面。尺神经深支为运动支，支配大部分手部肌肉，包括：小鱼际肌（与小指有关的一组肌肉）；两个蚓状肌内侧；拇内收肌；掌侧骨间肌及背侧骨间肌；掌短肌。手部其它肌肉，如大鱼际由正中神经支配（图3-26）。

（四）前臂内侧皮神经

前臂内侧皮神经，是臂丛内侧束的一个分支，支配着前臂的前侧和内侧，远至腕部。前臂的内侧皮神经起源于臂丛的内侧束，接收来自C8和T1神经根的纤维。前臂内侧皮神经起自臂丛内侧束，在腋动、静脉之间下行，继而沿肱二头肌内侧沟下行，居于肱动脉内侧，在臂中部贵要静脉穿深筋膜处，此神经分前、后两支。前支走在贵要静脉外侧，分布于前臂内侧皮肤；后支走在贵要静脉内侧，分布于前臂内后侧皮肤。

（五）桡神经

桡神经起源于C5～T1脊神经纤维，是臂丛后束末端的延伸。桡神经从腋下分出走行于腋动脉后方，其分支走向肱三头肌长头，然后沿肱骨后面的桡神经沟向下延伸到手臂；桡神经下行时走向外侧绕肱三头肌，并向肱三头肌的内侧头发出分支；桡神经在上臂内侧大部分走行过程中伴随肱动脉的深侧分支走行。进入前臂的桡神经穿过肘窝，至肱骨外上髁的前面。桡神经分成两支：深支（运动支）支配前臂后侧的肌肉；浅支（感觉支）分布手背和手指的皮肤。

1. 运动功能

桡神经支配上臂后侧和前臂后侧的肌肉。在上臂，桡神经支配肱三头肌，肱三头肌的作用是伸展肘关节。桡神经也发出分支支配肱桡肌和桡侧腕长伸肌（前臂后肌）。桡神经末梢的一个分支，即深支，支配前臂后侧肌肉。这些肌肉支配手腕和手指关节伸展，使掌心向上（注：当桡神经深支穿过前臂的旋后肌后，其余部分称为骨间后神经）。

2. 感觉功能

桡神经有4个分支，为上肢皮肤提供感觉神经支配（桡神经在上臂有3个分支）：①臂外侧下皮神经，分布臂外侧和三角肌止点下侧；②臂后皮神经，分布臂后侧；③前臂后皮神经，分布前臂后中部；④第4支浅支是桡神经的末梢分支，分布手背外侧3个半指的背侧以及手掌的相关区域。

臂丛神经皮支名称、起源、分支和分布见表3-3，图3-27，图3-28。

表3-3　臂丛神经皮支名称、起源、分支和分布

部位	神经分支名称	神经起源	发出神经	神经分布
臂丛	臂内侧皮神经	C8、T1	发出臂丛内侧束	提供臂内侧皮肤感觉
	前臂内侧皮神经	C8、T1	发出臂丛内侧束	提供前臂内侧皮肤感觉
肩部	臂外侧上皮神经	C5、C6	发出腋神经	提供上臂外侧皮肤感觉
手臂/肘部	前臂外侧皮神经	C5～C7	为肌皮神经终支	提供前臂外侧皮肤感觉
	臂后皮神经	C5～C8	发出桡神经	提供上臂后部皮肤感觉
前臂/手腕	前臂内侧皮神经	C8、T1	发出臂丛内侧束	提供前臂内侧皮肤感觉
	前臂外侧皮神经	C5～C7	为肌皮神经终支	提供前臂外侧皮肤感觉

续表

部位	神经分支名称	神经起源	发出神经	神经分布
桡神经	前臂后皮神经	C5～C8	发出桡神经	提供前臂后侧皮肤感觉
	桡神经浅支	C6～C8	发出桡神经	提供臂后部和桡侧皮肤感觉
正中神经	正中神经掌皮支	C6、C7	正中神经分支	提供手掌拇指基部皮肤感觉
	正中神经指掌侧总神经	C6、C7	正中神经分支	提供手掌前侧、桡侧皮肤感觉，包括拇指、示指、无名指外半侧和桡侧感觉。
尺神经	前臂后皮神经	C5～C8	发出桡神经	提供前臂后侧皮肤感觉
	臂外侧上皮神经	C5～C6	发出腋神经	提供上臂外侧皮肤手臂感觉
	尺神经手背支	C8	发出尺神经	提供手背内侧、尺侧感觉。
	尺神经掌皮支	C8	发出尺神经	提供手掌内侧、尺侧感觉。
	尺神经浅支	C8	发出尺神经浅支	提供手掌前侧、尺侧皮肤感觉，包括无名指尺侧和小指。

第四节 颈交感神经

交感神经系统是自主神经系统的一个分支，与副交感神经系统一起作用维持体内平衡。交感神经链是一对从颅底延伸到尾骨的神经纤维束，位于椎体的外侧。

一、颈交感神经起源

颈部交感神经纤维始于脊髓，起源于胸段（T1～T6）并向上到达头部和颈部。交感神经纤维离开脊髓后进入交感神经链，交感神经链由神经纤维和神经节（神经细胞体的集合）构成。颈部的交感神经链中有三个主要神经节：颈上神经节、颈中神经节和颈下神经节，交感神经纤维与这些神经节形成突触，神经节后分支继续延伸到头部和颈部。分出的这三支神经节都与头部和颈部的特定动脉有关，节后纤维沿着这些动脉（及其分支）缠绕到达靶器官。

二、颈上神经节

颈上神经节位于颈动脉的后部，在C1～C4椎体的前部。几个重要的神经节后神经均起源于此。

（一）颈内神经

颈内神经围绕颈内动脉，形成神经网络。来自颈内动脉丛的分支支配眼神经、翼腭动脉和颈内动脉本身。

（二）颈外神经

颈外神经缠绕颈总动脉和颈外动脉，形成神经网络，支配动脉的平滑肌。

（三）咽丛神经

咽丛神经与迷走神经和舌咽神经的分支结合形成咽丛。

（四）颈上心支

颈上心支形成胸腔的心丛。负责心脏缺血产生的伤害性感觉传入。

（五）灰交通支

灰交通支将交感神经纤维分布到C1～C4的前支。

（六）颅神经分布

颈上节神经还分布到Ⅱ，Ⅲ，Ⅳ，Ⅵ和Ⅸ颅神经。

三、颈中神经节

有些人没有颈中神经节，颈中神经节一般位于甲状腺下动脉和C6椎体的前方；其节后纤维是：

（一）灰交通支

灰交通支交感神经纤维分布到C5和C6的前支。

（二）甲状腺支

甲状腺支沿甲状腺下动脉走行，神经纤维分布于喉、气管、咽及食管上段。

（二）颈中心神经

颈中心神经是颈中神经节的节后纤维。是交感神经心支中的最大分支，分支支配心脏，用于管理心律失常、心绞痛和（或）心力衰竭。

四、颈下神经节

颈下神经节位于C7椎体前方，有时与第一胸椎交感神经节融合，形成颈胸神经节。有3个神经节后纤维起源于这个神经节。

（一）灰交通支

灰交通支分布交感神经纤维到C7、C8和T1前支。

（二）锁骨下动脉和椎动脉分支

锁骨下动脉和椎动脉分支，支配动脉中的平滑肌。

（三）颈下心支

颈下心支入胸腔的心丛。

五、星状神经节

（一）星状神经节位置

星状神经节是颈下交感神经节与第1胸交感神经节的融合，80%的人群中存在星状神经节。星状神经节位于第1肋骨颈前部，偶尔会延伸到C7颈椎横突的前面。星状神经节呈椭圆形结构，大小约为2.5cm×1cm×0.5cm。从它的名字来看，它是星形的。然而，这个神经节的形状和大小在人群中是可变的。星状神经节位于颈长肌的前外侧，斜角肌的内侧，横突以及椎前筋膜的前方。神经节从胸膜上部的颈胸膜后部分离出来，内侧以气管、食管和脊柱为界，颈动脉在神经节的前面。上肋间动脉位于其外侧，锁骨下动脉的肋颈干在星状神经节的下极附近分支，星状神经节位于椎动脉近端后部或后内侧。

（二）星状神经节分布

星状神经节的躯体神经分支是灰色交感神经支，它向C7、C8和T1前支提供交感神经纤维。内脏分支包括颈下心支加入胸腔中的心丛。它发出交感神经分支到外侧的臂丛、锁骨下动脉、椎动脉以及头臂干分支。颈神经节（包括星状神经节）的节前传入来自上胸部白交通支。

（三）星状神经节功能

星状神经节对自主神经系统、内分泌系统和免疫系统有良好的调节作用。星状神经节是支配头颈、肩及上肢的主要交感神经节，阻滞星状神经节后，可以消除交感神经节的过度紧张，使其支配区域内的血管扩张，使颈总动脉及椎动脉的血流速度和血流量增加，改善了头颈部的血液供应，使患者不适症状得到改善（图3-29）。

1. 星状神经节阻滞对自主神经系统的作用

星状神经节阻滞对交感-肾上腺系统的分泌具有一定的抑制作用，星状神经节阻滞只抑制增高的交感神经活性，维持交感-迷走神经系统功能平衡。

2. 星状神经节阻滞对心血管系统的调节作用

星状神经节阻滞可以改善异常的血流变学指标，包括：降低全血高黏度及红细胞压积，可以加快血液循环。星状神经节阻滞后：血管扩张，血流量增加，改善梗死部位血流，增加局部氧含量，促进生理机能的恢复。

3. 星状神经节阻滞对内分泌系统的作用

神经系统与内分泌系统紧密联系，交感神经的兴奋程度影响多种内分泌腺的分泌。 松果体通过昼夜周期性分泌褪黑素影响机体的睡眠与觉醒；临床观察证实用利多卡因进行星状神经节阻滞能够改善睡眠，治疗失眠。星状神经节阻滞可明显降低疼痛患者血中皮质醇、醛固酮、血管紧张素Ⅱ、5-HT、P物质的含量，可调节异常变化的内分泌系统。

4. 星状神经节阻滞对免疫系统的作用

免疫功能在机体防御、自身内环境稳定及调节过程中起着至关紧要的作用。星状神经节阻滞治疗慢性非特异性溃疡性结肠炎时发现：红细胞免疫功能、淋巴细胞转化和免疫球蛋白等免疫功能明显改善。星状神经节阻滞可以用于治疗过敏性鼻炎。

（四）星状神经节与慢性疼痛

研究表明：应用星状神经节可治疗多种慢性疼痛。星状神经节微创介入是简捷的治疗方法，适应证包括：复杂性区域疼痛综合征、带状疱疹后神经痛、不同来源的癌性疼痛、口面部疼痛等。星状神经节微创介入是指通过无创或微创技术对颈交感干、颈交感神经节及其交感神经支配范围进行可逆或不可逆的阻断。目前的治疗方案包括：星状神经节阻滞、星状神经节脉冲射频、星状神经节连续射频和无创星状神经节阻滞。特别是星状神经节阻滞仍是慢性疼痛治疗中研究最多的方法之一。然而，单一的星状神经节阻滞通常只提供短期效果，重复星状神经节阻滞可能会导致诸如：声音嘶哑、头晕、血管或神经损伤等并发症。至今星状神经节微创介入治疗疼痛的作用机制尚不完全清楚。颈神经节具体内容见表3-4。

表3-4　颈部交感神经发出与分布

神经节	椎体水平	涉及动脉	效应器官
颈上神经节	C1～C4	颈总动脉、颈外动脉和颈内动脉	眼球、面部、鼻、咽、上颚和鼻腔的腺体、唾液腺、泪腺、汗腺、松果体、扩张瞳孔、颈动脉体、上睑肌、心脏和动脉血管平滑肌。
颈中神经节	C6	甲状腺下动脉	喉、气管、咽、食管上部、心脏和动脉平滑肌。
颈下神经节	C7	脊椎和锁骨下动脉	心脏和动脉平滑肌。

第五节　颈副交感神经

一、副交感神经起源

颈椎副交感神经起源于中枢神经系统，副交感神经系统是自主神经系统的一个分支。它是无意识的与交感神经系统共同作用维持机体内稳态。副交感神经系统与休息和消化反应有关。本文将头颈部副交感神经组成、分布和临床相关性描述如下。

二、副交感神经组成与功能

副交感神经纤维通过脑神经Ⅲ、Ⅶ、Ⅸ和Ⅹ以及S2～S4神经根离开中枢神经。位于脑干支配头颈部的4对副交感神经核为：动眼神经副交感核（内脏）运动、上泌涎核、下泌涎核和迷走神经背核。每个核分别与动眼神经、面神经、舌咽神经和迷走神经相关。副交感神经纤维离开大脑后，与来自各自细胞核的副交感神经纤维在外周神经节（中枢神经系统外的神经元细胞集合体）突触连接，这些神经节位于靶器官附近，头部4个副交感神经节包括：睫状神经节、翼腭神经节、下颌下神经节和耳神经节；它们接收来自动眼神经、面神经和舌咽神经的纤维，迷走神经在颈、胸、腹发出多条分支，支配颈部和胸腹大部分器官。

（郑宝森　贺永进　王　准　刘靖芷　赵　军　董朝军　张景卫　秦丽媛　黄　明　徐海华　谢卫东　姜友水编写，陈　军　熊源长　武百山　樊肖冲　黄　冰　刘金峰审校）

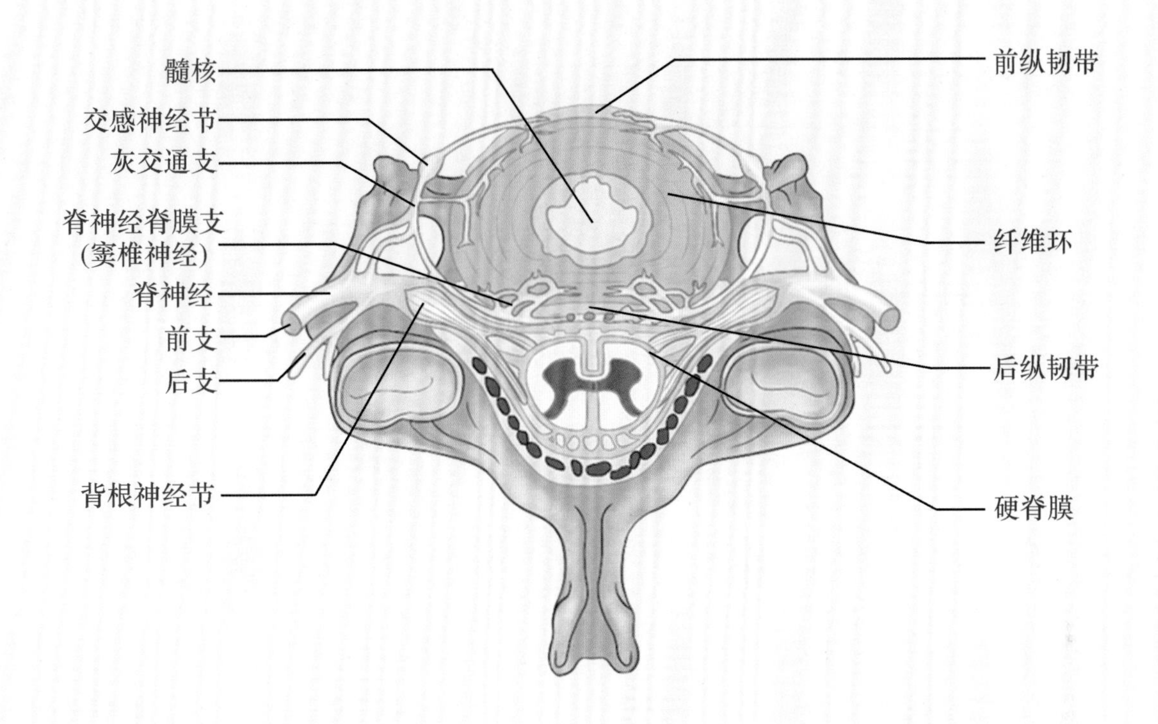

图3-1　颈椎神经

颈脊神经是一种混合神经，在脊髓和身体之间传递运动、感觉和自主神经信息。人体有8对颈神经，在每个椎体水平，有脊神经前支、后支、返支和灰白交通支通过椎间孔离开脊髓。

颈丛由于脊神经C1～C4前支纤维构成，这些纤维相互结合形成颈丛的各条分支，支配：颈前外侧和耳前及耳后区域。

臂丛由C5～C8神经前支和T1神经前支大部分神经相互结合形成。臂丛神经除了腋窝的一小块区域外，分布整个上肢。

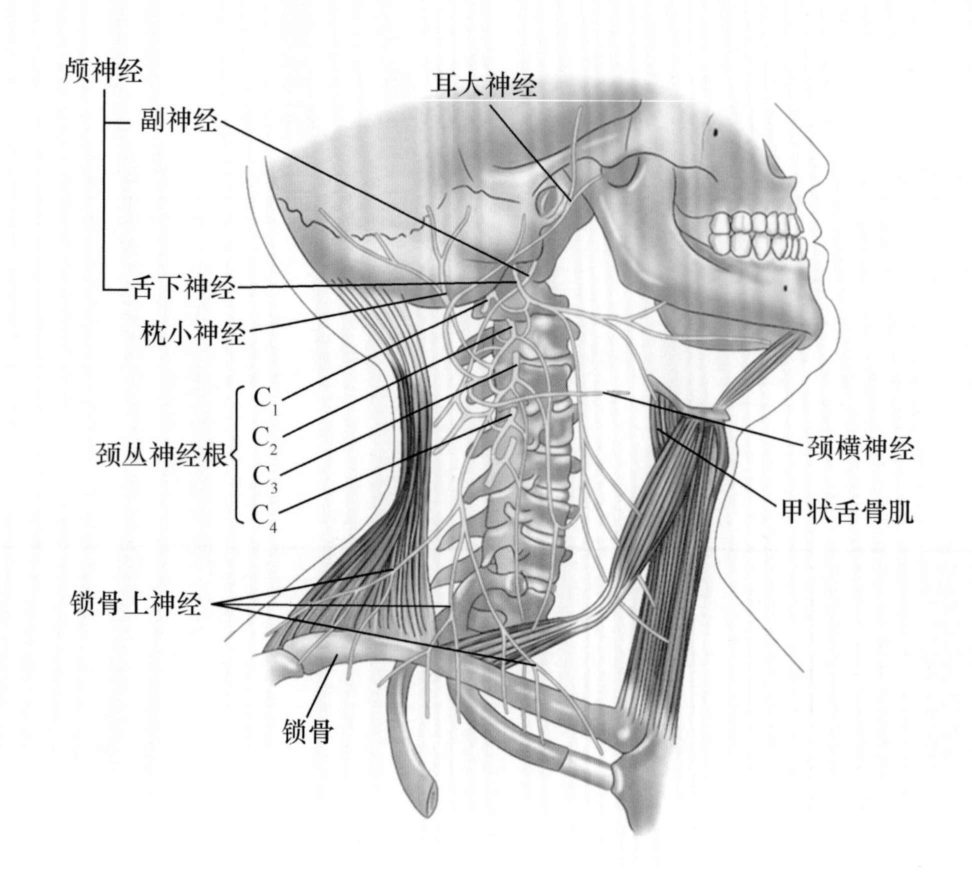

图 3-2 颈丛神经

颈丛起源于颈C1～C4段前4根颈脊神经前支。从内侧起位于椎前肌间横突外侧，从外侧起位于椎体外侧。颈丛与副神经、舌下神经及交感神经干吻合。颈丛包括6条大的神经分支，又分成更小的分支。颈丛的主要感觉神经是：枕小神经、耳大神经、颈横神经、锁骨上神经。

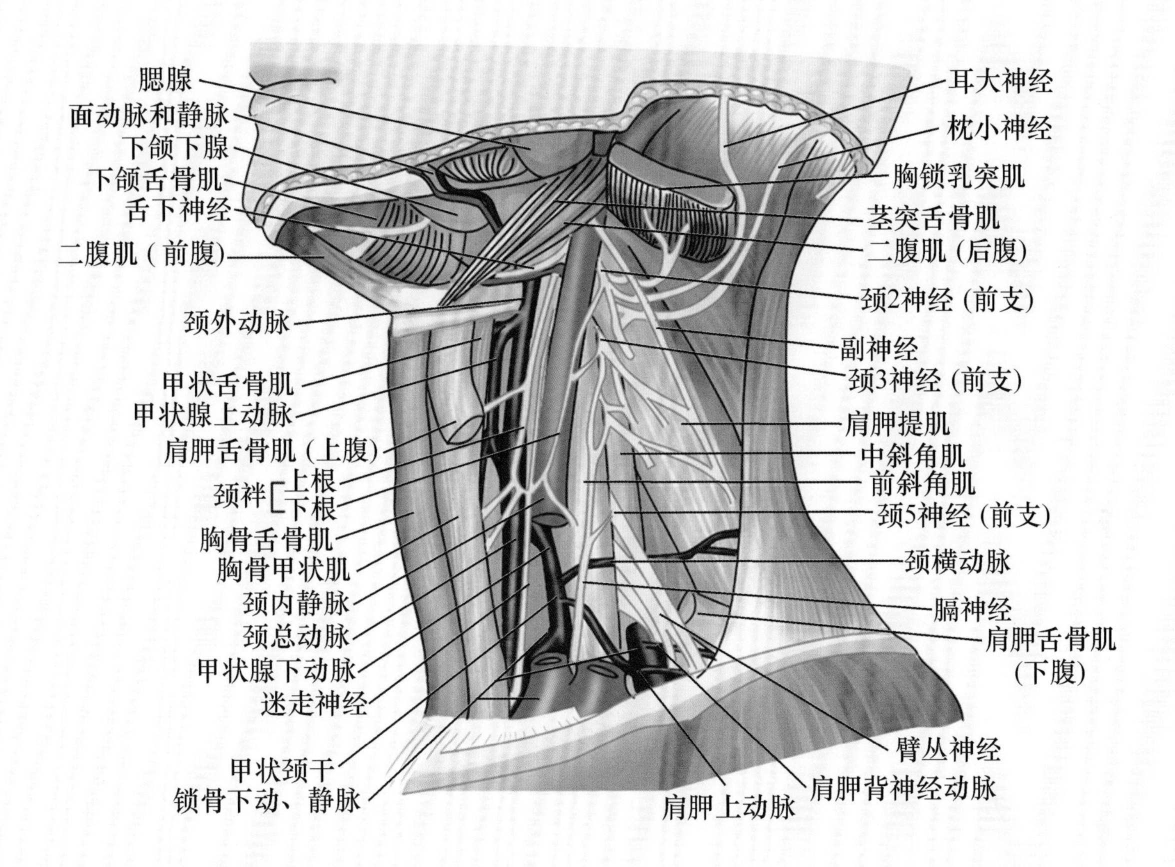

图3-3 颈丛神经运动支

颈丛神经来源于脊神经C1～C4的前支。颈丛神经支配头颈部，分为肌支和感觉支两大类。肌支为运动支有：膈神经起源于C3～C5的前支，为膈肌提供运动神经。C1脊神经发出舌骨神经将舌骨向前和向上移动，扩大气道。还作用在甲状腺舌骨肌压低舌骨，抬高喉头。这些神经与舌下神经一起到达各自的肌肉。颈襻是由C1～C3形成的神经襻。它发出4个肌肉分支：肩胛舌骨肌的上腹、肩胛舌骨肌下腹、胸骨舌骨肌和胸骨甲状肌。

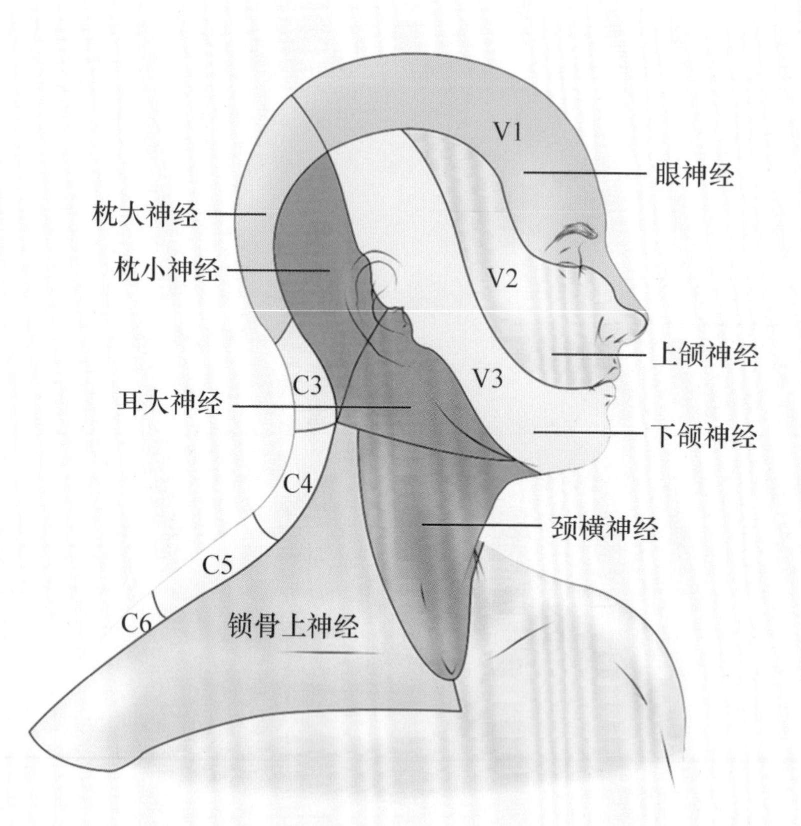

图3-4　颈丛神经感觉支

颈浅丛的感觉支，即神经分布于：颈前外侧和耳前侧及耳后区域的皮肤。具体神经包括：枕小神经、耳大神经、颈横神经和锁骨上神经。

颈深丛为肌支，包括：颏舌骨肌、椎前肌、胸锁乳突肌、肩胛提肌、斜方肌和膈肌。

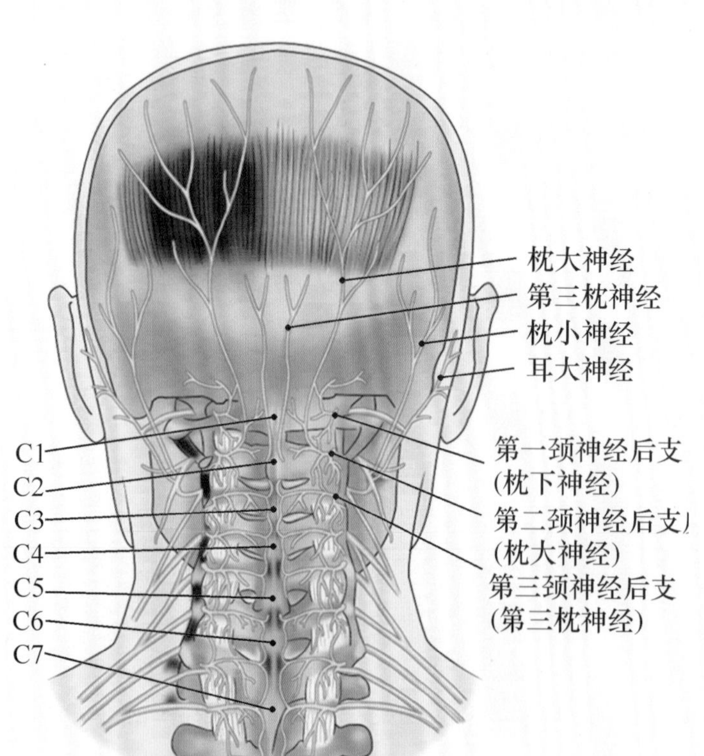

图3-5　枕大神经和枕小神经

枕大神经源于C1～C2神经后支（不属于颈丛神经），是C2脊神经后支的内侧支。枕大神经与枕动脉一起穿过上项嵴下方肌筋膜。分布枕部头皮的内侧部分，一直走行到头顶。

枕小神经起源于C2～C3神经前支。枕小神经沿胸锁乳突肌后缘向上走行，分为2条皮支，即：枕后侧皮支和耳郭后侧皮支。

第三枕神经是C3后根的一个分支，它为枕部头皮的一小部分提供皮肤感觉，并支配C2～C3关节突关节。

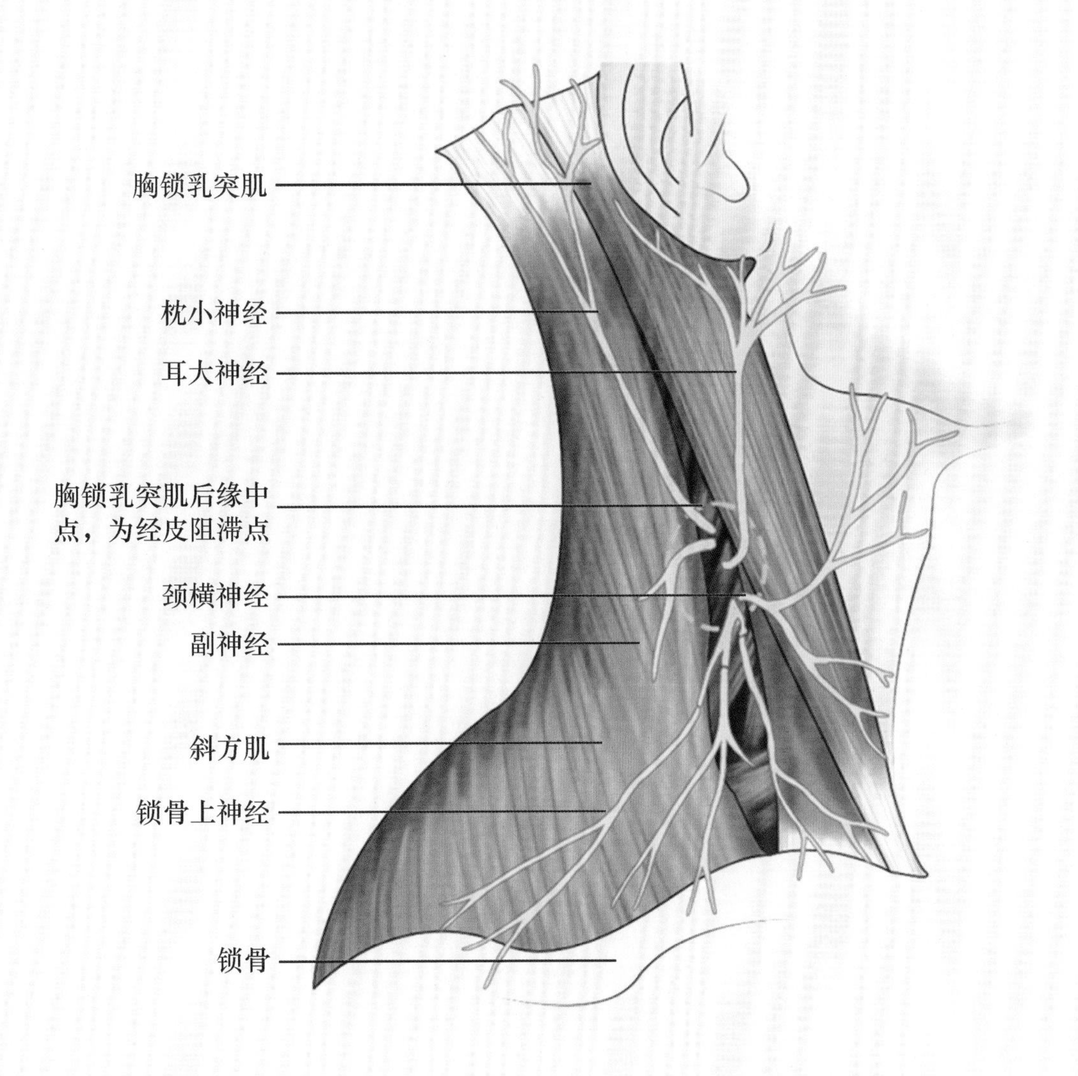

图3-6 耳大神经

耳大神经由颈丛的C2和C3脊神经前支组成。为外耳和腮腺的皮肤提供感觉。也是颈神经丛最大的上升支。耳大神经还与迷走神经耳支和面神经耳后支（支配耳朵周围的一些小肌肉）交通。

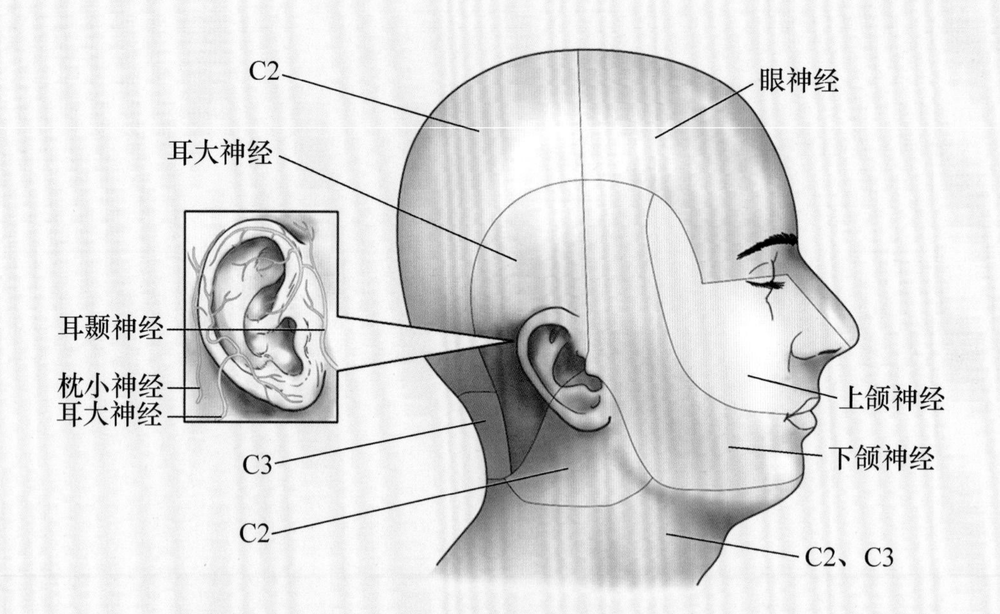

图3-7　耳大神经与耳颞神经

耳大神经起源于颈丛，由C2、C3神经前支组成。它为腮腺和乳突上的皮肤以及外耳的前后两侧提供感觉神经。

耳颞神经源于下颌神经的分支，主要分布在下颌角、鼓膜、颞后区，耳颞神经还分布在颞区以外的耳前侧、外耳道、耳郭和耳屏。

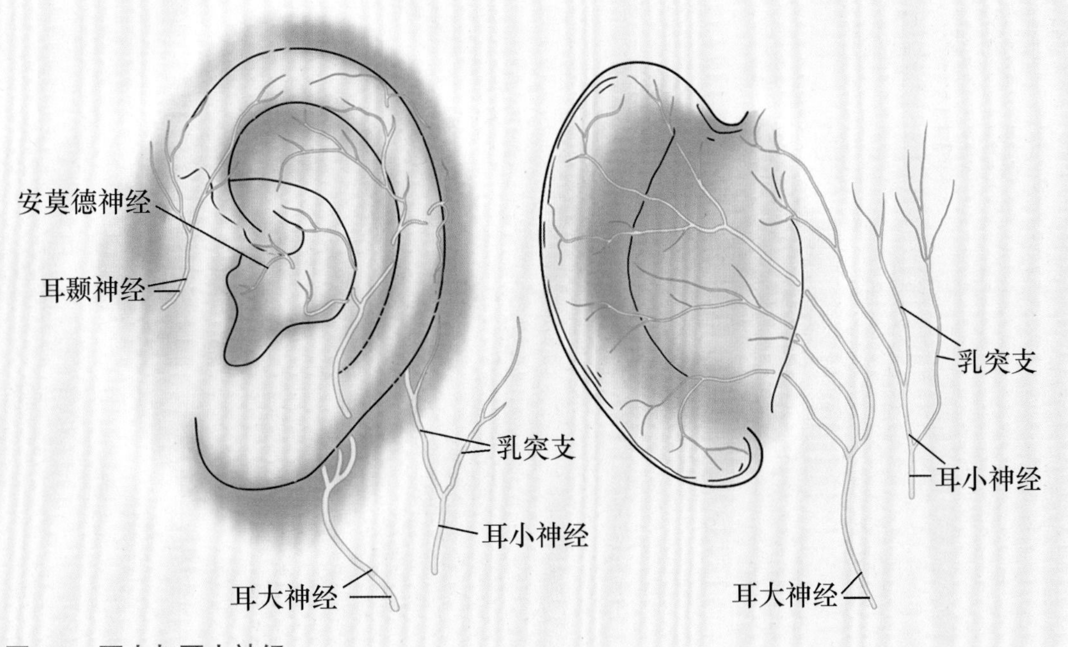

图3-8 耳大与耳小神经

耳大神经源于C2和C3神经前支。在腮腺处，耳大神经分为耳郭前支和后支2支。前支为腮腺的皮肤提供感觉并通过腮腺与面神经交通。后支感觉神经在乳突、耳郭、耳郭小叶和耳甲的皮肤分布，后支穿过耳郭到达外侧与枕小支、迷走神经耳支和面神经耳后支交通。口咽癌患者耳痛与支配口咽和外耳郭的迷走神经耳支（安莫德神经Arnold´s Nerve）有关。耳小神经起源于颈丛C2～C3神经前支，并分出乳突支分布在乳突周围。

图3-9 颈横神经和锁骨上神经

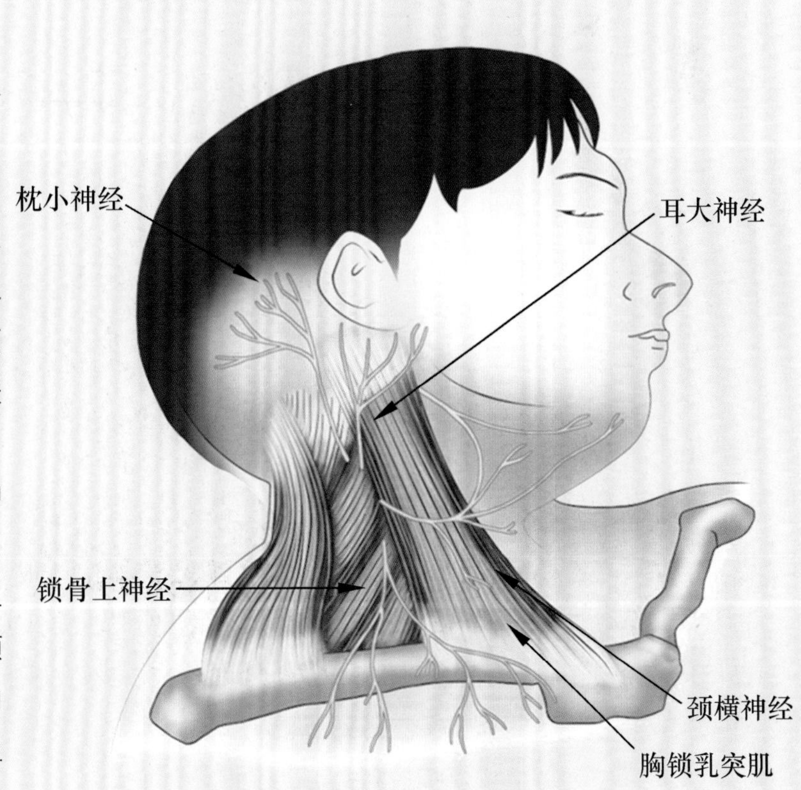

颈横神经源于C2和C3神经，围绕着胸锁乳突肌的后缘中部，在颈外静脉下方斜向前延伸到胸锁乳突前缘，穿过颈深筋膜，在颈阔肌下分为上升支和下降支，分布在颈部的前外侧。为这个区域提供皮肤感觉神经支配。

锁骨上神经源于C3和C4神经，其出现在胸锁乳突肌后缘下方，在颈阔肌和颈深筋膜下方的颈后三角下降。在锁骨附近穿过筋膜和颈阔肌，形成皮支后分为：锁骨上内侧神经、锁骨上中间神经和锁骨上外后侧神经。一起支配肩上部皮肤。

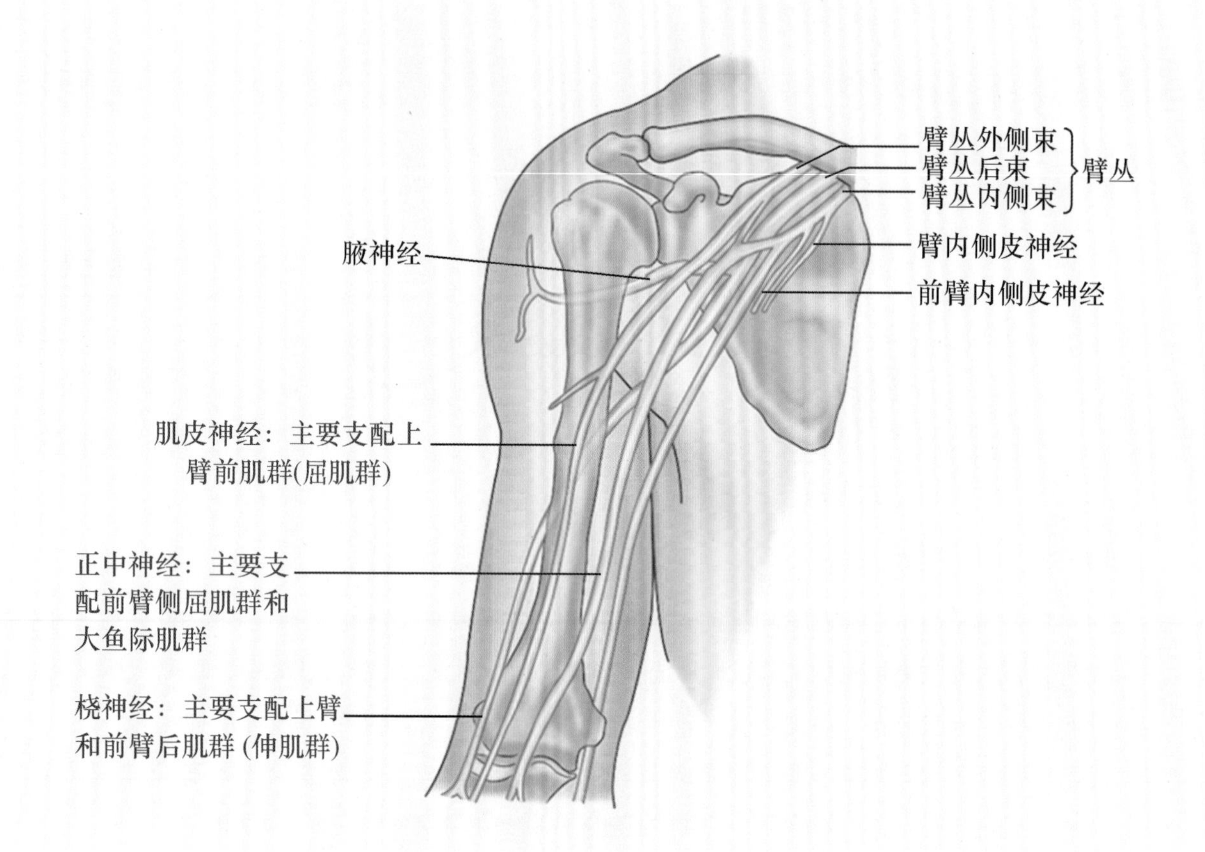

图3-10　臂丛神经

臂丛由C5～C8神经前支和T1神经前支大部分组成。经斜角肌间隙穿出，走行于锁骨下动脉后上方，经锁骨后方进入腋窝。臂丛5个根神经纤维先合成上、中、下3干，由3干发出分支围绕腋动脉形成内侧束、外侧束和后束，由束发出分支主要分布于上肢和部分胸、背浅层肌。臂丛的主要分支有：肌皮神经、正中神经、尺神经、桡神经、腋神经、胸长神经、胸外侧与胸内侧神经。

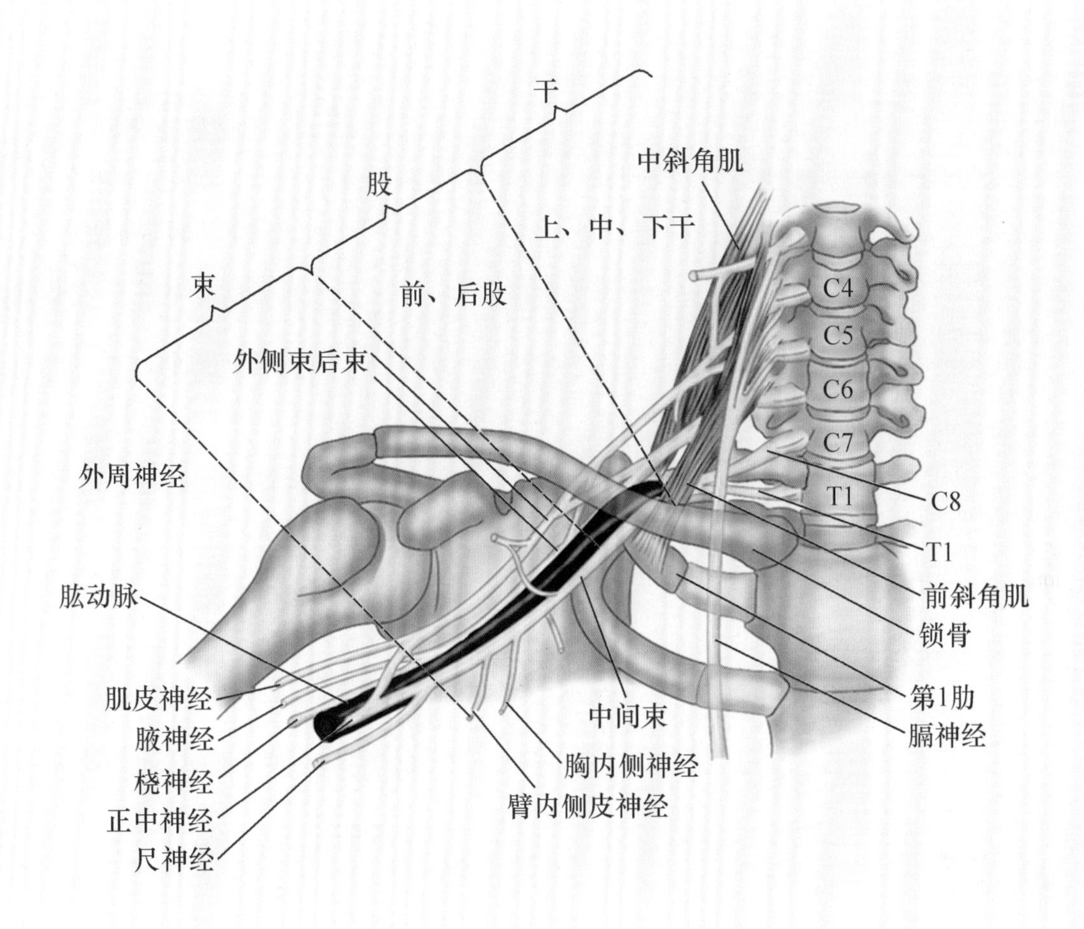

图3-11　臂丛神经组成

臂丛神经组成有5根3干2股3束几大神经支。

5根由C5～C8及T1前5根组成。

3干由C5、C6组成上干，C7组成中干，C8、T1组成下干，位于第1肋骨表面。

2股由前股、后股组成，位于锁骨表面。

3束由内侧束（C8、T1、下干前股）、外侧束（C5～C7、上中干前股）、后束（C5～T1、上中下干后股）组成，发出5条神经分支，分布于部分胸、背肌肉和大部分上肢。

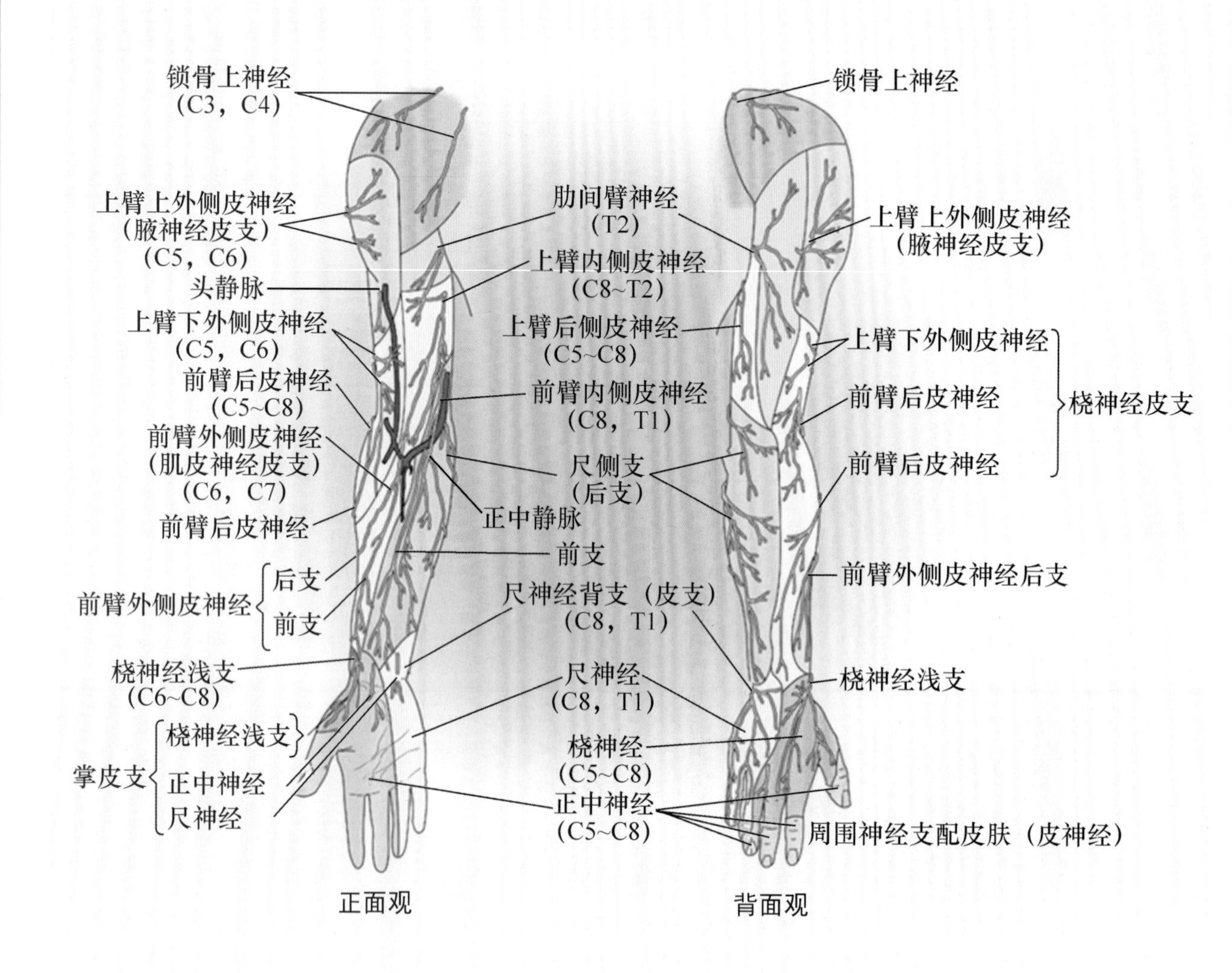

图3-12　臂丛神经分支

胸外侧神经支配胸大肌。肌皮神经支配肱二头肌和肱肌，感觉支分布前臂外侧皮肤。腋神经支配三角肌，感觉支分布三角肌区域和上臂外侧皮肤。桡神经支配上臂和前臂伸肌，也支配肱肌和肱桡肌，感觉支分布于臂下外侧、臂后侧和前臂的皮肤，以及手背部分皮肤；肩胛下神经支配肩胛下肌；胸背神经支配背阔肌；尺神经支配前臂和腕屈肌，感觉支分布手掌内侧皮肤。胸内侧神经支配胸肌。正中神经支配前臂和手指的屈肌，感觉支分布掌侧皮肤外侧三个半手指和相邻手掌的掌侧和远端背侧皮肤。胸长神经支配前锯肌。肩胛背神经支配大小菱形肌和肩胛提肌。肩胛上神经支配冈上肌和冈下肌，感觉支分布盂肱关节和肩锁关节。锁骨下神经支配锁骨下肌。

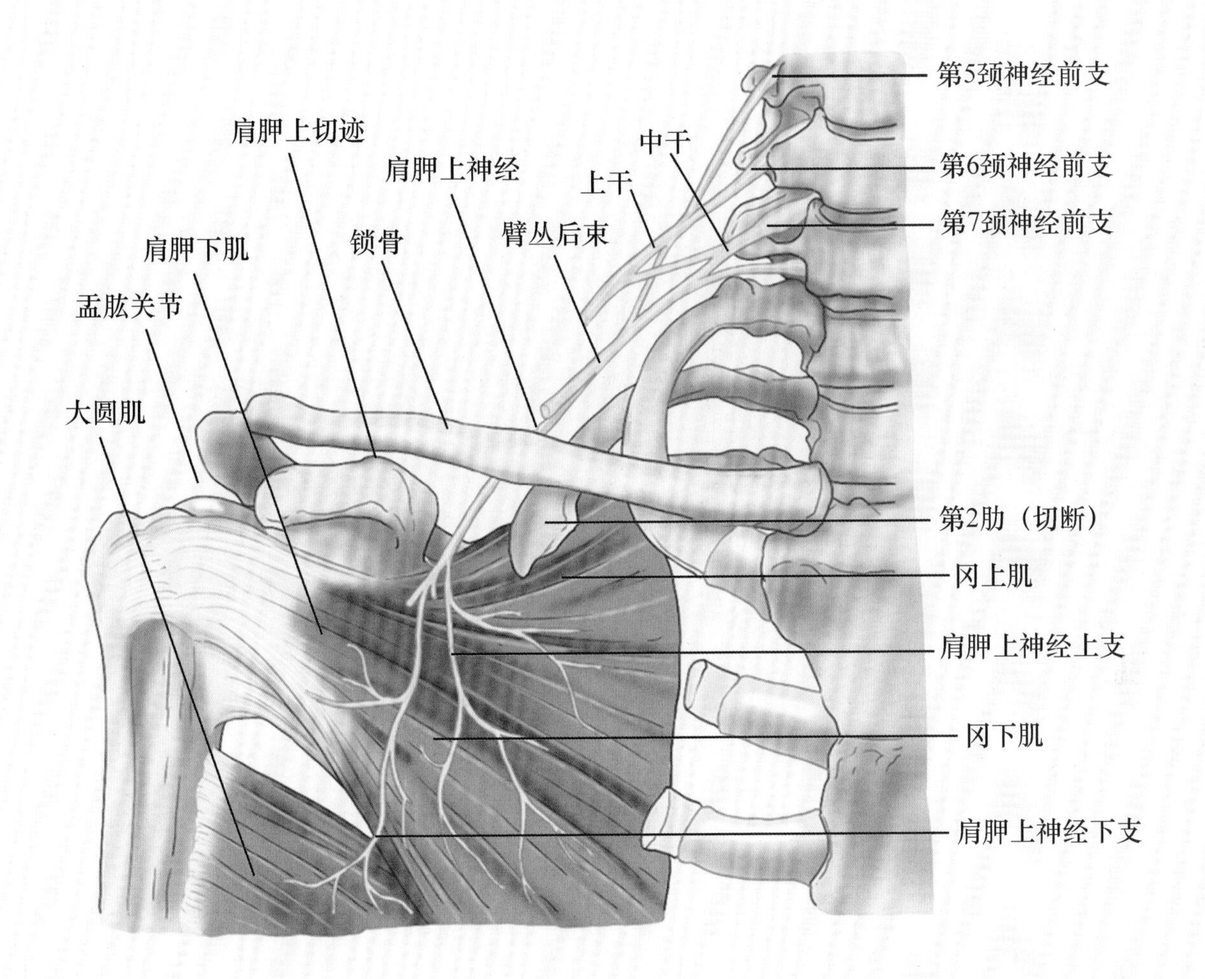

图3-13　肩胛上神经（前面观）

肩胛上神经主要由C5和C6神经根组成臂丛上干的混合神经。肩胛上神经从臂丛的上半部分出后，与肩呈向外前下角度走行，经过锁骨的后面下行。然后穿过肩胛上横韧带下面的肩胛上切迹。分出肩胛上神经上支和肩胛上神经下支。肩胛上神经支配盂肱关节和肩锁关节的感觉，支配冈上肌和冈下肌的运动。

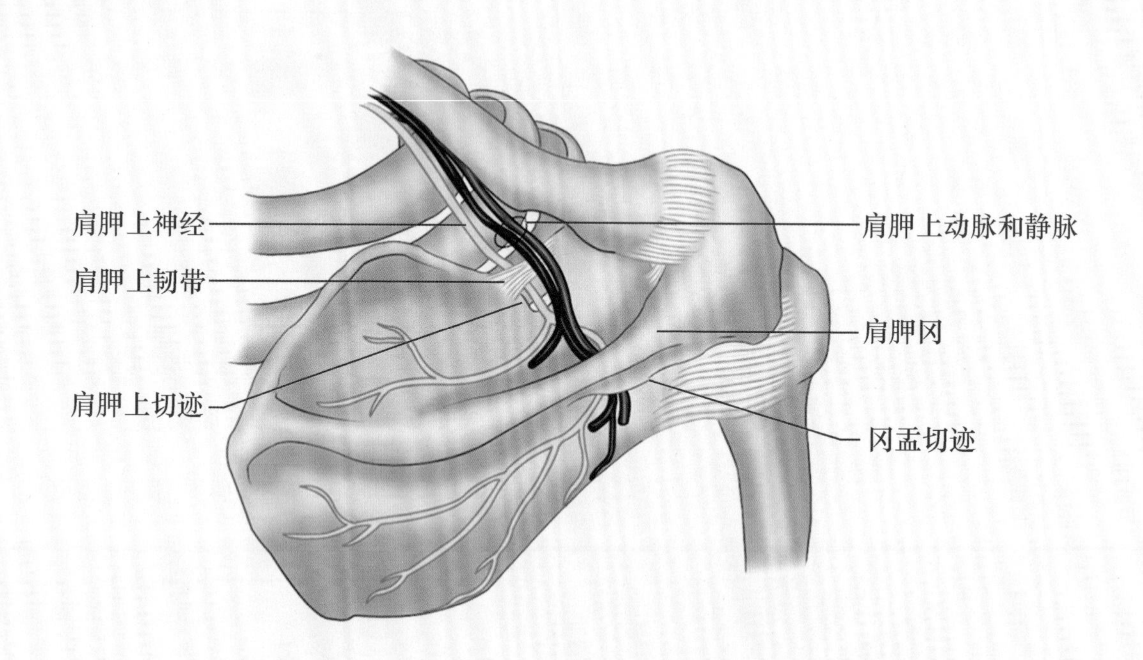

图3-14　肩胛上神经运动支（后面观）

肩胛上神经源自C5和C6神经，为臂丛上干混合神经。肩胛上神经在肩胛上切迹走行至肩胛上横韧带。再沿着肩胛骨颈部的后部走行后，神经穿过肩胛上切迹，沿着肩胛骨脊柱侧下缘向内侧走行。肩胛上神经有4个主要分支，两个运动支和两个感觉支。运动支支配：冈上肌和冈下肌。感觉支分布：肩锁关节和盂肱关节。

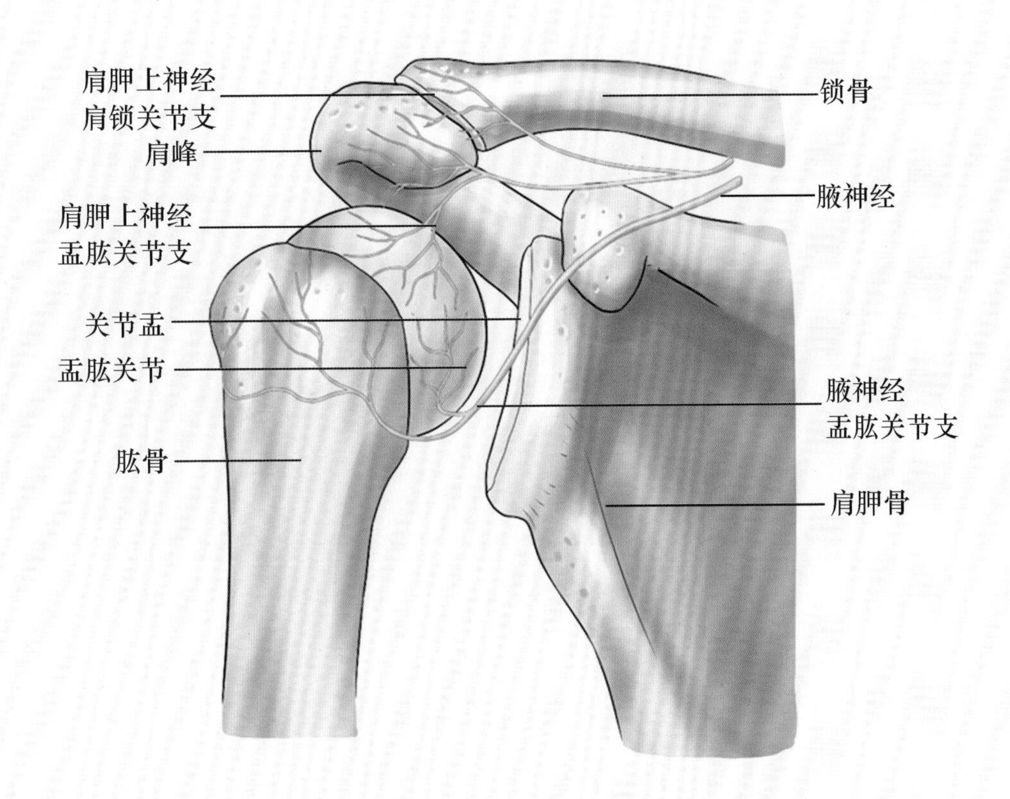

图 3-15　肩胛上与腋神经关节支

肩胛上神经有2条运动支和3条感觉支。2条运动支支配：冈上肌和冈下肌。3条感觉分支为：肩胛上切迹近端的内侧肩峰下分支，肩胛上切迹水平的外侧肩峰下分支，以及肩胛上切迹远端的后盂肱分支。前两条感觉支的肩胛上神经分布在肩锁关节和盂肱关节上方。

腋神经为混合神经，分布在盂肱关节下方。运动神经纤维支配三角肌的运动和肩关节外展和屈伸，也支配小圆肌，使肩关节外旋。感觉神经纤维支配上臂三角肌皮肤，称为腋神经盂肱关节支。

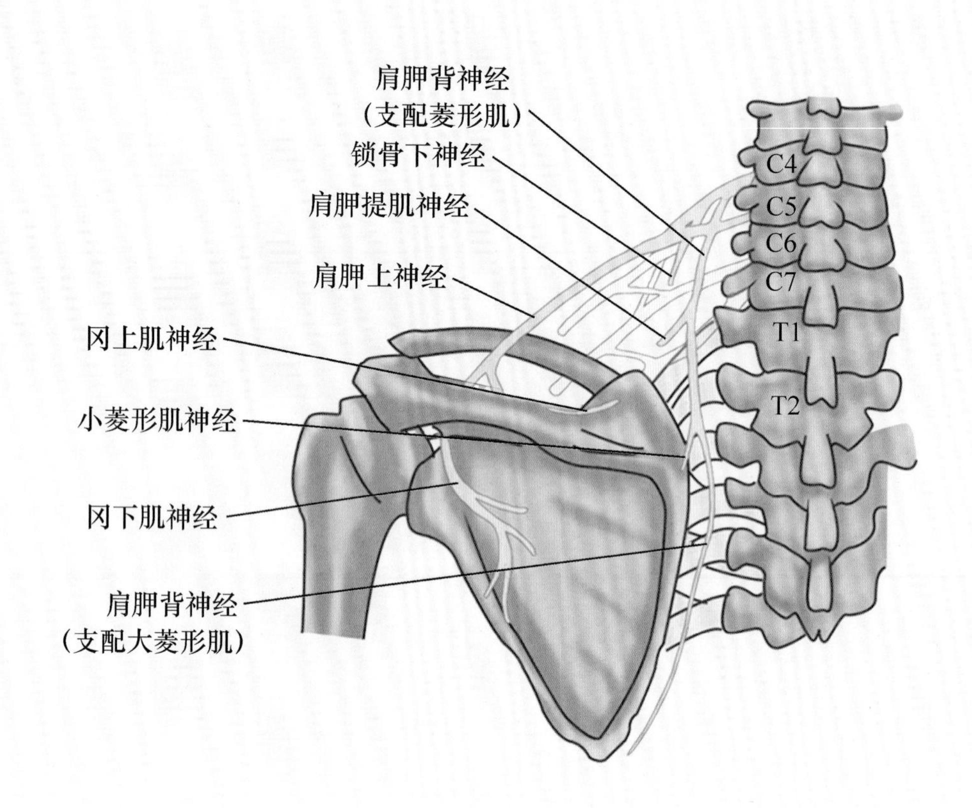

图3-16　肩胛背神经

肩胛背神经源自C5神经前支的臂丛分支，从颈区向下至肩胛骨内侧缘走行。肩胛背神经与胸长神经共享1个主干，其穿过中斜角肌，并在后斜角肌、后上锯肌和肩胛提肌之间向后走行，支配大、小菱形肌和肩胛提肌。肩胛背神经综合征多数患者出现背部沉重感或肩胛骨内侧缘神经痛或痛觉过敏。这种疼痛可能与C6和C7神经内侧分支双重分布有关，实际上在此区域很难区分C5和C6神经根性疼痛。疼痛引起肌肉痉挛，肌肉痉挛反过来导致肌肉疼痛，同时刺激皮神经不仅会引起体表疼痛，还会引起深部疼痛。C5和C8神经痛表现为浅表疼痛和深部疼痛，而C6和C7神经痛表现为深部疼痛。

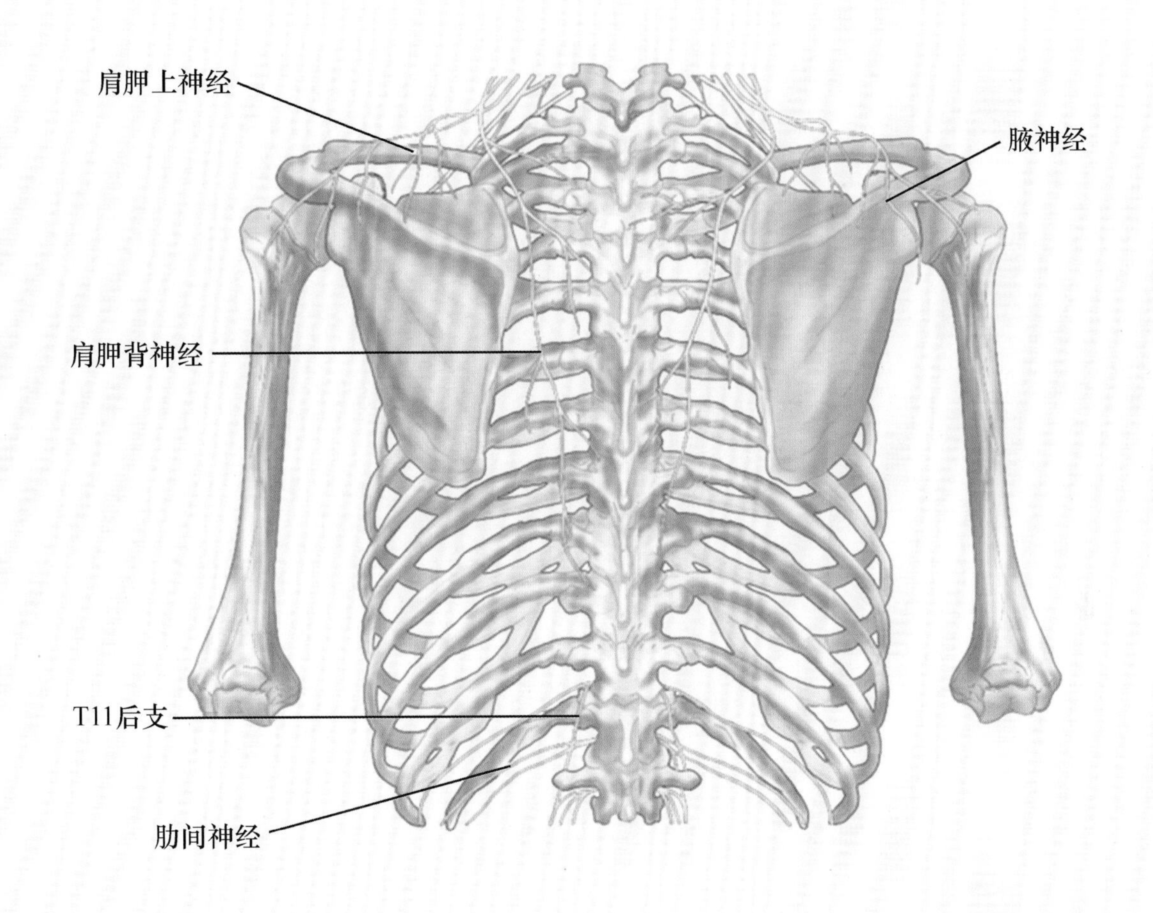

图 3-17 肩胛上神经、肩胛背神经和腋神经

肩胛上神经是上干的一个分支，走行于肩后外侧，经肩胛骨上缘的肩胛上切迹，到达冈上沟，位于冈上肌肌腱下方。运动支支配冈上肌、冈下肌和小圆肌。感觉支分布盂肱关节和肩锁关节传输感觉（即触觉、疼痛、温度）。

肩胛背神经与胸长神经共干。肩胛背神经穿过中斜角肌，在后斜角肌、后上锯肌和肩胛提肌之间向后下走行，支配大菱形肌和小菱形肌，偶尔支配肩胛提肌。C5神经根受压伴有肩胛背神经疼痛。

腋神经含有运动神经和感觉神经。运动神经支配三角肌，作为肩关节的外展肌、屈肌、伸肌及小圆肌，支配盂肱关节的外旋。感觉神经分布于三角肌下部、肱三头肌长头上部、手臂上侧和上外侧皮肤。

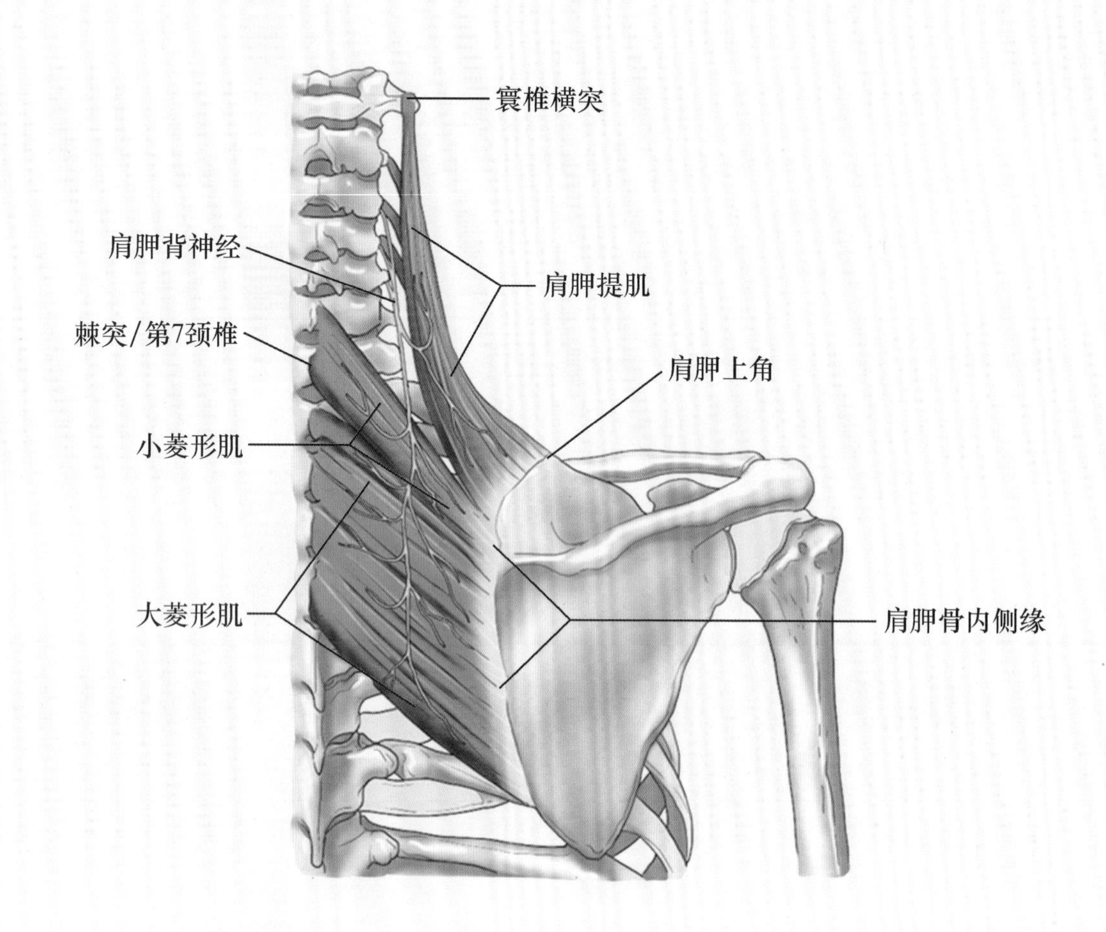

图3-18　肩胛背神经和大、小菱形肌

大菱形肌和小菱形肌是两块分开的肌肉，一起把肩胛骨连接到脊柱上。大菱形肌源于T2～T5椎骨的棘突。小菱形肌源于颈韧带和C7到T1的棘突。大菱形肌与小菱形肌由肩胛背神经支配。大菱形和小菱形支配肩胛骨收缩、肩胛骨抬高和肩胛骨下旋。大菱形肌与小菱形肌疼痛可由多种原因引起，包括：肌肉过度使用、超负荷重复运动、姿势不良、常时间保持同一姿势以及脱水等。

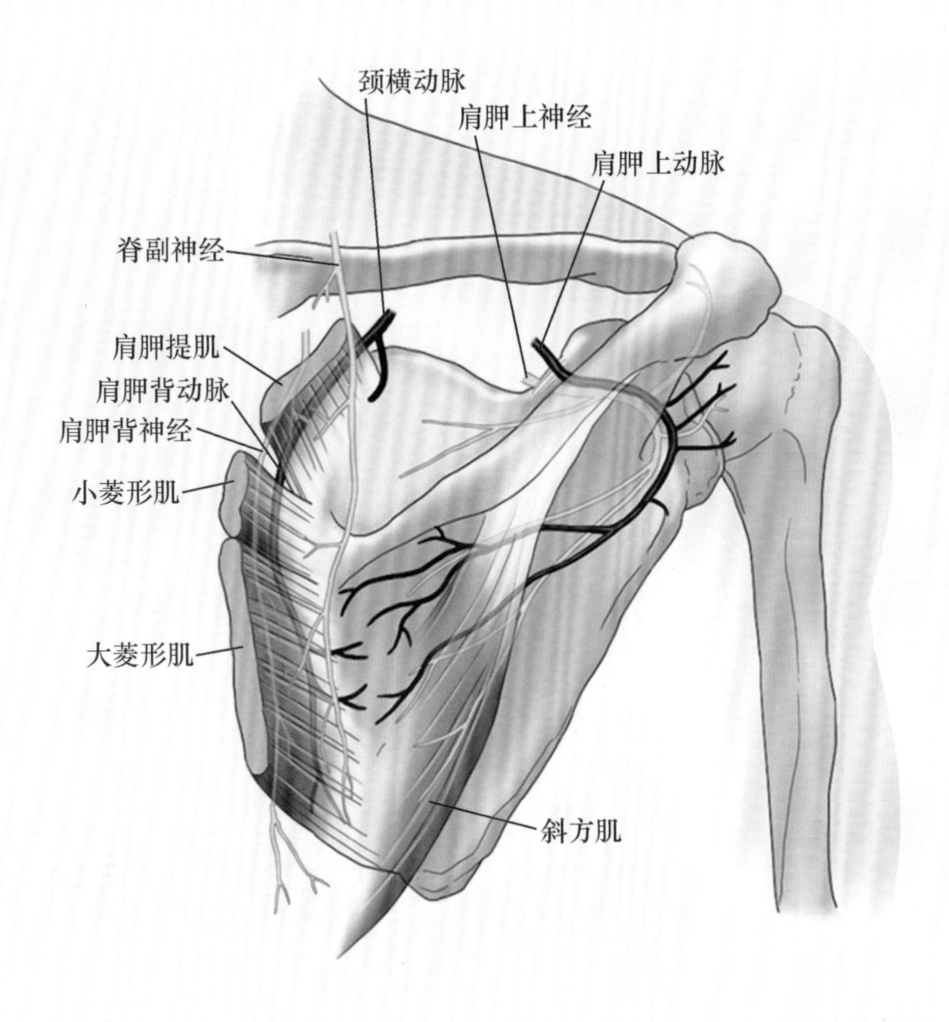

图3-19　肩胛背神经、肩胛上神经与脊副神经

脊副神经，又称副神经，由第11脑神经发出，副神经为运动神经，也含特殊内脏运动纤维，由颅根和脊髓根组成。颅根较小，出颈静脉孔后形成副神经内支，并参与形成迷走神经的咽支和喉返神经，支配软腭肌和喉肌。脊髓根较大，经颈静脉孔出颅腔后，脊髓根与颅根分离，走行于颈内静脉的前外侧下行，支配胸锁乳突肌和斜方肌运动。胸锁乳突肌倾斜和旋转头部，而斜方肌，连接肩胛骨，起到耸肩的作用。

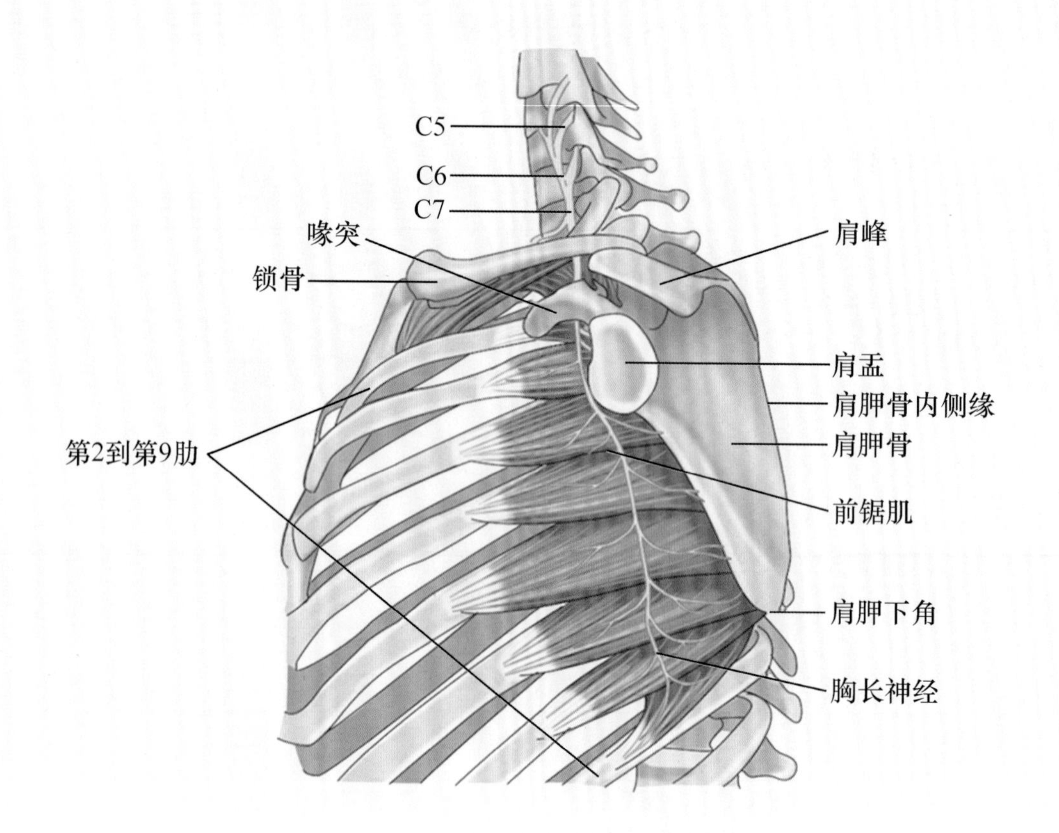

图3-20　胸长神经

胸长神经源于C5、C6和C7神经前支。C5和C6的神经根穿过内斜角肌与C7神经根相连。然后在臂丛和腋窝动脉和静脉后面沿着胸腔的外侧向下走行。胸长神经终止于前锯肌的下部，支配与肋骨相连的肌肉。颈椎间盘突出患者常伴有前锯肌运动受限，出现类似心肌缺血样胸闷憋气感觉。

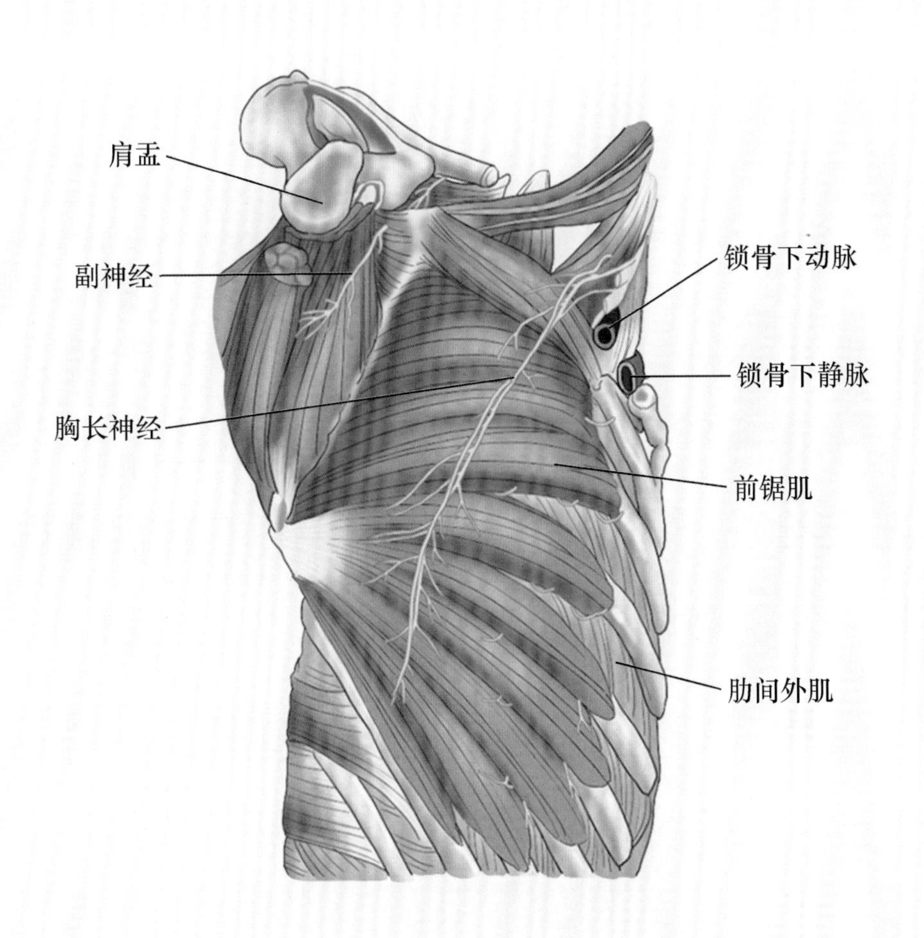

图3-21 胸长神经与前锯肌

胸长神经终止于前锯肌的下部，前锯肌是位于胸腔侧壁的扇形肌肉，位于肩胛骨和胸肌的下方。前锯肌起源于T1至T8或T9肋骨并插入肩胛骨的前表面，呈锯齿状。前锯肌分为三部分：上部从第1至第2肋再到肩胛上角；中部从第2至第3肋再到肩胛骨内侧缘；下部从第4至8/9肋再到肩胛骨内侧缘和下角。整个前锯肌的收缩导致肩胛骨沿肋骨的前外侧运动。当手臂和肩膀处于固定和稳定的位置，正常呼吸时前锯肌有助于抬高肋骨。因此，前锯肌被认为是呼吸的副肌。C5、C6和C7神经损伤，支配前锯肌作用减弱，患者有胸闷憋气感觉，临床上多误诊为“冠心病”。

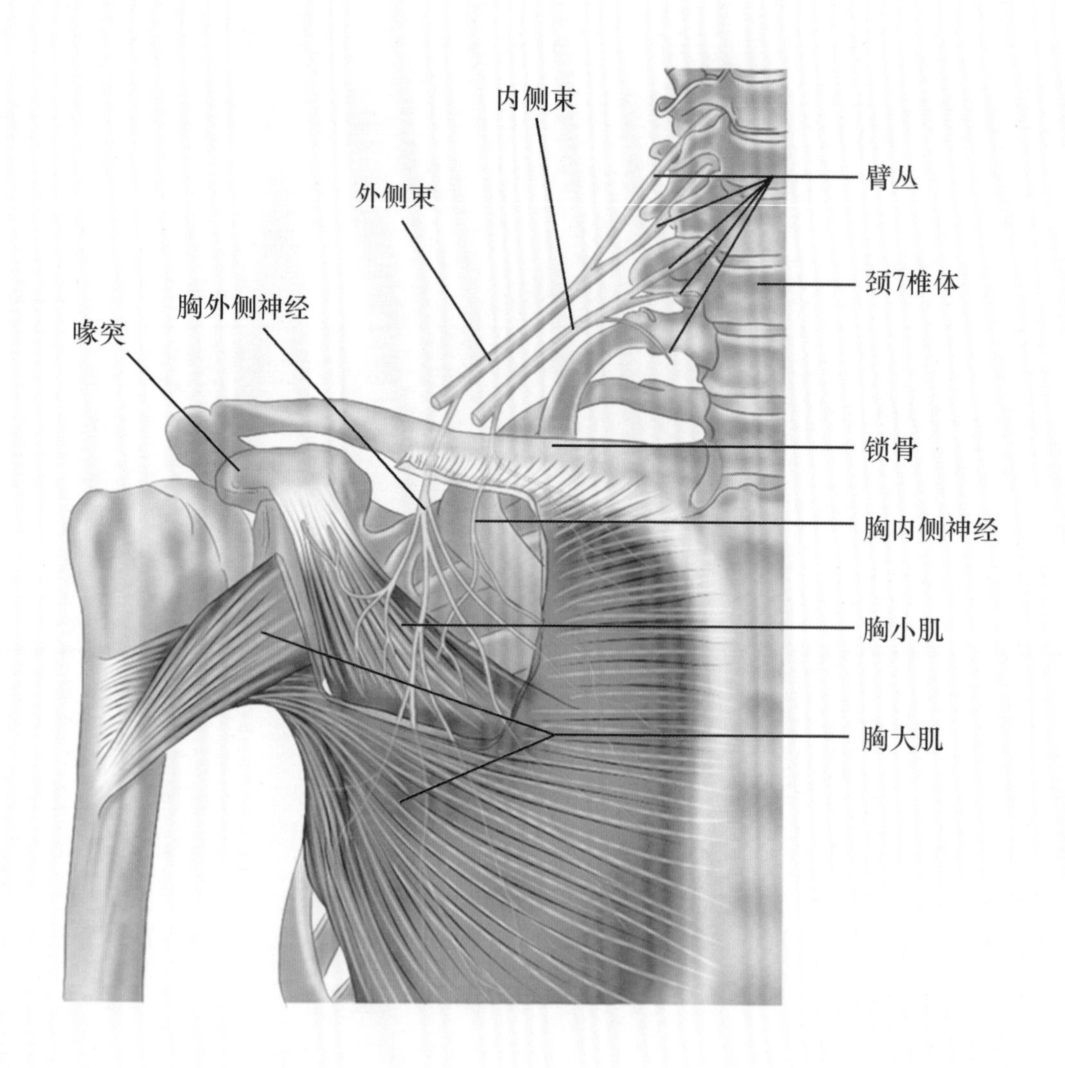

图 3-22 胸外侧神经与胸内侧神经

胸外侧神经起源于臂丛外侧束的C5～C7神经。其穿过腋窝动脉和静脉，再穿过锁骨胸筋膜，支配胸大肌。一些胸外侧神经纤维也支配胸小肌。

胸内侧神经起源于臂丛内侧束C8～T1神经，位于腋动脉后方。它向前弯曲走行于腋动脉和腋静脉之间，然后接收胸外侧神经交通支后，进入胸小肌的深面，穿过胸小肌进入胸大肌的深面，支配胸大肌的下胸肌，同时支配胸小肌和胸大肌的胸肋部。该神经阻滞可用于乳房、胸大肌瓣和锁骨手术。

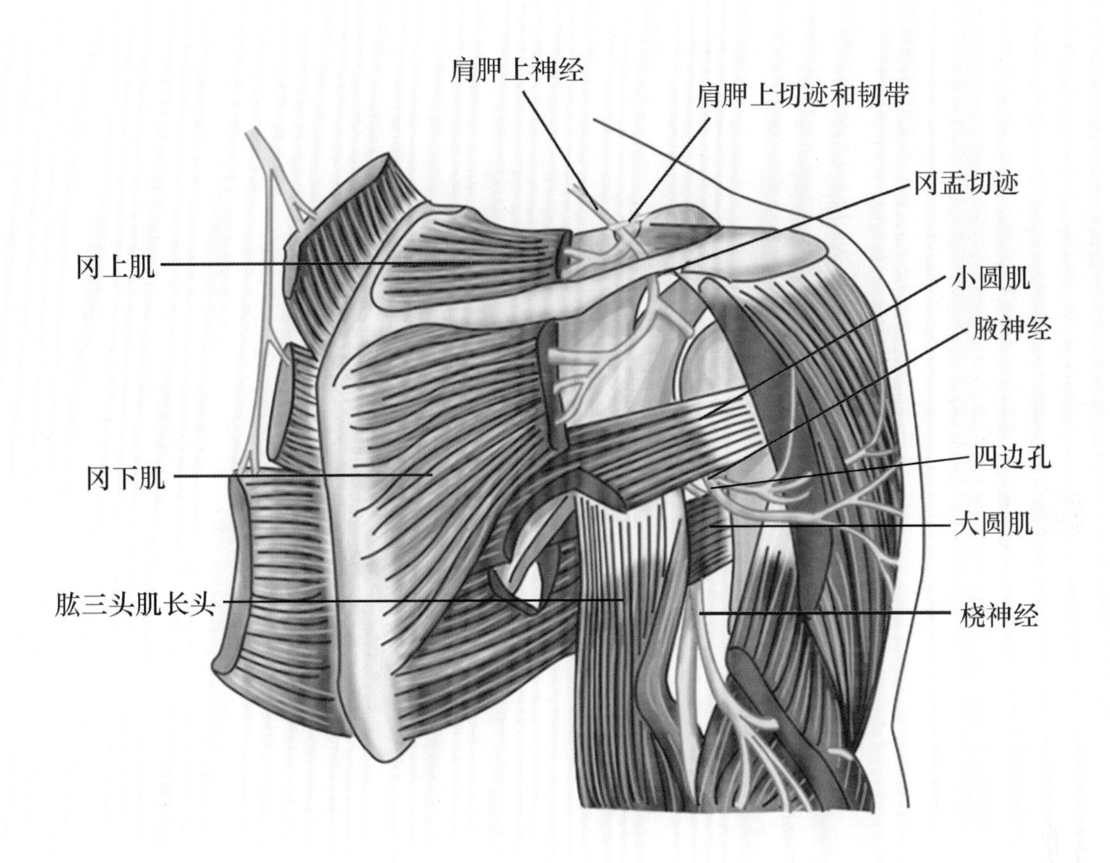

图3-23 腋神经

腋神经源于后束C5、C6神经，为混合神经，位于腋动脉的后侧肩胛下肌前面。腋神经从肩胛下肌下缘经四边孔出腋窝，向内侧走行到肱骨外科颈，分成3个分支：后支支配三角肌后方和小圆肌，也分布在三角肌下部皮肤感觉。前支为三角肌的前部提供运动神经。作为上臂/上臂外侧皮神经，分布于三角肌下部浅表和肱三头肌长头上部的上臂皮肤。关节支分布盂肱关节传输感觉。

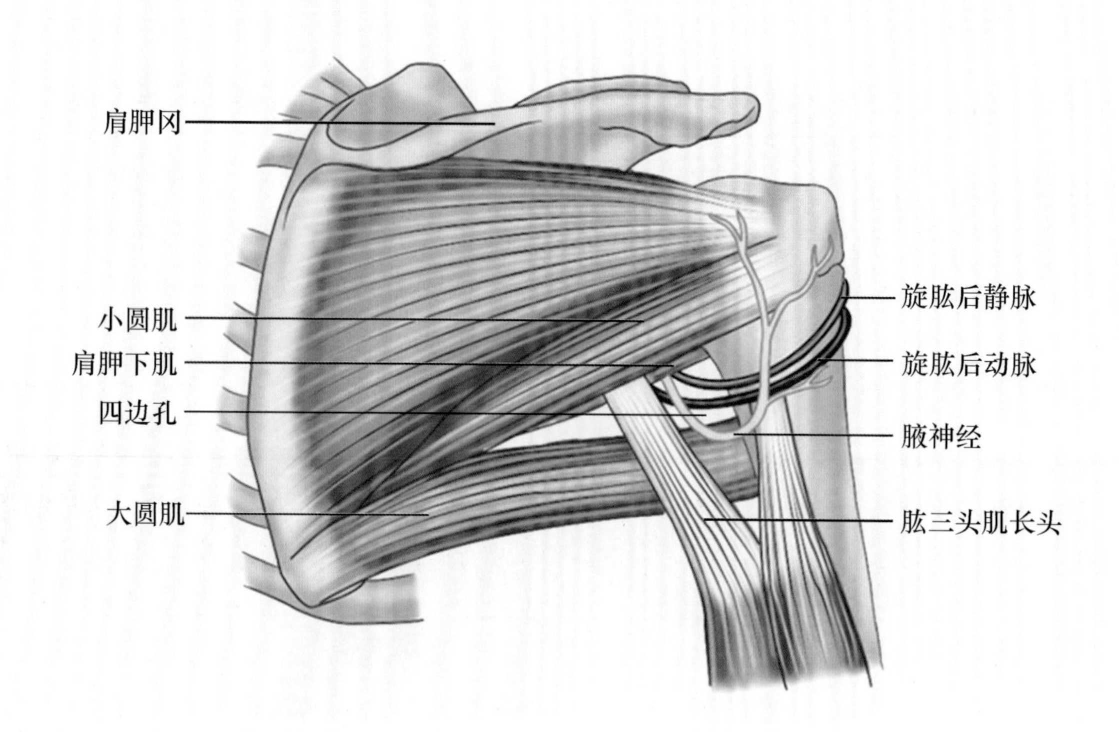

图3-24 腋神经与四边孔

腋神经为混合神经，是臂丛终支之一，源于后束C5、C6神经。它与旋后动脉和静脉一起穿出四边孔。四边孔是肩胛骨后部肌肉的空隙，出四边孔的神经血管从腋窝向上走行到肩和上臂后侧。四边孔的边界是：上侧是小圆肌的下缘、下侧是大圆肌的上缘、外侧是肱骨外科颈的内缘、内侧是肱三头肌长头外缘、前面是肩胛下肌。肩痛患者的疼痛与腋神经分布在盂肱关节的感觉支有关。

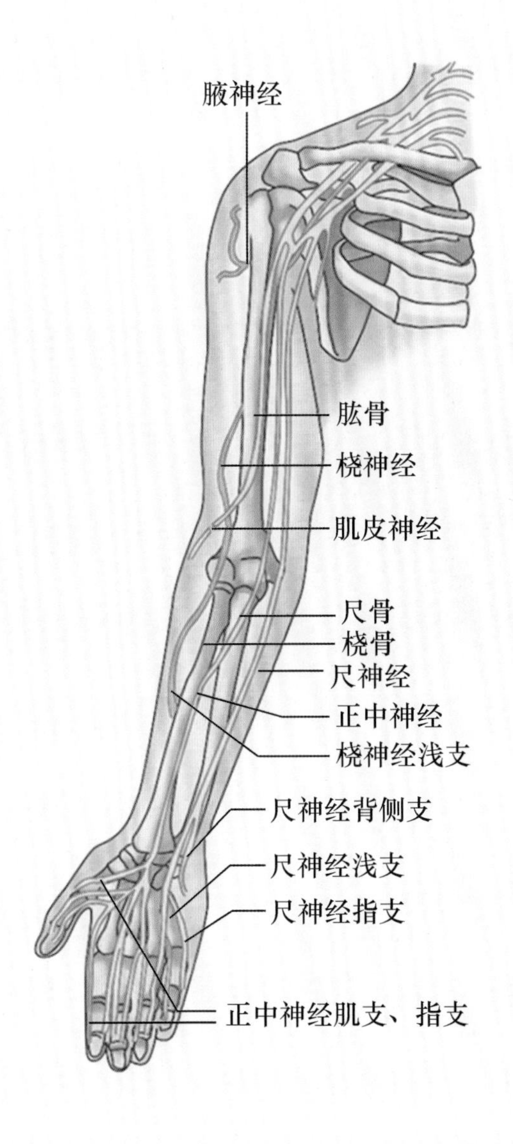

图3-25 肌皮神经与正中神经

肌皮神经源自 C5～C7 神经，自外侧束发出向外下斜穿喙肱肌，再经肱二头肌和肱肌之间下行，发出分支支配上述肌肉。终支在肘关节稍上方的外侧，穿深筋膜至皮下，沿前臂向下走行到手腕，发出多个皮支。皮支分布，从肘部到拇指基部的臂外侧前半部分（拇指侧）和从肘部到腕部的前臂外侧皮肤感觉。

正中神经起源于腋窝区，由臂丛的内侧索和外侧索融合而成。其含有 C6～T1 神经纤维，偶有C5的纤维参与。正中神经从臂丛形成后，沿浅层向下走行至手臂中心。穿过屈肌支持带下方的腕管，并以正中神经肌支和指支结束。

正中神经感觉支分布：掌侧皮肤外侧3个半指头和相邻手掌的掌侧和远端背侧皮肤；拇指掌侧、远侧背侧和第2指桡侧的皮肤；掌侧皮肤和第2～4指相邻侧的远端背侧皮肤，以及手掌中央的皮肤。

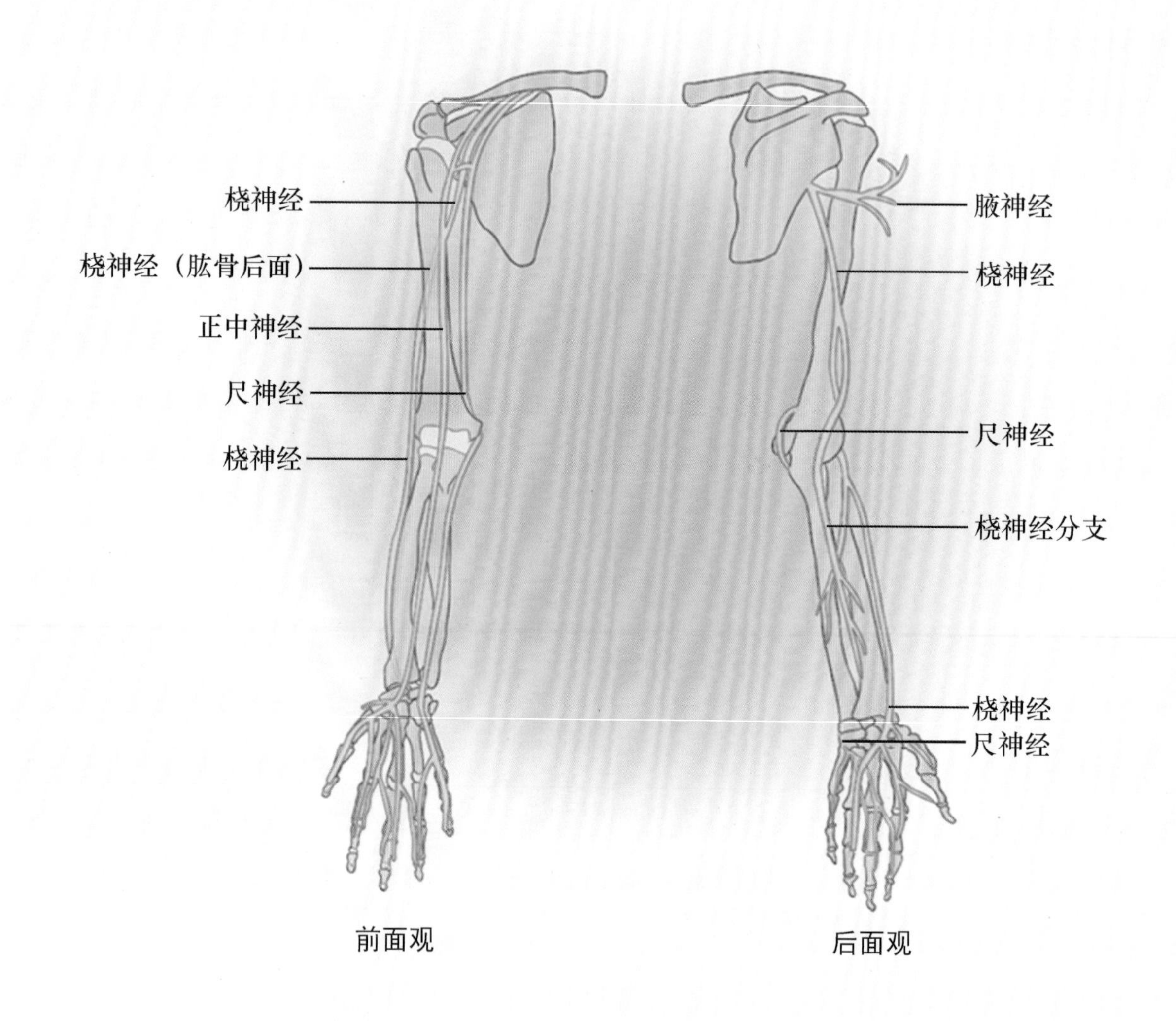

图3-26　尺神经与桡神经

尺神经是臂丛分支，源于C8、T1神经根。尺神经从肩到手贯穿整个上肢，分为运动和感觉分支。尺神经的运动支支配前臂和手指的肌肉。尺神经的感觉支包括：背侧皮支传输小指背部和无名指背部一半的皮肤感觉。手掌皮支传输靠近小指的手掌外侧皮肤感觉。浅支传输小指前部和无名指的一半的皮肤感觉。

桡神经源自C5～T1神经根。桡神经支配位于上臂后方和前臂后方的肌肉。桡神经有四条皮肤分支，其中3条分支出现在上臂：前臂下外侧皮神经，分布于手臂的外侧，在三角肌的下方。臂后皮神经，分布于手臂的后表面。前臂后皮神经，分布于前臂后中部的一小片皮肤。第4条皮肤浅分支，为桡神经的终末分支，分布于外侧3个半指的背侧表面和手背外侧区。

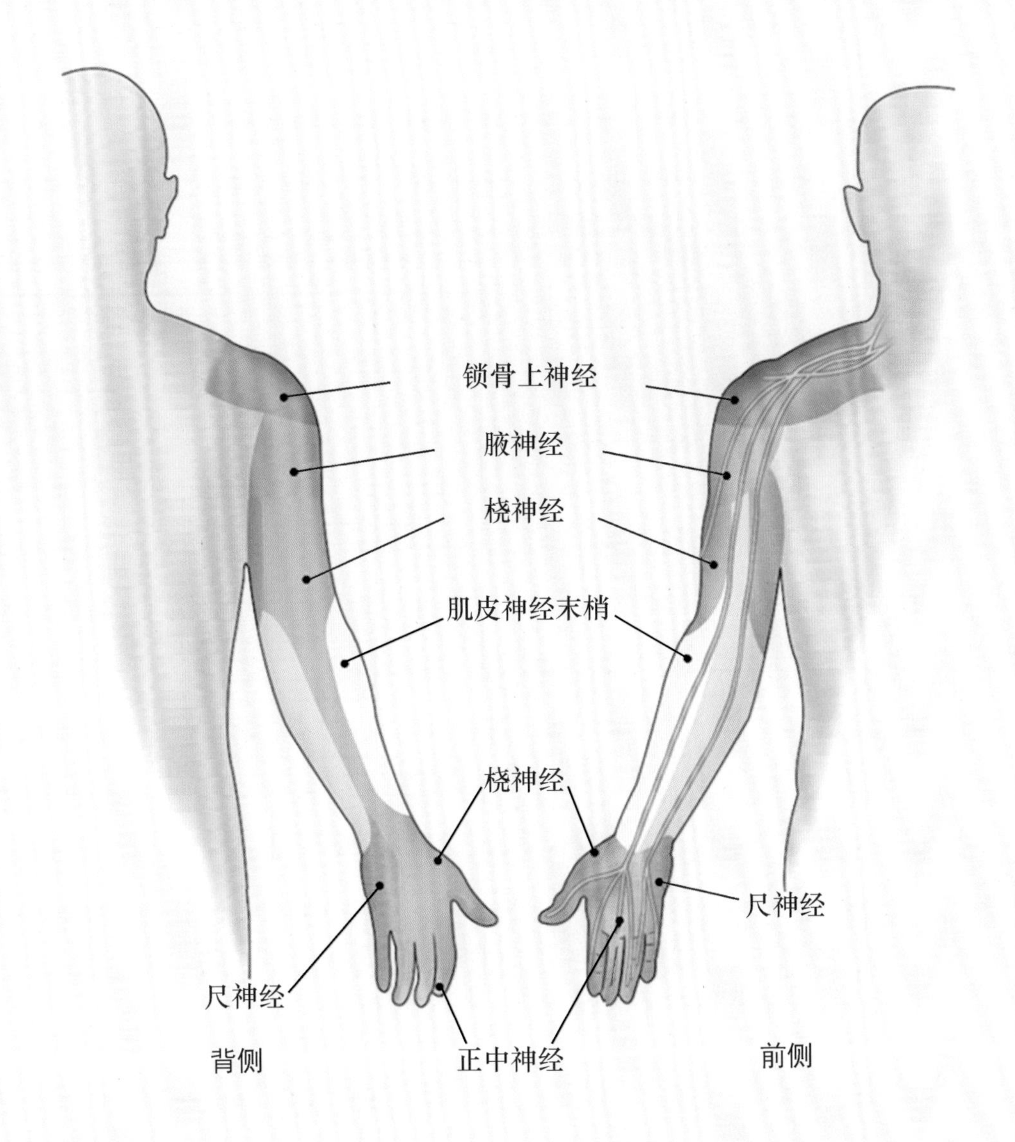

图 3-27　臂丛神经皮支

臂丛神经皮支，除腋窝一小部分由T2神经分布外，其余的5条神经分布在整个上肢。肌皮神经传输来自前臂外侧的皮肤感觉传入。腋神经传输来自肩部周围的皮肤感觉传入。尺神经传输来自小指和无名指外侧的皮肤感觉传入。正中神经传输来自拇指、示指、中指、无名指内半侧以及手掌表面和无名指桡侧中末节指骨背表面的皮肤感觉传入。桡神经传输来自拇指外侧的手背以及前臂后部和手臂的皮肤感觉传入。

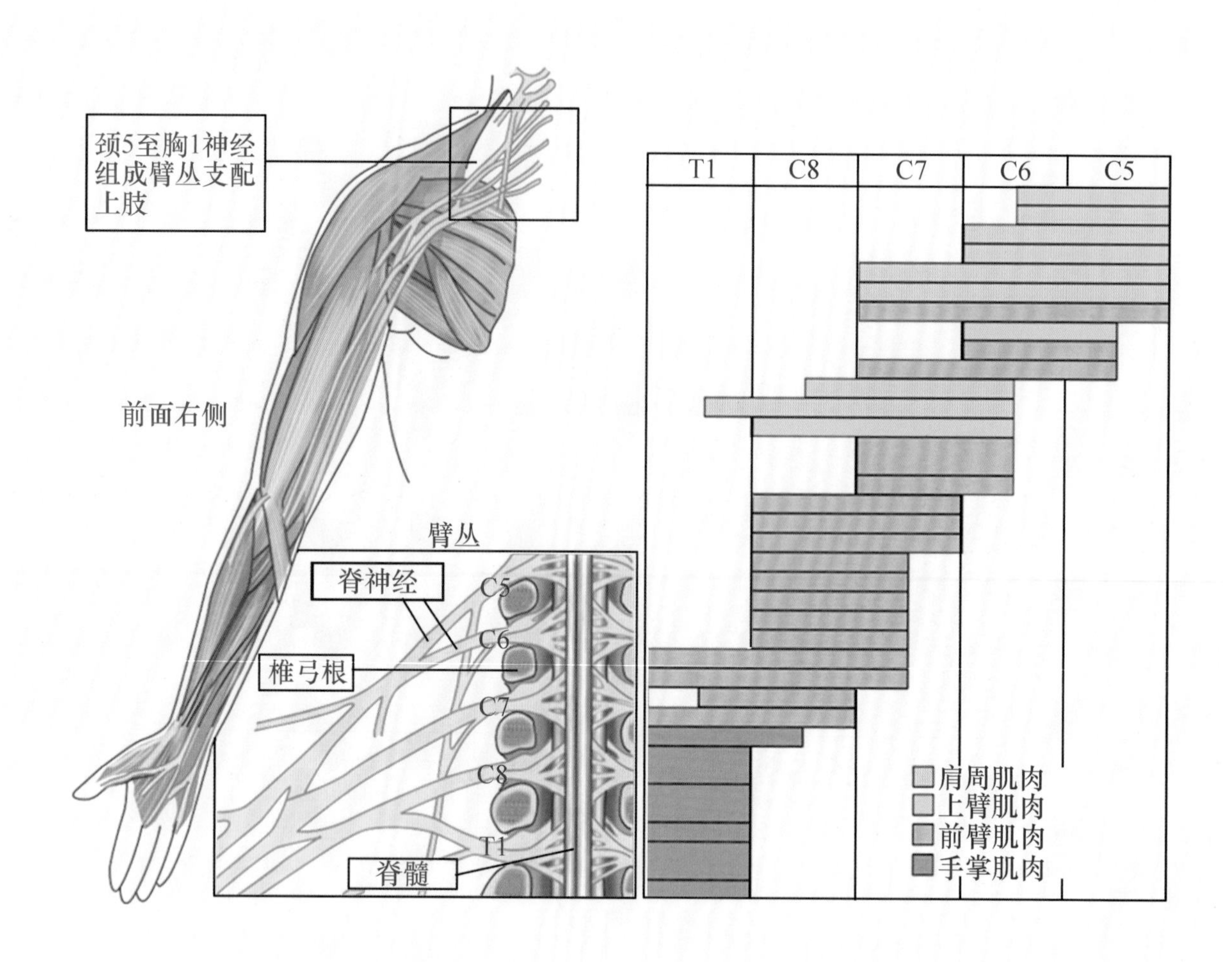

图 3-28　臂丛神经分布

臂丛神经损伤会影响手臂的运动和感觉功能。T1～C5 神经分布部位用不同颜色表示神经损伤后具体表现的位置。

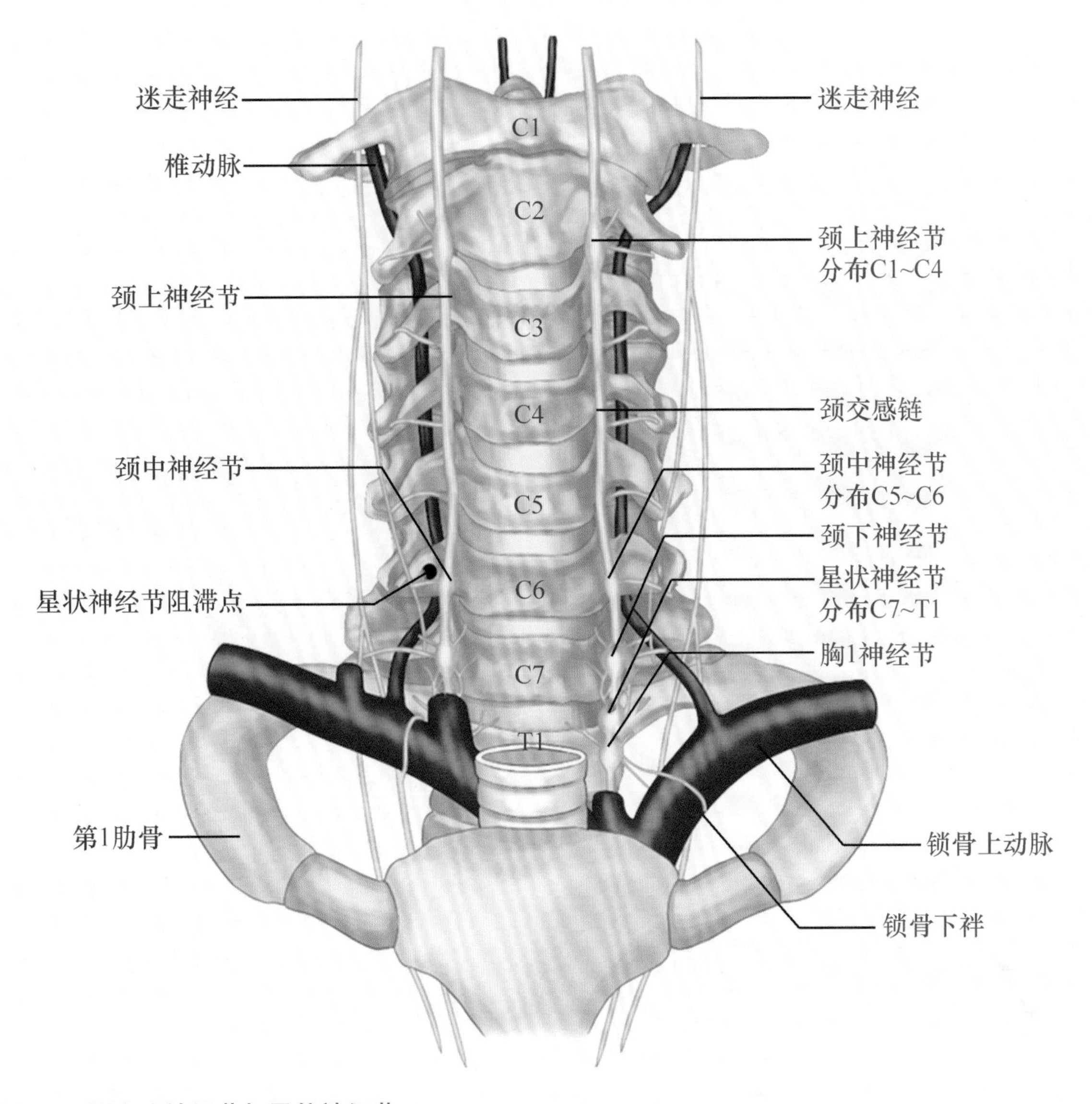

图3-29 颈交感神经节与星状神经节

颈交感神经纤维开始于脊髓T1～T6，上行到达头颈部。

颈上神经节是双侧交感神经链的最上神经节，位于C2～C3椎体水平。其由C1～C4的椎旁神经节组成。它们接收来自交感神经干的突触前信号，突触后信号后将信息从颈上神经节传递到头颈部的靶器官，发出分支：眼支、唾液腺支、汗腺和黏膜支、血管支。颈中神经节是胸交感神经链的延伸，位于C6椎体外侧，颈动脉结节内侧，椎前筋膜和椎动脉的前方，约40%的人缺如。其节后交感神经轴突连接C5、C6神经，并与颈部神经节融合，与颈上神经节和颈下神经节及星状神经节相连。

颈下神经节（星状神经节）由4～6个颈神经节和1～2个胸神经节合并而成。多数人最低的颈神经节与第1个胸神经节融合形成颈胸（星状）神经节，如果没有连接，第1个胸神经节被标记为星状神经节。其位于胸膜后下窝、锁骨下动脉后面，常包围椎动脉。从颈上神经节开始到星状神经节，产生节后纤维：与下行颅神经及前4条颈神经与灰支相通吻合；与颈外动脉和颈内动脉的动脉周围神经丛分布到头颈部、面部、颅表面和脑膜。星状神经节的躯体神经分支是灰色交感神经支，向C7、C8和T1前支提供交感神经纤维。内脏分支包括心下神经，发出交感神经分支到外侧的臂丛、锁骨下动脉和椎动脉以及头臂干分支。星状神经节阻滞颈交感干实现上、中、下颈神经节阻滞。

参考文献

[1] WALDMAN S D. chapter Neural Blockade for the Diagnosis of Pain [J]. Pain Management, 2007: 149-154.

[2] NEAL J M, TRAN D Q H, SALINAS F. A Practical Approach to Regional Anesthesiology and Acute Pain Medicine [M]. Philadelphia: Lippincott Williams & Wilkins, 2017.

[3] JOSÉ CROS CAMPOY, BOSCH O D , JAUME POMÉS, et al. Upper trunk block for shoulder analgesia with potential phrenic nerve sparing: a preliminary anatomical report [J]. Regional Anesthesia and Pain Medicine, 2019, 44 (9): 19-40.

[4] LENNARD T A, VIVIAN D G, WALKOWSKI SDOW, et al. Pain procedures in clinical practice E-book [M]. Singapore: Elsevier Health Sciences, 2011.

[5] CANDIDO K D, DAY M. Nerve Blocks of the Head and Neck [J]. Practical Management of Pain, 2014: 697-715.

[6] COTÉ C J, LERMAN J, TODRES I D. A practice of anesthesia for infants and children E-book [M]. Singapore : Elsevier Health Sciences, 2018.

[7] ANUJ BHATIA MBBS, MD PENG F P. Ultrasound-Guided Procedures for Pain Management: Spine Injections and Relevant Peripheral Nerve Blocks-ScienceDirect [J]. Essentials of Pain Medicine, 2018: 725-736.

[8] SURESH S, POLANER D M, CJ COTÉ. Regional Anesthesia-ScienceDirect [J]. A Practice of Anesthesia for Infants and Children, 2019: 941-987.

[9] HAIM K, URBAN B J. Dorsal scapular nerve block: description of technique and report of a case. [J]. Anesthesiology, 1993, 78 (2): 361-368.

[10] PRESTON, DAVID C. Proximal Neuropathies of the Shoulder and Arm [J]. 2013: 487-500.

[11] WILK KE, ANDREWS JR, CAIN EL, et al. Shoulder Injuries in Baseball-ScienceDirect [J]. The Athlete's Shoulder, 2009: 401-420.

[12] BOGDUK N. Anatomy and physiology of headache [J]. Biomedicine & pharmacotherapy, 1995, 49 (10): 435.

[13] CHOI I, JEON S R. Neuralgias of the head: occipital neuralgia [J]. Journal of Korean Medical Science, 2016, 31 (4): 479-488.

[14] PINKAS D, WIATER J M. functional anatomy of the shoulder? [J]. Orthopaedic Physical Therapy Secrets, 2016: 318-320.

[15] OSTLERE S. Ultrasound of the shoulder-ScienceDirect [J]. Clinical Ultrasound , 2011, 2: 1030-1042.

[16] STEVEN J D. Psoas Bursitis [J]. Atlas of Uncommon Pain Syndromes, 2014: 268-270.

[17] ZHANG L, SINGLA A K. Intercostal Nerve Block-ScienceDirect [J]. Pain Procedures in Clinical Practice, 2011: 289-292.

[18] HANNA M N, OUANES J, TOMAS V G. Postoperative Pain and Other Acute Pain Syndromes-ScienceDirect [J]. Practical Management of Pain, 2014: 271-297.

[19] YADOLLAH HARATI F, KWAN J, SHANE SMYTH I. Peripheral Neuropathies and Motor Neuron Diseases-ScienceDirect [J]. Neurology Secrets, 2010: 97-120.

[20] RYAN M M, JONES H R. Mononeuropathies [J]. Neuromuscular Disorders of Infancy, Childhood, and Adolescence, 2015: 243-273.

[21] PAUL REA. Upper Limb Nerve Supply [J]. Essential Clinically Applied Anatomy of the Peripheral Nervous System in the Limbs, 2015: 41-100.

[22] PAUL M S, FAPTA D. Structure and Function of Skeletal Muscle [J]. Essentials of Kinesiology for the Physical Therapist Assistant, 2019: 34-49.

[23] JD S D W. Brachial Plexus Block-ScienceDirect [J]. Pain Review, 2009: 436-439.

[24] LOFTUS B D, ATHNI S S, CHERCHES I M. Clinical Neuroanatomy-ScienceDirect [J]. Neurology Secrets, 2010: 18-54.

[25] FELTEN D L, MAIDA M S . Peripheral Nervous System [J]. Netter's Atlas of Neuroscience, 2016: 153-231.

[26] MA Y T. Neuroanatomy of Acu-Reflex Points-ScienceDirect [J]. Acupuncture for Sports and Trauma Rehabilitation, 2011: 88-131.

[27] PAUL REA MBCHB, MSC, FRSA. Upper Limb Nerve Supply [J]. Essential Clinically Applied Anatomy of the Peripheral Nervous System in the Limbs, 2015: 41-42.

[28] VORSTER W, LANGE C, . The sensory branch distribution of the suprascapular nerve: an anatomic study. [J]. Journal of Shoulder and Elbow Surgery, 2008, 17 (3): 500-502.

[29] KELLY B M. Rehabilitation concepts for adult brachial plexus injuries [J]. Practical Management of Pediatric & Adult Brachial Plexus Palsies, 2012: 301-317.

[30] BERTORINI T E. Neuromuscular Anatomy and Function [J]. Neuromuscular Case Studies, 2008: 1-25.

[31] SULTAN H E, EL-TANTAWI G Y. Role of Dorsal Scapular Nerve Entrapment in Unilateral Interscapular Pain [J]. Arch Phys Med Rehabil, 2013, 94 (6): 1118-1125.

[32] SAPORITO A. Dorsal scapular nerve injury: a complication of ultrasound-guided interscalene block [J]. British Journal of Anaesthesia, 2013 (5): 840-841.

[33] TRAN D Q, SALINAS F V, BENZON H T, et al. Lower extremity regional anesthesia: essentials of our current understanding [J]. Regional Anesthesia & Pain Medicine, 2019, 44 (2): 143-180.

[34] KO A L, BURCHIEL K J. Peripheral Nerve Surgery for Pain [J]. Nerves and Nerve Injuries, 2015: 53-70.

[35] CRAMER G D. The Thoracic Region [J]. Clinical Anatomy of the Spine, Spinal Cord, and Ans, 2014: 210-245.

[36] FEHER J. Autonomic Nervous System [J]. Quantitative Human Physiology, 2012, 1 (5): 403-416.

[37] PINDRIK J, DORSI M, BELZBERG A. Surgical Exposures for Nerves of the Upper Limbs-ScienceDirect [J]. Nerves and Nerve Injuries, 2015: 131-138.

[38] ZHANG L, SINGLA A K. Intercostal Nerve Block-ScienceDirect [J]. Pain Procedures in Clinical Practice, 2011: 289-292.

[39] COOPER W M, MASIH A K. Cervicogenic Headache [J]. Headache and Migraine Biology and Management, 2015, 10 (2): 203-212.

[40] JD S D W. The Greater and Lesser Occipital Nerves [J]. Pain Review, 2009: 41.

[41] OSTROWSKA M, MD Carvalho. Injuries of the Nerves of the Thorax [J]. Nerves and Nerve Injuries, 2015, 16 (1): 525-543.

[42] BARRAL J P, CROIBIER A. Vagus nerve [J]. Manual Therapy for the Cranial Nerves, 2009: 191-207.

[43] DUCHARME N G, CHEETHAM J. Abnormalities of the upper airway ScienceDirect [J]. Equine Sports Medicine and Surgery, 2014: 549-586.

[44] BARRAL J P, CROIBIER A. Vagus nerve [J]. Manual Therapy for the Cranial Nerves, 2009: 191-207.

[45] WALDMAN S D. Recurrent Laryngeal Nerve Block Pain Review [J]. Pain Review, 2009: 418-419.

[46] JD S D W. The Vagus Nerve—Cranial Nerve X [J]. Pain Review, 2009, 523 (2): 29-34.

[47] PATEL D. Brachial Plexopathy [J]. Pain Management, 2007, 1: 577-590.

[48] BAKKUM B W, BACHOP W E. Development of the Spine and Spinal Cord [J]. Clinical Anatomy of the Spine, 2014: 541-565.

[49] KAYALIOGLU G. The Spinal Nerves [J]. The Spinal Cord, 2009: 37-56.

[50] PETERSOHN J D. Sympathetic Neural Blockade ScienceDirect [J]. Pain Procedures in Clinical Practice, 2011, 52: 507-519.

[51] ALEXANDERDE LAHUNTA DVM, PHD, NEUROLOGY E G M D D. Vestibular System: Special Proprioception ScienceDirect [J]. Veterinary Neuroanatomy and Clinical Neurology, 2009: 319-347.

[52] PAUL REA MBCHB, FHEA, FRSA. Upper Limb Nerve Supply [J]. Essential Clinically Applied Anatomy of the Peripheral Nervous System in the Limbs, 2015: 41-100.

[53] TANGJITBAMPENBUN A, LAYERA S, ARNUNTASUPAKUL V, et al. Randomized comparison between epidural waveform analysis through the needle versus the catheter for thoracic epidural blocks [J]. Regional Anesthesia and Pain Medicine, 2019: 19-21.

[54] KO A L, BURCHIEL K J. Peripheral Nerve Surgery for Pain [J]. Nerves and Nerve Injuries, 2015: 53-70.

[55] EVANS R W, WILBERGER J E, BHATIA S. Traumatic Disorders ScienceDirect [J]. Textbook of Clinical Neurology, 2007: 1185-1211.

[56] FEHER J. Autonomic Nervous System [J]. Quantitative Human Physiology, 2012, 1 (5): 403-416.

[57] PINDRIK J, DORSI M, BELZBERG A. Surgical Exposures for Nerves of the Upper Limbs-ScienceDirect [J]. Nerves and Nerve Injuries, 2015: 131-138.

[58] PINDRIK J, DORSI M, BELZBERG A. Surgical Exposures for Nerves of the Upper Limbs-ScienceDirect [J]. Nerves and Nerve Injuries, 2015: 131-138.

[59] SINGLA A K, SILVER J K. Occipital Neuralgia-ScienceDirect [J]. Pain Procedures in Clinical Practice, 2011, 76 (5): 305-309.

[60] COOPER W M, MASIH A K. Cervicogenic Headache [J]. Headache and Migraine Biology and Management, 2015, 10 (2): 203-212.

[61] JD S D W. The Greater and Lesser Occipital Nerves [J]. Pain Review, 2009: 41-45.

[62] OSTROWSKA M, MD CARVALHO. Injuries of the Nerves of the Thorax [J]. Nerves and Nerve Injuries, 2015, 16 (1): 525-543.

[63] BARRAL J P, CROIBIER A. Vagus nerve [J]. Manual Therapy for the Cranial Nerves, 2009: 191-207.

[64] LUO Q, WEN S, TAN X, et al. Stellate ganglion intervention for chronic pain: A review [J]. Ibrain, 2022: 45-48.

第四章 胸部神经痛解剖

第一节 胸部神经痛概述

胸部神经痛，是指位于脊柱胸椎区域（T1～T12）的神经根受压或损伤；症状通常随皮肤分布表现为肋间神经痛。疼痛症状因神经根病变的部位不同而异，胸椎间盘突出、黄韧带肥厚、骨质疏松压缩骨折、椎间孔狭窄、肿瘤转移等，常引起胸部疼痛、麻木、束带感或不适。神经根性疼痛的原因是挤压胸脊神经根前侧支（肋间神经）或后侧支。分布在胸腹部的腹侧支或背侧支的皮肤会出现相应疼痛症状。此外，胸交感神经损伤，心、肺、胸膜和膈神经损伤同样会出现相应神经症状。

第二节 胸椎与脊神经

胸椎由12个椎体组成，分别标记为T1～T12。这些椎骨构成了胸部区域坚实的脊柱基础，支撑着颈部、胸腔、软组织、关节、血管和神经。

（一）胸椎功能

1. 固定胸腔

胸腔由背部的胸椎所支撑，形成的骨结构保护着重要的器官，如心和肺。颈椎和腰椎的结构有一定限度利于脊柱的活动，而胸椎的构造更多是为了脊柱的稳定。

2. 胸椎活动范围

在不同的胸椎水平其活动范围有很大的不同。大多数胸椎向前、向后和侧弯运动的范围有限度，但轴向旋转运动范围明显更大；其动力学特点是靠近胸椎下段弯曲，增加了向前、向后和侧弯运动的范围，但轴向旋转能力降低；T7～T8胸椎椎体逐渐变得更像腰椎的大小和形状，从而允许更大范围的活动。这种活动范围的变化在T10～T12更加明显，因为在这些节段肋骨末端附在胸壁上。胸椎与上面的颈椎和下面的腰椎相连，神经分布从颈向下延伸到腹部，是唯一与胸腔相连的脊柱区域。

（二）胸脊神经

1．胸椎脊神经走行

每条胸椎脊神经根都经相应的椎间孔离开椎管。椎间孔是由相邻两个椎体形成的骨孔，其大小和形状可以随着椎体的移动而发生轻微的改变。胸神经根出椎间孔后，分成前支和后支两个神经束。在T1～T11水平，前支沿肋骨走行（特别是在连接相邻肋骨的最内层和内部肋间肌之间）形成肋间神经。胸12神经前支因位于第12肋下而被称为肋下神经。

2．胸椎脊神经分布

胸椎两侧各有12条神经根（到T12），主要支配上背部、胸部和腹部的运动和感觉功能。每条胸椎脊神经都以其上方椎体命名的，如在T3椎体和T4椎体之间为T3神经根。胸椎脊神经根共有12对（上下椎体之间各分出左右2支），起于T1、T2椎体，下至T12、L1椎体。

3．胸椎脊神经功能

脊神经是起自脊髓的混合神经，形成了周围神经系统。每条脊神经均由前（运动）根和后（感觉）根在椎间孔处汇合而成，经椎间孔离开椎管，随后分成两支：脊神经后支分布于脊椎关节、背部深层肌肉和皮肤。脊神经前支分布于身体大部分的运动区和感觉区。在T1～T12，后支不仅支配背部肌肉，也传导皮肤感觉。胸神经根的运动和感觉功能是由所在脊椎水平决定的，虽然这些功能存在个体差异，但通常为：T1和T2进入胸腔顶部以及臂和手部；T3、T4和T5进入胸壁，辅助呼吸；T6、T7和T8进入胸部和（或）腹部；T9、T10、T11和T12进入腹部和（或）腰部（图4-1）。

第三节　胸脊神经后支

胸部脊神经由前根和后根合并而成，脊神经后支均在同序胸椎下方的椎间孔发出，穿出椎间孔的后支分出之后，经上、下两个横突之间，向肋横突前韧带及横突间肌之间向后走行，分出后内、外侧支。分布于脊柱的滑膜关节、背部深层肌肉和皮肤。胸脊神经后侧支穿过骨结构与邻近纤维组织之间的狭窄空间发出的分支是“下降分支”，然后再分支成后内侧支和后外侧支。

一、后内侧支

T1～T6脊神经后支的内侧支沿正中线两侧穿斜方肌至皮下，T2脊神经后支的内侧支最长，大约平肩胛冈传出，分布于附近的皮肤和肩峰。T7～T12脊神经后支的内侧支分布于多裂肌及胸最长肌，发出小分支穿背阔肌、斜方肌及背深筋膜，分布于背部正中线附近的皮肤。后内侧支再沿多裂肌边缘转向内侧，在多裂肌和半棘肌之间穿过，而外侧支则在横韧带下方。内侧和外侧皮支均穿入胸腰椎筋膜，内侧皮支穿入背部肌腱。

二、后外侧支

T1～T6脊神经的外侧支由上向下，逐渐增大，支配胸髂肋肌及胸最长肌。T7～T12脊神经的后支分出的外侧支，穿出部位距离脊中线较远，分布于背部的皮肤。T12脊神经后支的外侧支走行途径较长，向下越过髂嵴到臀后外侧皮肤。

第四节 胸脊神经前支

胸脊神经的主支是肋间神经，其起源于T1～T11胸脊神经的前支，肋间神经主要分布于胸膜和腹膜，与其它脊神经的前支不同的是，它们各自独立走行，没有神经丛（T12胸脊神经的前支作为肋下神经分布于腹部）。

肋间神经与肋间血管一起在肋沟中向前走行。前6条肋间神经在相应的肋间隙内发出分支并终止。第7～9肋间神经沿肋间隙向前，分布至前腹壁。第10和第11根肋间神经直接进入腹壁，因相应肋骨为浮肋。

一、肋间神经分支

（一）交通支

交通支连接肋间神经和交感神经干的一个神经节，这个神经节与两侧的脊柱相邻。

（二）下侧支

肋间神经的下侧支与肋间神经平行，分布于下肋上缘。肋间神经的下侧支起源于肋骨的内角，并沿下肋骨的边缘穿过肋间间隙，与肋间神经平行，肋间神经再沿上肋骨的下边缘走行。

（三）外侧皮支

外侧皮支再分为前、后支到达相应侧的胸壁皮肤。

（四）前皮支

前皮支在中线附近向外延伸，分为内支和外支并支配胸部中线附近的皮肤。是肋间神经的末梢

（图4-2）。

（五）肌支

肋间隙的所有肌肉都由肋间神经的肌支支配。这些肌肉也有助于胸腔的扩张和收缩，以促进呼吸。

（六）胸膜感觉支

胸膜支是到达胸膜壁层的感觉分支。

（七）腹膜感觉支

腹膜感觉支分布于壁层腹膜。这些神经来自下肋间神经，因为下肋间间隙与腹膜的关系比与胸膜壁层的关系更密切（图4-3）。

二、肋间神经特点

（一）第一肋间神经

T1肋间神经的前段分为两个分支，T1的大分支在第一肋骨的颈部前面与臂丛会合。T1神经小分支，沿着T1肋间隙终止于胸前第一前皮支。

（二）第二肋间神经

T2肋间神经与外侧皮支相对应并连接T1肋间神经，但没有前皮支。腋窝皮肤以及上臂内侧由T2肋间神经支配。由于心丛传入神经为痛觉神经纤维，与交感神经一起伴行，到达上面两个或三个胸交感神经节中的任何一个，但大多数到达颈下神经节和第一个胸神经节。这就是心绞痛延伸到臂内侧的原因。

三、肋间神经支配

除第一、二肋间神经外，肋间神经的神经支配有一个普遍的模式：T1～T6肋间神经，支配相应皮肤、胸膜壁层肋间肌、胸横肌和后锯肌；T7～T11肋间神经，支配相应皮肤、腹膜壁层、腹前肌包括腹外斜肌、腹内斜肌、腹横肌和腹直肌（图4-4）。

四、肋间神经功能

胸神经分支离开椎间孔，直接进入自主神经系统的椎旁神经节，参与头、颈、胸和腹部的器官和腺体的功能支配。肋间神经是胸椎神经的前支，是由胸脊神经前段T1～T11形成的躯体神经。这些神经除了供应胸壁外，也供应胸膜和腹膜。这些神经负责向胸腔和部分上腹部皮肤提供感觉。如果这些神经和血液存在长时间的炎症或受压会导致严重的胸神经痛（图4-5）。

第五节 胸交感神经链

胸交感神经链是交感神经系统位于脊柱两侧的纵向神经链。交感神经链从颅底到尾骨组成束状神经纤维；沿躯干纵轴分布，被称为交感神经节或椎旁神经节。神经节与脊神经，通过白交通支和灰交通支相互交联（图4-6，图4-7，图4-8）。

一、胸交感神经链分支

（一）胸交通支

胸交感神经节与相应脊神经之间有白交通支和灰交通支，节后交感神经纤维通过脊神经分支分布到不同的结构中。因此，灰交通支非常重要。上5个胸交感神经节的节后纤维分布至心、主动脉、肺和食管。下7个胸交感神经节主要发出节前纤维，这些神经纤维汇聚形成内脏神经。内脏大神经起自交感神经节T5～T9，内脏小神经起自交感神经节T10～T11。内脏最小神经起自交感神经节T12。内脏神经穿过膈脚进入腹腔形成腹腔神经丛再分布于各脏器。

（二）胸腰椎交通支

节前有髓纤维通过腹侧根、脊神经和白交通支进入交感神经节。在T1以上和L2以下，脊神经和交感神经节之间只有灰交通支。

（三）椎旁交感神经节

节前轴突可在相应的交感神经节处，通过突触连接后，作为节后轴突（通过灰交通支）重新进入脊神经，分布于皮肤和肌肉组织。节前轴突沿着交感神经链上行或下行，支配不同的身体区域。节后轴突可经交感神经分支直接从交感神经节发出（图4-9、图4-10）。

二、胸交感神经链分布

胸交感神经链位于胸椎脊柱外侧与椎体相邻的椎周间隙内，椎间孔的前方。从上颈部到尾骨，成对、纵向排列的椎旁交感神经节，通过有髓轴突连接在一起，形成交感神经链。椎前交感神经节的分支与椎旁交感神经节相通，并（或）在支配靶器官之前形成神经丛。从上颈部到尾骨成对的交感神经节有23～26个，未成对的尾骨交感神经节有1个。

交感神经链由离散的交感神经节（含神经元细胞体）组成，神经节间通过交感神经干（包含有髓轴突）进行交通。T1交感神经节位于颈胸交界处呈部分融合，T2～T12胸交感神经节，位于相应椎体旁的后纵隔内；在T1和L2之间，白质束向脊髓节段传导。轴突的突触位于T1～L2节段的脊髓灰质外侧角的中外侧核内的细胞体上。

胸交感神经链的胸段与颈段及腰段相连，交感神经链向下延伸到肋骨头部，在胸腔位于第12节胸椎体一侧的弓状韧带内侧；胸交感神经链有12对按节段排列的神经节。第1胸交感神经节常与颈下神经节融合形成星状神经节。

第六节 胸段交感神经

胸腰椎交感神经纤维起源于脊髓灰质前柱背外侧区，与所有胸段前根及上2、3根腰神经走行一样，这些节前纤维通过白交通支，进入交感干，其中许多纤维在其神经节结束，其它纤维进入椎前神经丛并在椎前神经节终止。头部的血管收缩纤维来自上胸神经，节前纤维在颈上神经节结束。上5个胸神经节的分支很小，它们为胸主动脉及其分支提供纤维。T2、T3和T4节的神经纤维进入后肺丛。下7个神经节的分支较大，呈白色，其神经纤维分布到主动脉，并结合形成内脏大神经、内脏小神经和最小内脏神经（图4-11）。

一、内脏大神经

内脏大神经质地坚硬，源自T5或T6胸交感神经节，止于T6～T9或T10胸交感神经节，神经纤维可以向上延伸到交感干的第1节或第2节，向下到达腹腔神经节。腹腔神经节（内脏神经节）位于T11或T12椎体前面的神经上，连接位于腹-肾盂内脏最上部的腹腔丛，负责传递突触前交感神经纤维到腹腔神经节和腹腔丛的内脏传入。

二、内脏小神经

内脏小神经起自T9和T10胸神经节，有时起自T11胸神经节；它穿过膈肌并加入主动脉肾神经节，分布于腹-盆-内脏神经，传递突触前交感纤维和内脏传入纤维。主动脉肾神经节通过节后纤维分布于肾脏与肾动脉交感神经。该神经纤维与性腺动脉相连作用于卵巢或睾丸。

三、内脏最小神经

内脏最小神经起源于最后一个胸神经节，穿过膈肌，止于肾丛。内脏最小神经（T12）和腰椎内脏神经（L1和L2）与肠系膜下神经节交通，支配肠远端和直肠。腹腔丛的功能是接收来自迷走神经、内脏神经的副交感神经和交感神经传入，并将它们各自突触后输出传递到腹腔内脏。

第七节 心　丛

心丛（也叫心脏神经丛）由各种交感神经、副交感神经和传入神经纤维组成，分为浅丛与深丛。它们的分支进入心包，与冠状动脉相伴行（血管运动），到达窦房结、房室结和房室束以及心室肌。其它分支进入肺门作为肺的一部分，调节支气管肌肉和肺血管（图4-12）。

延髓是大脑调节交感神经和副交感神经（心和血管）的主要部位，下丘脑和高级中枢调节延髓中枢的活动，在调节心血管对情绪和压力（如运动和热应激）的反应方面特别重要。

一、心丛组成

心脏交感神经起源于T1至T4节段，部分起源于T5节段。心丛包括交感神经纤维和副交感神经纤维，它们沿左右冠状动脉进入心脏；其中一些纤维终止于窦房结，另一些神经纤维则终止于房室结和心房肌。心丛分为浅丛和深丛。

二、心浅丛

心浅丛位于主动脉弓之下，在右肺动脉前面；它由左交感干上颈心支和左迷走神经干下颈心支组成。偶尔会形成一个小的神经节，即里斯伯格神经节（Wrisberg’s ganglion），连接上述神经。心神经节位于动脉韧带前方，与深部相连。心浅丛分支分布到冠状动脉前丛、左前肺丛的深处。

三、心深丛

心深丛位于气管分叉处的前面，肺动脉干（隆突）的分叉处上方，主动脉弓的后面；它是由交感干的颈神经节和迷走神经、喉返神经的心支组成。心深丛分支：心深丛可分为左右两部分，心深丛右半部分，有一条分支经过右肺动脉的前面，即肺前丛一些小分支继续作为冠状动脉前丛的一部分。在右肺动脉后面的分支到右心房分支，然后继续作为后冠状动脉丛的一部分。心深丛左半部分，基本上与心丛的表面相连并为左心房和肺前丛提供分支。然后继续形成冠状动脉后丛的大部分。

四、心丛神经分类

心丛由交感神经纤维、副交感神经纤维和传入神经纤维组成，分为浅丛和深丛，但这只是一个描述性的划分，功能上它们是一体的。它们的分支进入心包，与冠状动脉（血管舒缩器）同时到达窦房结、房室结和房室束以及心室肌。这些分支形成了冠状动脉和心脏的部分神经丛。其它分支进入肺根，作为肺神经的一部分，支配支气管和肺血管。

（一）心丛交感神经

心丛交感神经纤维来自颈、胸上神经节的细胞体，节前细胞位于T5～6脊髓外侧角。交感神经和副交感神经刺激都通过一个成对的复杂神经网络，即心脏底部的心丛。通过交感神经节（颈神经节加上胸上神经节T1～T4）向窦房结和房室结发送额外的神经纤维，形成心神经。交感神经刺激神经肌肉连接处，释放去甲肾上腺素（NE）。由此打开化学或配体门控钠和钙离子通道，允许带正电离子流入，使NE与β-1受体结合。缩短了复极周期，从而加快了去极化和收缩的速度，导致心率加快。一些心脏药物（如β受体阻滞剂）通过阻断这些受体，从而减缓心率。过量使用这些药物可能导致心动过缓，甚至心脏停止跳动。

（二）心丛副交感神经

副交感神经刺激信号通过迷走神经（第十脑神经）传送。迷走神经将信号发送到房室结和房室束，以及心房和心室的部分肌肉。肌肉连接处释放神经递质乙酰胆碱（ACh）。乙酰胆碱通过打开化学或配体门控钾离子通道来减慢自发去极化的速率，从而延长复极并增加下次自发去极化发生的时间。在没有任何神经刺激的情况下窦房结传导大约100 次/分的窦性心律，副交感神经刺激通常会减慢心率。对于心脏来说，副交感神经刺激减少会减少乙酰胆碱的释放，从而使心率增加到大约100次/分。任何超过这个心率都需要刺激交感神经。

（三）心丛传入神经

心丛传入神经（即痛觉神经纤维），与交感神经一起走行，到达3个颈交感神经节中上两个或3个胸交感神经节中的任何一个，但大多数到达颈下神经节和第1个胸神经节。痛觉纤维沿着常规途径进入中枢神经系统，通过交感神经节白交通支进入脊神经（因此，上胸交感神经切除术可减轻心脏疼痛）。这些神经的细胞体位于迷走神经下神经节。交感神经与颈、胸脊神经的解剖联系可以解释心脏疼痛投射到手臂、胸部、背部或颈部的原因。

第八节 肺　丛

肺丛分布在肺根区域，肺门是神经的入口，然后神经沿着肺内支气管和分支分布于支气管平滑肌、腺体和血管。肺丛是肺的自主神经纤维的汇合点。包括副交感神经、交感神经和内脏传入纤维，它们与心丛和食管丛相连，心丛在上面，食管丛在后面。肺丛也直接接受来自两侧的自主神经纤维（图4-13）。

一、肺副交感神经

副交感神经源自迷走神经，控制支气管腺体分泌、支气管平滑肌收缩以及肺血管扩张。气道的扩张和收缩是通过副交感神经系统的神经控制，引起支气管收缩。右迷走神经在气管后下方下降，从气管后方分出肺丛和食管丛，肺丛向前延伸到肺的根部。左迷走神经向前下至主动脉弓，发出喉返神经支，纤维向前分叉，供应左肺动脉丛。

二、肺交感神经

胸交感神经节第2至第5或第6胸交感神经节的交感心支，构成前、后肺丛；支配肺血管的交感神经起源于颈中下神经节和胸2～5神经节的神经元细胞体。这些神经的节后纤维与副交感神经纤维在隆突处形成前、后丛。肺交感神经向前穿过后胸廓与食管侧壁合并。肺交感神经负责控制支气管平滑肌松弛和肺血管的收缩。交感神经系统兴奋引起支气管扩张、咳嗽等反射，并控制肺调节氧气和二氧化碳水平的能力。

三、肺传入神经

肺传入神经感觉神经纤维，源自迷走神经及T2～T5交感神经节。由此将疼痛冲动传到迷走神经的感觉神经节。

第九节 食管神经

支配食管的迷走神经包括运动和感觉功能。支配食管上括约肌（upper esophageal sphincter，UES）和近端横纹肌段的迷走神经传出纤维的细胞体起源于疑核，而支配远端平滑肌段和食管下括约肌（lower esophageal sphincter，LES）的纤维起源于背侧运动核。食管和LES也接受来自T1～T10节段的交感神经支配（运动和感觉）。感觉通过迷走神经传递，由双极神经组成，它们的细胞体位于迷走神经下神经节，并从那里投射到脑干（图4-14）。

一、副交感神经支配

支配咽部和食管上部的副交感神经来自于延髓的疑核。食管功能主要由迷走神经完成，它止于脑背侧迷走神经核；颈段食管由两条喉返神经中细纤维支配，左右喉返神经均起源于迷走神经，但左侧喉返神经距离主动脉弓更近，右侧靠近锁骨下动脉。左右喉返神经最后在气管和食管之间走行。

胸段食管主要受迷走神经支配，但胸段食管上部有部分纤维来自左喉返神经。迷走神经纤维在气管分叉下形成2～4支，这些神经分支位于食管前面与后纵隔水平。在食管裂孔附近，这些神经分支联合起来，形成两条迷走神经干；对迷走神经研究中迷走神经干的变化很大：因为在迷走神经干的前、后或两者都可以发现不止一个分支。

二、交感神经支配

食管上部受咽丛支配，咽丛下行时由颈上神经节、颈中神经节、脊椎交感干提供营养。胸段食管上部由星状神经节和锁骨下襻支配。胸段食管的下部由内脏大神经支配，该神经位于腹腔丛；左侧内脏大神经和右侧膈下神经支配食管腹部。

第十节 胸膜神经

一、胸膜的结构

人体胸膜包裹肺，胸膜由浆膜组成，浆膜是由结缔组织组成的简单鳞状细胞层，也被称为间皮层。胸膜可分为两部：①脏胸膜覆盖肺。②壁胸膜覆盖胸腔的内表面。这两部分在肺门处彼此相连。在脏胸膜和壁胸膜之间是一个封闭的空间，称为胸膜腔。

二、壁胸膜

壁胸膜覆盖胸壁内表面、纵隔表面和膈上面，由膈神经和肋间神经支配，对压力、疼痛和温度很敏感，可产生局部疼痛，血液供应来自肋间动脉。壁胸膜比脏胸膜厚，可根据与之接触的身体部位细分为：①纵隔胸膜覆盖纵隔表面。②颈胸膜从胸膜腔延伸到颈部。③肋胸膜覆盖肋骨、肋软骨和肋间肌的内部。④膈胸膜覆盖于膈的胸（上）面。

三、脏胸膜

脏胸膜接受来自肺丛的自主神经支配，对拉伸敏感，但对疼痛和触压等常见刺激却不敏感。脏胸膜覆盖肺的外表面，并延伸至肺叶间裂隙，它与肺门的壁胸膜相连（肺门是进、出肺的部位）。脏胸膜对疼痛、温度和触压不敏感，只能感知拉伸；其接受来自肺丛的自主神经支配，神经网络来自交感干和迷走神经。

四、胸膜腔

胸膜腔是壁胸膜和脏胸膜之间密闭的腔隙，左右各一，互不相通，它含有少量浆液，主要有两个功能：一是润滑胸膜表面，减少呼吸时的摩擦；二是通过浆液产生的表面张力将肺叶和脏胸膜连在一起形成负压。保证了当胸腔扩张时，肺内充满空气。

五、胸膜隐窝

在胸膜腔的前方和后方，肺并没有完全填满胸腔，这就形成了壁胸膜表面接触的相对隐窝。每个胸膜腔有两个隐窝：①肋膈隐窝位于肋胸膜和膈胸膜之间。②肋纵隔隐窝位于肋胸膜和纵隔胸膜之间，其位于胸骨后面。这些隐窝具有重要的临床意义，因为它们提供了可以收集液体的位置（如胸腔积液）。

第十一节 膈 神 经

膈神经起自颈神经，是走行于胸腔的混合神经，分为左右两侧，经胸腔向下支配膈肌。膈神经也是膈肌运动的唯一神经来源，因此在呼吸中起着至关重要的作用（图4-15）。

一、膈神经分布

膈神经起自C3、C4和C5神经根前支，膈神经走行于颈部前斜角肌的外侧缘，向下穿过前斜角肌的前表面至颈筋膜的椎前层。两侧神经在锁骨下静脉后开始分为左、右膈神经且走行不同。

（一）右膈神经

右膈神经向前经过右侧锁骨下动脉外侧，经胸廓上入口进入胸腔。沿着右心房的心包，在下腔静脉开口穿过膈，支配膈的下表面。

（二）左膈神经

左膈神经向前经过左锁骨下动脉的内侧，经胸廓上入口进入胸腔。再下降到左肺根的前面穿过主动脉弓，绕过迷走神经，沿左心室心包边缘穿过膈并支配膈的下表面。

二、膈神经功能

（一）运动功能

膈神经支配呼吸相关的主要肌肉，即为膈肌提供运动神经。膈神经为双侧走行，左、右两侧各有一条，每条神经支配同侧半幅膈肌。

（二）感觉功能

膈神经的感觉纤维分布于膈肌的中央部分，包括周围的胸膜和腹膜。膈神经还具有传导纵隔胸膜和心包的感觉功能。

（郑宝森　贺永进　马文庭　王慧星　武百山　杨艳梅　樊肖冲　魏成博　曹　嵩　付　强　刘洪君编写，林　建　王　琳　申　文　薛朝霞　李　瑛审校）

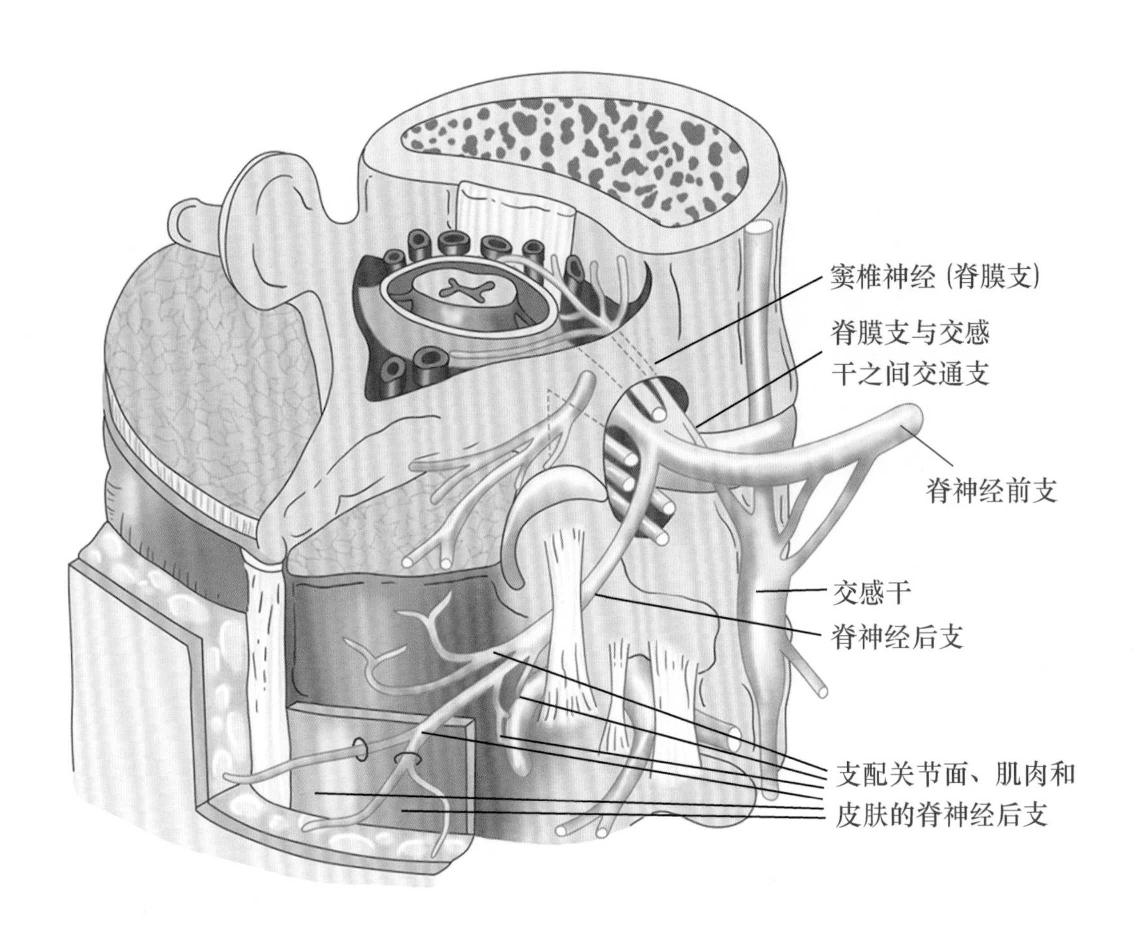

图 4-1 胸脊神经

脊神经发出前支与后支为混合神经。该躯体传入神经纤维，可将一般躯体感觉和内脏感觉信息传入背根神经节传输到中枢。脊神经发出脊膜支（窦椎神经），又返回椎间孔内，将椎体韧带、硬脊膜、血管、椎间盘、关节突关节和骨膜的感觉信息传入中枢。脊神经发出白交通支和灰交通支。白交通支来自T1～L3节段脊神经的前支与相应的交感干神经节之间有髓鞘节前纤维。灰交通支由交感干神经节细胞发出的多为无髓鞘节后纤维，连于交感干与31对脊神经前支。

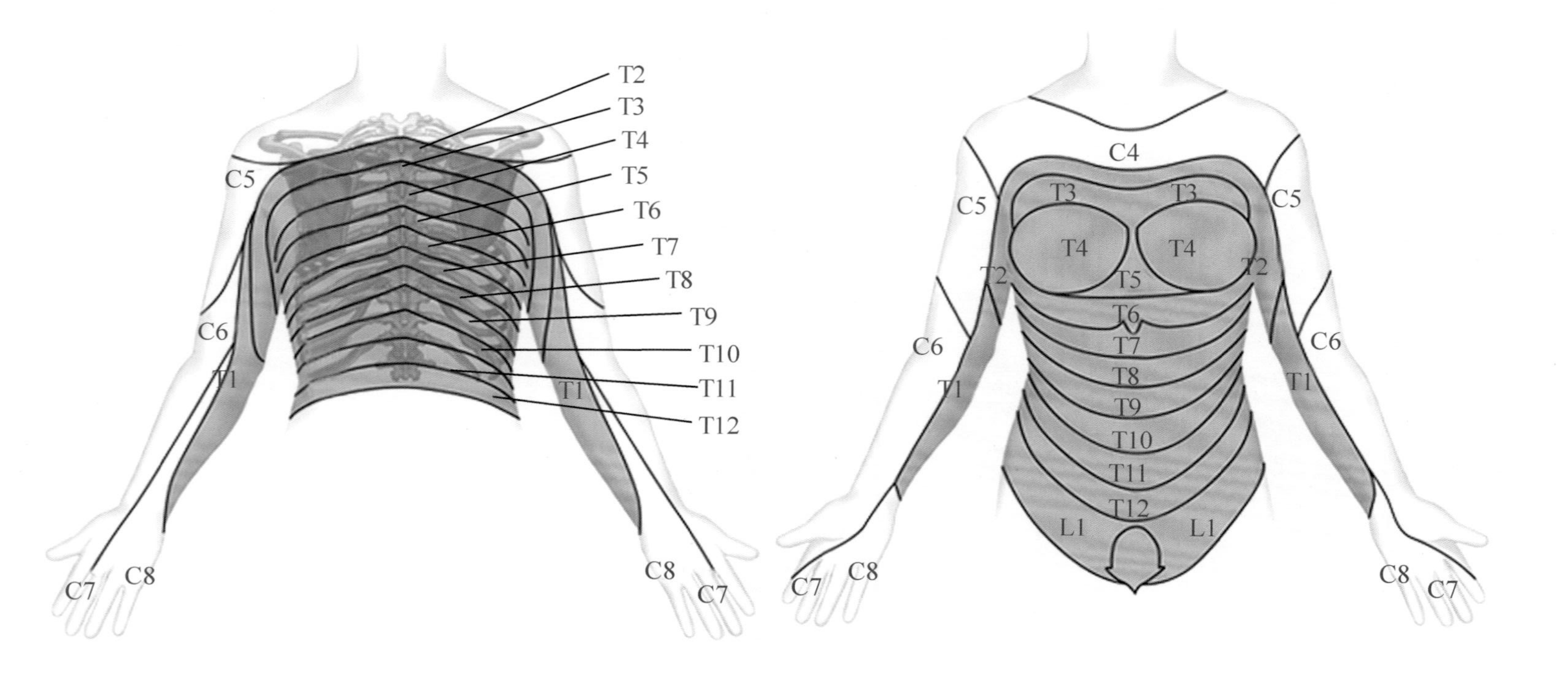

图 4-2 胸部脊神经皮支

胸椎两侧椎间孔各发出12对脊神经，为混合神经，每条脊神经都以它上面的椎体命名。T4神经根在T4、T5椎体之间发出。T1～T12脊神经根从T1或T2至T12或L1发出。胸部脊神经是混合神经，主要向脊髓传导上背部、胸部和腹部的运动和包括内脏的感觉神经信息。

T1～T11神经发出的前支，通过椎间孔离开椎管为肋间神经，肋间神经为躯体神经纤维。脊神经发出的肋间神经既支配肋间肌的运动，也传导皮肤感觉。

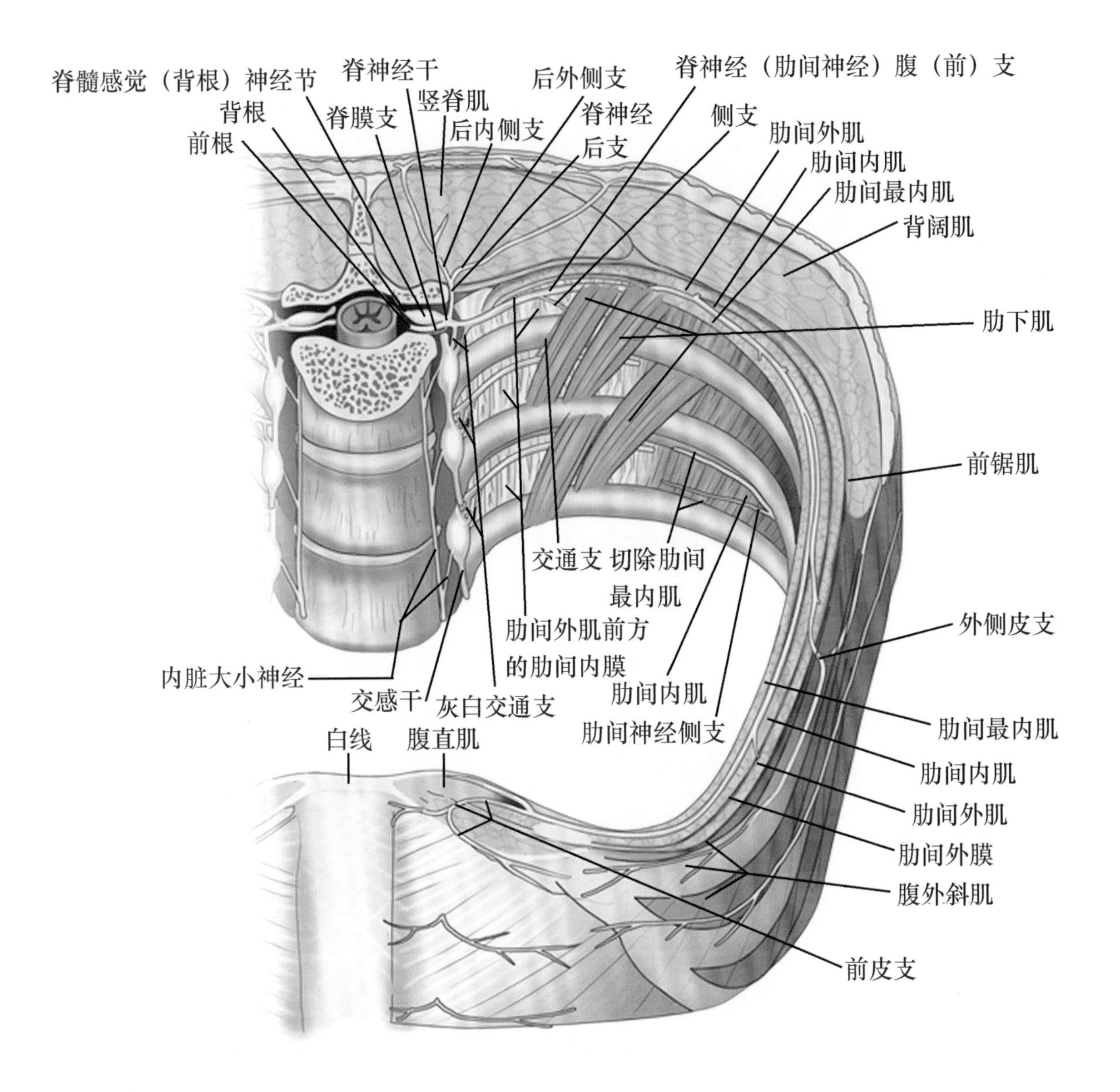

图 4-3　胸部肋间神经

肋间神经是躯体神经，起源于胸脊神经前支T1～T11神经阶段。肋间神经主要分布于胸膜和腹膜，与其它脊神经前支不同的是，每一根脊神经都是独立的走行，不形成丛。

肋间神经分支：肌支分布肋间肌、肋下肌、后上锯肌和胸横肌。皮支分布于外侧皮支和前皮支。关节支分布于肋骨骨膜。胸膜支分布于胸膜壁层。

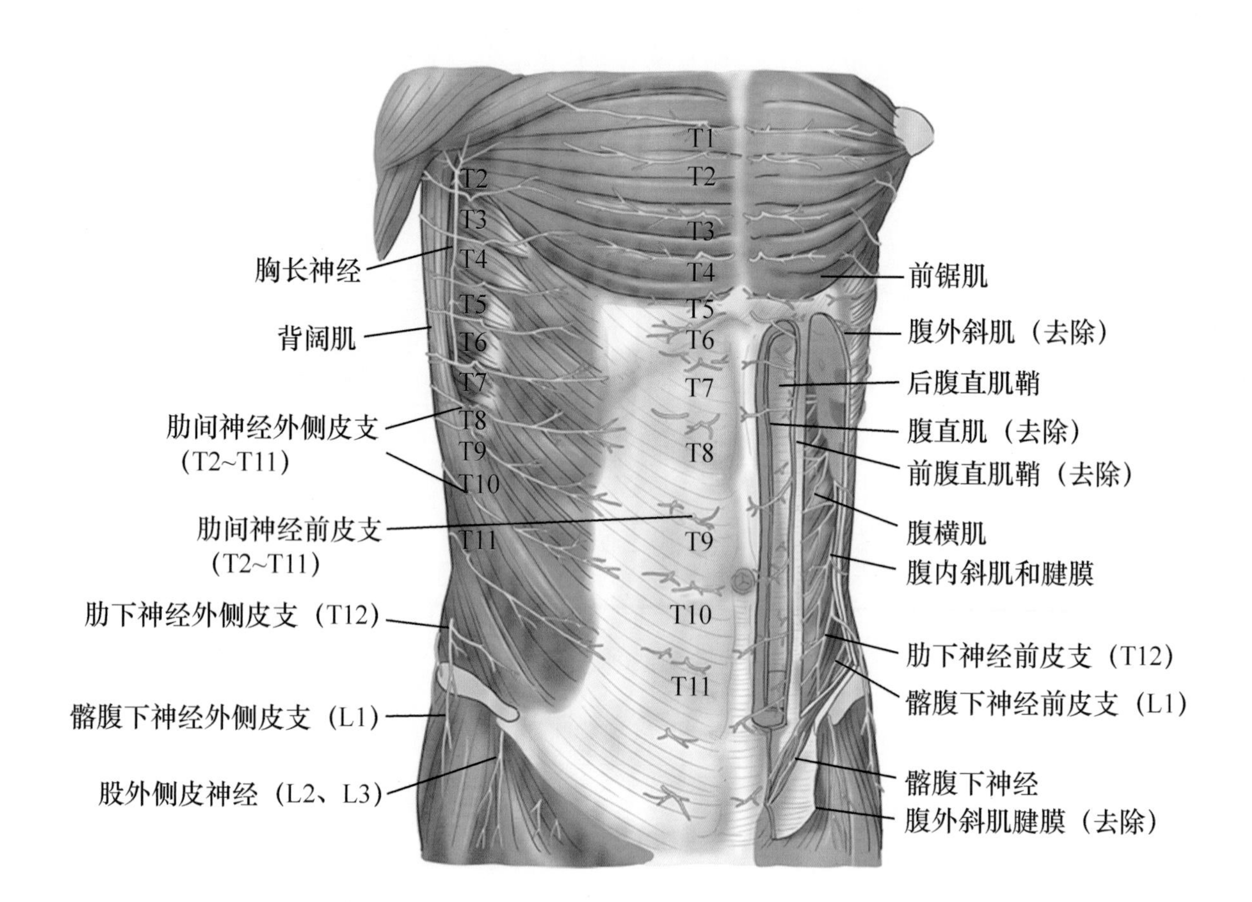

图4-4　胸脊神经分布

T1和T2脊神经分布于胸上部、手臂和手掌。T1也参与臂丛神经。T3、T4和 T5分布于胸壁帮助呼吸。T6、T7和T8分布于胸部和/或腹部。T9、T10、T11和T12分布于腹部和/或腰部。T1～T6分布于肋间和腰部以上躯干，T7～L1分布于腹肌。

T7～T11神经从肋间间隙向前延伸到腹壁前侧，并分布到腹直肌，为前腹壁提供皮肤感觉。肋间下神经运动支支配肋间肌和前腹壁肌肉。

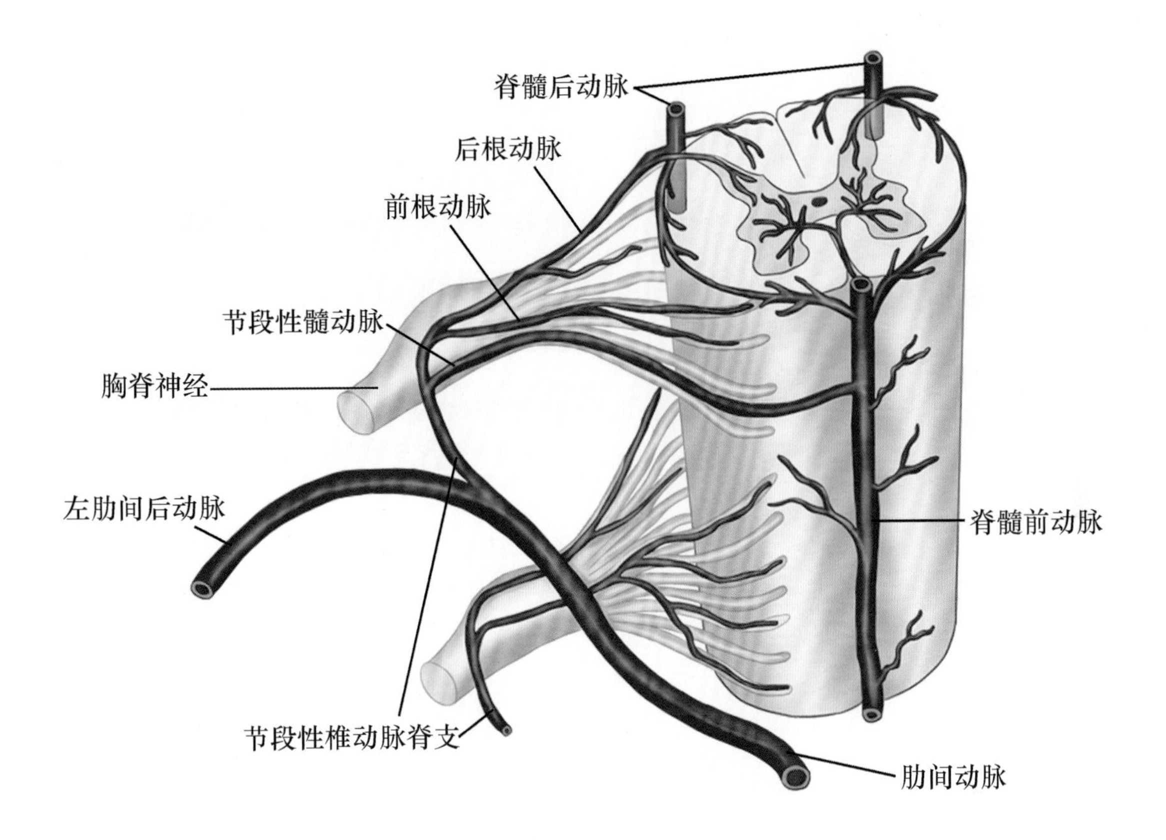

图 4-5　胸脊神经根动脉

胸脊神经根动脉包括：脊髓前根动脉、后根动脉和髓动脉。脊髓前、后动脉在蛛网膜下腔穿行，分支进入脊髓。脊髓前动脉向前正中裂发出分支，支配脊髓的前 2/3 区域。其中 1 个分支损伤可导致患侧节段支配的同侧肌肉的弛缓性瘫痪，患侧节段以下同侧痉挛性瘫痪（由于上运动神经元轴突损伤引起），对侧受累水平以下疼痛和体温感觉丧失（由于前外侧脊髓丘脑束损伤）。

脊髓后动脉支配脊髓背侧 1/3 区域。脊髓后动脉损伤会影响病变水平以下同侧的精细辨别觉、触觉、振动觉和关节本体感觉异常（由薄束、楔束、背侧柱损伤引起）。

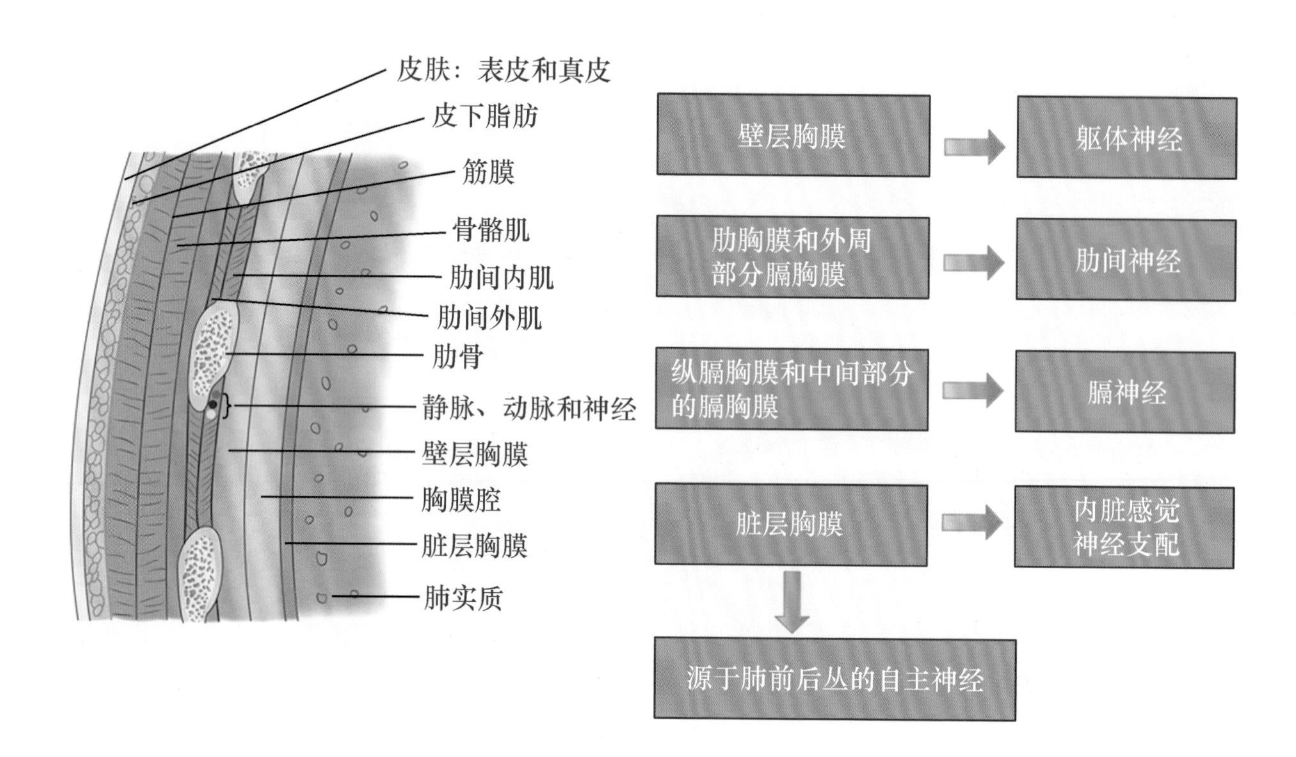

图 4-6 胸膜神经

人体有两层胸膜，脏层胸膜覆盖肺脏，壁层胸膜覆盖胸腔内侧壁。壁层胸膜接触的身体部位有：纵隔胸膜、颈胸膜、肋胸膜和膈胸膜。壁层胸膜对压力、疼痛和温度敏感。它产生的局部疼痛由肋间神经传输到中枢。

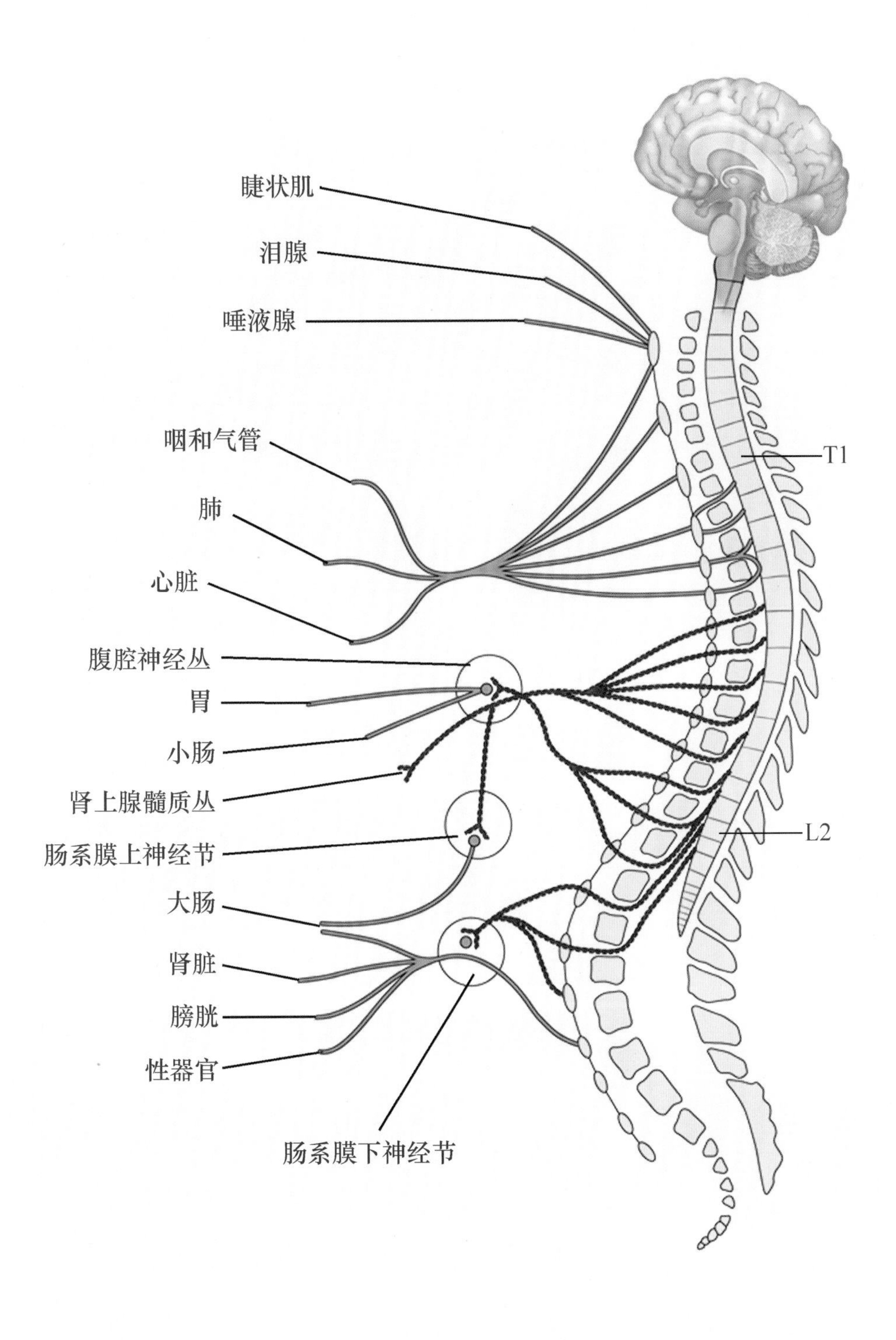

图 4-7 胸交感神经

胸交感神经节前纤维可以通过交感神经干而不产生突触（绿色）。这些纤维来自脊髓T5～L2神经阶段，其进入交感神经干就会与其它阶段神经纤维结合，形成并作为内脏神经离开交感神经干。内脏神经在椎前神经节上突触（红色），突触后神经纤维通过内脏运动神经丛传输到腹部和盆腔脏器。

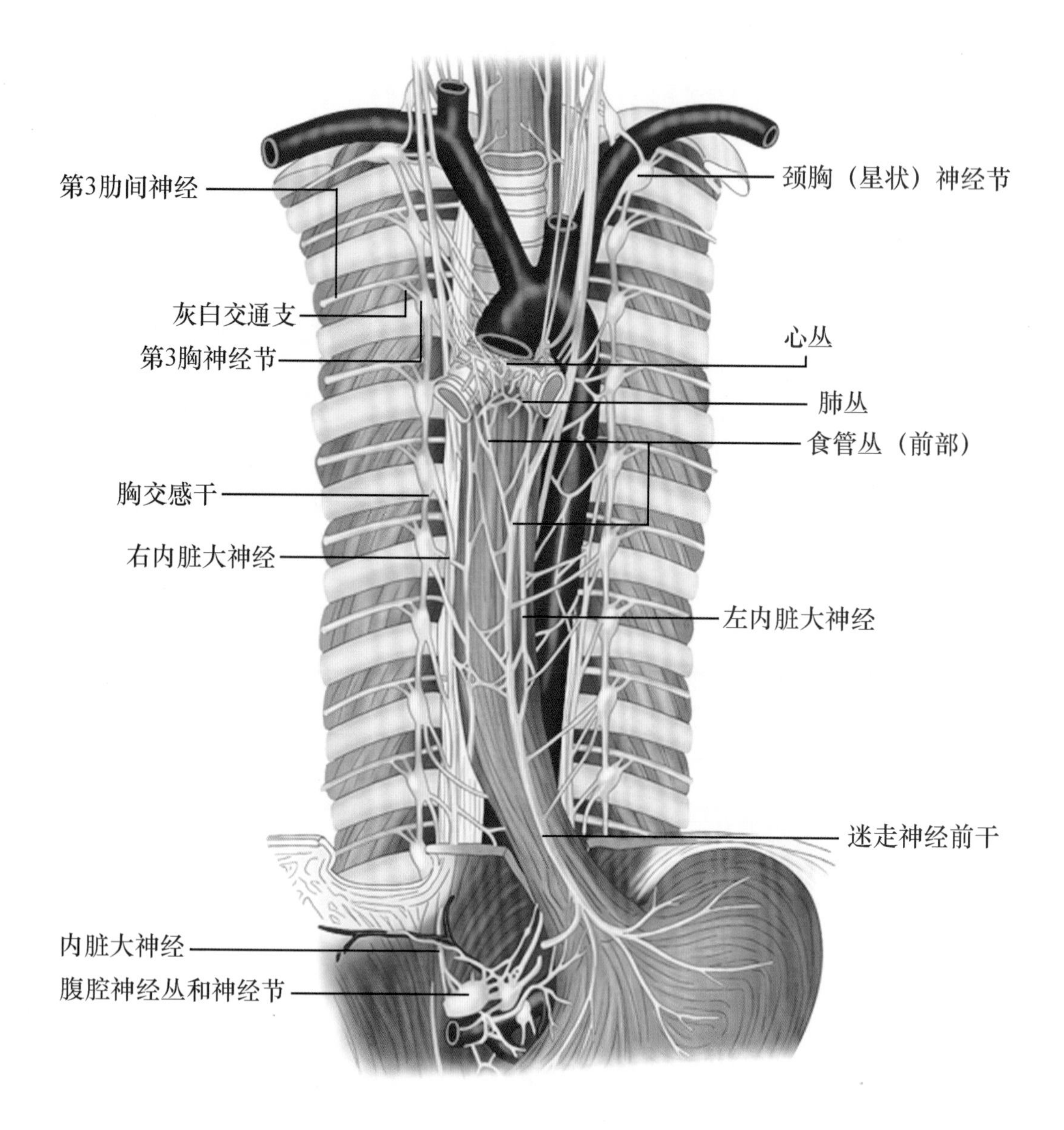

图4-8　胸交感干

胸交感干位于脊柱两侧，从颅底延伸至尾骨，两条神经链在尾骨处融合在一起为奇神经节。每条交感干都有许多交感神经节，胸部大约有11个神经节位于肋骨颈部附近。神经节与肋间神经密切相关，它们从肋间神经接收节前纤维作为白交通支。神经节的节后纤维通过灰交通支回到肋间神经。胸神经节发出内脏大、小和最小神经分布到腹部内脏。内脏神经是神经节前纤维，其在椎前神经节（如腹腔神经节）中突触。

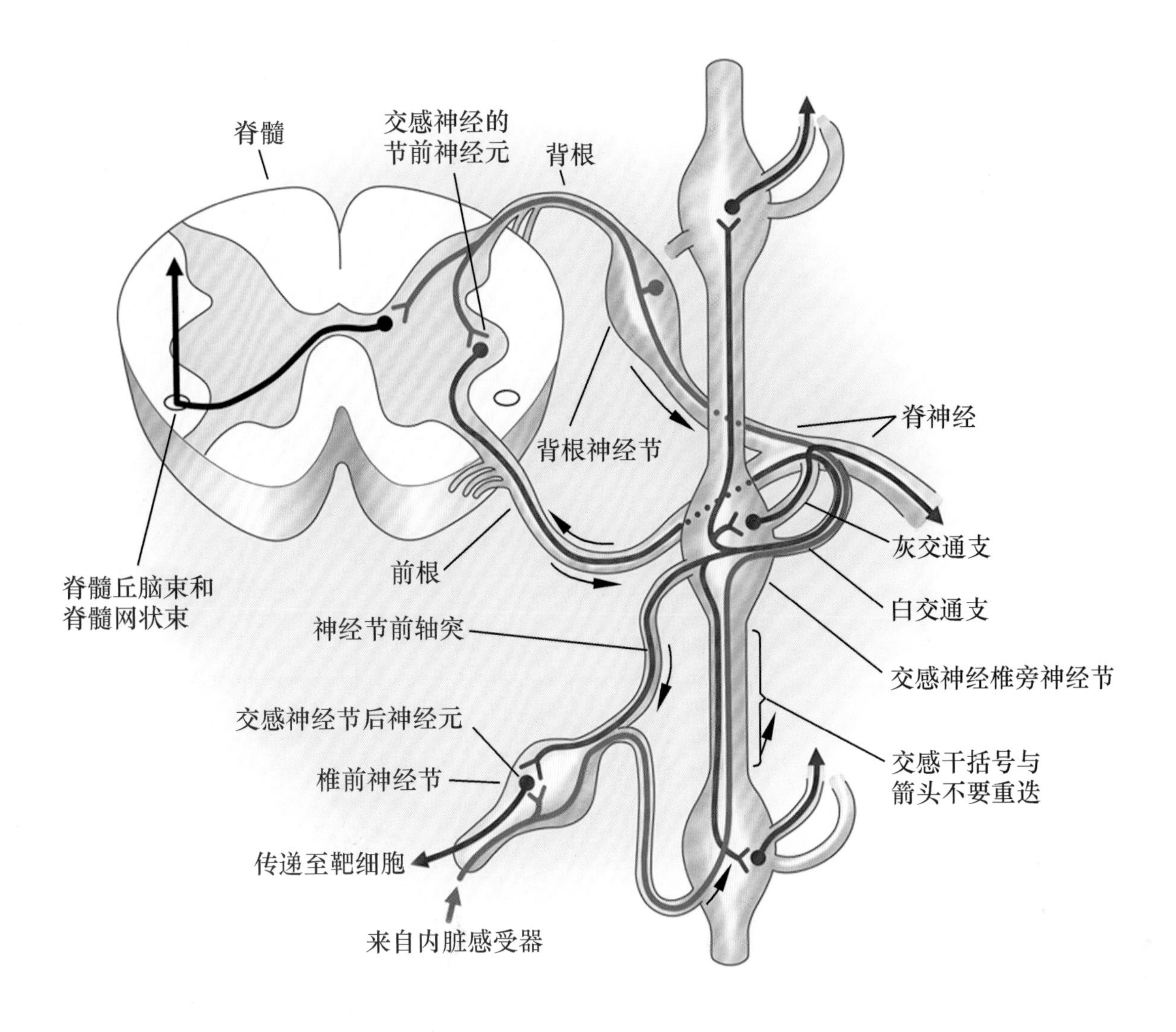

图 4-9 胸椎旁交感神经节

胸部脊髓和邻近的椎旁交感神经节以及椎前神经节的横切面。图中交感神经节前神经元为红色，神经节后神经元为深蓝紫色。传入（感觉）通路是蓝色的。中间神经元用黑色表示，在感觉神经元和运动神经元之间起连接作用。

脊神经前根发出的节前神经元轴突通过白交通支进入邻近的交感神经椎旁神经节。这些神经节与脊柱相邻。节前交感神经纤维从T1至L3神经发出，但交感神经链从颈部一直延伸到尾骨，左右交感神经链在骶骨前中线汇合形成尾骨神经节（奇神经节）。

进入椎旁神经节的节前交感神经轴突分为3种：①在节段性椎旁神经节内的突触，②沿交感神经链向上或向下到达相邻椎旁神经节内的突触，③进入内脏大神经或内脏小神经到椎前丛神经节内的突触。交感神经具有双向传导功能，传出纤维释放的递质到靶细胞，内脏感受器发出的感觉信息经DRG传入脊髓背角。

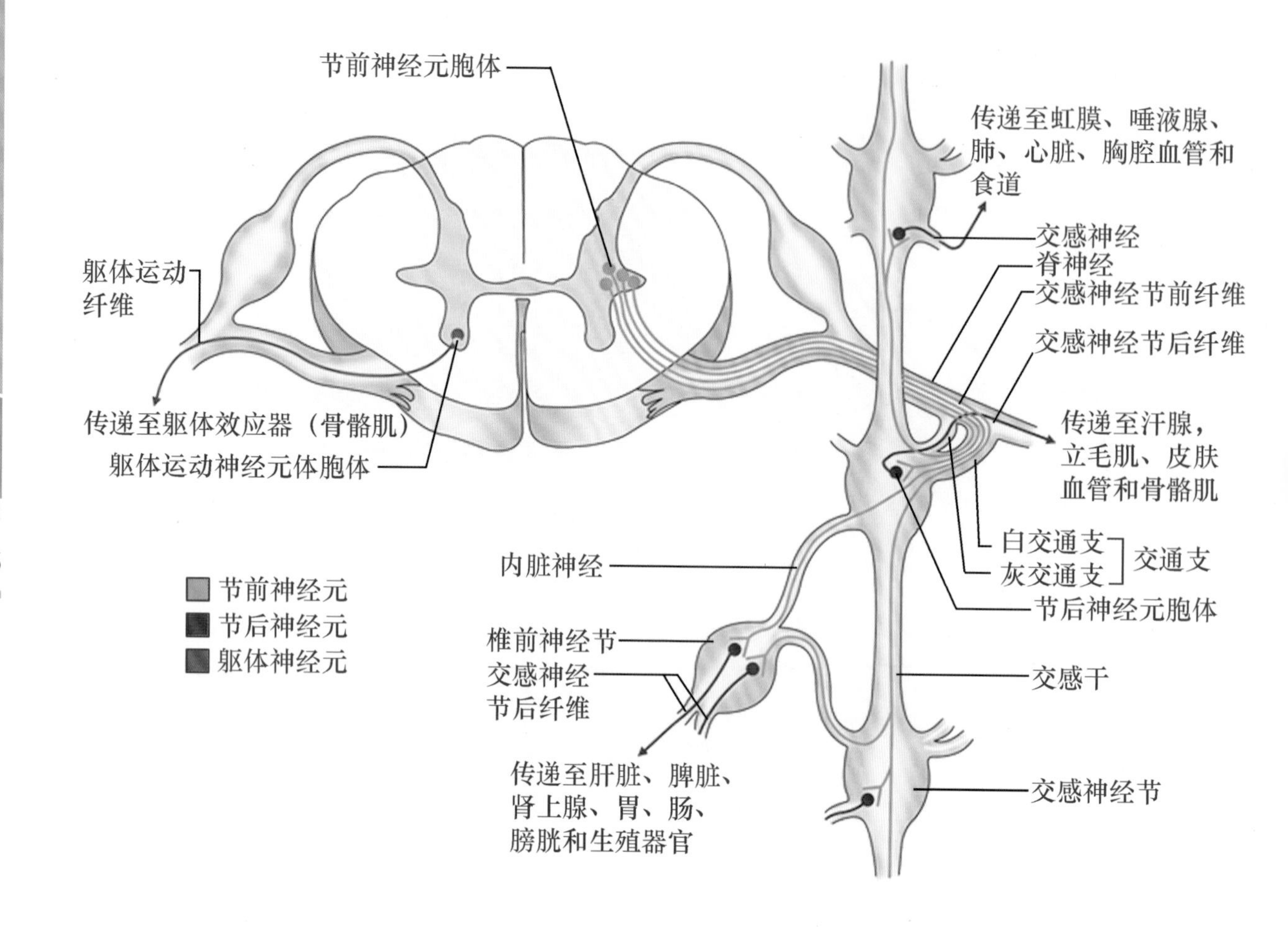

图 4-10　节前神经元与节后神经元

节前神经元（绿色）是一组连接中枢神经系统和神经节的自主神经系统的神经纤维，均以乙酰胆碱作为其神经递质。所有这些神经元都通过脊髓纤维传输神经信息。交感神经系统的节前神经元比副交感神经系统的节前神经元短得多，因其更靠近脊髓。副交感神经系统的更接近效应器官。

节后神经元（红色）连接神经节和效应器，其负责通过生化调控创造不同的活动变化。交感神经系统的神经节后神经元以肾上腺素－去甲肾上腺素作为神经递质。副交感神经节后神经元与节前神经元具有相似的胆碱能作用。

躯体神经系统包含两种神经元：感觉神经元，称为传入神经元，负责将信息从身体传输到中枢。运动神经元（紫色），称为传出神经元，负责将信息从大脑和脊髓传输到全身的肌肉纤维。

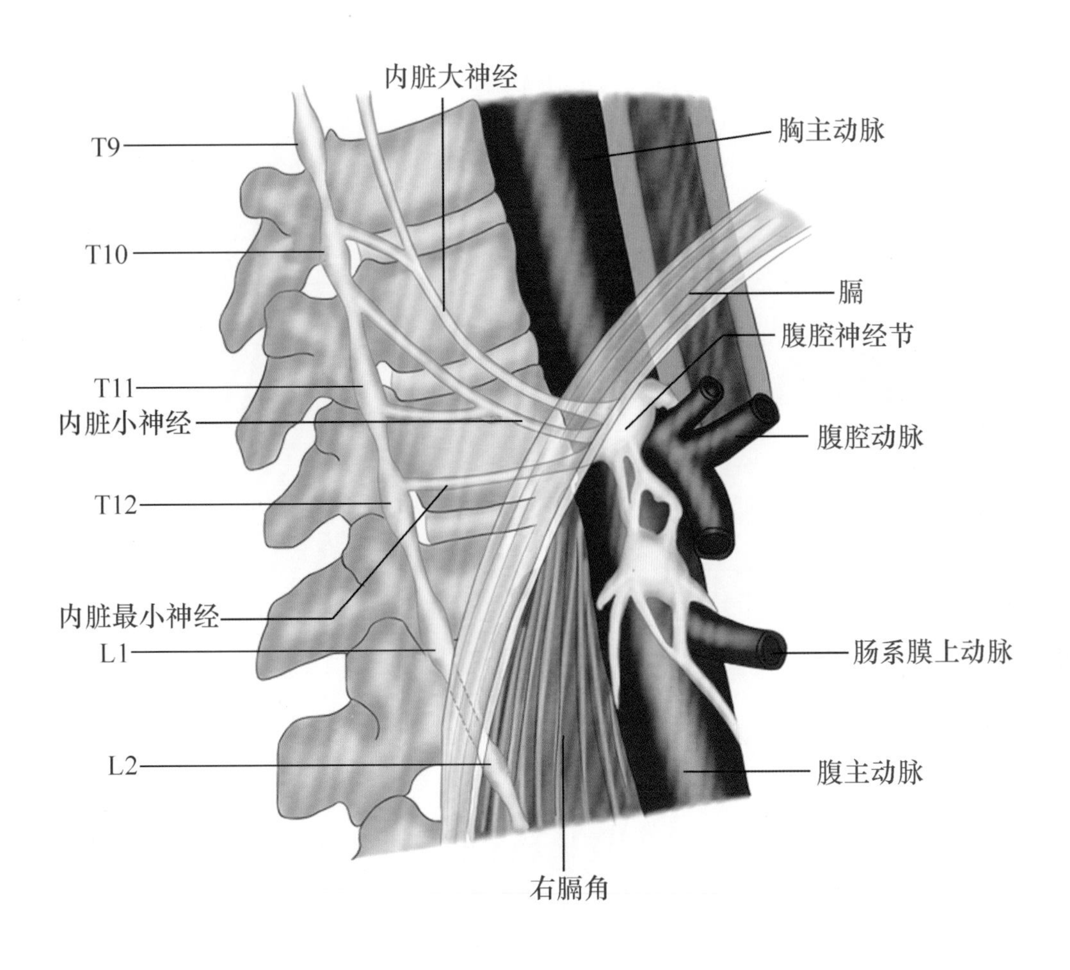

图4-11 内脏大神经、内脏小神经和内脏最小神经

内脏神经分为内脏大神经、小神经和最小神经。内脏大神经由T5和T9神经节前纤维组成，其穿过椎旁神经节，终止于腹腔和肠系膜上神经节。内脏小神经和最小神经分别从T10、T11和T12神经水平形成，分别终止于肠系膜上、下节。这3个神经节统称为椎前神经节，位于临近腹腔动脉和肠系膜上动脉的根部。神经节后纤维抑制肠道的运动和分泌，导致幽门括约肌和回肠盲肠括约肌收缩。内脏小神经和最小神经的节前纤维终止于肾上腺髓质，分泌肾上腺素和去甲肾上腺素。

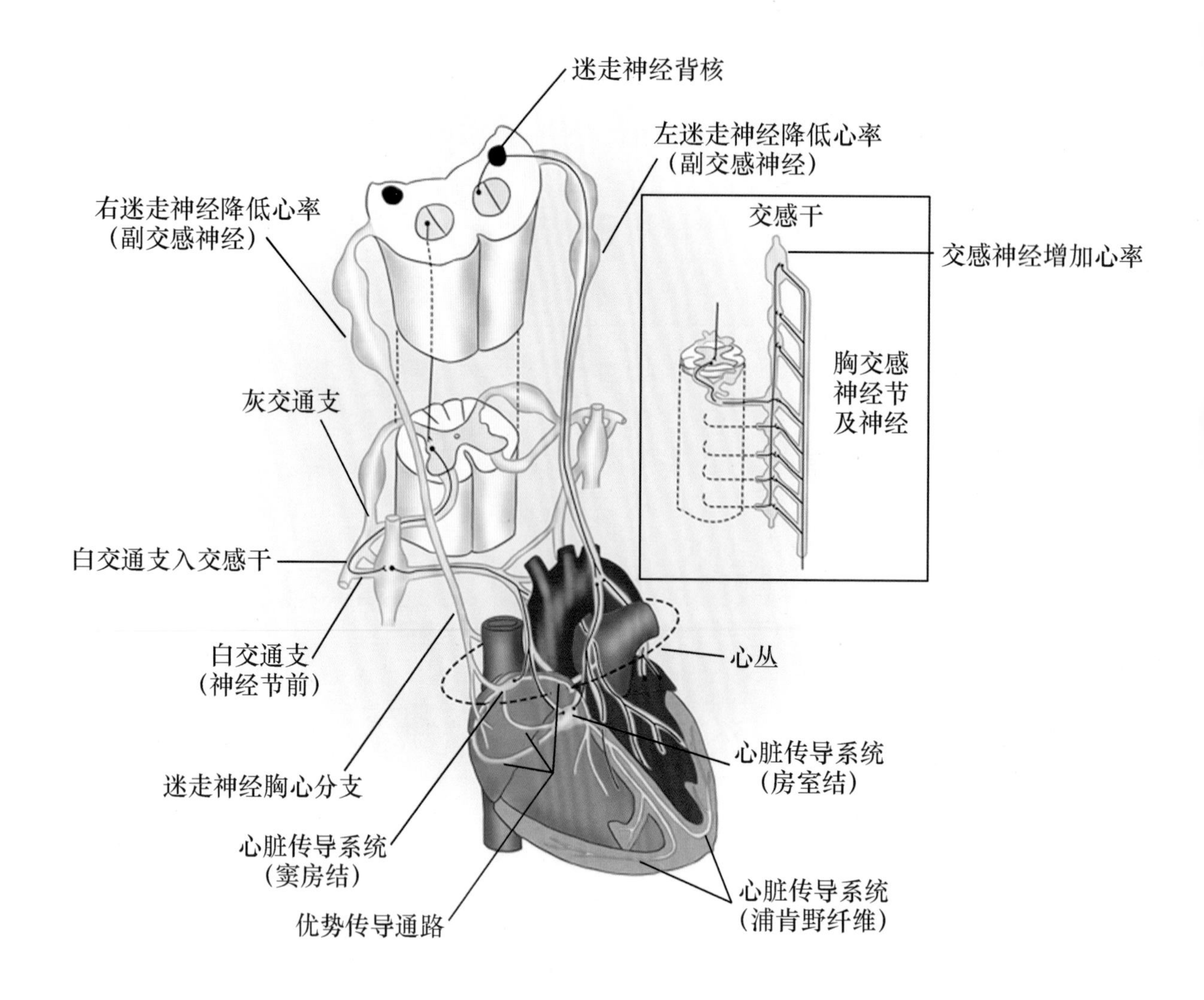

图4-12　心丛

心脏受交感和副交感神经纤维支配，其神经网络称为心丛。心丛的交感神经部分源于交感神经干纤维。交感神经节前纤维分支源于上胸脊髓和下颈与上胸神经节的突触。神经节后纤维从神经节延伸到心丛。

副交感神经只接受迷走神经的支配，节前纤维从左右迷走神经分支到心脏，通过神经丛内的神经节和心房壁的突触进入心脏神经丛。

交感和副交感神经可以自主平衡心率、心输出量和心脏收缩力。

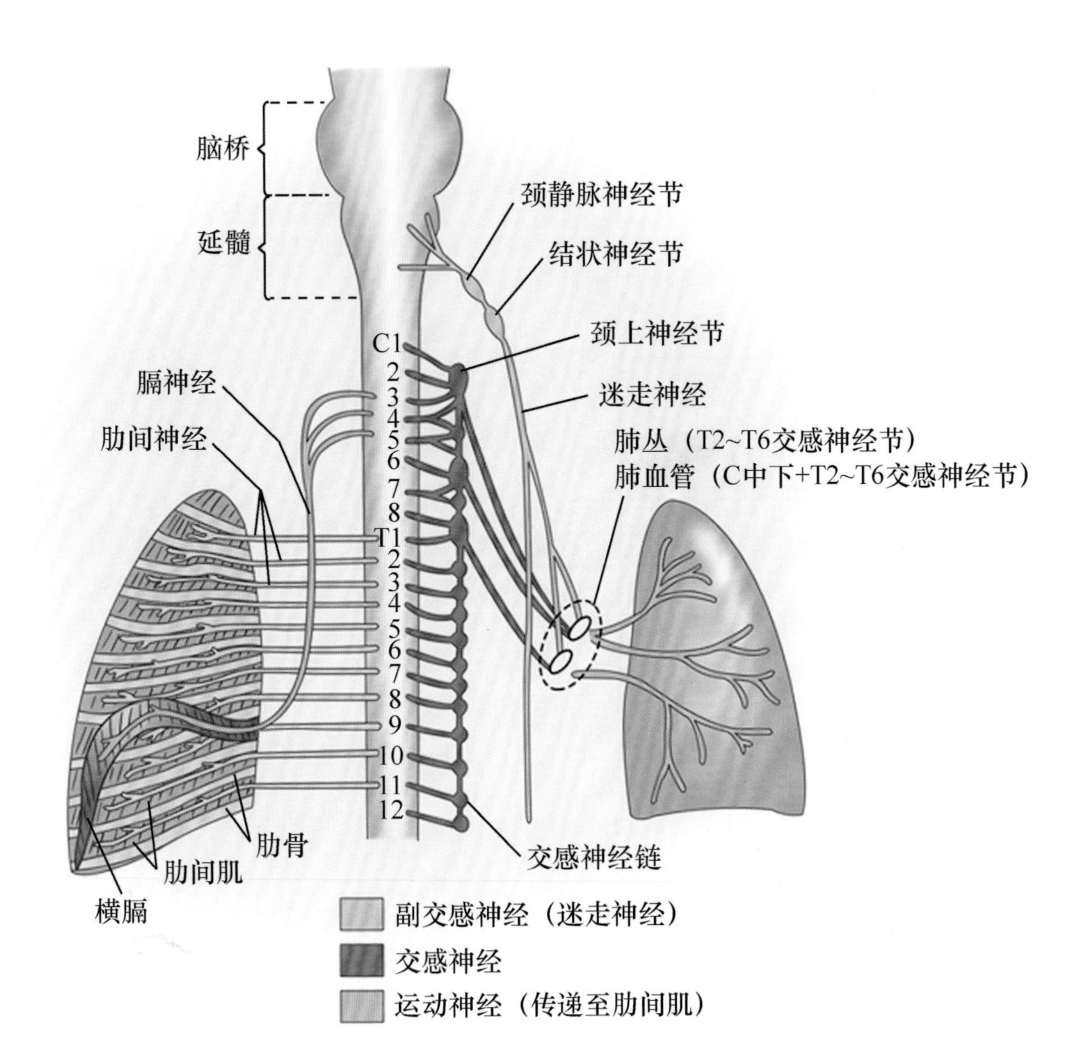

图 4-13 肺丛

肺脏神经来自肺丛的交感神经和副交感神经，共同组成肺前丛与后丛，其位于肺根前后侧。副交感神经来源于迷走神经，功能是：运动支分布到气管，受到刺激引起支气管痉挛和促进支气管黏液腺分泌。感觉纤维负责肺部的牵拉反射和咳嗽反射。

交感神经源于T2～T5阶段交感神经节，具有抑制平滑肌和支气管腺体功能。交感神经沿血管和支气管分布到肺。肺栓塞死亡的主要原因是肺内血流的机械性阻塞。

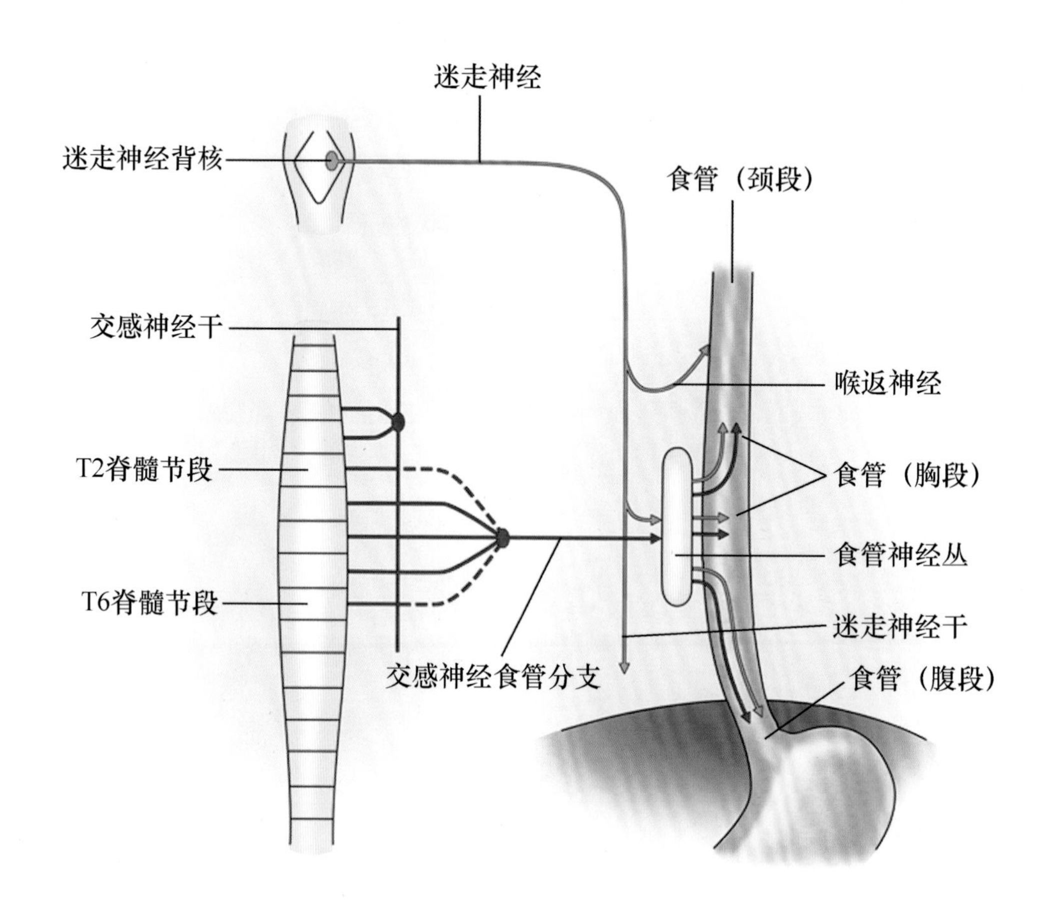

图4-14 食管神经

胸腔食管神经受咽丛和颈上神经节分支的远端神经支配。星状神经节提供较细的神经纤维，称为锁骨下神经纤维，供应胸段食管。食管受副交感神经（迷走神经）和源自T2～T6阶段交感神经支配。在食管颈段接受迷走神经发出的喉返神经纤维支配。在胸段接受左右迷走神经和左侧喉返神经支配。交感神经干组成食管分支与迷走神经分支共同组成食管神经丛。腹腔内形成腹腔神经丛，内脏大神经纤维和右膈下神经支配食管腹腔部分。

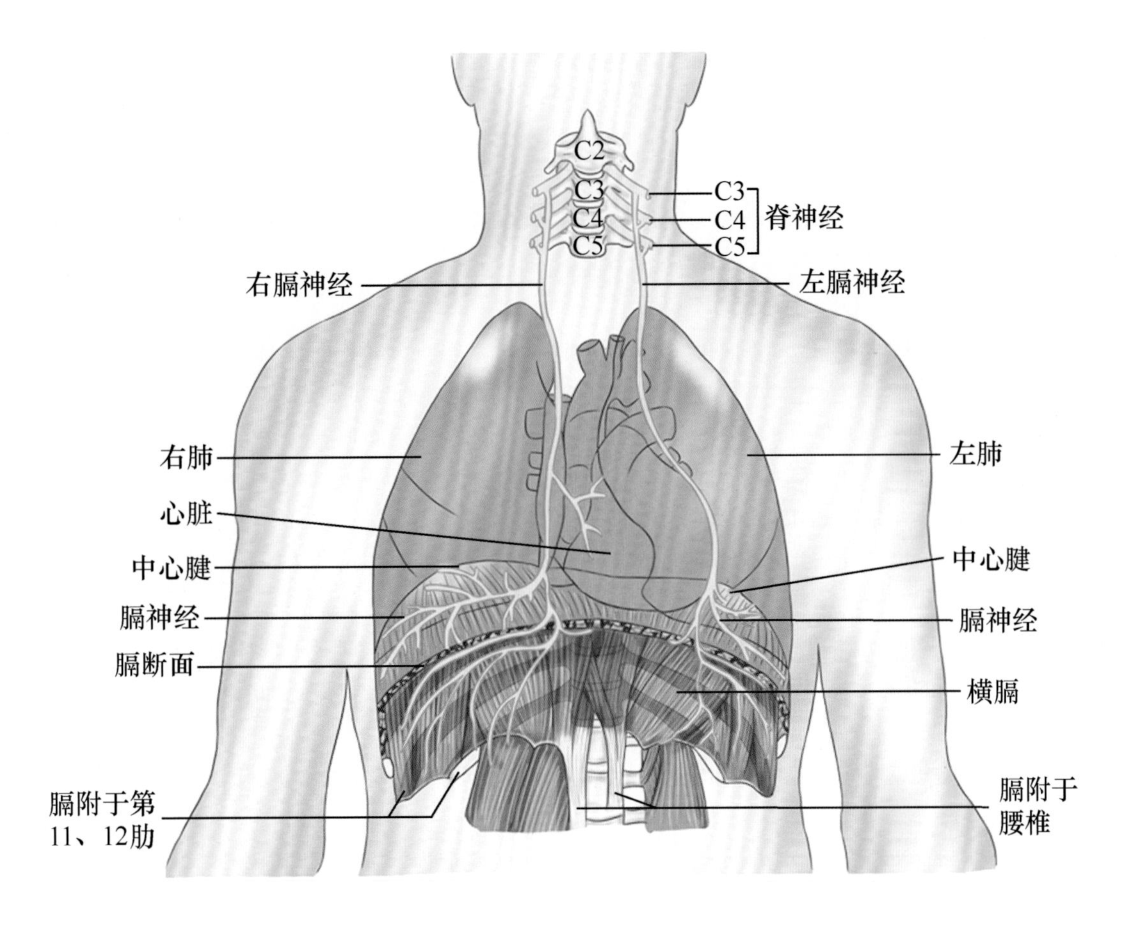

图4-15 膈神经

膈神经是具有运动和感觉功能的混合神经，源于C3～C5脊神经。该神经能独立控制膈肌呼吸运动。人体左右膈神经主要由C4脊神经支配，但也有来自C3和C5脊神经支配。膈神经源于颈部向下进入胸部，在心脏和肺部之间穿过分布于膈肌。

参考文献

[1] KOMMURU H, JOTHI S, BAPUJI P, et al. Thoracic Part of Sympathetic Chain and its Branching Pattern Variations in South Indian Cadavers [J]. Journal of Clinical and Diagnostic Research, 2014, 8 (12): AC09-AC12.

[2] AZIZ Q, FASS, GYAWALI C P, et al. Esophageal Disorders [J]. Gastroenterology, 2016, 150 (6): 1368-1379.

[3] GIBBINS I. Peripheral Autonomic Pathways [J]. The Human Nervous System, 2012: 141-185.

[4] VERDON F, HERZIG L, BURNAND B, et al. Chest pain in daily practice: Occurrence, causes and management [J]. Swiss medical weekly, 2008, 138 (23-24): 340-347.

[5] BOAS R, SCHUG S, ACLAND R. Perineal pain after rectal amputation: A 5-year follow-up [J]. Pain, 1993, 52 (1): 67-70.

[6] FENSTER P E . Evaluation of chest pain: a cardiology perspective for gastroenterologists [J]. Gastroenterology Clinics of North America, 2004, 33 (1): 35-40.

[7] JUNG B F, AHRENDT G M, OAKLANDER A L, et al. Neuropathic pain following breast cancer surgery: proposed classification and research update. [J]. Pain, 2003, 104 (1-2): 1-13.

[8] SARKAR S, AZIZ Q , WOOLF C J, et al. Contribution of central sensitisation to the development of noncardiac chest pain [J]. Lancet, 2000, 356 (9236): 1154-1159.

[9] WILLERT R P, DELANEY C, KELLY K, et al. Exploring the neurophysiological basis of chest wall allodynia induced by experimental oesophageal acidification-evidence of central sensitization [J]. Neurogastroenterology & Motility, 2010, 19 (4): 270-278.

[10] ISHIZUKA K, SAKAI H, TSUZUKI N , et al. Topographic Anatomy of the Posterior Ramus of Thoracic Spinal Nerve and Surrounding Structures [J]. Spine, 2012, 37 (14): E817-E822.

[11] HAKIM A, USMANI O S. Structure of the Lower Respiratory Tract-ScienceDirect [J]. Reference Module in Biomedical Sciences, 2014: 210-220.

[12] ROBERT L, NOEL D. Peripheral Nervous System [J]. Anatomy and Histology of the Laboratory Rat in Toxicology and Biomedical Research, 2019: 261-281.

[13] SIMPSON K L. Olfaction and Taste [J]. Fundamental Neuroscience for Basic and Clinical Applications, 2018: 334-345.

[14] HAROUTIUNIAN S, NIKOLAJSEN L, FINNERUP N B, et al. The neuropathic component in persistent postsurgical pain: A systematic literature review [J]. Pain, 2013, 154 (1): 95-102.

[15] BRANDSBORG B. Pain following hysterectomy: Epidemiological and clinical aspects [J]. Danish Medical Journal, 2012, 59 (1): B4374-B4378.

[16] JENSEN T S, KREBS B, NIELSEN J, et al. Non-painful phantom limb phenomena in amputees: incidence, clinical characteristics and temporal course. [J]. Acta Neurologica Scandinavica, 2010, 70 (6): 407-414.

[17] SVAVARSDOTTIR A E, MR JÓNASSON, GUDMUNDSSON G H, et al. Chest pain in family practice. Diagnosis and long-term outcome in a community setting [J]. Canadian Family Physician, 1996, 42: 1122-1128.

[18] KO A L, BURCHIEL K J. Peripheral Nerve Surgery for Pain [J]. Nerves and Nerve Injuries, 2015: 53-70.

[19] CHERCHES I M. Clinical Neuroanatomy [J]. Neurology Secrets. 2016: 11-41.

[20] CRAMER G D. The Thoracic Region [J]. Clinical Anatomy of the Spine, Spinal Cord, and Ans (Third Edition), 2014: 210-245.

[21] BRANDSBORG B, NIKOLAJSEN L, KEHLET H, et al. Chronic pain after hysterectomy [J]. Acta Anaesthesiologica Scandinavica, 2008, 52 (3): 327-331.

[22] HERMANOWICZ N. Cranial Nerves IX (Glossopharyngeal) and X (Vagus) [J]. Clinical Neurology, 2007: 217-229.

[23] JD S D W. The Vagus Nerve—Cranial Nerve X [J]. Pain Review, 2009, 523 (2): 29-34.

[24] BROWNE A L, ANDREWS R, SCHUG S A, et al. Persistent Pain Outcomes and Patient Satisfaction With Pain Management After Burn Injury [J]. Clinical Journal of Pain, 2011, 27 (2): 136.

[25] HAYES C, BROWNE S, LANTRY G, et al. Neuropathic pain in the acute pain service: a prospective survey [J]. Acute Pain, 2003, 4 (2): 45-48.

[26] DZIALOWSKI E M, DANE I I. The Cardiovascular System [J]. Sturkie's Avian Physiology, 2015: 193-283.

[27] PARVEZ H. Methods in Neurotransmitter and Neuropeptide Research [J]. Techniques in the Behavioral and Neural Sciences, 1993, 11 (1): 1-419.

[28] LINGFORD-HUGHES A, KALK N. Clinical neuroanatomy [J]. Core Psychiatry, 2012: 13-34.

[29] CHEN L, SHANNON R P, SHEN Y T. Animal Models for Cardiovascular Research [J]. Animal Models for the Study of Human Disease, 2013: 173-194.

[30] MARTINEZV, BEN AMMAR S, JUDET T, et al. Phantom limb [J]. Pain, 2013: 915-925.

[31] JEAN-PIERRE Bl, ALAIN C. Autonomic nervous system [J]. Manual Therapy for the Cranial Nerves, 2009: 255-264.

[32] PETER G. BENINGER, MARCEL L. Scallops [J]. Developments in Aquaculture and Fisheries Science, 2006, 35: 123-227.

[33] LISA M. MILLER, ARNON G. Cardiovascular System and Lymphatic Vessels1 [J]. Pathologic Basis of Veterinary Disease, 2017: 561-616.

[34] OSTROWSKA M, MD CARVALHO. Injuries of the Nerves of the Thorax [J]. Nerves and Nerve Injuries, 2015, 16 (1): 525-543.

[35] CHIN-WERN C, PENG P. Failed Back Surgery Syndrome [J]. Pain Medicine, 2011, 12 (1): 577-606.

[36] KEHLET H. Persistent post-surgical pain: risk factors and prevention [J]. Lancet, 2006, 367 (9522): 1618-1625.

[37] CHIDAMBARAN V, DING L, MOORE D L, et al. Predicting the pain continuum after adolescent idiopathic scoliosis surgery: A prospective cohort study [J]. European Journal of Pain, 201721 (7): 1252-1265.

[38] NUGRAHA B, GUTENBRUNNER C, BARKE A, et al. The IASP classification of chronic pain for ICD-11: functioning properties of chronic pain [J]. Pain. 2019, 160 (1): 88-94.

[40] MACRAE W A. Chronic pain after surgery [J]. British Journal of Anaesthesia, 2001, (1): 88-98.

[41] MACRAE W A. Chronic post-surgical pain: 10 Years on [J]. BJA British Journal of Anaesthesia, 2008, 101 (1): 77-86.

[42] CHALKIADIS G A, CHOU J, CHAN C W. Post-thoracotomy pain in children and adolescence: a retrospective cross-sectional study [J]. Pain medicine, 2014, 15 (3): 452-459.

[43] FELTEN D L. Peripheral Nervous System [J]. Netter's Atlas of Neuroscience. 2016: 153-231.

[44] A A J, B L R, C C S N, et al. Persistent postsurgical pain in a general population: Prevalence and predictors in the Troms study [J]. Pain, 2012, 153 (7): 1390-1396.

[45] ADAMS, MEREDITH C B. Chemical Neurolytic Blocks [J]. Practical Management of Pain. 2014: 784-793.

[46] RIEF W, KAASA S, JENSEN R, et al. New proposals for the international classification of diseases-11 revision of pain diagnoses [J]. The Journal of Pain, 2012, 13 (4): 305-316.

[47] LYN WEISS F F, SILVER J K, FAAPMR T A L, et al. Sympathetic Injections [J]. Easy Injections, 2007: 178-183.

[48] ANATOMY S J M. Head and neck-ScienceDirect [J]. Human Anatomy, 2008: 181-225.

[49] DARBY, SUSAN A. Neuroanatomy of the Autonomic Nervous System [J]. Clinical Anatomy of the Spine, Spinal Cord, and Ans, 2014: 413-507.

[50] SHAMJI M F, SUNDARESAN S, SILVA V D, et al. Subarachnoid-Pleural Fistula: Applied Anatomy of the Thoracic Spinal Nerve Root [J]. ISRN Surg. 2011, 9: 168959.

[51] VERDON F, BURNAND B, HERZIG L, et al. Chest wall syndrome among primary care patients: a cohort study [J].

BMC Family Practice, 2007, 8: 51.

[52] CROMBIE I K, DAVIES H, MACRAE W A. Cut and thrust: antecedent surgery and trauma among patients attending a chronic pain clinic [J]. Pain, 1998, 76 (1-2): 167-171.

[53] CHARALAMPIDIS C, YOUROUKOU A , LAZARIDIS G, et al. Pleura space anatomy [J]. Journal of Thoracic Disease, 2015, 7: S27-S32.

[54] FLOCH N R. Innervation of the Esophagus: Parasympathetic and Sympathetic [J]. Netter's Gastroenterology, 2010: 12-13.

[55] CASTELL DO. Esophageal motility testing [J]. Anatomy and Physiology of the Esophagus and Its Sphincters, 1987: 13-27.

[56] OSTROWSKA M, MD CARVALHO. Injuries of the Nerves of the Thorax [J]. Nerves and Nerve Injuries, 2015, 16 (1): 525-54

[57] OCHS, MATTHIAS. The Structural and Physiologic Basis of Respiratory Disease [J]. Kendig & Chernick's Disorders of the Respiratory Tract in Children, 2012: 35-74.

[58] CROMBIE I K, DAVIES H, MACRAE W A. Cut and thrust: antecedent surgery and trauma among patients attending a chronic pain clinic [J]. Pain, 1998, 76 (1-2): 167-171.

[59] OCHS M, O'BRODOVICH H. The Structural and Physiologic Basis of Respiratory Disease-ScienceDirect [J]. Kendig's Disorders of the Respiratory Tract in Children, 2019: 63-100.

[60] RAKOVICH G, EA FRÉCHETTE, DESLAURIERS J. Thoracic Surgical Anatomy and Procedures [J]. Medical Management of the Thoracic Surgery Patient, 2010: 95-105.

[61] JOBLING, PHIL. Visceral Motoneurons [J]. The Mouse Nervous System, 2012: 499-519.

[62] LOUKAS M, KLAASSEN Z, MERBS W, et al. A review of the thoracic splanchnic nerves and celiac ganglia [J]. Clinical Anatomy, 2010, 23 (5): 512-522.

[63] LOO MAY. Constipation [J]. Integrative Medicine for Children, 2009: 269-280.

[64] ENGELAND, WILLIAM C. Autonomic Nervous System [J]. Clinical Neurology, 2013: 37-44.

[65] KNOTTNERUS J A, MURIS J W. Assessment of the Accuracy of Diagnostic Tests: The Cross-Sectional Study [J]. Journal of Clinical Epidemiology, 2003, 56 (11): 1118-1128.

[66] TACTILE. thermal and pain sensibility in burned patients with and without chronic pain and paresthesia problems [J]. Pain, 1998, 77 (3): 241-251.

[67] RIEF W, KAASA S, JENSEN R, et al. The need to revise pain diagnoses in ICD-11 [J]. Pain, 2010, 149 (2): 169-170.

[68] ALEX H, OWEN W, MALCOLM H , et al. Predictors of Pain 12 Months after Serious Injury [J]. Pain Medicine, 2010 (11): 1599-1611.

[69] BHARUCHA, ADIL E. Neurophysiologic Mechanisms of Human Large Intestinal Motility [J]. Physiology of the Gastrointestinal Tract, 2012: 977-1022.

[70] BHARUCHA A E, BROOKES S J H . Neurophysiologic Mechanisms of Human Large Intestinal Motility-ScienceDirect [J]. Physiology of the Gastrointestinal Tract, 2018: 517-564.

[71] DIAMOND G A, FORRESTER J S. Analysis of probability as an aid in the clinical diagnosis of coronary-artery disease [J]. N Engl J Med, 1979, 300 (24): 1350-1358.

[72] ISOARDO G, STELLA M, COCITO D, et al. Neuropathic pain in post-burn hypertrophic scars: a psychophysical and neurophysiological study [J]. Muscle Nerve. 2012, 45 (6): 883-890.

[73] BUNTINX F, KNOCKAERT D, BRUYNINCKX R, et al. Chest pain in general practice or in the hospital emergency department: is it the same? [J]. Family Practice, 2001, (6): 586-589.

[74] HEAD H. On disturbances of sensation with especial reference to the pain of visceral disease [J]. Brain, 1893, 16 (1-2): 1-133.

[75] HOLZER P. Neural Regulation of Gastrointestinal Blood Flow [J]. Johnson L R. Physiology of the Gastrointestinal Tract, 2012, 1: 817-845.
[76] LINGFORD-HUGHES A, KALK N. Clinical neuroanatomy [J]. Wright P. Core Psychiatry, 2012: 13-34.
[77] JOBLING, PHIL. Visceral Motoneurons [J]The Mouse Nervous System, 2012: 499-519.
[78] KLINKMAN M S, STEVENS D, GORENFLO D W. Episodes of care for chest pain: a preliminary report from MIRNET. Michigan Research Network [J]. Journal of Family Practice, 1994, 38 (4): 345-52.
[79] GROSS T, AMSLER F. Prevalence and incidence of longer term pain in survivors of polytrauma [J]. Surgery, 2011, 150 (5): 985-995.
[80] FELTEN D L. Peripheral Nervous System [J]. Netter's Atlas of Neuroscience, 2016: 153-231.
[81] CHIVA L M. Abdominal and Pelvic Anatomy [J]. Ramirez P T. Principles of Gynecologic Oncology Surgery, 2018: 3-49.
[82] KLINE M T. Radiofrequency Techniques [J]. Pain Management, 2007, 2: 1411-1459.
[83] JACOB S. Thorax-ScienceDirect [J]. Human Anatomy, 2008: 51-70.
[84] MAYNARD R L, DOWNES N. The Lung-ScienceDirect [J]. Anatomy and Histology of the Laboratory Rat in Toxicology and Biomedical Research, 2019: 129-146.
[85] GUASTELLA V, MICK G, SORIANO C, et al. A prospective study of neuropathic pain induced by thoracotomy: Incidence, clinical description, and diagnosis [J]. PAIN, 2011, 152 (1): 74-81.
[86] TROELS, S, JENSEN. Phantom limb, phantom pain and stump pain in amputees during the first 6 months following limb amputation-ScienceDirect [J]. Pain, 1983, 17 (3): 243-256.
[87] BENNETT P, WILLIAMSON C. Basic Science in Obstetrics and Gynaecology [M]. Elsevier LTD, Oxford, 2010.
[88] ANDERSEN K G, KEHLET H. Persistent pain after breast cancer treatment: a critical review of risk factors and strategies for prevention [J]. Journal of Pain, 2011, 12 (7): 725-746.
[89] BAYMAN E O, BRENNAN T J. Incidence and Severity of Chronic Pain at 3 and 6 Months After Thoracotomy: Meta-Analysis [J]. Journal of Pain, 2014, 15 (9): 887-897.

第五章 腰骶与下肢神经痛

第一节 腰骶与下肢神经概述

一、腰丛

脊神经根构成了背部的神经网，也就是神经丛。每支通往腿和足的神经都起源于这个网络。腰丛损伤也是背部神经网络的损伤，可能是疼痛的原因之一，最常见的是严重的外伤，但背部神经网络的损伤也可能由运动损伤、退变和该区域的手术导致。除了不同程度的麻痹和感觉丧失之外，最大的问题是下肢神经痛，是一种持续存在的灼痛或电击样疼痛，这种疼痛通常发生在下肢。

二、腰骶丛组成

腰骶神经丛由脊神经前支（T12～S4）组成。腰骶神经丛可分为支配腹侧和上半部的腰神经丛（腰丛）以及支配背侧的骶神经丛（骶丛）。腰丛由T12～L4脊神经前支组成，位于腰大肌后面的腰椎旁。除了通向臀部肌肉的短神经外，还包括以下主要神经：T12～L1组成髂腹下神经、T12～L1组成髂腹股沟神经、L1～L2组成生殖股神经、L2～L3组成股外侧皮神经、L2～L4组成股神经、L2～L4组成闭孔神经（表5-1）。

骶丛由L4～S4脊神经前支组成，位于梨状肌上方短的运动支支配臀部肌肉，组成的神经如下：L4～S1组成臀上神经、L5～S2组成臀下神经、S1～S3组成股后皮神经、L4～S3组成坐骨神经、L4～S2组成腓总（腓骨）神经、L4～S3组成胫神经、S2～S4组成阴部神经。

腰神经腹支在其起源附近，有4个灰色腰交感神经节的交通支连接；这些长而细的分支伴随着腰动脉在腰大肌后面的椎体两侧。它们的排列是不规则的，一个神经节有两个腰神经分支，由神经节之间的交感干分出。腰神经腹支从侧面向下进入腰大肌。L1～L4的一部分组成腰丛，L4较小的部分与L5连接成腰骶干与骶丛S1～S3相连。腰神经丛位于腰大肌的后部，在腰椎横突的前面。

表5-1 腰丛神经分支

神经名称	来源	运动支	感觉支	关节支
髂腹下神经	T12～L1	腹壁肌	臀外侧、腹股沟区、及下腹部	
髂腹股沟神经	L1	腹壁肌	腹股沟部、阴囊或大阴唇皮肤	
生殖股神经	L1～L2	提睾肌	阴囊或大阴唇、股三角区	
股外侧皮神经	L2～L3		大腿前外侧皮肤	
股神经	L2～L4	股四头肌（股直肌、股中间肌、股外侧肌、股内侧肌），耻骨肌	大腿和膝关节前、髌下小腿内侧面和足内侧缘	膝关节
隐神经	L3～L4		髌下、小腿内侧面和足内侧缘	
闭孔神经	L2～L4	闭孔外肌、长收肌，短收肌，大收肌和股薄肌，耻骨肌	大腿内侧皮肤、髋关节支、膝关节支	膝关节、髋关节

第二节 腰椎神经

一、腰椎脊神经组成

脊神经从头端向尾端可以分为颈神经8对，胸神经12对，腰神经5对，骶神经5对，尾神经1对。所有的腰神经干都从同位序数腰椎下方的椎间孔穿出椎管，第1到第4骶神经从同位序数的骶前孔与骶后孔穿出椎管，第5骶神经和尾神经从骶管裂孔穿出（图5-1）。

二、腰椎脊神经分支与分布

脊神经前根与后根在椎间孔不同位置合并成为脊神经干，脊神经干分为4支：前支、后支、脊膜支和灰白交通支。胸脊神经胸前支保持节段性，在肋间隙形成肋间神经（图5-2）。

（一）腰椎神经后支

腰椎神经后支是一个较小的分支，支配椎后肌肉和背部的皮肤。

（二）腰椎神经前支

出椎管后的脊神经前支是最粗大的分支，前支支配躯干前部的皮肤和肌肉，下腰椎和上骶椎的前支形成腰骶神经丛支配下肢。

（三）腰椎神经脊膜支

腰椎神经脊膜支也称为返支或窦椎神经，为脊膜提供感觉和血管运动神经支配。脊膜支有三种起源：①脊神经根；②前根或后根；③灰交通支。脊膜支进入椎管并在椎间盘纤维环外1/3形成广泛的神经网络。腰椎神经脊膜支网络包含躯体神经系统和交感神经系统。此处交感神经是指支配椎间盘、硬脊膜腹侧、后纵韧带和前纵韧带的椎窦神经和交通支。

（四）腰椎窦椎神经与基椎神经

1. 窦椎神经

窦椎神经（Sinuvertebral nerve）主干起于脊神经后支节前侧，于腹侧又经椎间孔返回进入椎管内，再次分为数支副支，窦椎神经副支沿椎间盘后外侧缘的椎管内分别支配椎间盘纤维环、后纵韧带和椎管骨膜。窦椎神经作为腹侧的躯体感觉神经支和灰交通支的自主神经交通支在椎管前壁形成复杂的网状结构。椎间盘后外侧由椎窦神经副支支配，椎间盘外侧由灰交通支（自主神经系统的交感神经）支配，椎间盘前侧由交感干或神经节的交感纤维支配。在椎间盘后侧痛觉感受器的分布比前外侧更密集。所以椎间盘后外侧对纤维环撕裂后释放的化学物质更加敏感，若长期不愈可发展为慢性腰痛（Chronic low back pain，CLBP）。

2. 窦椎神经功能

窦椎神经与弥漫性腰痛有关，因为它的躯体神经通路与交感神经交通。窦椎神经不能直接传递感觉信号到腰椎同侧脊神经节段，必须上传感觉信息到L2脊神经。由于L3～L5之间有一条共用“通道”，只有通过这条交感神经通道传导的感觉信息，才能到L2脊神经节阶段。因此，椎间盘源性疼痛由窦椎神经介导，必须通过腰交感神经交通支到达L2脊神经节再上传到感觉中枢（图5-3）。

3. 基椎神经

基椎神经（Basivertebral Nerve，BVN）为窦椎神经的另一副支，基椎神经通过椎体后缘中部的基椎孔伴随基椎动、静脉分布在椎体内。为椎体上下终板软骨提供感觉神经支配和营养来源。基椎神经感觉信息，通过灰色交通支传到交感神经链的交感神经节，再沿着灰交通支返回进入背根神经节，然后上传到达大脑。椎间盘和终板的退变导致椎体髓质内的基椎神经兴奋性增加，大量炎症介质释放引起椎间盘源性疼痛。基椎神经炎性改变可以在磁共振成像呈现椎体和终板影像学信号改变，是诊断BVN退变导致CLBP的依据（图5-4）。

三、脊神经纤维类型

（一）躯体传出纤维

躯体传出纤维起源于脊髓中央灰质的前（腹）柱。它们穿过脊神经的前根，负责骨骼肌的运动神经支配。

（二）躯体传入纤维

躯体传入纤维通过背根神经节将躯体感觉信息从皮肤、关节和肌肉传递到脊髓灰质的后（背）柱。

（三）内脏传出纤维

内脏传出纤维是支配内脏的自主纤维，分为交感神经和副交感神经纤维。交感神经起源于T1到L2脊神经阶段。副交感神经源自S2、S3和S4脊神经，仅支配盆腔和下腹部脏器。其余的副交感神经来自脑神经延伸到胸腔和腹腔。

（四）内脏传入纤维

内脏传入纤维通过背根神经节将感觉信息传递到脊髓灰质背柱（图5-5）。

第三节 腰神经后支

1982年博格德（Bogduk）等报告，腰神经后支（dorsal ramus of spinal never，DRSN）不是两支而是3条分支：一个内侧支、一个外侧支和一个中间支，这一观点并没有写进解剖学教科书。在腰椎和胸段均发现了脊神经后支的3个分支，在身体后部存在3个肌肉单位，每个肌肉单位由脊神经后支的一个独立分支供应。内侧支供给棘突间室，并到达皮肤。侧支供应髂肋肌间室，也到达皮肤。中间支支配位于内侧支与外侧支之间的长肌，外侧支是一个较短的分支。

一、腰神经后支近端

腰神经后支比前支小。在L1～L4水平脊神经后支以大约90° 的角度与脊椎神经分离。在椎间孔出口，穿过相邻横突、关节突关节和横韧带上下边缘所包围的开口穿出。在开口远端5～10mm处约30° 的角度后支分为内侧支和外侧支。腰5神经后支的分支分布在骶外侧脊和骶上关节突的正中顶部之间。这两个分支都含有运动纤维和感觉纤维，并伴行血管。此外，在L3～L4节段，有时在

L1～L2节段出现中间分支。内侧支分布从中线到关节突关节线的区域，外侧支分布关节突关节外侧的组织。中间支穿过最长肌和髂腰肌之间到达皮肤。

二、腰神经后内侧支

脊神经后内侧支位于下位椎体横突上缘，靠近基底。后内侧支穿过横突间韧带的内侧纤维和上关节突外侧缘构成的纤维孔。在这个区域，神经和腰动脉后支通过关节突关节囊和横突的结缔组织附着在骨膜上。在关节突关节的下缘，后内侧支穿过腰椎乳突和副突之间的纤维孔，位于乳突副韧带下方。腰1～4根的后内侧支通常位于纤维孔的后外侧，靠近副突而不是乳突。固定后内侧支的韧带称为乳突副韧带（mamillo-accessory ligament），其起止点分别为上关节突和横突，脊神经后内侧支继续向椎弓的椎板区域延伸。继而后内侧支分出数支进入多裂肌的疏松结缔组织中。在这个位置，后内侧支又分为三个分支：关节支、肌肉支和皮肤支（内侧支常有高度变异性）。根据Bagduk的报告，内侧支支配同一椎体的关节面和下一关节突关节的关节面，脊神经节的分支和交感干的分支也支配关节突关节。

三、腰神经后外侧支

腰神经后外侧支比后内侧支粗大，皆横突背面下行，直径约1mm，走行变异较大，在腰椎副突的水平上，斜向下走行，向后外侧延伸。后外侧支为骶棘肌发出一条分支，为背部皮肤发出一条新的分支。皮支仅在腰1～3平面发出，肌支穿过胸腰筋膜后称为臀上神经。L1～L2分支与T12在髂骨翼上方的皮下组织中与髂骨翼的皮支平行。

L3支通过腰髂肋肌外侧附着处的一束结缔组织与髂嵴相连。与后内侧支不同，后外侧支在T11～L2和T12～L3水平吻合。L4～L5节段后外侧支的走行变化较大；L5后外侧支起始于腰骶段，向尾部延伸至腰背最长肌与髂嵴背侧的连接处，通常与后支相连；在这种情况下称为一支交通支。总结现有的关于腰神经后支解剖学文献：腰后外侧支和腰后内侧支的大小、走行和分布存在差异。

臀上皮神经源自L1～L3后外侧支，在越过髂嵴进入臀部时被骶棘肌及腰背筋膜，在髂嵴上缘附着处形成的扁圆形骨纤维隧道固定，神经由此隧道穿出分布在臀上部。

四、腰神经后支功能

（一）关节功能

腰椎神经后支的重要性与其所支配的结构有关，即关节突关节、背部深层肌肉、后纵韧带、椎间盘、椎弓韧带和背部皮肤。关节突关节是脊柱的基本生物力学单位，它们构成了“三关节复合体”的一部分，“三关节复合体”由特定水平的上、下关节突关节和一个椎间盘组成。该结构被动地稳定脊柱，并限制所有三个平面的运动。由于上、下关节突关节面位置的不同，每个层面的稳定性也不同。关节突关节除了稳定作用外，还能在站立时承受载荷。随着年龄的增长，关节面朝向矢状面方向发生改变，关节突关节作用逐渐变弱，增加了旋转伤害的风险。

（二）肌肉与筋膜功能

背部深层肌肉能有效地稳定脊柱。因此，单节段肌肉功能损伤不仅会引起动力性不稳定，还会影响整个脊柱的功能。多裂肌处于脊柱肌肉中最中间部位。保证了脊柱的稳定性。这些肌肉由脊背神经后内侧支支配。因此，在脊柱微创治疗过程中，可能导致多裂肌丧失神经功能致其萎缩。现有文献还强调了背部深层肌肉的弹性特征，背部深层肌群与筋膜协同作用，改变了由椎弓根、横突、棘突和胸腰筋膜组成的骨纤维复合体的压力，从而确保脊柱稳定性。

胸腰筋膜围绕背部深、浅层肌肉，并与构成腰骶肌肉相连，在下干形成致密结构。腰大肌对脊柱稳定性有重要作用。背部深层肌肉控制了腰椎节段间运动的2/3，表明正常情况下这些肌肉会影响整个脊柱的功能。

（三）感觉神经功能

腰椎后支的损伤可导致严重的本体感觉障碍。本体感觉可控制运动的范围，适度增加肌肉力量并调节肌肉收缩的幅度。身体位置的信息是通过关节突关节囊中的机械敏感受体传导。如果本体感觉受到干扰，会影响运动功能，从而导致运动过程中肌肉系统过载。

腰椎后段的感觉纤维性疼痛，可能是由关节突关节病变、脊柱畸形或与过度负荷或损伤有关的异常刺激引起。腰椎的活动度和稳定性依赖于所有脊柱肌肉的相互作用。因此，骶椎神经系统的功能减退可能会影响生理平衡，导致腰椎功能进一步减退。

第四节 腰神经前支

一、腰丛概述

腰丛是人体腰部区域的神经丛。主要由腰1～3神经前支及第4腰神经前支的一部分组成，第12胸神经前支的一部分偶有参与（图5-6）。腰丛神经位于腰大肌间隙内，间隙的前壁是腰大肌，后壁是第1～5腰椎横突、横突间肌和横突间韧带，外侧为起自腰椎横突上的腰大肌纤维和腰方肌，内侧是第1～5腰椎椎体、腰椎间盘外侧面及起自椎体的腰大肌纤维。腰大肌间隙上界平胸12肋，向下沿腰骶干至骨盆的骶前间隙。腰丛发出的分支除就近支配髂腰肌和腰方肌外，尚发出许多分支支配腹股沟区域和下肢（图5-7，图5-8）。临床上腰丛阻滞一般在L2～3或L3～4进行。

二、髂腹下神经

（一）髂腹下神经起源与走行

髂腹下神经经腰大肌的上外侧缘穿出，经肾脏后方，沿腰方肌的前方斜行向外下方，在髂嵴的后上方进入腹横肌和腹内斜肌之间，继续前行由腹横肌深处浅出至腹内斜肌与腹外斜肌，支配这两部分肌肉。最后在腹股沟管浅环上方约3cm处，穿腹外斜肌腱膜到达皮下，沿途分为两支：前皮支和外侧皮支。

（二）髂腹下神经分布

髂腹下神经前皮支经髂前上棘内侧约2cm处的腹内斜肌，自腹股沟浅环上方约3cm处的腹外斜肌腱膜穿出，分布于耻骨上皮肤。外侧皮支穿过腹内斜肌和腹外斜肌，分布于臀部后方和外侧皮肤。髂腹下神经与第12胸神经和髂腹股沟神经相连。腹内斜肌、腹外斜肌和腹横肌以及耻骨上皮肤和臀后、外侧皮肤感觉纤维的支配为髂腹下神经。

（三）髂腹下神经功能

髂腹下神经也为腹横肌和腹内斜肌提供运动神经支配，同时支配联合腱（由腹横肌和腹内斜肌的共同腱膜形成）。外科手术或其它因素可引起神经支配区域疼痛或不适。神经病理性疼痛的特点：烧灼样、针刺样、电击样等，并突发突止。在髂前上棘内下方局部浸润，进针皮内，在腹内斜肌和腹外斜肌之间做扇形浸润注射，可进行鉴别诊断和治疗（图5-9）。

三、髂腹股沟神经

（一）髂腹股沟神经起源与走行

髂腹股沟神经与髂腹下神经起源于同一个主干，起自腰丛的L1神经根的前支。该神经主干于内侧弓状韧带后方进入腹部，在髂嵴上方穿过腰方肌的前表面，主干在腰大肌外侧缘分为髂腹下神经和髂腹股沟神经。髂腹股沟神经通常比髂腹下神经细，位于髂腹下神经下方与其平行。髂腹股沟神经斜行穿过腰方肌和髂肌的上部，于髂嵴前端穿过腹横肌，走行在腹横肌和腹内斜肌之间，经腹股沟管深环侧面进入腹股沟管，与精索（子宫圆韧带）伴行，从腹股沟管浅环穿出。与髂腹下神经不同，髂腹股沟神经有2.5%的缺失，而且髂腹股沟神经在形成过程中可能有变异，可由多根神经形成和多根脊神经的分支参与（最常见的是T12和L1）。

（二）髂腹股沟神经分布

髂腹股沟神经分布到大腿内侧上段皮肤，男性阴囊前1/3和阴茎根部的皮肤，女性大阴唇前1/3

和阴蒂根部的皮肤。髂腹股沟神经也发出肌支到腹内斜肌和腹横肌以及联合腱的边缘。

（三）髂腹股沟神经功能

髂腹股沟神经痛是腹股沟附近的感觉麻木、疼痛等。引起神经病理性疼痛的原因主要是损伤，通常为腹股沟区域受割伤、撕裂或擦伤所致。脊柱源性疼痛、腰椎椎管狭窄、脊柱原发肿瘤或转移瘤都可导致该区域疼痛。此外感染性腰肌脓肿或盆腔肿瘤也是影响因素。外科手术像腹股沟疝修补术后，造成的直接损伤或瘢痕组织也可导致疼痛。其它因素也可能与神经卡压和脊髓灰质炎等有关；神经阻滞或药物治疗是主要治疗方法。

四、生殖股神经

（一）生殖股神经起源与走行

生殖股神经是混合神经，由L1和L2脊神经的前支组成，自腰大肌腹侧穿出后，在该肌腹侧腹膜后下行。左侧神经毗邻左侧输尿管、性腺血管、左结肠动脉、肠系膜下静脉；右侧神经毗邻右侧输尿管、性腺血管、回结肠动脉和静脉。两侧神经穿过腰大肌筋膜后斜跨过输尿管后方至腹股沟区域，在腹股沟韧带上方分为生殖支和股支。

（二）生殖股神经分布

生殖股神经穿过腰大肌并出现在前表面，在腹股沟韧带上方分成两个分支：股支和生殖支。

股支分出躯体运动神经穿过腹股沟管，支配男性的提睾肌。

生殖支分出躯体感觉神经同样穿过腹股沟管，为男性阴囊上前部及女性耻骨皮肤和大阴唇提供皮肤感觉传入。

生殖股神经在腹股沟管外侧又分出一支躯体感觉神经，经血管腔隙支配腹股沟韧带下大腿皮肤。

（三）生殖股神经功能

生殖股神经的股支均有感觉功能。生殖股神经痛可以是急性的，持续在3个月之内，也可以是慢性的，持续3到6个月或更长。男性生殖股神经的疼痛主要发生在生殖支和股支支配的区域，并会扩散到阴囊，而女性生殖股神经的疼痛会扩散到大阴唇。生殖股神经股支的疼痛一般不超过膝关节，通常是烧灼痛、刺痛或电击样疼痛。腰椎过伸使神经根受到牵拉会使疼痛加剧，以此与会阴痛区别。

五、股外侧皮神经

（一）股外侧皮神经起源与走行

股外侧皮神经是腰丛的感觉分支，起源于L2、L3脊神经前支的后段。股外侧皮神经分布到膝以上大腿前部和外侧的皮肤。在盆腔内，股外侧皮神经首先行走在腰大肌外侧缘，再行走在髂肌和髂肌筋膜之间。

（二）股外侧皮神经分布

在髂前上棘内下方1～1.5cm穿出髂肌筋膜而至皮下，分为前后两支，前支分布到大腿前外侧至膝关节的皮肤，后支分布到臀部外侧及坐骨粗隆下大腿上2/3的皮肤。

（三）股外侧皮神经

股外侧皮神经在走行的过程中受到压迫、外伤等作用会出现神经支配区域的疼痛、麻木、感觉异常等。一般表现为大腿外侧区域烧灼样疼痛，伴有痛觉过敏，坐位、下蹲等会加重。一般在髂前上棘处会有压痛，不存在运动功能的障碍。在髂前上棘内侧做局部麻醉药的浸润治疗有诊断和治疗价值。

六、股神经

（一）股神经起源与走行

股神经起源于腰2～4脊神经前支，从骨盆一直延伸到下肢前部；是腰丛的最大分支，也是下肢主要的外周神经之一。股神经是站立、行走和保持平衡能力的关键神经。自腰大肌外侧缘穿出后，在腰大肌和髂肌之间下行，进入大腿之前向髂肌和耻骨肌提供分支，后经腹股沟韧带于股动脉外侧进入股三角。在该三角内，股神经在股鞘外，股动脉和股静脉包裹在股鞘内（图5-10）。

（二）股神经分布

在腹股沟韧带下方约4cm处，股神经肌支分为前支和后支，前支分为缝匠肌支和耻骨肌支，后支为股四头肌支。股神经的皮支有行程较短的股中间皮神经和股内侧皮神经，分布于大腿和膝关节前面的皮肤。皮支中最长的是隐神经，进入内收肌管下行（伴随股动脉和静脉），在内收肌裂孔前穿出，在膝关节内侧继续下行，从缝匠肌下端的后方穿出至皮下，沿小腿内侧面下行至足内侧缘，支配小腿内侧面和足内侧缘的皮肤（图5-11）。

（三）股神经功能

股神经肌支支配大腿前部肌肉。髋关节屈肌及耻骨肌负责内收、曲屈，帮助大腿向内侧旋转，髂肌和腰大肌、腰小肌共同作用，使髋关节屈曲，稳定髋关节。膝关节伸肌联合股四头肌（股直肌、股外侧肌、股内侧肌和股中间肌）负责伸展膝关节。

股神经走行的不同区域由于外伤、肿瘤、炎症等影响会出现下肢不同支配区域的疼痛。经股部血管的介入治疗有时会在术后出现股神经支配区域疼痛，采用治疗神经病理性疼痛的药物和脉冲射频治疗可控制疼痛。股神经是混合神经，有时会伴有下肢的运动障碍。股神经阻滞在下肢疼痛疾病的鉴别诊断和治疗中很有意义，要注意预防神经阻滞后的淤血和血肿。

七、隐神经

（一）隐神经起源与走行

隐神经是股神经最大的皮肤末梢支（L2～L4腹支的背侧分支）。隐神经起源于股三角内，神经从股神经分支，并走行于股动脉的外侧。然后延伸到缝匠肌深处，在内收肌管的腱膜后面。隐神经在这里的分支与缝匠肌丛相连。这条神经在缝匠肌后面向下延伸穿过缝匠肌和股薄肌之间的阔筋膜，支配髌骨前表面的皮肤。

（二）隐神经在小腿走行与分布

该神经继续往下延伸到小腿内侧（胫骨侧），并与大隐静脉伴行。当静脉到达小腿下1/3处，分成两个分支。伴行静脉的分支继续沿着胫骨的前表面向下走行，并终止于踝关节。另一个分支在内踝前侧，从足的内表面走行至蹰趾掌侧。这条神经与腓总神经浅支的内侧支相通。这两条神经支配小腿前表面感觉。足内侧皮支支配小腿前、内侧表面的感觉，并与闭孔神经、股神经的皮支相通（图5-12）。

八、闭孔神经

（一）闭孔神经起源与走行

闭孔神经由腰丛形成。接收来自L2、L3和L4腰脊神经前支纤维。闭孔神经形成后，向下穿过腰大肌，从其内侧边缘穿出，进入盆腔。然后向后延伸至髂总动脉并沿骨盆侧壁向骨盆闭孔方向走行。闭孔神经与闭孔血管伴行，穿闭膜管到骨盆外，在股静脉的内侧，耻骨肌的深部向尾侧走行，分为前支和后支，骑跨于短收肌之上（图5-13）。

（二）闭孔神经分布

闭孔神经有三个主要分支：前支、后支和皮支。前支在长、短收肌之间下行（向股动脉方向），支配长收肌、短收肌和股薄肌，偶到耻骨肌。后支穿闭孔外肌，向前到达大收肌，支配闭孔外肌和大收肌。前支穿过阔筋膜进入大腿深处发出皮支。闭孔神经的皮支支配髋关节、膝关节和大腿内侧收肌皮肤。

（三）闭孔神经功能

闭孔神经同时支配运动和感觉功能，属于混合神经。

1. 运动功能

支配肌肉包括：长收肌、短收肌、大收肌的一部分（肌腱部分由坐骨神经支配）和股薄肌，主要是通过内收功能，将身体的下肢收回到身体的内侧。闭孔神经支配长收肌及短收肌内收、内旋和屈腿。股薄肌可内收、内旋大腿和屈曲小腿。大收肌，内收肌部分可内收、内旋和屈大腿。闭孔外肌是唯一受闭孔神经支配的非内收肌，这块肌肉负责将大腿向外旋转。

2. 感觉功能

闭孔神经的皮支提供髋关节、膝关节和大腿内收肌上一部分皮肤的感觉功能，这个区域的其余皮肤感觉由股神经的前皮支支配。

第五节 骶丛神经

脊神经L4、L5组成腰骶干，骶神经S1、S2、S3、S4前支与腰骶干相连，形成骶丛（图5-14，表5-2）。全部骶神经和尾神经的前支，位于骨盆后壁的表面。骶丛位于骶骨和梨状肌前方，髂血管后方，左侧骶丛前方是乙状结肠，右侧骶丛前方是回肠襻，且与直肠、子宫这些盆腔脏器的位置邻近。这些部位有炎症、肿瘤等病变，波及侵犯骶丛，会导致骶丛支配区域的疼痛，也可出现多个神经根受累的神经病理性疼痛。

骶神经丛有两个主要支配区，通过坐骨大孔离开骨盆，分布于下肢及臀部区域，支配相应结构：①支配骨盆肌肉、器官和会阴区；②支配下肢的骶丛分支包括臀上神经、臀下神经、股后皮神经、阴部神经、坐骨神经、胫神经、腓总神经、梨状肌神经、股方肌神经、闭孔内肌神经和穿皮神经等（图5-15）。

表5-2 骶丛神经来源与分支

神经	来源	肌支	皮支	关节支
臀上神经	L4～S1	臀中肌、臀小肌、阔筋膜张肌		
臀下神经	L5～S2	臀大肌		
股后皮神经	S1～S3		臀区、股后区和腘窝皮肤	
阴部神经	S2～S4	肛门外括约肌、会阴诸肌	阴囊及大阴唇皮肤、阴茎或阴蒂皮肤	
坐骨神经	L4～S3	股二头肌、半腱肌、半膜肌、大收肌坐骨部分		髋关节、膝关节
腓总神经	L4～S2	腓骨长肌、腓骨短肌、胫骨前肌、足趾长伸肌、踇长伸肌、第3腓骨肌、踇短伸肌、趾短伸肌	小腿外侧、足背皮肤、第1～5趾皮肤	

续表

神经	来源	肌支	皮支	关节支
腓浅神经	L5～S1	腓骨长肌、腓骨短肌	小腿外侧、足背皮肤、第2～5趾背皮肤	
腓深神经	L4～S2	胫骨前肌、足趾长伸肌、踇长伸肌、第3腓骨肌、踇短伸肌、趾短伸肌	第1、2趾相对缘的皮肤	
腓肠神经	L4～S3		足背及小趾外侧缘皮肤	膝关节、踝关节
胫神经	L4～S3	小腿三头肌（腓长肌、比目鱼肌）、跖肌	小腿后侧皮肤、足底皮肤	膝关节、踝关节
足底内侧神经		踇展肌、踇短屈肌、趾短屈肌、蚓状肌	前2/3足底内侧部皮肤，第1至第3趾皮肤和第4趾内侧面皮肤	
足底外侧神经		踇收肌、足底方肌、蚓状肌、骨间足底肌、骨间背侧肌、小趾展肌、小趾短屈肌	支配足底外侧前2/3的皮肤和外侧一个半足趾的皮肤	

一、骶丛神经功能

骶丛在骨盆和腿部有广泛的功能。它的分支对许多肌肉提供神经支配。骶丛的神经分支也接收来自皮肤、关节、骨盆和腿部结构的感觉信息。骶丛神经的运动神经从大脑的运动区接收信息，大脑再将信息从脊柱的前（腹）柱向下发送到骶丛神经，最终到达骶丛神经的运动神经分支，以刺激肌肉收缩（运动）。

（一）运动功能

骶丛运动神经包括：臀上神经支配臀小肌、臀中肌和阔筋膜张肌，这些肌肉帮助臀部外展（远离身体中心）。臀下神经支配臀大肌，臀大肌是外展运动臀部的较大肌肉（图5-16）。坐骨神经分出胫神经和腓总神经，具有运动和感觉功能。坐骨神经和闭孔神经支配大腿内侧的大收肌和大腿后部的肌肉。胫神经支配小腿后部和足底的肌肉。坐骨神经和腓总神经共同支配股二头肌短头，股二头肌支配大腿和膝关节。腓总神经支配小腿的前部和两侧的肌肉以及趾短伸肌，趾短伸肌可以将足趾伸直。阴部神经（也有感觉功能）支配尿道括约肌控制排尿及肛门括约肌控制排便。股方肌神经支配大腿。闭孔内肌神经支配肌肉旋转臀部，有助于行走时身体稳定。梨状肌神经支配大腿肌肉运动。

（二）感觉功能

骶丛的感觉纤维接收来自皮肤、关节和肌肉的神经信号传导。这些信号通过骶神经丛神经向上传递至脊髓，在脊髓的背角（后）柱上传到大脑的感觉区域。骶丛感觉神经包括股后皮神经：接收来自大腿后部和骨盆的皮肤感觉信息。坐骨神经：坐骨神经的胫神经和腓总神经共同接受来自腿部的感觉信息。胫神经接收来自足部大部分的感觉信息。腓总神经接收来自腿的前部和侧面以及足的后部的感觉信息。阴部神经：接收来自生殖器区域皮肤的感觉信息（图5-17）。

二、臀上神经

（一）臀上神经起源与走行

臀上神经与坐骨神经、臀下神经和尾丛均起源于骶丛的后段。它由L4～S1神经根形成，通过坐骨大孔离开骨盆。在所有穿过坐骨大孔的神经中，臀上神经是唯一穿过梨状肌的神经。离开骨盆后，臀上神经进入臀区，并沿臀小肌下边缘盘旋向上。于臀中肌和臀小肌之间的向前和向外侧走行。臀上神经与臀上动脉和静脉伴行。

（二）臀上神经分布

臀上神经沿臀中肌和臀小肌之间向前外侧走行，在两肌之间分为上、下两支，支配臀肌中、臀小肌和阔筋膜张肌。

（三）臀上神经功能

臀上神经分布于臀小肌和臀大肌上，穿行和支配阔筋膜张肌而终止。臀上神经的下支可有变异的情况，可因损伤卡压于梨状肌的两个肌腹之间。臀上神经的损伤会导致特征性的运动功能丧失，表现为臀中肌瘫痪，俗称特伦伯格步态，臀中肌无力将重心转移到健侧肢体，从而形成鸭步。特伦伯格氏征能够确定单侧臀中肌受损。双侧臀上神经损伤可能导致走路蹒跚。臀上神经卡压也可能是梨状肌前上腱纤维受压的结果，并可能导致跛行型背痛、受累髋关节外展无力和坐骨大切迹压痛。

三、臀下神经

（一）臀下神经起源与走行

臀下神经起源于骶神经丛的后支。它由L5～S2神经根形成，通过梨状肌下缘下的坐骨大孔沿坐骨神经后缘离开骨盆。离开骨盆后，臀下神经进入臀区，并立即由臀大肌的起始处穿出（在肌肉的内侧末端）。

（二）臀下神经分布

臀大肌内的神经很短，没有皮支。臀下神经穿过臀大肌的深表面，沿着臀大肌的下三分之一发于数条分支，发布于肌肉和髋关节囊。臀下神经与坐骨神经密切相关，它在坐骨神经的内侧和后部由梨状肌下方离开骨盆。

（三）臀下神经功能

臀部疼痛要考虑臀下神经的因素，坐骨神经阻滞时会影响此神经影响臀大肌功能。臀下神经穿过梨状肌进入臀大肌，通常与腓总神经相连。这种变异在女性中比在男性中更常见。臀部的后入路手术可能分离神经或拉伸收缩神经而导致臀下神经的损伤。当手术切口距股骨大转子尖端超过5cm，穿过臀大肌至髂后上棘时，损伤臀下神经的风险增加。

四、臀上皮神经

（一）臀上皮神经起源与走行

臀上皮神经由腰1～3神经后支外侧束组成，为混合性神经。腰1后外侧支全部在髂嵴以上穿出深筋膜，腰2后外侧支从髂嵴上方穿出沿髂嵴外缘穿出者占97.2%。腰3神经全部从髂嵴外缘穿出，沿腰1后外侧支穿出者占7%～8%，沿髂腰肌外缘穿出者占92.2%。腰3神经全部从髂嵴外缘穿出组成臀上皮神经。臀上皮神经在越过髂嵴进入臀部时，在骶棘肌及腰背筋膜在髂嵴上缘附着处，被扁圆形骨纤维性管固定，神经即由此隧道穿出。这些神经多数在深筋膜的夹层中斜经臀肌间沟的上部，平行于臀肌间沟的双层筋膜中，下行一段距离后再至皮下。这种骨纤维性管具有保护神经免遭压迫的作用。

（二）臀上皮神经分布

臀上皮神经分布于臀上部皮肤。L4～L5椎间盘突出的感觉信息可以通过窦椎神经传输到同侧交感神经链，再上传到L2背根神经节发出的脊神经后支，导致臀上皮神经痛。L2神经阻滞可以作为鉴别诊断。

（三）臀上皮神经功能

臀上皮神经为感觉神经，此神经受损则其支配区域表现为臀上皮神经痛。

五、臀中皮神经

（一）臀中皮神经起源与走行

臀中皮神经起源于骶1～3后外侧支组成。周围有骶神经、臀上皮神经等。臀中皮神经自骶后孔穿出后向外侧走行于骶髂后短韧带与多裂肌之间，上3对骶神经后支的外侧支相互连接并与L5后支的外侧支在骶骨背面结合成襻。自此襻发出神经支在骶骨外侧缘合成神经干，跨越骶髂关节及骶髂后短韧带后方，骶结节韧带后方，形成第2列神经襻，穿经骶髂后长韧带形成的隧道分成2～3支，在髂后上棘与尾骨尖连线的中1/3段穿出深筋膜。

（二）臀中皮神经分布

臀中皮神经分布于臀部内侧和骶骨后面的皮肤。

（三）臀中皮神经功能

臀中皮神经为感觉神经，此神经受损则其支配区域表现为臀中部皮神经痛。

六、臀下皮神经

（一）臀下皮神经起源与走行

臀下皮神经是股后皮神经的感觉分支。股后皮神经起源于S1～S3神经前支。分布于大腿后侧、臀下部和阴囊/阴唇后部皮肤。

（二）臀下皮神经分布

分布在臀部下侧皮肤。

（三）臀下皮神经功能

臀下皮神经为感觉神经，此神经受损后其支配区域表现为臀下部皮神经痛。

七、股后皮神经

（一）股后皮神经起源与走行

股后皮神经是骶神经丛的分支，起源于S1和S2神经前支的后段，S2和S3神经前支的前段。股后皮神经是骶神经丛的六个分支之一，经由骶前孔外侧穿出，分布于腰大肌上，在骨盆筋膜壁层下面。自骶丛发出后进入坐骨大孔，自梨状肌下方坐骨大孔穿出。股后皮神经位于坐骨神经之上，向下靠近臀下动脉、臀下神经、闭孔内肌支，阴部神经和阴部内动脉。它在所有皮神经中支配的表面积最大。在臀区，股后皮神经位于臀大肌下方，坐骨神经之上，向下延伸至大腿后的股二头肌长头，深入到阔筋膜后穿筋膜至腘窝，以细分支连接腓肠神经而终止（图5-18）。

（二）股后皮神经分布

股后皮神经支配大腿后部、臀部和阴囊/阴唇的皮肤。在梨状肌下缘，坐骨神经，臀下皮神经和股后皮神经相互毗邻。股后皮神经有3个分支：

1. 皮支，支配大腿后方，在股后肌群和阔筋膜之间走行，沿大腿后侧向下，穿出分支支配皮肤感觉，下行至小腿中部，终止于腓肠肌的下端，支配腘窝皮肤。

2. 臀下皮支，也称为臀下皮神经，来自S1和S2前支的后段，支配臀区下半部分皮肤。

3. 会阴支，支配阴囊或大阴唇的后部，在股薄肌和阔筋膜上部走行，有穿支支配皮神经。

（三）股后皮神经功能

盆腔病变起引起的疼痛可牵涉到大腿后方，其它疼痛疾病如坐骨神经痛，盆腔疼痛综合征引起的疼痛需要仔细甄别。

八、坐骨神经

（一）坐骨神经起源与走行

坐骨神经发自骶丛，由L4神经根前支的一部分和L5神经根前支组成腰骶干，再汇合S1、S2、S3神经根前支形成（图5-19）。坐骨神经粗而平，直径约1cm，是人体最粗大的神经。坐骨神经形成后，向下延伸至梨状肌，经梨状肌下缘坐骨大孔出骨盆（图5-20），进入臀部。在臀区，坐骨神经穿过上孖肌的后表面，闭孔内肌，下孖肌和股方肌，再通过股二头肌长头进入大腿后部。

（二）坐骨神经分布

坐骨神经发出分支支配大腿后肌群和大收肌。在走行过程中，坐骨神经发出运动支支配骨盆带的肌肉——梨状肌、闭孔内肌、上孖肌、下孖肌、股方肌，以及大腿肌肉——股二头肌、半腱肌、半膜肌和大收肌。

坐骨神经靠近膝关节后部时分成两个主要分支：胫神经和腓总神经。胫神经和腓总神经向下延伸至足部，沿途发出较小的运动神经和感觉神经。胫神经主要是运动神经，腓总神经主要是感觉神经。坐骨神经通常在腘窝的顶点分离出胫神经和腓总神经。胫神经支配大腿后侧肌肉（除了股二头肌短头）和大收肌的肌腱部分，及小腿后侧和足底的所有肌肉。腓总神经支配股二头肌短头，小腿前部和外侧所有的肌肉以及趾短伸肌。坐骨神经支配整个足和膝以下小腿的大部分感觉及运动。

坐骨神经的感觉分支包括：

（1）腓肠神经：负责小腿后部和足背外侧区（足趾）的感觉，腓总神经的分支（腓肠外侧皮神经）与胫神经的分支（腓肠内侧皮神经）吻合成腓肠神经。

（2）腓深神经：支配第1、2趾足背相邻侧面的感觉。

（3）腓浅神经：支配足和足趾的背面（第1、2趾足背相邻侧面），小腿外侧面下部和踝的感觉。

（4）跟骨内侧支：负责足跟部感觉。

（三）坐骨神经功能

坐骨神经局部受伤或肿瘤浸润等因素会导致坐骨神经干走行区域的疼痛，小腿外侧和足背感觉减退，跟腱反射减弱或消失。在坐骨结节和大转子之间腘窝上方会有压痛。坐骨神经可以单干形式从梨状肌出骨盆，还可分为两支，一支穿梨状肌，一支穿梨状肌下孔；或一支穿梨状肌上孔，一支穿梨状肌下孔。单干穿梨状肌出骨盆者，坐骨神经病变发生率最高。坐骨神经常年受梨状肌收缩的影响，神经干血运出现障碍，最后出现疼痛、功能障碍，临床称为“梨状肌综合征”。

九、阴部神经

（一）阴部神经起源与走行

阴部神经是骶神经丛的躯体神经，由S2～S4脊神经的前支组成，走行在骶丛前面。自梨状肌下方坐骨大孔出骨盆，穿过臀肌，绕骶棘韧带向前，通过坐骨小孔（位于骶结节韧带和骶棘韧带之间）离开臀部进入阴部管而重新进入盆腔。阴部管（Alcock’s管）由闭孔内肌筋膜形成，位于坐骨棘上方。阴部神经在阴部管先发出直肠下神经，后分为阴茎（蒂）背神经和会阴神经两个末端分支，两个分支分别进入阴部内动脉上方和下方的区域（图5-21，图5-22，图5-23）。

（二）阴部神经分布

阴部神经运动支分布于所有盆腔肌肉、尿道外括约肌和肛门外括约肌（图5-24）。会阴神经支配会阴和盆底的肌肉包括球海绵体肌，坐骨海绵体肌，肛提肌（包括髂骨、耻骨、尾骨和耻骨直肠肌）。尿道外括约肌、肛提肌也可直接由来自S4神经根前支神经支配。阴部神经受损伤后可出现不完全性大便失禁和尿失禁。阴部神经感觉支分布于两性外生殖器、肛门、肛管及会阴周围的皮肤。直肠下神经支配肛周皮肤和肛管的下1/3。会阴神经支配会阴、小阴唇、大阴唇或阴囊后部的皮肤（图5-25，图5-26）。阴茎（蒂）背神经支配阴茎或阴蒂背面和龟头的皮肤，也负责阴茎和阴蒂勃起传入神经。研究发现，虽然个体间解剖有差异，但阴部神经与坐骨棘的结构较稳定。临床常采用这个位置治疗阴部神经阻滞。

（三）阴部神经功能

阴部神经痛是慢性盆腔疼痛综合征的一个重要因素，阴部神经从骶丛发出到阴部管，折返回盆腔的任何环节有压迫、炎症等都会引起长期的慢性疼痛（图5-27）。盆腔肿瘤转移浸润可累及阴部神经和它的不同分支引起疼痛。坐骨棘损伤，像骑跨伤、骑马伤都可导致阴部神经损伤而产生疼痛。阴部神经阻滞或脉冲射频治疗可缓解疼痛，或可使用药物治疗缓解疼痛。也有在腹腔镜下做阴部神经松解术的报道。

十、胫神经

（一）胫神经起源与走行

胫神经是坐骨神经干的延续，由腰4、5和骶1、2、3神经前支组成。沿腘窝的正中下行，跨腘肌表面在腘肌下缘，经腓肠肌内、外侧头之间进入小腿后部（图5-28）。

（二）胫神经分布

胫神经发出肌支至腓肠肌、跖肌、比目鱼肌与腘肌。皮支为腓肠内侧皮神经，穿腘筋膜到浅层与小隐静脉伴行，分布于小腿后面皮肤。另外，胫神经还发出关节支至膝关节。在小腿经比目鱼肌深面伴胫后动脉下降，绕过内踝后方，在屈肌支持带深面的踝管内分为足底内侧神经和足底外侧神经。

（三）胫神经足部分布

胫神经分布在足底内侧神经踇展肌深面，在趾短屈肌内侧前行，支配足的内侧肌群（踇展肌、趾短屈肌、踇短屈肌和第一蚓状肌）。支配前2/3的足底内侧皮肤，第1至第3趾和第4趾内侧面皮肤。

足底外侧神经在趾短屈肌和踇展肌深部行至足底外侧。分支支配足底中间群肌和外侧群肌，包括足底小趾展肌、足底方肌、第二、三、四蚓状肌、踇收肌、小趾短屈肌和骨间足底肌。支配足底外侧前2/3皮肤和外侧一个半足趾皮肤。

跟下神经起源于足底外侧神经，是其在内踝水平的分支。位于踇展肌与足底方肌之间及足底方肌和跖长韧带的内侧缘处，后转向外侧发出分支到踇展肌，也支配趾短屈肌、足底方肌和小趾展肌。还支配足底长韧带、跟骨膜以及跟骨前结节感觉。跟骨内侧神经是胫神经的末端分支，在踝关节附近源于胫神经，向下延伸至足跟内侧，支配足跟内侧和足底皮肤。

（四）胫神经功能

胫神经是坐骨神经的两个分支之一，胫神经既是运动神经，发送信号使肌肉运动。也是感觉神经，接收皮肤感觉。与胫神经相关的主要疾病是踝管综合征，类似于腕管综合征（手部），但发病率要低得多，也称为胫骨后神经痛。踝管是足部的一个狭窄管道，有心脉、动脉、静脉和神经从这里穿过。踝管被屈肌支持带的纤维带所覆盖。如果踝管变窄，比如因为炎症，它会压迫神经。踝管狭窄的原因可能包括任何压迫神经的因素，例如：踝关节或肌腱受伤、骨关节炎或类风湿关节炎、其它全身性疾病包括甲状腺功能减退（甲状腺功能低下）、糖尿病或任何影响足踝关节的炎症性疾病、骨刺、腱鞘囊肿、扁平足或特别高的足弓等。

十一、腓总神经

（一）腓总神经起源与走行

腓总神经起源于骶神经丛，由L4～S2神经根前支的后段组成，是坐骨神经的两个分支之一，在大腿下1/3处自坐骨神经发出，沿腘窝上外侧深入股二头肌肌腱内侧向外下走行，到达腓骨的后部，在腓骨长肌内沿腓骨颈向前延伸，分成腓浅神经和腓深神经两大终末支（图5-29）。

（二）腓总神经分布

腓浅神经（L5、S1、S2），支配小腿外侧肌肉，传入小腿中部以下前外侧和足背皮肤感觉（第1、2趾间区域的皮肤除外）。腓深神经（L4、L5、S1、S2）与胫骨前血管一起穿入骨间膜，进入小腿前腔室，经踝部到达足背，支配前腔室的所有肌肉及第1、2趾间区域的皮肤。腓总神经在腘窝发出膝支，支配膝关节和上胫腓关节。在腓骨小头附近发出腓肠外侧皮神经，分布于小腿外侧皮肤。

（三）腓总神经功能

腓总神经发出的分支直接支配股二头肌短头，只作用于膝关节。腓浅神经支配小腿外侧的腓骨长肌和腓骨短肌，可使足外翻。腓深神经支配小腿前部的肌肉，包括胫前肌、趾长伸肌和踇长伸肌，可伸趾、使足背屈。股二头肌长头则作用于膝关节和髋关节。

十二、腓浅神经

（一）腓浅神经起源与走行

腓浅神经是腓总神经的一个分支，它包含运动神经和感觉神经，同时提供运动和感觉支配。腓浅神经分出后先在腓骨长肌深侧下行，自腓骨长、短肌和趾长伸肌之间向下延伸，沿途发出肌支支配腓骨长肌和腓骨短肌（图5-30）。

（二）腓浅神经分布

腓浅神经终支在小腿下1/3交界处穿出、支配小腿前外侧下部皮肤。再向下延伸至足踝，穿深筋膜后分成足背内侧皮神经和足背中间皮神经。支配足背大部分皮肤，第1、2趾背相对面的皮肤为腓深神经支配。

（三）腓浅神经功能

腓浅神经支配的肌肉可使足外翻、外旋。联合小腿后部的腓肠肌和比目鱼肌可使足跖屈。腓浅神经与腓深神经协同作用，可支配指短伸肌。

十三、腓深神经

（一）腓深神经起源与走行

腓深神经分出后在腓骨与腓骨长肌之间斜向前行，沿胫骨前动脉向下延伸至小腿前腔室，再穿过胫前肌和趾长伸肌之间，沿踇长伸肌和胫骨前肌之间下行，发出分支到这些肌肉以及小腿下1/3的腓骨肌。继续向下穿过踝关节，沿着足趾分为末端分支，为足部提供运动和感觉功能（图5-31）。

（二）腓深神经分布

腓深神经发出的分支到踝关节，发出2个分支到足背，外侧支支配趾短伸肌和踇短伸肌，内侧支支配足背上第1、2趾之间的皮肤。

（三）腓深神经功能

腓深神经支配小腿的前群肌，胫骨前肌、踇长伸肌、趾长伸肌和第三腓骨肌可使足部向小腿前方运动，足尖上移。腓深神经对行走很重要，当足跟着地和腿向前摆动时都需要背屈。足背其余皮肤的感觉由腓浅神经的一个分支支配，传递温度觉和触觉。

十四、腓肠神经

（一）腓肠神经起源与走行

腓肠神经起源于腓总神经和胫神经的汇合支，源于L4～S4神经。坐骨经在腘窝上部为胫神经和腓总神经。胫神经潜行至腓肠肌后方之前，发出腓肠内侧皮神经皮支，向外侧经过腓肠肌外侧头，和腓肠外侧皮神经（腓总神经的一个分支）的腓神经交通支联合形成腓肠神经（图5-32）。向下延伸并经过跟腱的外侧缘，与小隐静脉相邻，进入外踝和跟骨之间的间隙。

（二）腓肠神经分布

腓肠神经支配腿部外侧和后1/3肌肉，以及足部和足后跟的外侧部分。最常见的是通过内侧腓肠皮神经（胫骨近端神经的一个分支）和腓肠外侧皮神经（腓肠总神经的一个分支）的连接。此处神经可能只由这两个分支中的任何一个形成。

（三）腓肠神经功能

腓肠神经是纯粹的感觉神经，不包含运动纤维。它主要分支到腿后面的皮肤，然后继续作为皮神经分布到足外侧和小足趾。神经主要将小腿下部和外部足部的感觉信息传递给大脑。

十五、梨状肌神经

（一）梨状肌神经起源与走行

梨状肌神经起源于骶神经丛，来自第1和第2骶神经前支后段的神经分支，梨状肌偶有来自腰5神经的分支或骶2神经前支，还可有来自臀上神经的分支。

（二）梨状肌神经分布

其分布于梨状肌的前面。与大多数起源于骶神经丛的神经分支不同，梨状肌神经位于盆腔内。

（三）梨状肌神经功能

梨状肌帮助髋关节旋转，并与闭孔外肌和下孖肌等肌肉一起工作。它在伸展时旋转大腿（例如，行走迈步时）并在大腿弯曲90度时外展臀部（例如，在坐着时将足踝放在对面的膝上）。梨状肌靠近坐骨神经，坐骨神经是人体最大的神经，一些人出现的坐骨神经痛可以从臀部传到腰部。

十六、穿皮神经

（一）穿皮神经起源与走行

穿皮神经是骶神经丛的一个分支。起源于S2和S3神经前支的后段。与大多数由坐骨大孔离开盆腔的骶丛神经分支不同，穿皮神经穿过骶结节韧带，经坐骨肛管窝的后边缘，穿过臀大肌的下界。

（二）穿皮神经分布

穿皮神经分布臀大肌下方及臀内侧皮肤。穿皮神经有缺如，则由股后皮神经分支，阴部神经分支，或S3、S4、S5神经根前支分支支配。

（三）穿皮神经功能

供应臀大肌下方及臀内侧皮肤。

十七、股方肌和下孖肌神经

（一）股方肌和下孖肌神经起源与走行

股方肌和下孖肌神经来源于骶神经丛，L4、L5和S1神经根前根的前支构成。

（二）股方肌和下孖肌神经分布

此二大神经支配股方肌、下孖肌和髋关节。其经梨状肌下方的坐骨大孔出骨盆，与坐骨神经深侧伴行，位于臀区深层肌肉的前方，沿坐骨向下走行。经过髋关节后部，向髋关节发出一个关节支。股方肌神经在闭孔内肌肌腱的深面与坐骨神经分开，神经分支继续向下穿过股方肌，供应下孖肌。尸体研究发现，股方肌神经和闭孔内肌神经常起源于同一根神经，并观察到两个神经之间有时会有交通支。下孖肌偶尔会接受闭孔内肌神经的支配。

（三）股方肌和下孖肌神经功能

股方肌和下孖肌神经支配股方肌和下孖肌以及连接髋关节的关节分支。

十八、闭孔内肌神经

（一）闭孔内肌神经起源与走行

闭孔内肌神经起源于骶神经丛，由L5、S1、S2神经前支组成。经梨状肌下方坐骨大孔离开骨盆，在股后皮神经和阴部神经之间发出一条小分支供应上孖肌，该神经再向外侧走行绕过坐骨棘并穿过坐骨小孔返回骨盆，走行在闭孔内肌骨盆部表面。闭孔内肌起始于闭孔膜内侧表面，闭孔膜与坐骨和耻骨边缘相邻，后通过坐骨小孔离开盆腔，止于股骨转子窝。闭孔内肌部分位于小骨盆内，部分放射向髋关节后部。再向后外侧延伸，连接股骨大转子内表面。

（二）闭孔内肌神经分布

股方肌神经和闭孔内肌神经常起源于同一神经根，而且两条神经之间常有交通支。上孖肌有时也会接受股方肌神经分支的支配。

（三）闭孔内肌神经功能

与闭孔内肌神经相关的感觉症状，可表现为腹股沟区域、腿部、腹部或臀部的灼热、寒冷、瘙痒、麻刺感、锐痛或放射性疼痛。与其它5块肌肉一起，称为臀部6块深层肌肉，帮助外展、外旋大腿，也有助于稳定臀部。

十九、足背神经

足背有5条主要的神经从足踝延伸到足部，神经都来自于两条腰椎神经，坐骨神经分为足部5根主要神经中的4根。膝关节前的两个坐骨神经分支为：胫神经和腓总神经。胫神经有一个分支叫作腓肠神经。在靠近膝关节的位置腓总神经分成腓深神经和腓浅神经。足的第5神经起源于股神经被称为隐神经（图5-33）。

二十、足底内侧神经

（一）足底内侧神经起源与走行

足底内侧神经起源于胫骨神经末梢较大的分支，位于屈肌支持带下深至踇外展肌，然后在趾短屈肌之间，向踇趾发出内侧固有趾神经，并在跖骨基底附近分为3根共同的跖趾指神经（图5-34）。

（二）足底内侧神经分布

足底内侧神经运动支支配4块内在肌肉：踇外展肌、趾短屈肌、踇短屈肌和第1蚓状肌。感觉支分布于内侧3个半足趾和内侧皮肤。

（三）足底内侧神经功能

足底内侧神经是足底的主要感觉和足趾外展和屈伸功能。

二十一、足底外侧神经

（一）足底外侧神经起源与走行

外侧足底神经起源于胫骨神经末梢较小的分支，通过深部通过踇外展肌的近端进入足底。它在趾短屈肌和跖方肌之间继续向前和向外侧延伸，为这两块肌肉提供分支，然后在第5跖骨头附近分为深支和浅支（图5-34）。

（二）足底外侧神经分布

运动神经分布在小趾外展肌、第2、3、4节肌、踇内收肌、短屈肌、背侧和跖间肌。感觉神经分布于足底前2/3外侧的皮肤条和外侧1个半指的邻近足底表面

（三）足底外侧神经功能

足底外侧神经主要是足部运动神经，除了内侧足底神经所支配的踇外展肌、趾短屈肌、踇屈肌和第1蚓状肌的肌群，还支配着足底所有的固有肌群。感觉神经分布足底外侧、小趾和4趾处侧皮肤。

二十二、骶管与骶神经

（一）骶管容积

骶管是腰椎管的延伸，骶管向下延伸至骶裂孔处。骶管包含硬膜囊的下部末端，末端在S1～S3

之间。在干燥的骨标本中，除去骶管内所有内容物后，其容积平均约为34毫升。在疼痛时使用较小剂量的局麻药（即5～10ml）即可获得阻滞效果。在疼痛治疗时如果大量使用大剂量高浓度局麻药，会出现明显不良反应，如大便失禁、尿失禁和尿潴留。

（二）骶神经起源与分布

5对骶神经、尾骨神经和脊髓的终丝都穿过骶管。S1～S4神经根的前支和后支分别从各自的骶前孔和后孔中发出。骶5根神经和尾神经经骶裂孔离开骶管。这些神经为各自的皮节和肌肉提供感觉和运动支配。它们的部分神经还支配包括子宫、输卵管、膀胱和前列腺盆腔器官。

（三）尾神经与终丝

尾神经丛起源于S4～S5的腹支神经根和第一尾神经前支。骶神经的第4根起源于骶神经第4个腹侧孔，分为外侧和内侧两支。外侧分支穿过坐骨尾骨肌分布到提肛肌，而内侧分支向下延伸到坐骨尾骨肌的骨盆表面。肛门尾骨神经负责尾骨区域皮肤的感觉神经支配。

终丝起源于脊髓最下面部分，在那里称为内终丝。它穿过腰椎脑脊液池，再穿过蛛网膜下腔和硬膜（一般在S2节段水平），成为末梢外丝（尾骨韧带）。离开骶裂孔后，末端外丝附着在第一尾椎后表面。其前侧奇神经属于交感神经。

二十三、髋关节神经与膝关节神经

（一）髋关节神经

髋关节是股骨与髋臼的球窝式关节，受股神经、闭孔神经（或闭孔副神经）、坐骨神经（后上神经）和臀上神经（后外侧神经）以及股方肌神经支配。皮神经由股外侧皮神经、生殖股神经和闭孔神经支配。纤维囊包围股骨头及其大部分股骨颈。关节囊前侧附着于转子间线，由股神经的关节分支支配（图5-35）。

股神经是髋关节最主要的神经，它覆盖髋臼前囊，而闭孔神经覆盖髋臼内下方。骨关节的感觉神经为A-δ和C感觉神经纤维，在骨膜下呈鱼网状排列。与皮肤不同的是，皮肤可以独特地感知多种刺激，而骨关节感觉感受器可以感受机械损伤或骨皮质变形（拉伸和压力）。

闭孔神经起源于腰丛L2～L4前分支。髋关节分支起源于闭孔管附近或闭孔神经后支。闭孔神经的关节分支在进入髋关节之前穿过髋臼的内下侧。近半数人体髋关节也接受副闭孔神经支配，该神经直接起源于腰丛。

坐骨神经髋关节分支支配髋关节的后侧和后内侧区域。另外两条神经，股方肌神经（坐骨神经的一个直接分支）和臀上神经（骶神经丛的一个组成部分），也为髋关节提供感觉分支。

（二）膝关节神经

膝关节主要由股神经、闭孔神经和坐骨神经支配。股神经至膝关节的分支主要是隐神经、股中间肌神经和股内侧皮神经，以及股外侧肌、股中间肌和股内侧肌神经。胫神经和闭孔神经后支支配半月板、半月板周围关节囊、十字韧带、髌下脂肪垫和膝关节纤维囊后部（图5-36，图5-37）。

股神经的分支隐神经支配膝关节前内侧，它穿过股三角和收肌管，在缝匠肌下方向下进入股三角沟。隐神经、股动脉和股静脉在股三角顶点处离开，进入收肌管。股神经在股三角近端支配股直肌和股肌的运动分支，在这个水平进行股神经阻滞会抑制股四头肌的力量，增加跌倒的风险。最好的方法在股三角远端，股动脉前外侧的筋膜下穿刺可以阻滞隐神经、中间皮神经和股内侧皮神经。

闭孔神经通过闭孔管进入大腿并分为前支和后支。后支在短收肌和大收肌之间向下穿过，沿大收肌后表面向下延伸，并在腘神经丛与胫神经分支相连，胫神经支配，膝关节的关节内结构。当后支缺如时，闭孔神经前支的远端分支也会进入腘神经丛。

坐骨神经胫骨较小分支，位于膝关节线近端10～25cm处，与闭孔神经的关节支一起形成腘窝丛。虽然在腘窝进行坐骨神经阻滞不会覆盖腘神经丛的膝神经分支，但经臀部和臀下入路可能会影响行走能力。最新研究表明，选择性阻断腘神经丛是一种血管周入路，或在腘血管和膝关节后囊之间浸润，以阻断闭孔神经和胫神经对膝关节的痛觉传入。膝关节囊后间隙阻滞可以提供膝关节后囊的镇痛，而不影响足部力量或膝内侧和外侧神经功能。

（郑宝森　贺永进　宋　莉　邢宏萍　李水清　栾　静　韩　涛　李　俊　孟　莹　薄存菊
吴隆延　沈怡佳编　徐仲煌　杜冬萍　张飞娥　李水清　欧册华审校）

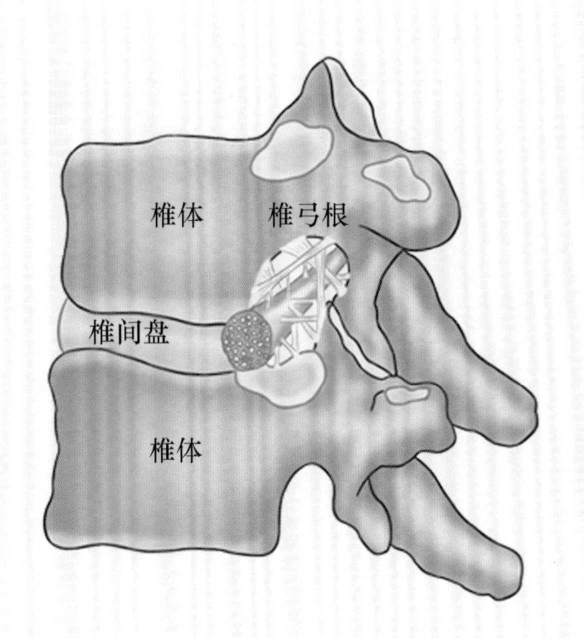

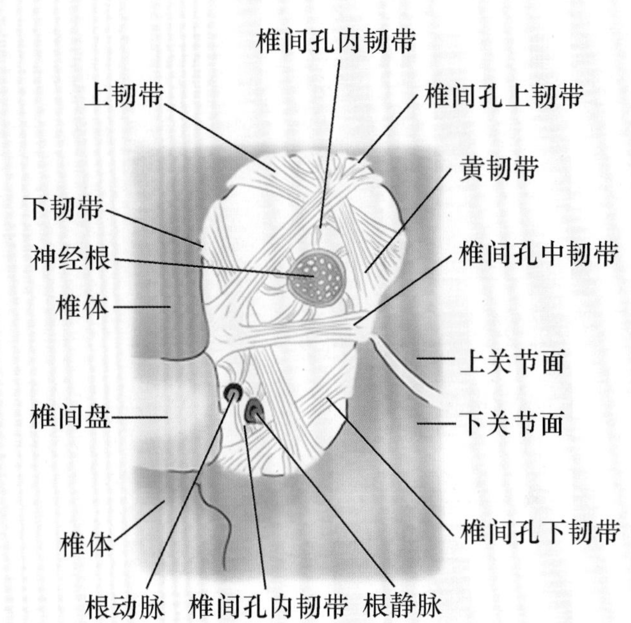

图 5-1　腰椎间孔

椎间孔构成：前侧为椎体下部后外侧和下方的椎间盘，位于胸椎和腰椎区域；后侧为关节突关节及相关纤维关节囊；上侧为椎弓根下椎体切迹；下侧为下椎弓根的上椎体切迹。

穿过椎间孔的组织有：脊神经、背根节、脊膜返支、脊髓根动脉、根静脉、椎间孔韧带和脂肪。

椎间孔韧带起源于椎间盘后外侧缘，与下椎弓根、上关节突、横突或黄韧带相连。

椎间孔韧带将骨膜和椎间孔韧带，紧密连接到神经根袖和脂肪网状组织内的血管上。组织学上，椎间孔内神经根的韧带连接，由脂肪和结缔组织组成。椎间孔内韧带环绕神经根，并与硬脊膜、骨膜共同保护神经根。

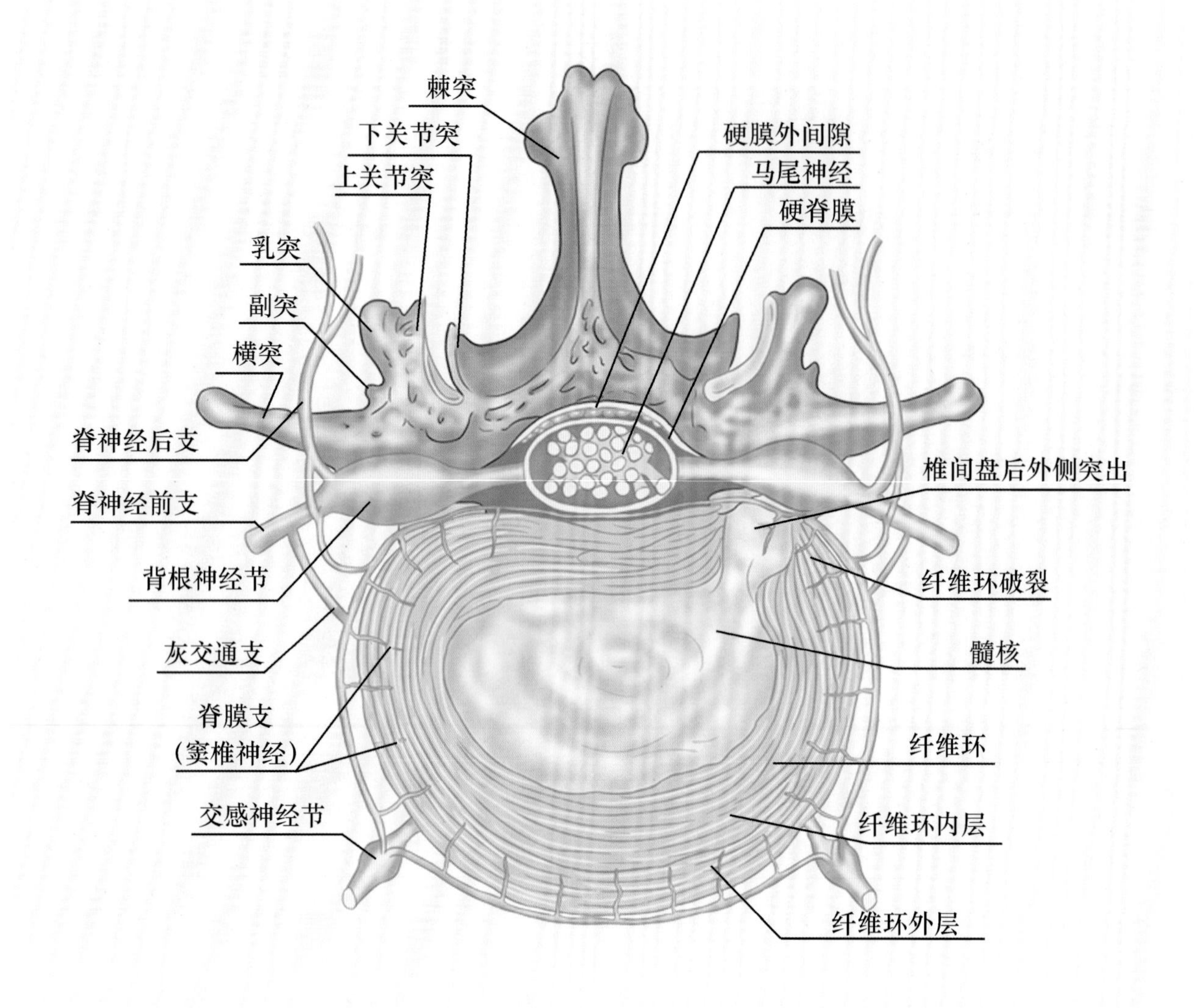

图5-2　腰脊神经分布

脊神经是在脊髓和身体之间传递运动、感觉和自主神经信息的混合神经。其分支为：

后支支配躯干背侧，携带内脏运动、躯体运动和躯体感觉信息进出背部的皮肤和肌肉。

前支支配躯干腹侧和上下肢肌肉。其传输内脏运动、躯体运动和感觉信息进出身体的腹外侧表面、体壁结构和四肢。

交通支包含自主神经，传输内脏运动和感觉信息进出内脏器官。自脊神经连于交感干的为白交通支（有髓鞘）。自交感干连于脊神经的为灰交通支（无髓鞘）。

椎间盘后外侧由窦椎神经的副支支配，椎间盘外侧由灰色交通支（为自主神经系统的交感神经）支配，椎间盘前侧由交感干或神经节的交感支支配。在椎间盘后侧痛觉感受器的游离神经末梢比前外侧更密集。所以椎间盘后外侧对纤维环撕裂后释放的化学物质更加敏感，长期疼痛可发展为慢性腰背痛。

髓核通过纤维环的裂口突出，称为椎间盘突出。神经受到挤压出现疼痛症状为椎间盘突出症。

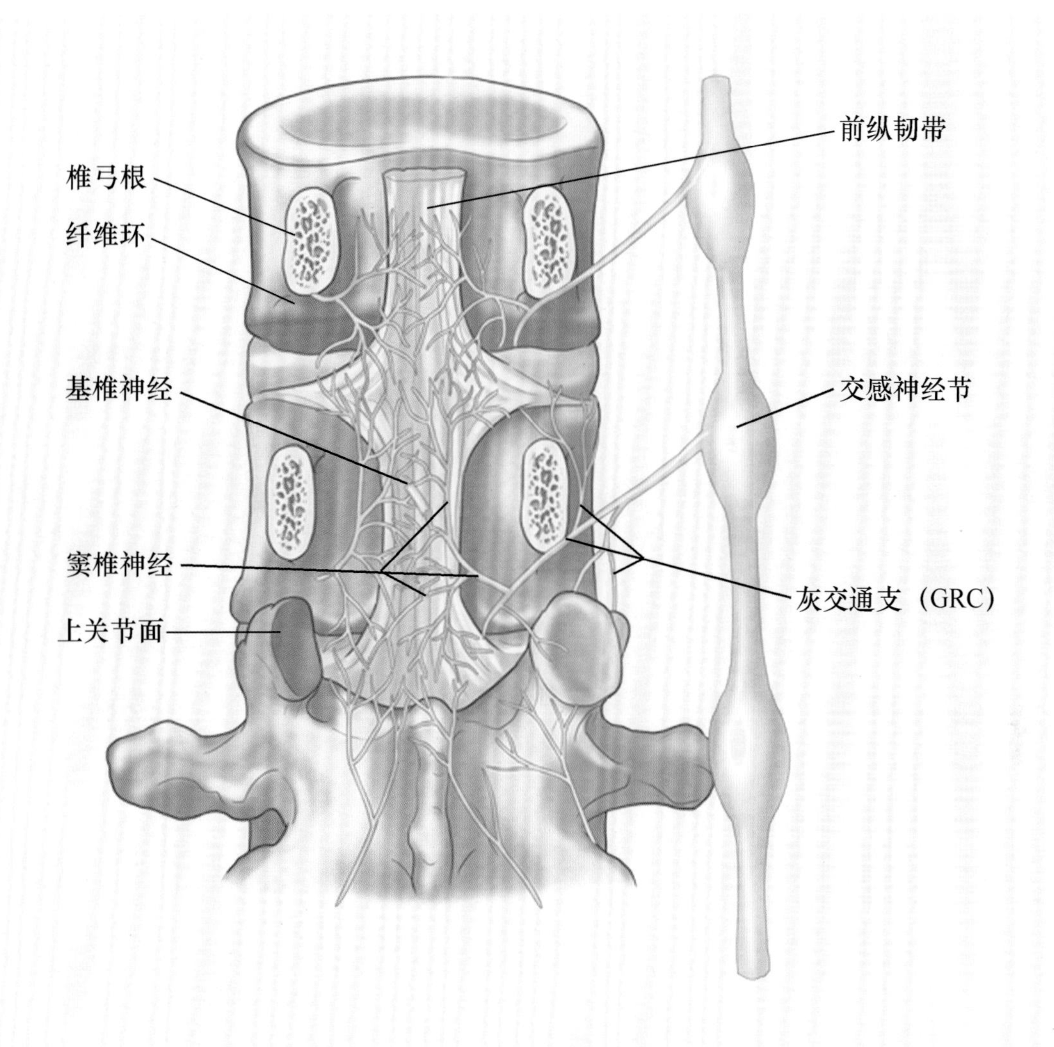

图5-3 腰交感与窦椎神经

窦椎神经（SVN）主干起源于灰交通支或胸交感神经节的分支，于腹侧经椎间孔返回进入椎管内。窦椎神经又继续分为几支副支，返回椎管内网状分布于脊髓被膜、血管壁、骨膜、韧带和椎间盘等处。

由于窦椎神经的交感神经作用，其复杂的解剖结构和与椎间盘源性疼痛的关系引起了临床解剖学家的极大兴趣。其中C1～C3神经脊膜支还分布于颅后窝的硬脑膜，与颈源性头痛密切相关。

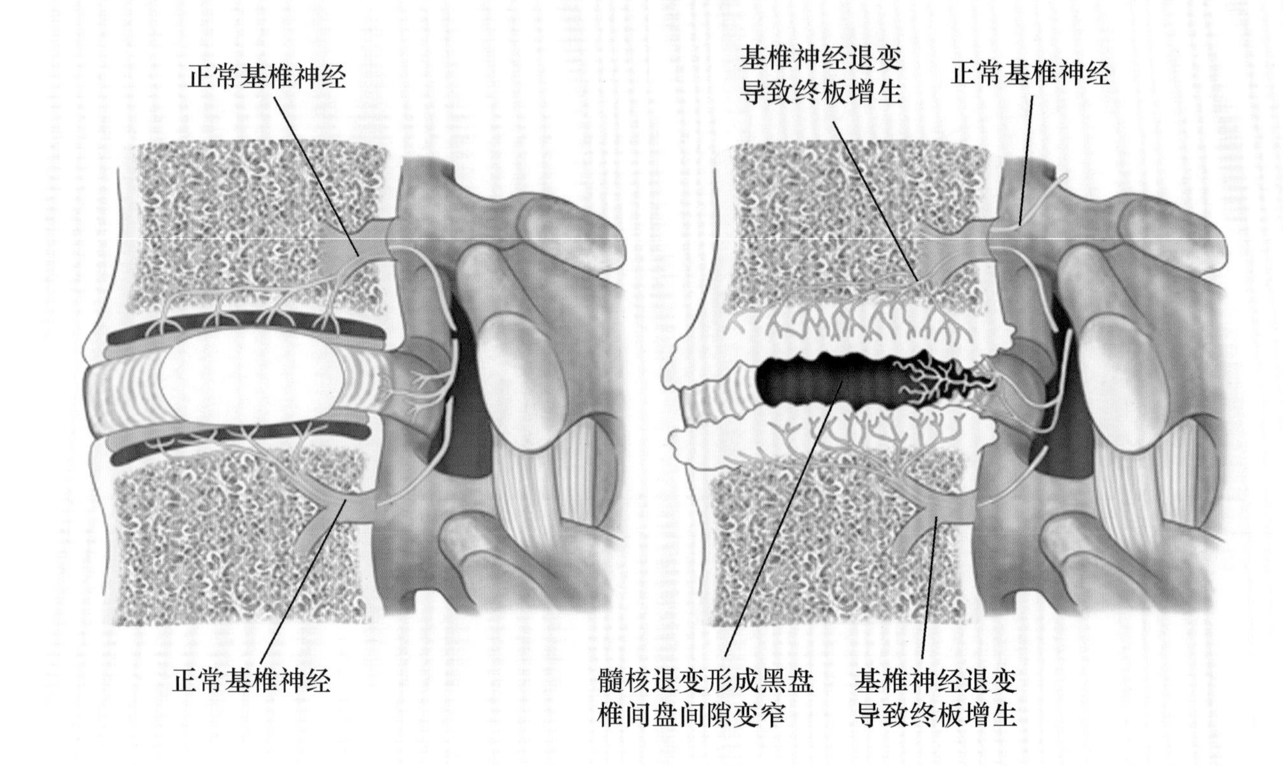

图 5-4　腰基椎神经

基椎神经（Basivertebral Nerve，BVN）为窦椎神经副支之一，通过椎体后缘中部的椎孔伴随基椎动、静脉分布在椎体内。为椎体上、下终板软骨提供感觉神经支配和营养。基椎神经传输感觉信息，通过灰交通支将感觉信息传输到交感神经链的交感神经节，再沿着灰交通支返回进入背根神经节，然后上传到达大脑。椎间盘和终板退变导致椎体髓质内的基椎神经兴奋性增加，大量炎症介质释放引起椎间盘源性疼痛。基椎神经炎性改变可以在磁共振成像呈现椎体和终板影像学信号高/低改变，是诊断BVN退变导致CLBP的依据。

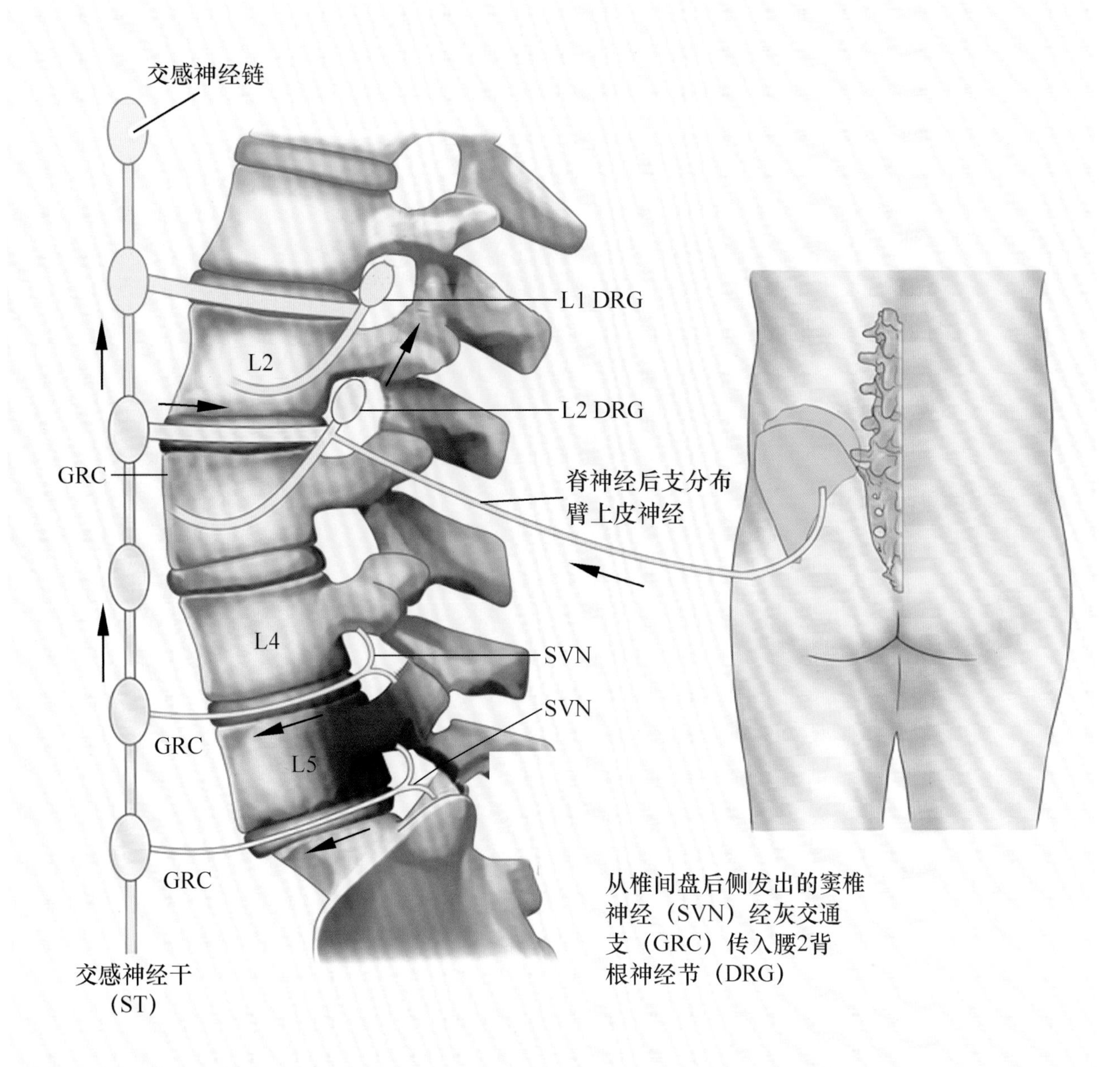

图5-5 腰交感干传入通路

椎间盘源性腰痛（Discogenic low back pain，DLBP）的腰交感干传入通路。椎间盘源性腰痛主要由内脏交感传入纤维灰交通支（gray rami communicans，GRC）传入到交感神经链，再上传到L2脊神经根的DRG。这可能是导致L2支配区域臀上皮神经的疼痛原因。因此，椎间盘源性腰痛可能属于内脏痛。L2脊神经根阻滞，是诊断椎间盘源性腰痛的手段，也可用于椎间盘源性腰痛的治疗技术。

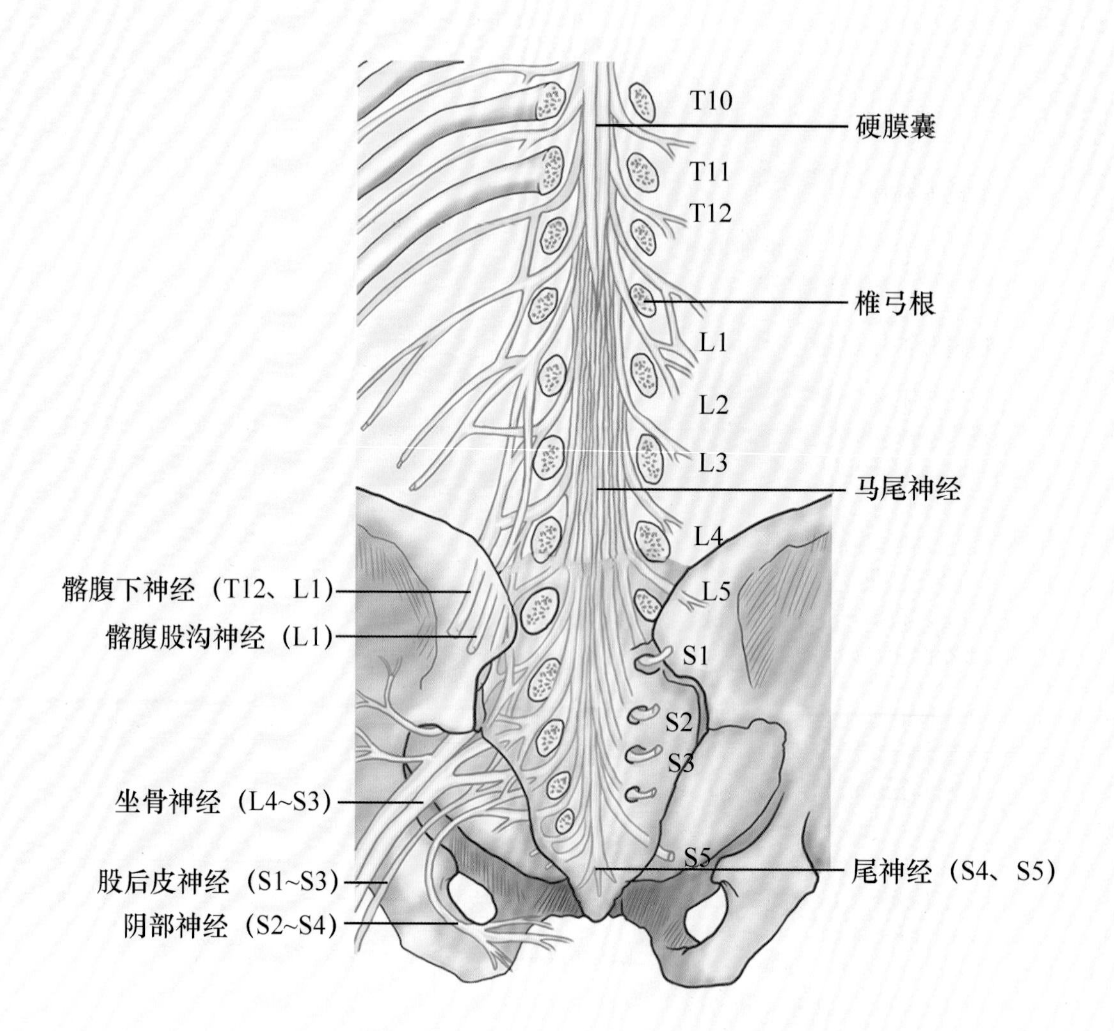

图5-6　腰丛与骶神经

腰丛神经源于L1～L4脊神经前支，偶有T12神经参与。腰丛是支配下肢皮肤感觉和肌肉运动的神经网络。腰神经丛也参与骶神经丛的一部分。腰神经丛沿腹后壁向下分布到下肢，支配各自组织结构。腰神经丛主要分为6支周围神经，包括：髂腹下神经、髂腹股沟神经、生殖股神经、股外侧皮神经、闭孔神经和股神经。

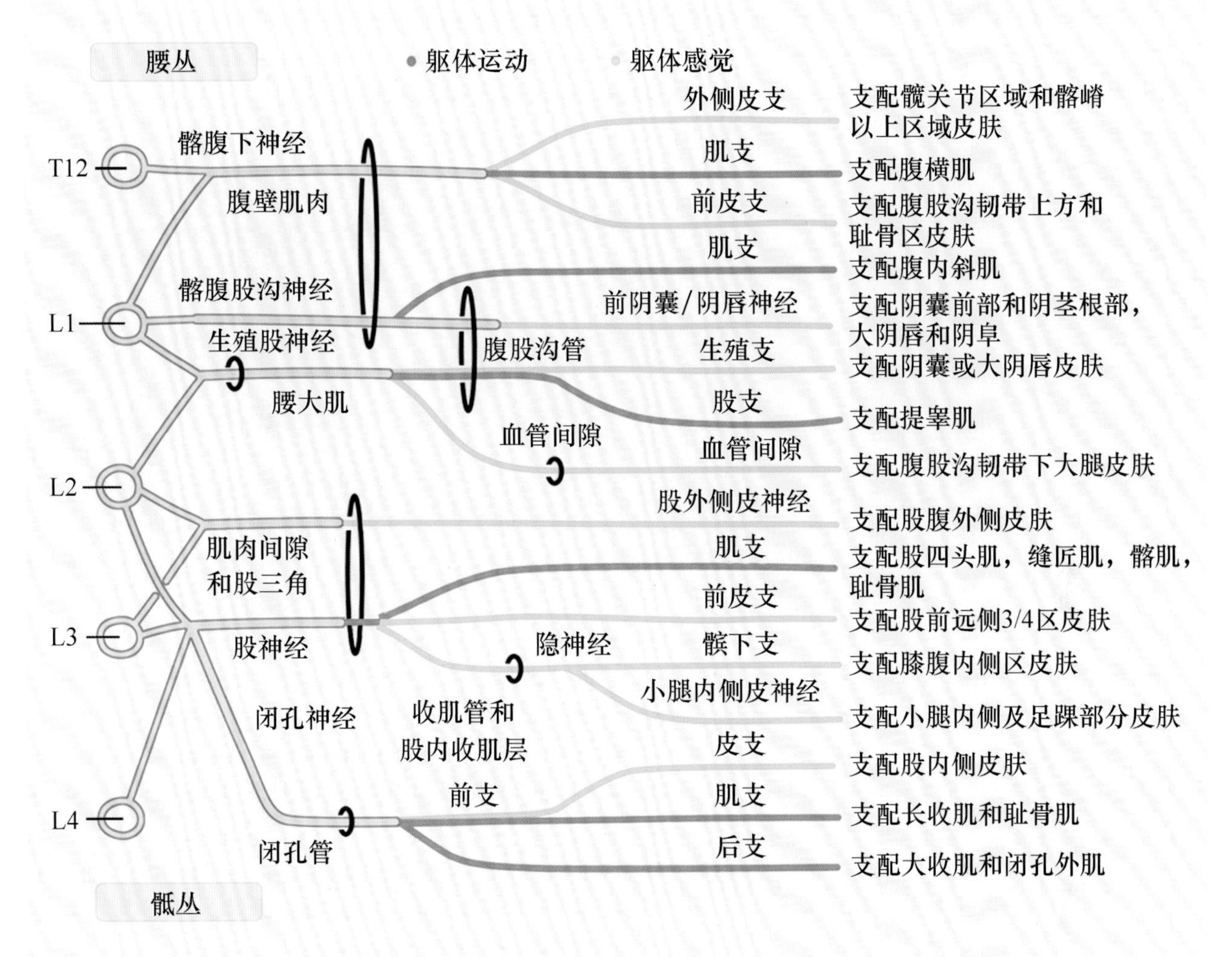

图 5-7　腰丛分支

腰丛包含源于L1～L5之间的前支。此外，它与最上面的源于腰上方的T12胸神经部分相连。腰丛发出的分支是：髂腹下神经、髂腹股沟神经、生殖股神经股支、股外侧皮神经、股神经和闭孔神经。

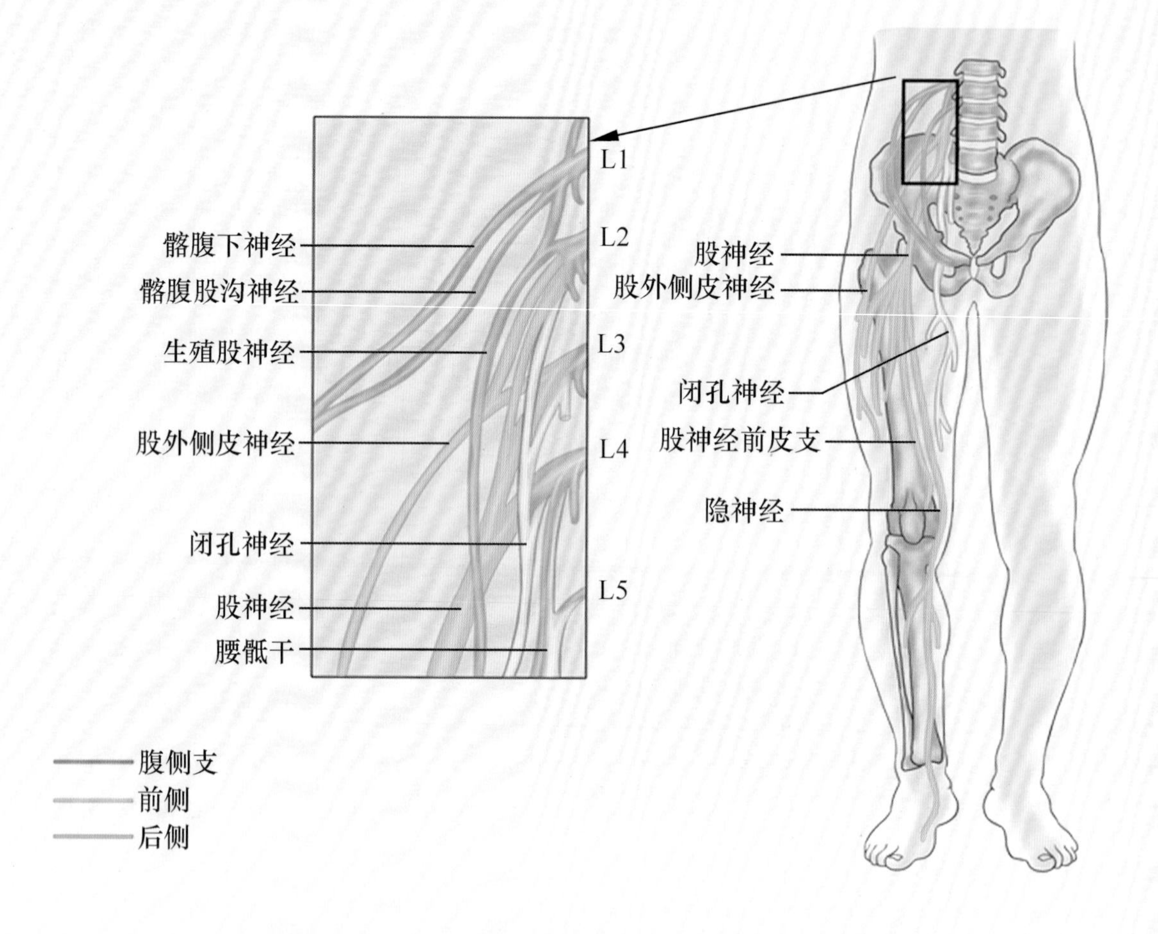

图5-8　腰丛皮支

腰丛由腰椎L1～L4神经组成，偶有肋下神经（最后一条胸神经）参与。腰丛的分支：髂腹下神经前感觉支分布在腹股沟韧带上方的皮肤（即腹股沟下区域）。髂腹股沟神经感觉支通过腹股沟外环分布在耻骨联合和女性的大阴唇外侧（男性阴囊皮肤）。生殖股神经是纯感觉支，分布在腹股沟韧带下方、精索、阴囊皮肤，女性感觉支分布到大阴唇。股外侧皮神经分布在大腿前外侧皮肤。闭孔神经感觉支沿股薄肌前缘走行分布在大腿内侧和远端皮肤。股神经在大腿前侧分出的隐神经分布在小腿前内侧和足内侧。

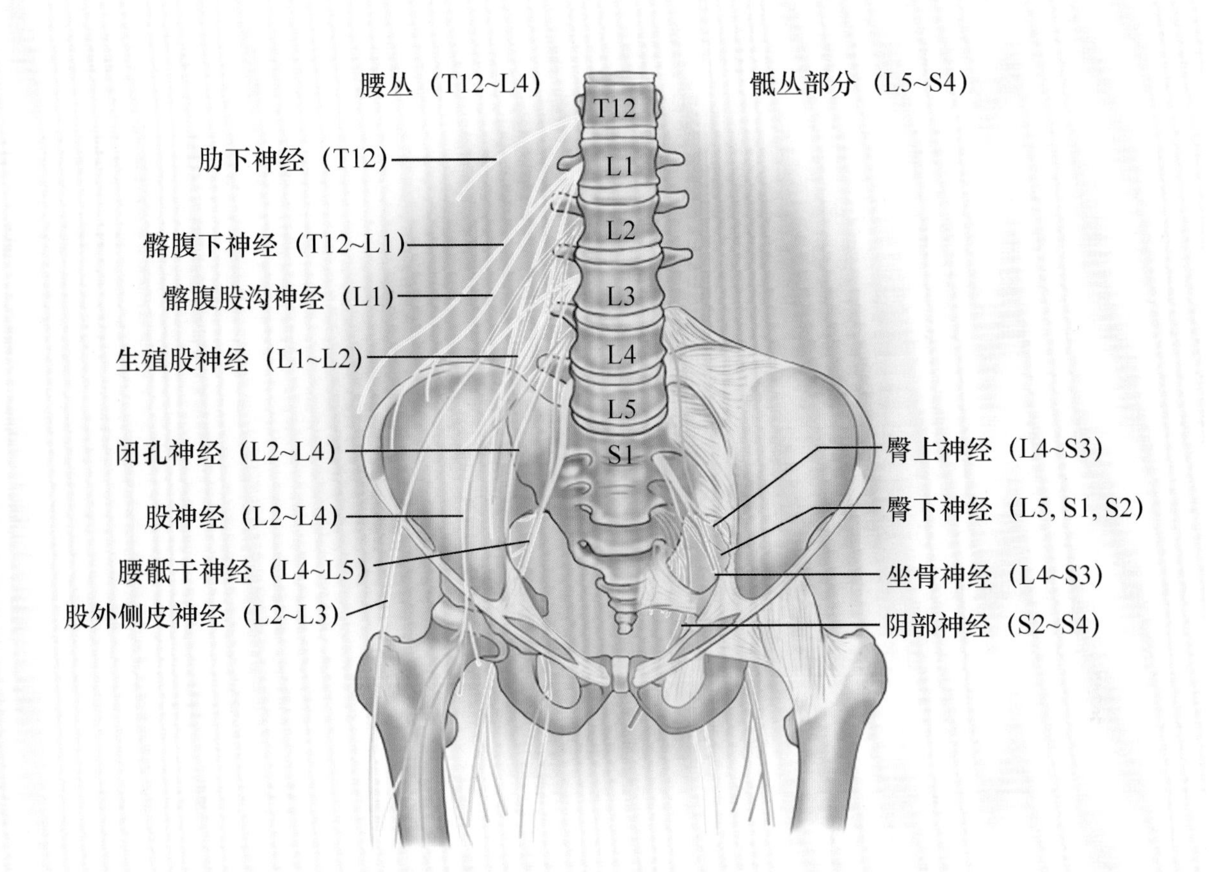

图 5-9　髂腹下神经、腹股沟神经、生殖股神经和股外侧皮神经

髂腹下神经源自L1神经前支，从腹后壁开始走行于腰大肌上缘，然后斜穿过腹前壁，在腹肌之间穿行，并支配腹部肌肉的运动神经，也传导臀部后外侧和耻骨上皮肤感觉神经。

髂腹股沟神经源于L1神经前支，穿过腰方肌前表面，在腹横肌和腹内肌之间走行。进入腹股沟管浅环后分支：男性为阴囊前支，女性为阴唇前支，分布到外生殖器皮肤，耻骨区和大腿内侧上1/3皮肤。该神经也发出肌支支配腹外斜肌下部。

生殖股神经源于L1、L2神经前支，穿过腰大肌，在其前表面分成股支和生殖支。股支穿过血管腔隙，在隐静脉开口区域穿过阔筋膜，分布到股三角皮肤。生殖支穿过腹股沟管的后壁，男性分布到精索和阴囊皮肤，女性分布到子宫圆韧带和大阴唇皮肤。

股外侧皮神经主要包含感觉纤维，源于L2、L3神经前支。在腰大肌的外侧缘穿过髂骨，再穿过髂前上棘上侧腹壁，越过缝匠肌到达股外侧区，穿过阔筋膜分布大腿外侧至膝关节皮肤。

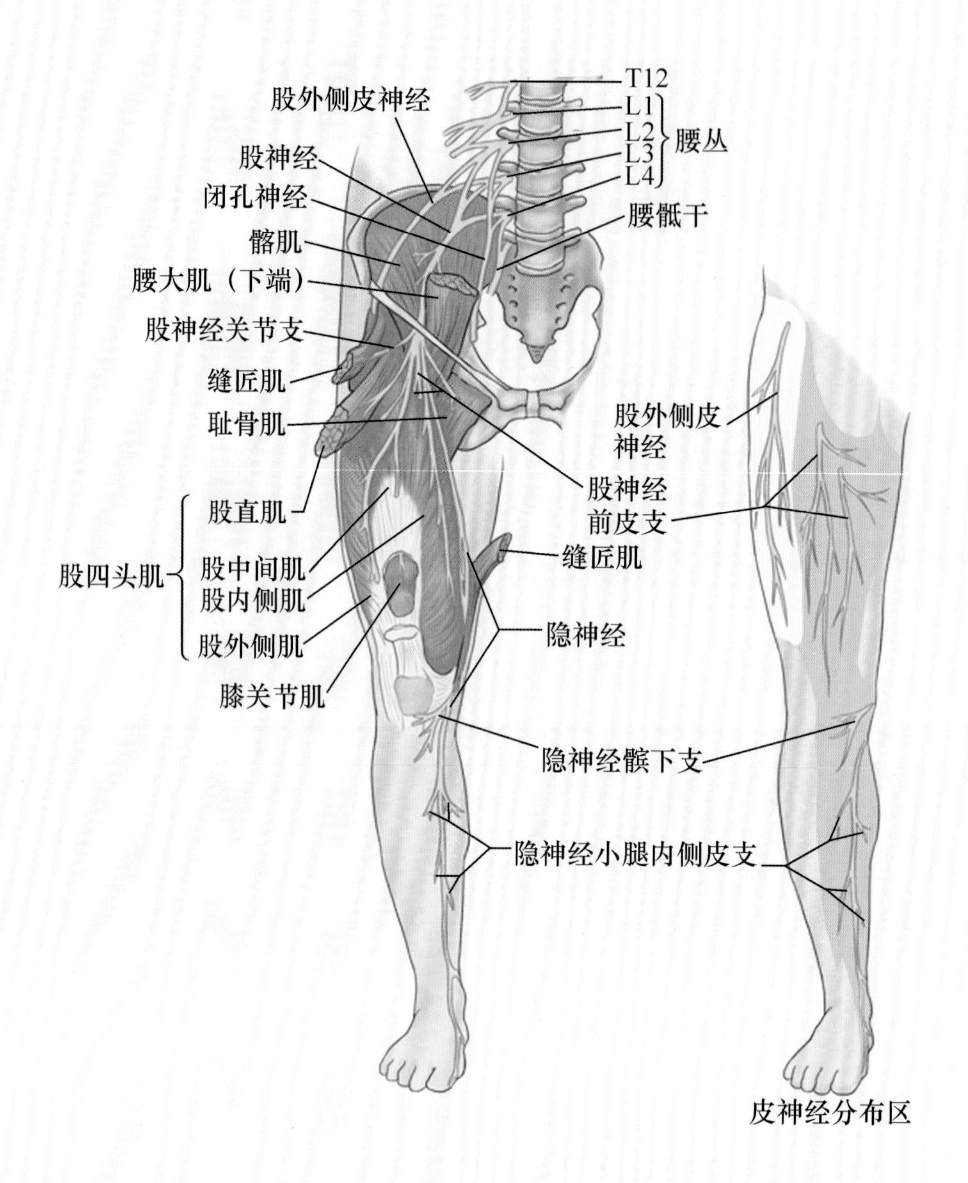

图 5-10　股神经

股神经是下肢的混合神经，支配臀部和大腿的肌肉和皮肤。股神经起源于L2～L4脊神经前支。股神经自旋股外侧动脉处分成前后两部分。这些分支包括了运动和感觉分支。

股神经的运动支支配耻骨肌、缝匠肌和股四头肌。支配髋关节屈肌（耻骨肌、髂肌、缝匠肌）和膝关节伸肌（股四头肌）。

股神经的感觉支有股内侧皮神经、股中间皮神经和隐神经，隐神经是股神经的终支。这些神经支配大腿前内侧的皮肤以及膝，小腿和足内侧皮肤。

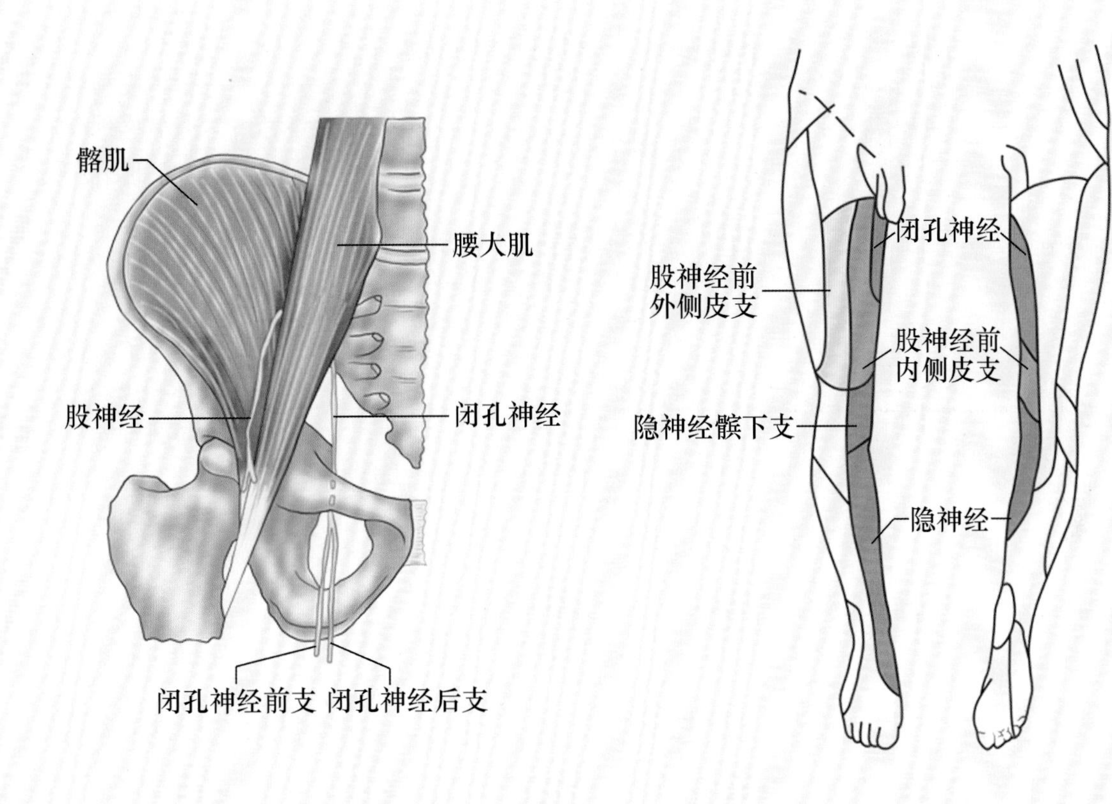

图 5-11 股神经皮支

股神经感觉支主要有两支：来自股神经前段的前皮支，分布大腿前内侧的皮肤。隐神经是股神经后段的延续，分布于小腿和足内侧皮肤。

股神经前皮支由中间皮神经和内侧皮神经组成。股中间皮神经穿阔筋膜（通常穿缝匠肌）约7.5厘米。在腹股沟韧带下面，它分成两个分支沿着大腿的前段直接向下延伸，分布膝关节前面以下的皮肤。在这里与内侧皮支和髌下隐神经相连，形成髌丛神经。

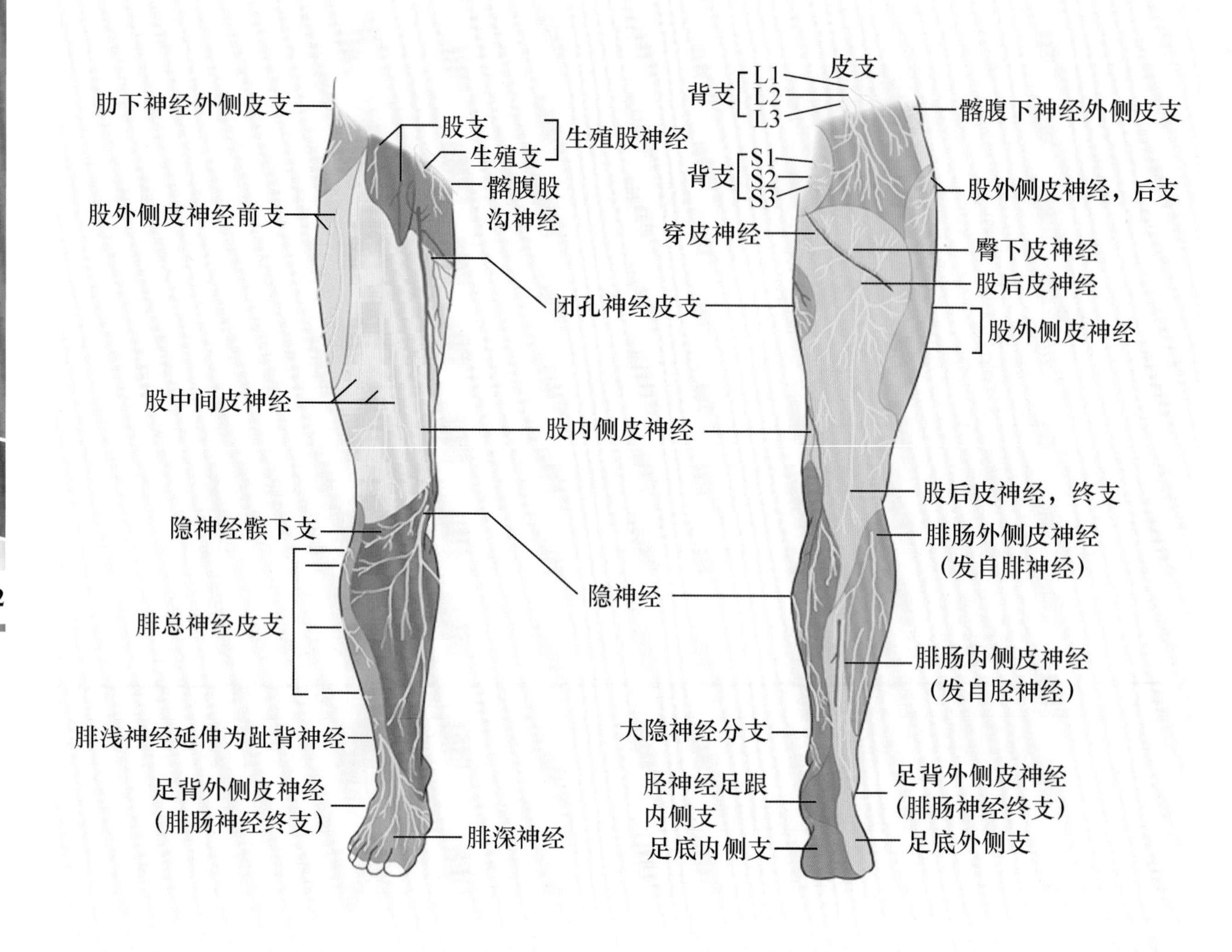

图5-12　隐神经和股后皮神经

隐神经是股神经的终支，于股骨内上髁上方约10cm发出。在膝关节处，髌下支离开隐神经，并与其它大腿皮神经的分支连接，形成位于膝关节下方的髌下支。在腿部，隐神经向内侧走行并在脚踝处结束。隐神经区域包括膝部神经丛支配的膝下皮肤，主要沿着下肢前内侧表面带状延伸到足下方分布。它前面是小腿外侧皮神经和腓浅神经，后面是腓肠神经。股后皮神经起自S1～S3神经，出梨状肌下孔，至臂大肌下缘浅出，主要分布于股后、臂下和腘窝皮肤。

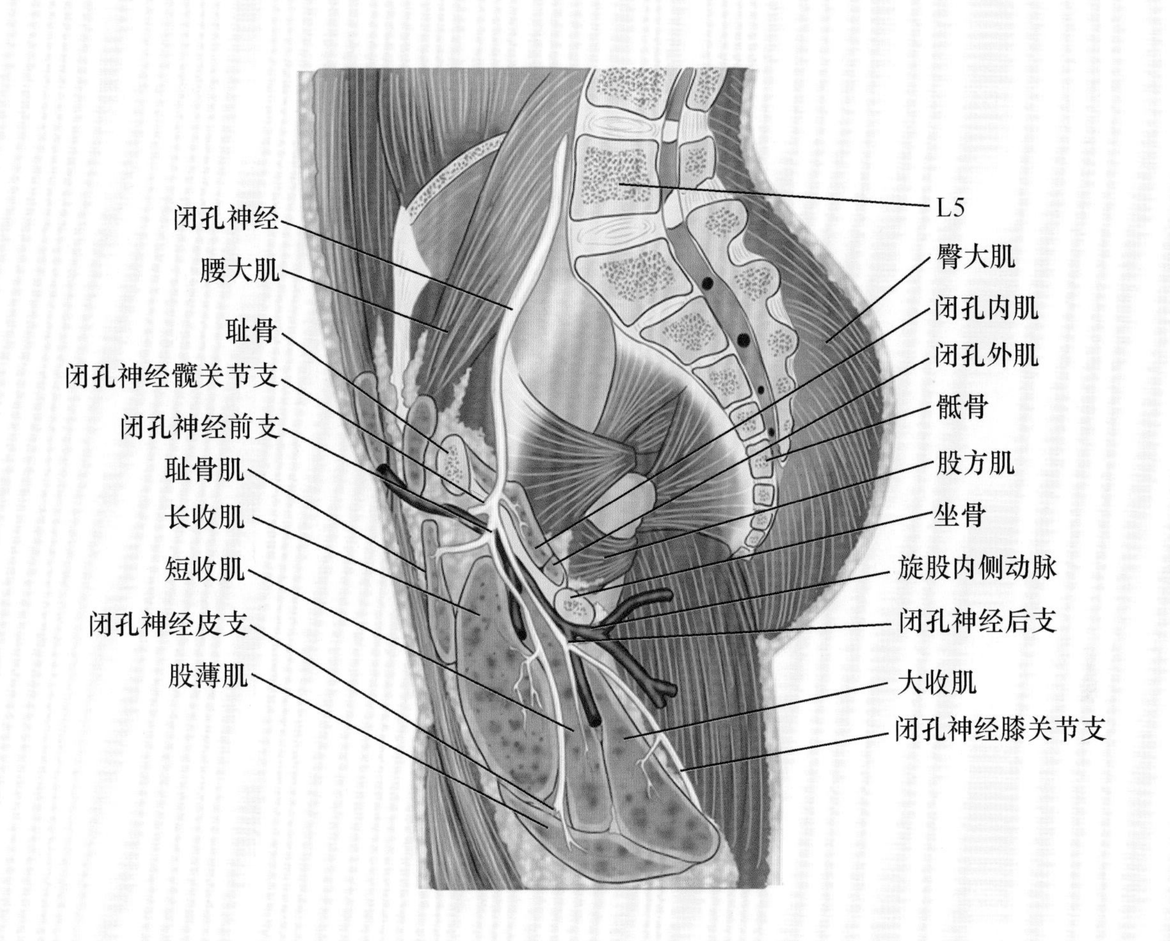

图5-13　闭孔神经

闭孔神经源自L2～L4神经前支，向下穿过腰大肌，从内侧缘穿出进入盆腔。再向后延伸至髂总动脉并沿骨盆侧壁向骨盆闭孔方向走行。闭孔神经与闭孔血管伴行，穿闭膜管到骨盆外，在股静脉的内侧，耻骨肌的深部向尾侧走行，分为：前支、后支和皮支（感觉支）。闭孔神经同时提供运动和感觉功能。

运动功能支配长收肌、短收肌、大收肌的一部分（其腘绳肌部分受坐骨神经支配）和 股薄肌。

感觉功能支配髋关节、膝盖关节和大腿内侧收肌皮肤。

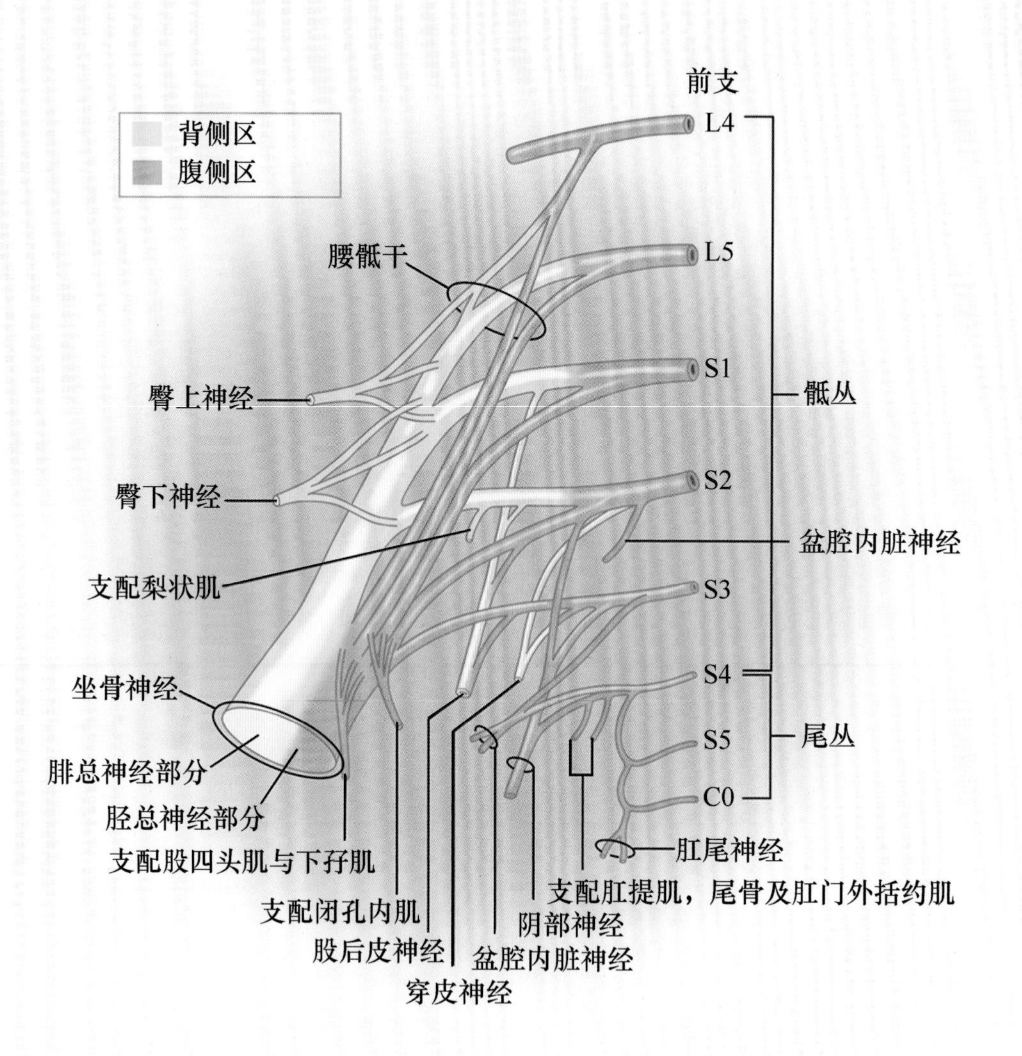

图5-14　骶丛神经

骶丛由L4～S4节段组成，位于梨状肌上。其发出的运动短分支支配臀部肌肉，并进一步分支为下列神经：臀上神经由L4～S1神经组成、臀下神经由L5～S2神经组成、股后皮神经由S1～S3神经组成、坐骨神经由L4～S3神经组成（又发出腓总神经由L4～S2神经组成和胫神经由L4～S3神经组成），以及阴部神经由S2～S4神经组成。

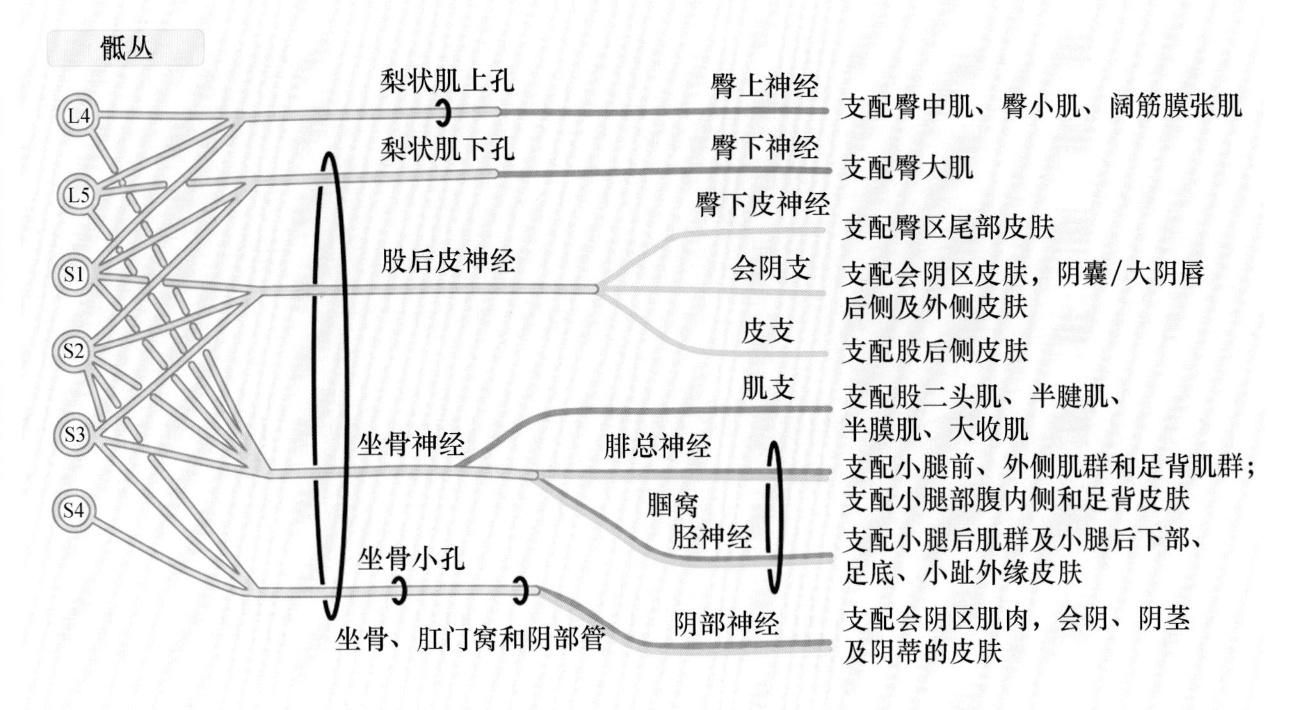

图5-15　骶丛神经分支

骶神经丛是由L4和L5神经以及S1到S4神经组成。这六支脊神经组合后融合在一起然后分成骶丛的分支。运动支有：臀上神经、臀下神经、坐骨神经（发出肌支、胫神经和腓总神经）和阴部神经（阴部神经也有感觉功能，如：刺激尿道括约肌控制排尿和肛门括约肌控制排便）。感觉支有：股后皮神经、坐骨神经和阴部神经。

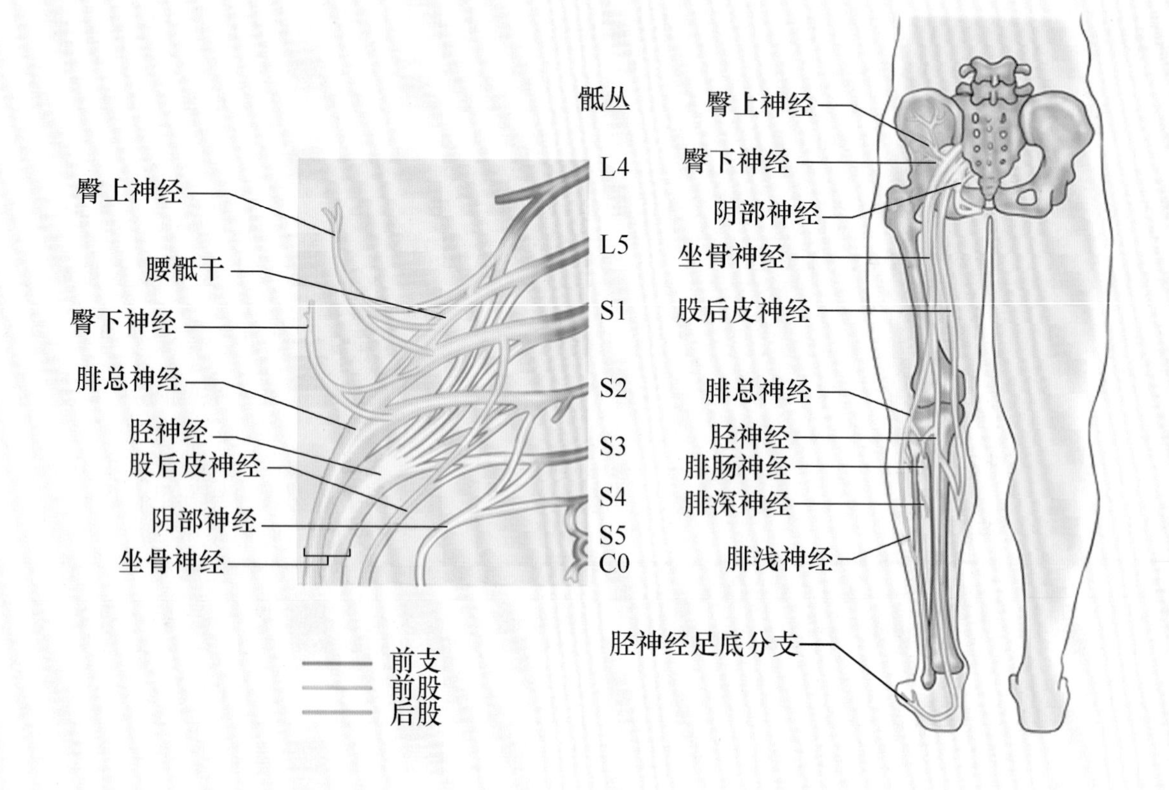

图5-16　臀上和臀下神经

臀上神经支配臀中肌、臀小肌和阔筋膜张肌。臀下神经支配臀大肌。坐骨神经沿大腿中部延伸。最深处是股方肌，再往下是大收肌。

臀上神经起源于L4～L5和S1前支的后侧支。它通过梨状肌上方的坐骨大孔离开骨盆。位于臀中肌和臀小肌之间并分为上支和下支。上支支配臀中肌，偶尔也支配臀小肌。下支支配臀中肌和臀小肌，并以阔筋膜张肌为终点。臀上神经有皮支发出。

臀下神经起源于骶丛的后段。它由L5～S2神经组成，通过梨状肌下缘下方的坐骨大孔，沿坐骨神经后缘离开骨盆。臀大肌内的神经走行很短，没有皮支。臀下神经沿着臀大肌的下1/3穿过臀大肌的深表面，并广泛分支，支配臀部肌肉和臀部筋膜。

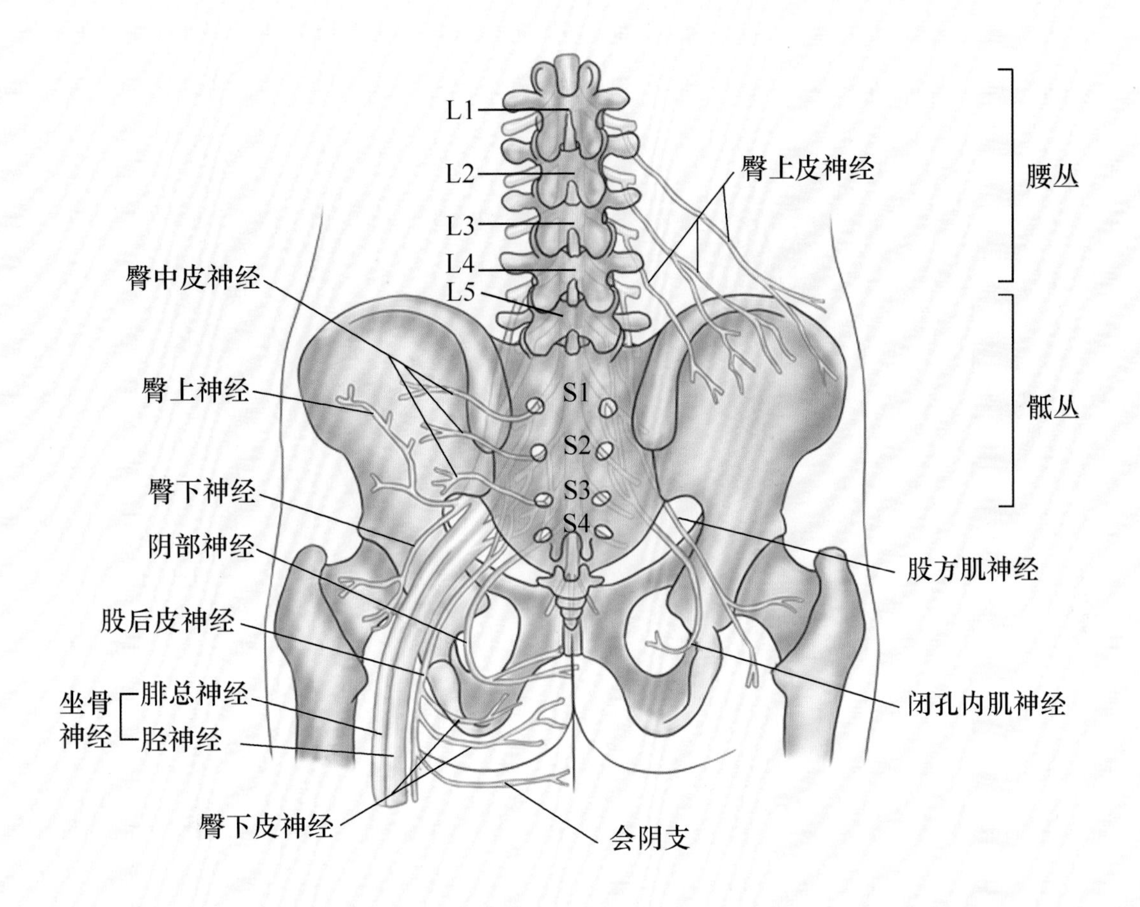

图5-17　臀部皮神经

臀上皮神经源自L1～L3后外侧支，在越过髂嵴进入臀部时，被骶棘肌及腰背筋膜在髂嵴上缘附着处形成骨纤维性隧道固定，该神经由此隧道穿出分布在臀上部。L4、5椎间盘突出的感觉信息可以通过窦椎神经传输到同侧交感神经链，再上传到L2背根神经节发出的脊神经后皮支，导致臀上神经痛。L2神经阻滞可以作为鉴别诊断病因。

臀中皮神经起源于S1～S3后外侧支。臀中皮神经分布于臀部内侧和骶骨后面皮肤。

臀下皮神经源自股后皮神经，股后皮神经分布大腿后皮肤，是骶丛的感觉分支。其源于S1、S2和S3神经前支。支配大腿后侧、臀部（即，臀下部）和后阴囊/阴唇的皮肤。臀大肌内的神经走行很短，没有皮支。

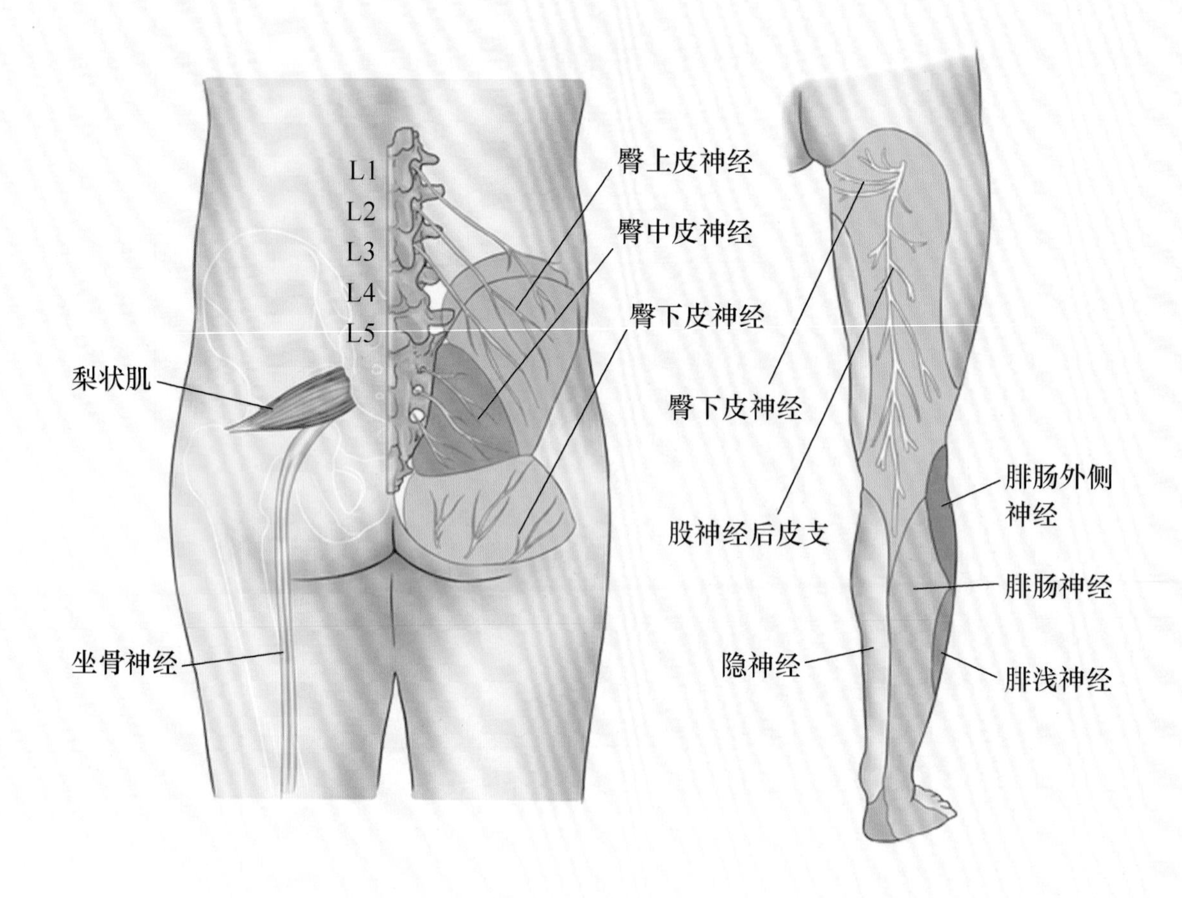

图5-18　股后皮神经

股后皮神经源于S1和S2神经前支的后段，S2和S3神经前支的前段。股后皮神经源于骶丛，向外走行进入坐骨大孔，向下靠近臀下动脉、臀下神经、闭孔内肌，阴部神经和阴部内动脉。股后皮神经在所有皮神经中分布支配的表面积最大。在臀区，股后皮神经位于臀大肌下方，坐骨神经之上，向下延伸至大腿后的股二头肌长头，深入到阔筋膜后穿筋膜至腘窝，以细支连接腓肠神经而终止。其臀下皮支，也称为臀下皮神经，来自S1和S2脊神经前支的后段，支配臀下部皮肤。

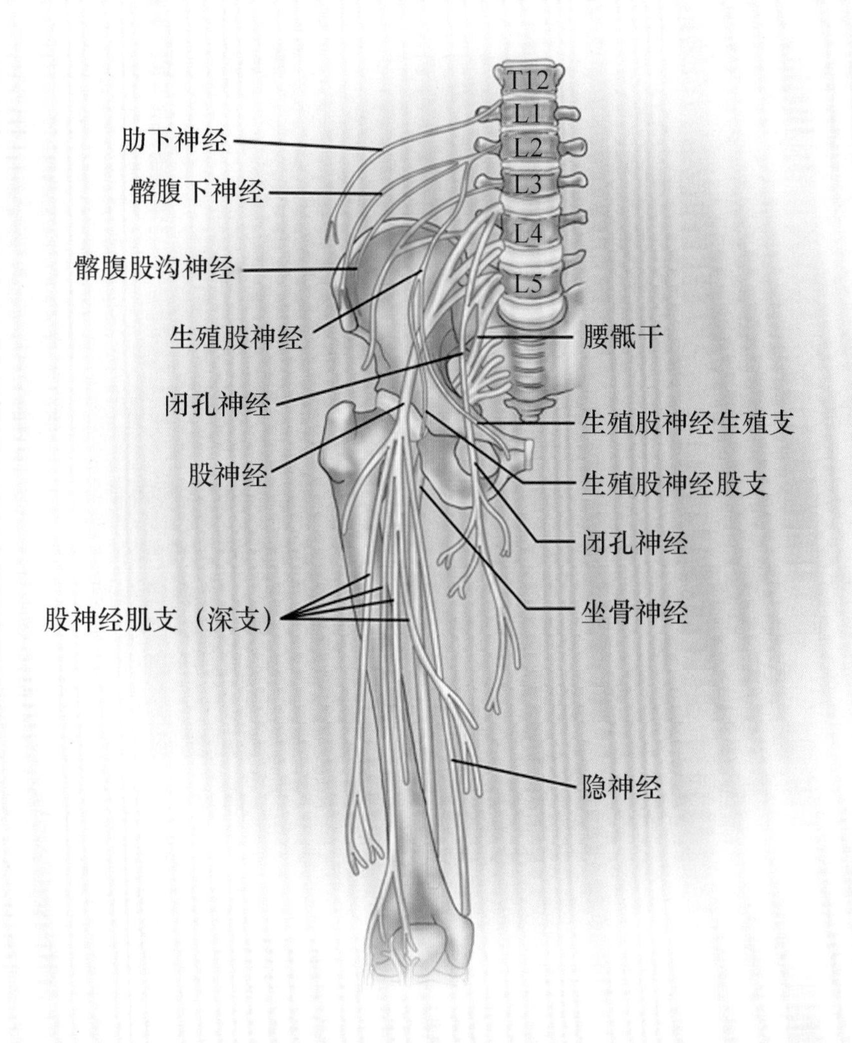

图5-19　坐骨神经

坐骨神经起源于L4前支一部分与L5前支组成腰骶干，再与S1～S3神经组成坐骨神经。坐骨神经经梨状肌下孔离开盆腔，沿闭孔内肌后表面、上隐窝、下隐窝和股方肌下行于大腿后群肌肉和大收肌之间。到达腘窝上部后分成两个终末支：胫神经和腓总神经。坐骨神经在其走行线路上发出若干运动分支，支配骨盆带的肌肉——梨状肌、闭孔内肌、上孖肌、下孖肌、股方肌、股二头肌、半腱肌、半膜肌和大收肌。

坐骨神经没有任何直接的皮肤分支。它通过其末端分支提供间接的感觉神经。胫神经支配小腿后外侧、足外侧和脚底的皮肤。腓总神经支配小腿外侧和足背皮肤。

坐骨神经关节支起源于坐骨神经上部，穿过关节囊的后部支配髋关节。

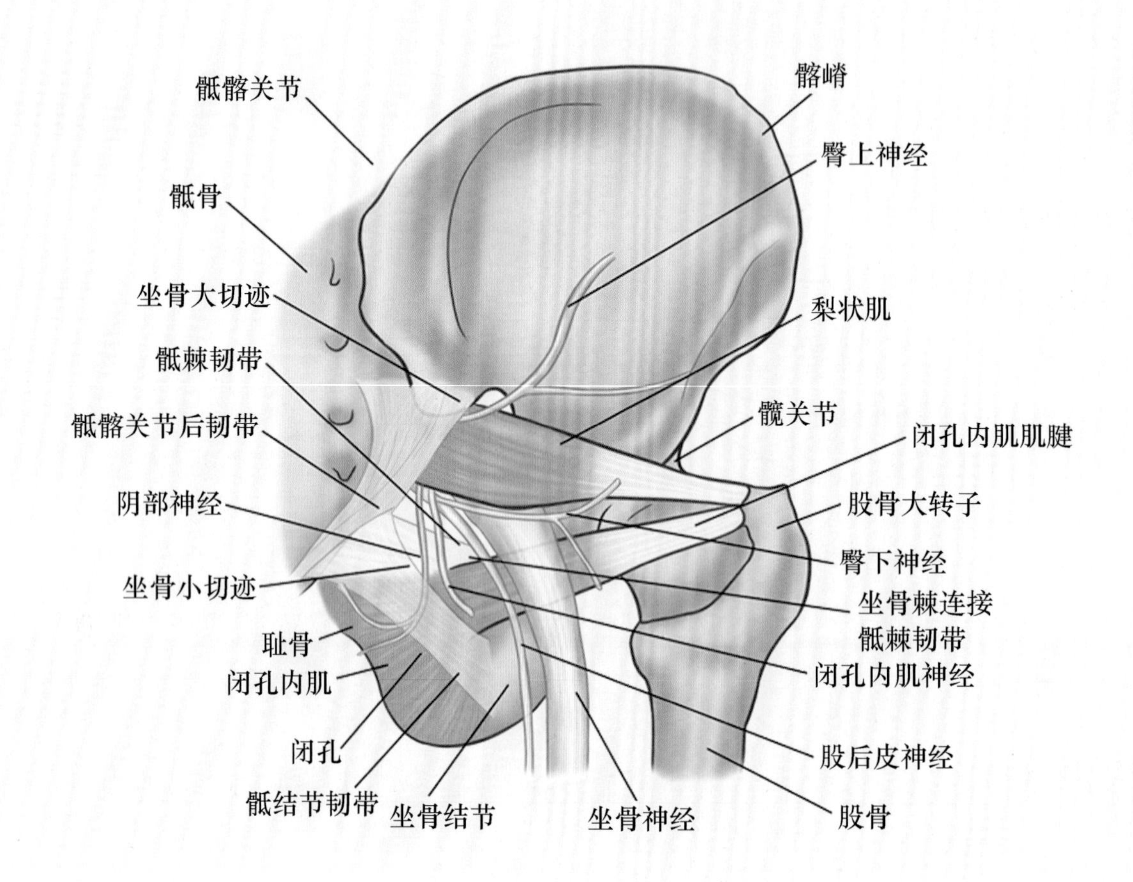

图5-20 坐骨神经与梨状肌

腰下部脊神经组成了坐骨神经，其通过坐骨大切迹离开骨盆。而梨状肌始于骨盆后内侧的骶骨，骶骨呈三角形，位于骨盆后侧。骶骨通过左右骶髂关节与骶骨相连构成骨盆。梨状肌的另一端通过肌腱与大转子相连，大转子是髋关节的结构。

梨状肌是髋关节和下肢的外旋肌之一。由于坐骨神经在梨状肌下穿过出骨盆，因此，梨状肌炎性水肿可挤压和刺激该区域坐骨神经，导致坐骨神经痛的症状。

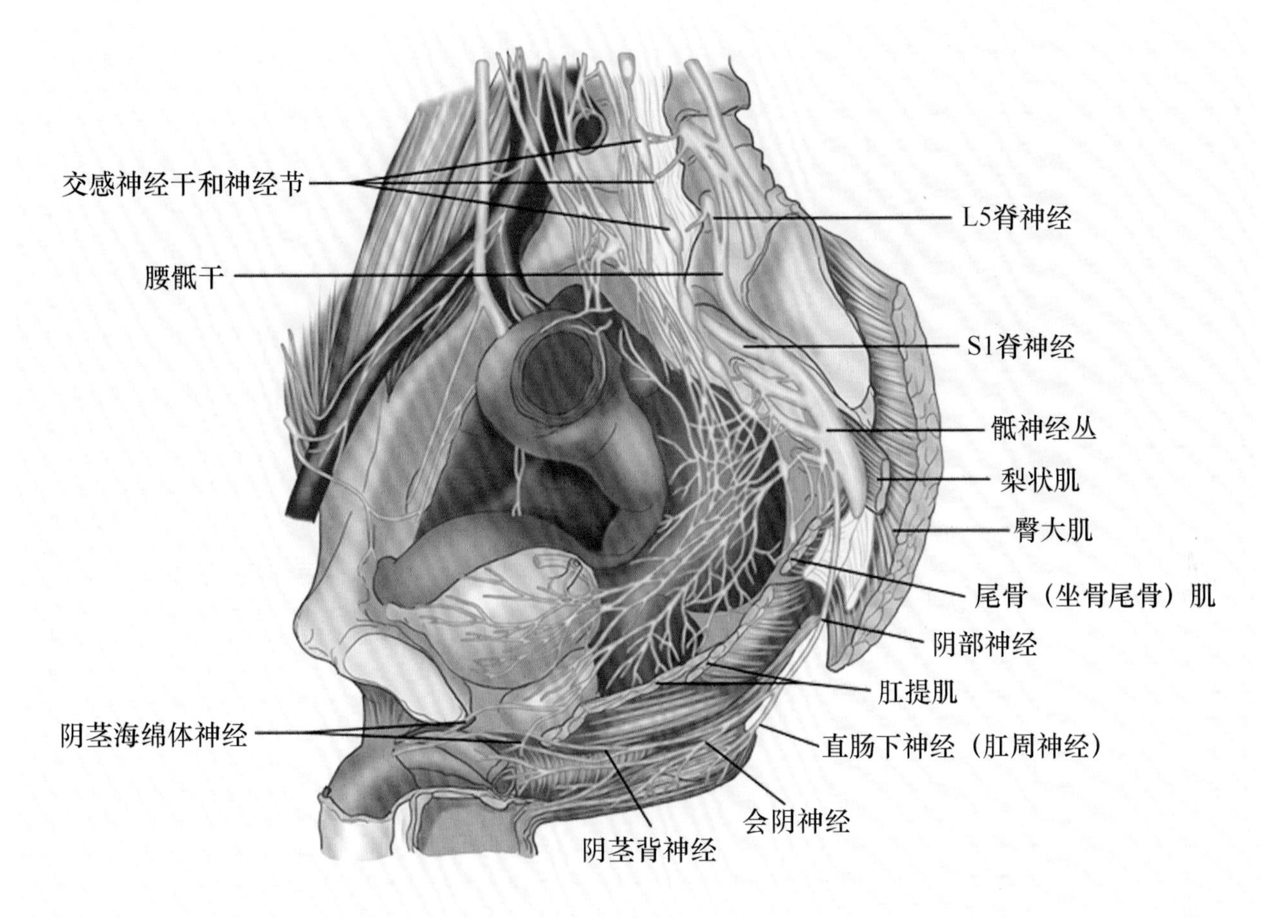

图 5-21　阴部神经（外侧观）

阴部神经由位于骨盆后壁的骶丛神经纤维组成，起源于S2～S4前支。阴部神经向下并经过梨状肌和坐骨尾骨肌之间，通过坐骨大孔的下部离开骨盆，穿过连接骶骨与坐骨棘的骶棘韧带，然后通过坐骨小孔重新进入骨盆。伴随阴部动脉和静脉穿过阴部神经管，并在阴部神经管内分支为：直肠下神经、会阴神经和阴茎或阴蒂背神经。会阴神经运动支支配会阴和盆底的肌肉，其感觉支分布两性外生殖器以及肛门、肛管和会阴周围的皮肤。

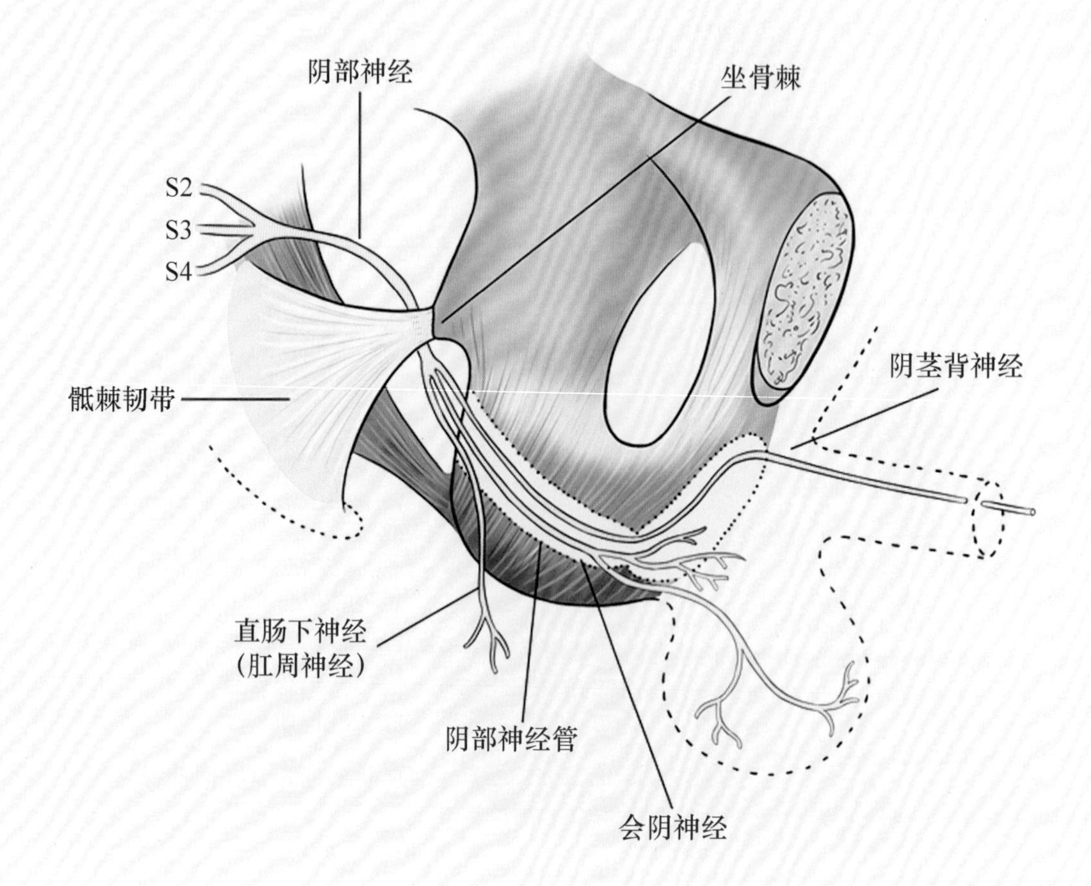

图5-22 阴部神经（内侧观）

阴部神经从S2～S4发出，然后穿过筋膜鞘（结缔组织），也就是阴部神经管。在这里分为直肠下（肛周）神经、会阴神经和阴蒂或阴茎背神经。阴部神经在骨盆中具有运动和感觉功能，在调节性功能方面具有重要作用。运动功能：阴部神经支配会阴和盆底的各种肌肉。感觉功能；分布于阴茎、后阴囊、阴蒂、阴唇和肛管。治疗阴部神经痛靶点位于坐骨棘后内侧0.5～1cm处。

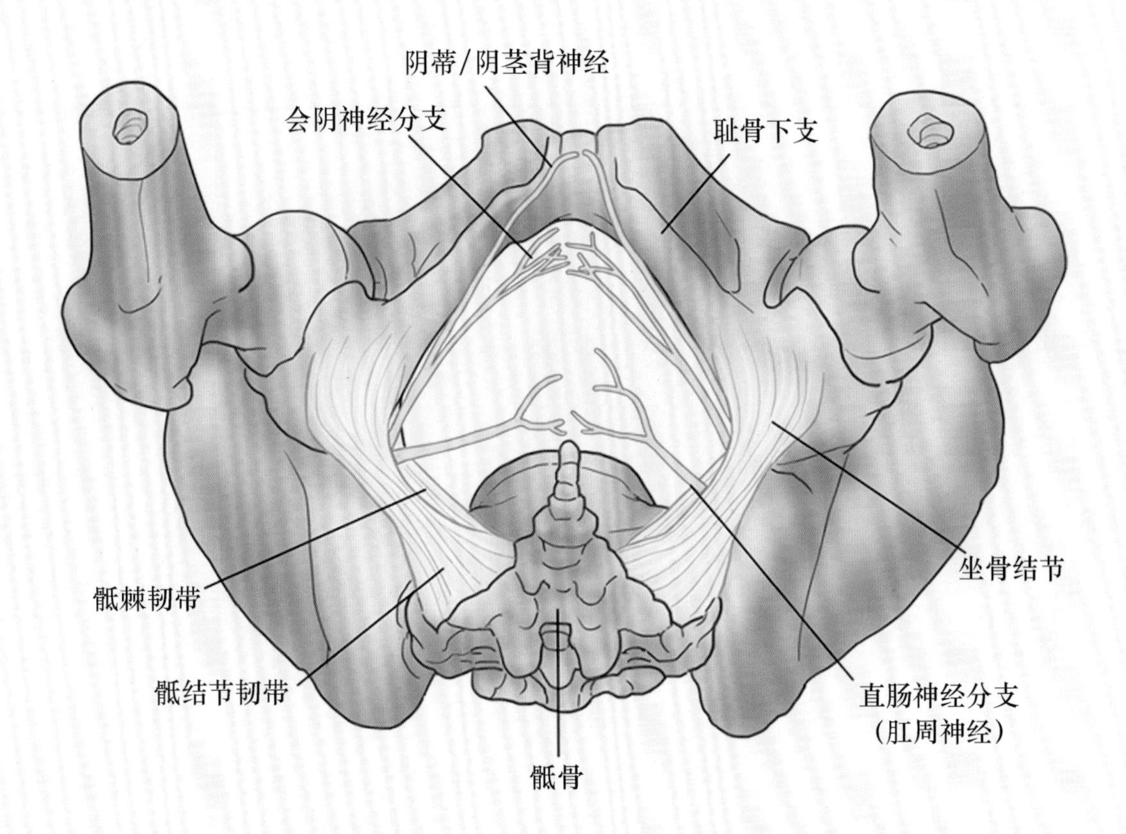

图 5-23 阴部神经（下侧观）

阴部神经源自S2～S4神经，分为3个主要分支：直肠下（肛周）神经、会阴神经和阴蒂或阴茎背神经。阴部神经从骶孔分支出来后，其走行路径大致呈“C”形。阴部神经在臀深处和臀大肌后面穿过尾骨肌和梨状肌之间，再经坐骨大孔离开骨盆，穿过骶棘韧带，然后通过坐骨小孔呈“C”形回到骨盆内部。

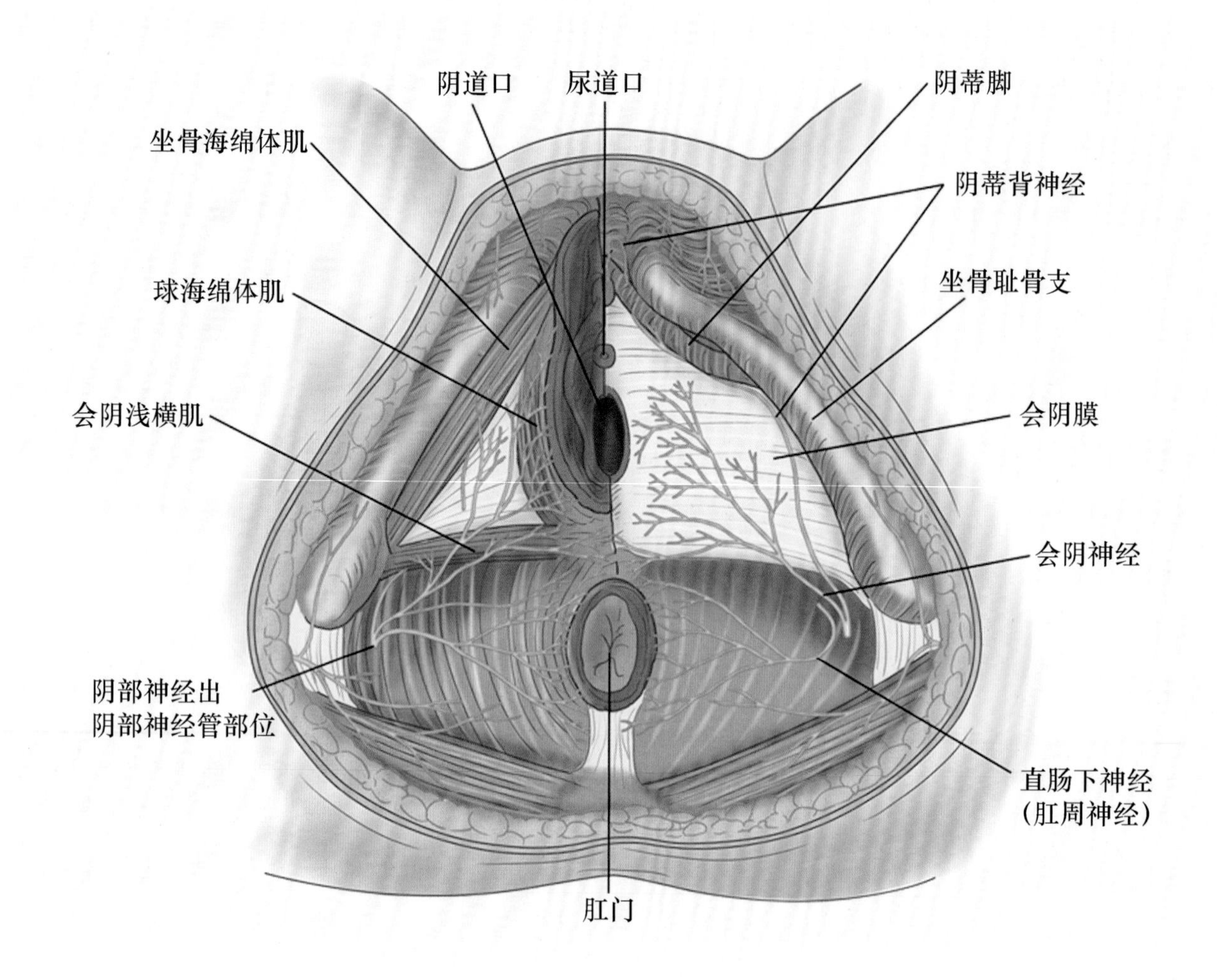

图 5-24　阴部神经运动功能

阴部神经运动功能，源于S2～S4的躯体神经。阴部神经向会阴和盆底的各种肌肉发出运动支配，包括：球海绵体肌、坐骨海绵体肌、肛提肌、肛门外括约肌和尿道外括约肌。

阴部神经主要作用于会阴区，位于肛门和生殖器（男性是阴囊，女性是外阴）之间。接收自外生殖器、肛门和会阴周围皮肤的感觉传入信息。此外，它还将运动信息传递给骨盆肌肉。所以，阴部神经在骨盆中具有运动和感觉功能，在性功能调节方面都起着重要作用。

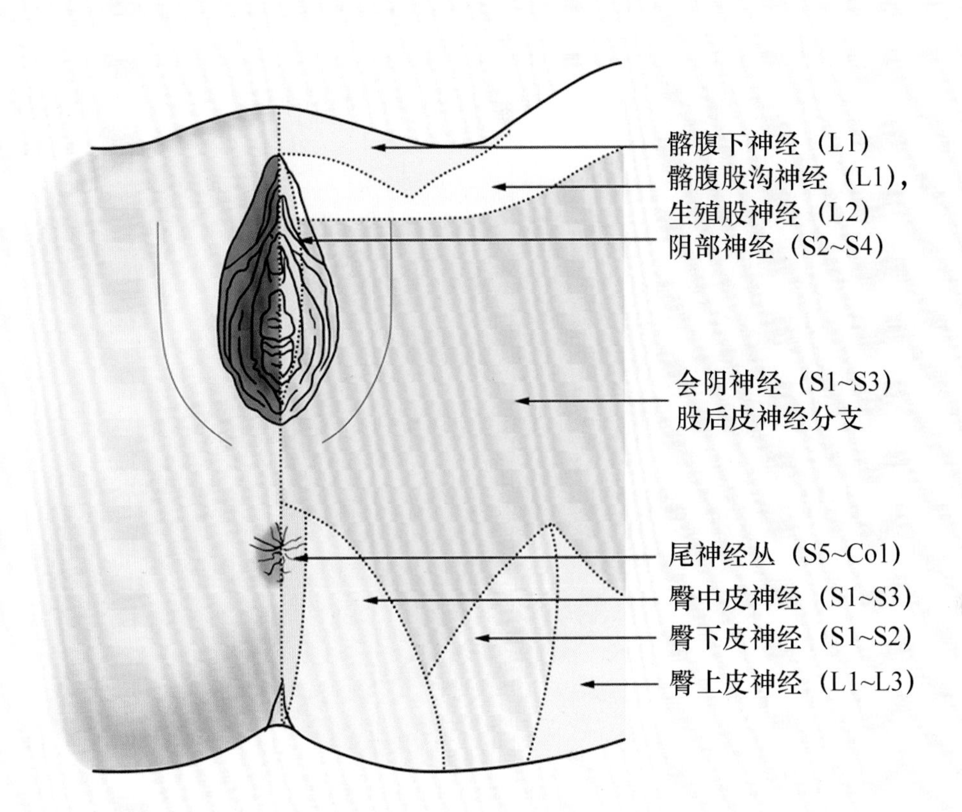

图 5-25　阴部和臀部皮神经

髂腹下神经起源于腰丛L1前支，接收臀后外侧皮肤和耻骨区皮肤感觉。

髂腹股沟神经起源于L1神经根前支。女性接收耻骨前侧和大阴唇感觉，男性接收阴茎根部和阴囊前表面感觉。

生殖股神经源于L1和L2前支联合。接收前阴囊或大阴唇和股外侧三角区皮肤感觉。

臀上皮神经源自L1～L3后支，接收最靠近身体中线的臀上部皮肤。

臀中皮神经由S1～S3后支发出，接收最靠近身体中线的臀部皮肤。

臀下皮神经源自S1、S2前支，分布在臀下部、会阴、大腿后侧皮肤。

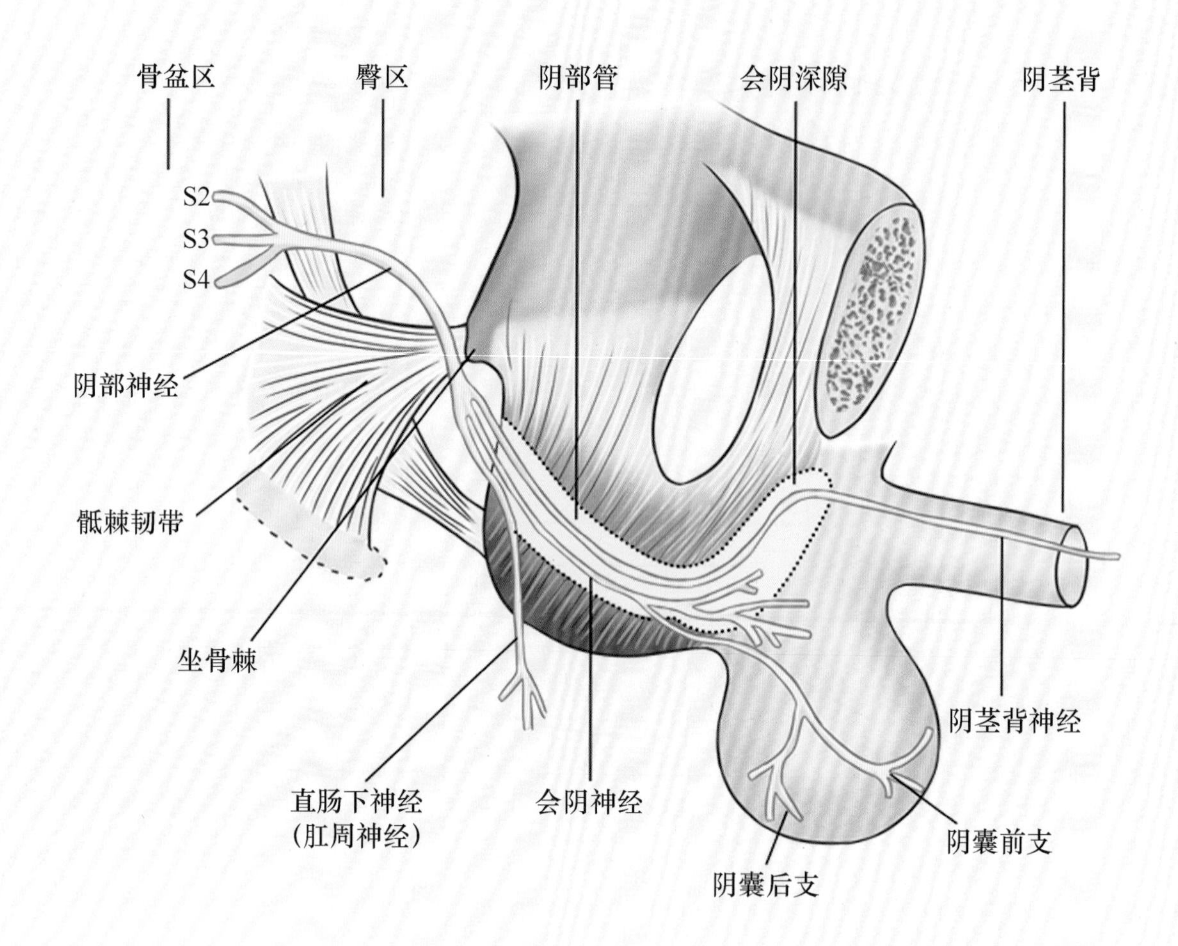

图5-26　阴囊皮神经

阴囊皮神经支配范围有多条神经分布：阴囊前外侧神经源于生殖股神经和髂腹股沟神经的生殖支。其为男性的部分阴茎和阴囊上部提供皮肤感觉神经。它起源于髂腹股沟神经，并穿过腹股沟浅环。髂腹股沟神经和股神经起源于腰丛L2～L4的前支。阴囊后支神经源于L2～L4发出的阴部神经的会阴分支和股后皮神经。阴囊接受来自附近血管和神经支配。因为，睾丸是在发育过程中从腹部携带了血管、神经和淋巴管的缘故。Isabel提出骶骨自主神经发出的是交感神经，而不是一直认为的副交感神经。这个观点待以后研究进一步证实。

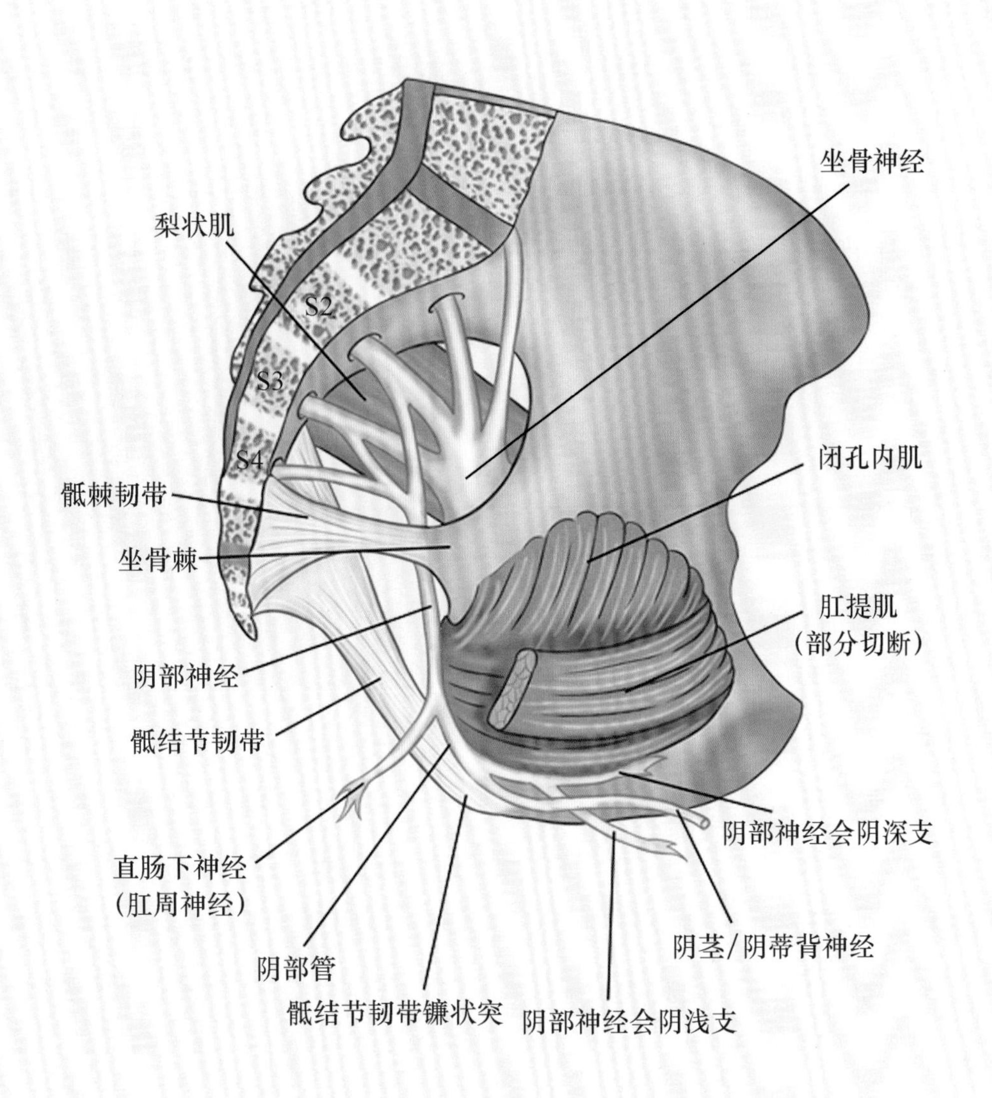

图 5-27　阴部神经与坐骨神经关系

阴部神经是骶丛的主要躯体神经。源自S2～S4神经，支配两性外生殖器、肛门、肛管和会阴周围皮肤，还支配盆腔各种肌肉、尿道外括约肌和肛门外括约肌。阴部神经感觉功能是：直肠下神经支配肛周皮肤和肛管的下1/3。会阴神经支配会阴、小阴唇、大阴唇或阴囊后侧皮肤。阴茎或阴蒂背神经支配阴茎或阴蒂皮肤。阴茎和阴蒂传入神经还具有勃起功能。

坐骨神经起源于骶神经丛，支配骨盆和大腿的肌肉。坐骨神经从L4、L5神经的腹侧支（前支）和S1～S3神经发出后组成。坐骨神经经梨状肌下孔出盆腔，穿过大腿后肌群和大收肌之间。当到达腘窝上部时，它分成两个末端分支：胫神经和腓总神经。坐骨神经在其走行过程中发出几个运动分支，支配着梨状肌、内闭孔肌、上孖肌、下孖肌、股方肌、股二头肌、半腱肌、半膜肌和大收肌。

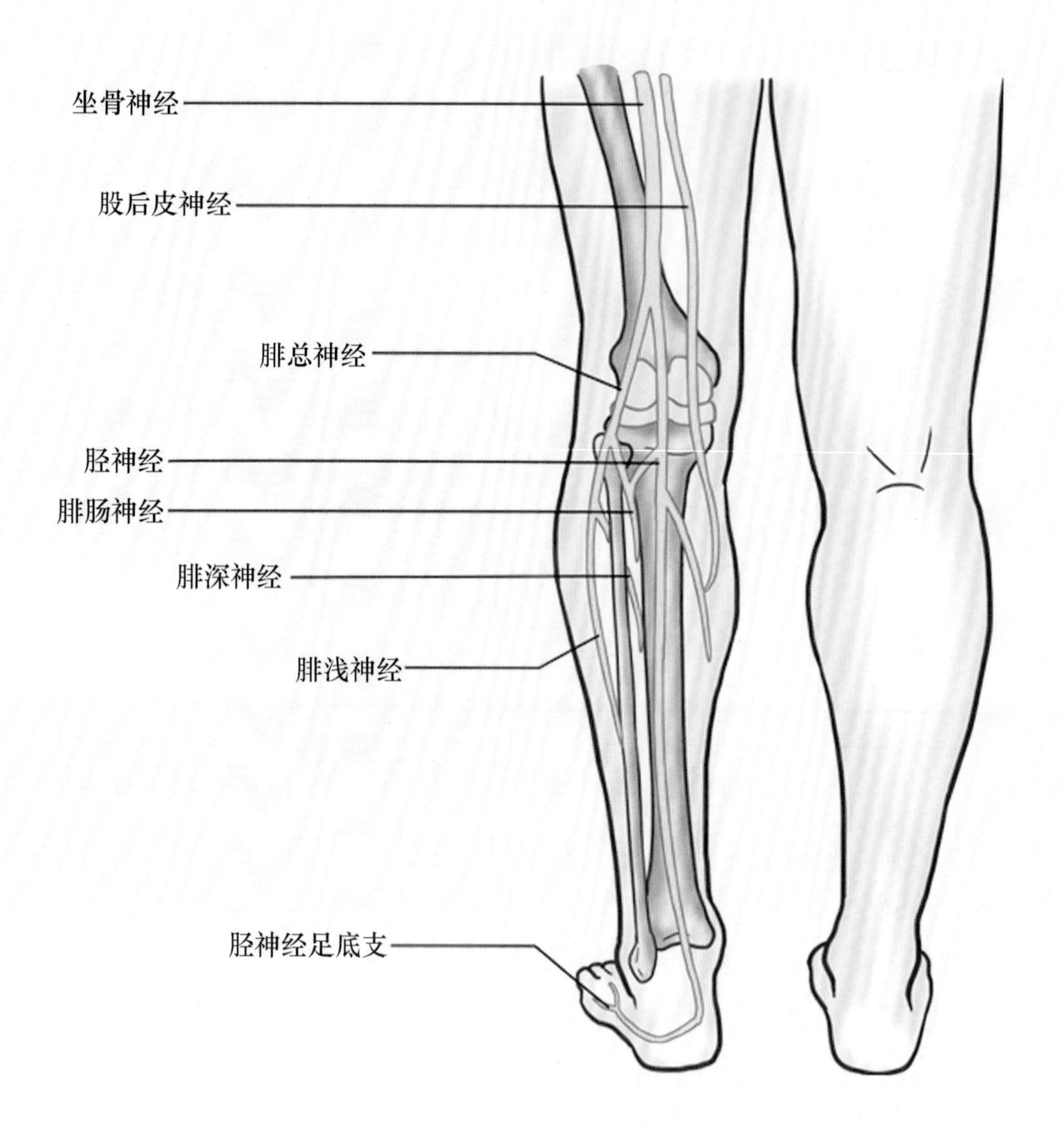

图5-28　胫神经

胫神经源自L4～S3前支，分支于坐骨神经，它穿过腘窝沿腘窝中线下行，向小腿后部肌肉发出分支，支配后侧肌肉，然后向下走行到踝和足。在腘窝胫神经发出皮支，与腓总神经的分支结合形成腓肠神经。这条感觉神经支配小腿后外侧和足外侧皮肤。

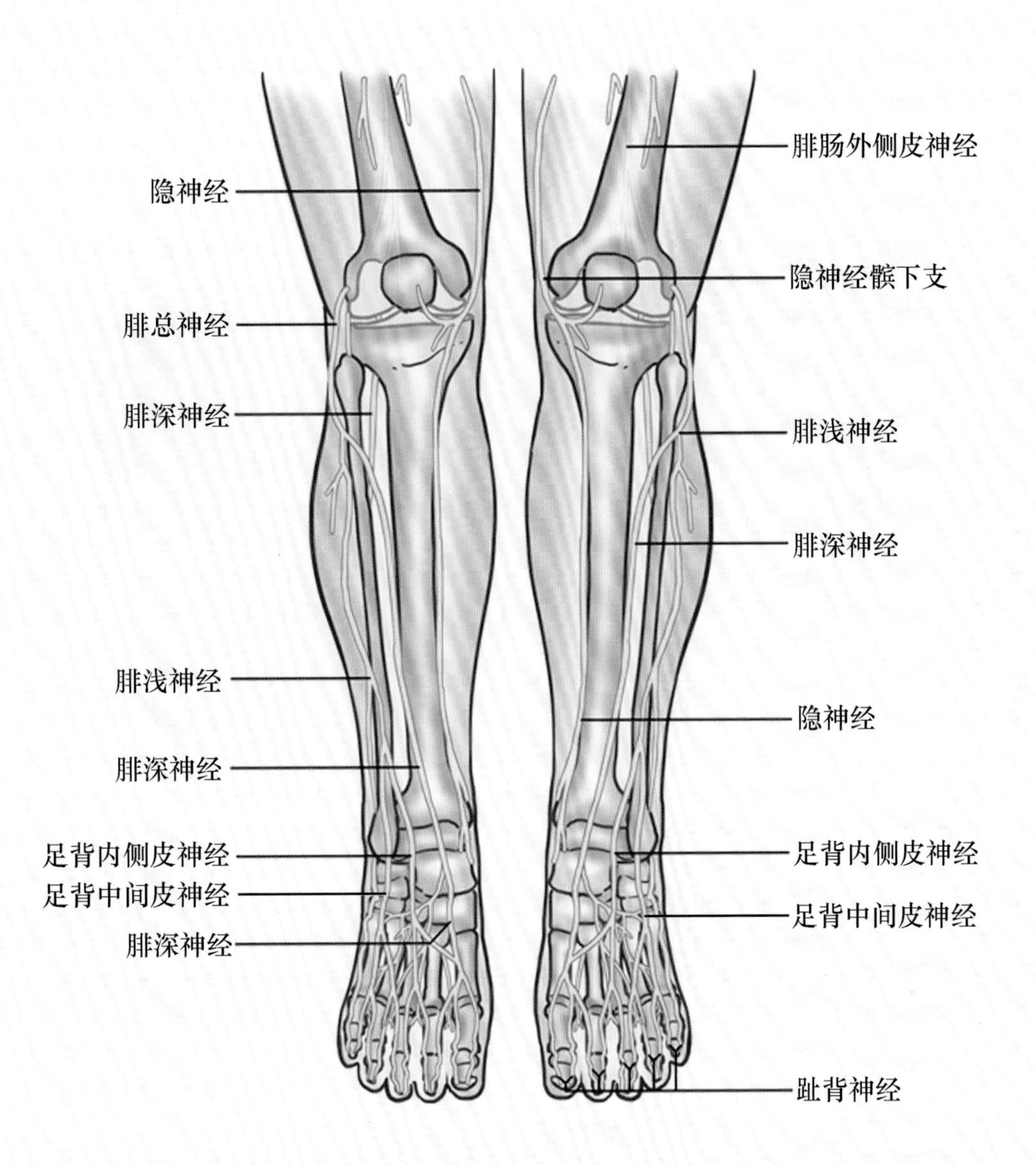

图 5-29　腓总神经

当坐骨神经到达腘窝分为两个主要分支：胫神经和腓总神经。胫神经沿腿后延伸，腓总神经环绕膝外侧到达小腿前部。

腓总神经走行距离较短。从坐骨神经分支出来后不久，它又发出两支皮支，一支支配小腿皮肤感觉。另一支腓总神经与胫神经交通，形成腓肠神经，支配小腿后侧和外侧皮肤，此外，还向膝关节发出分支，称为膝关节支。

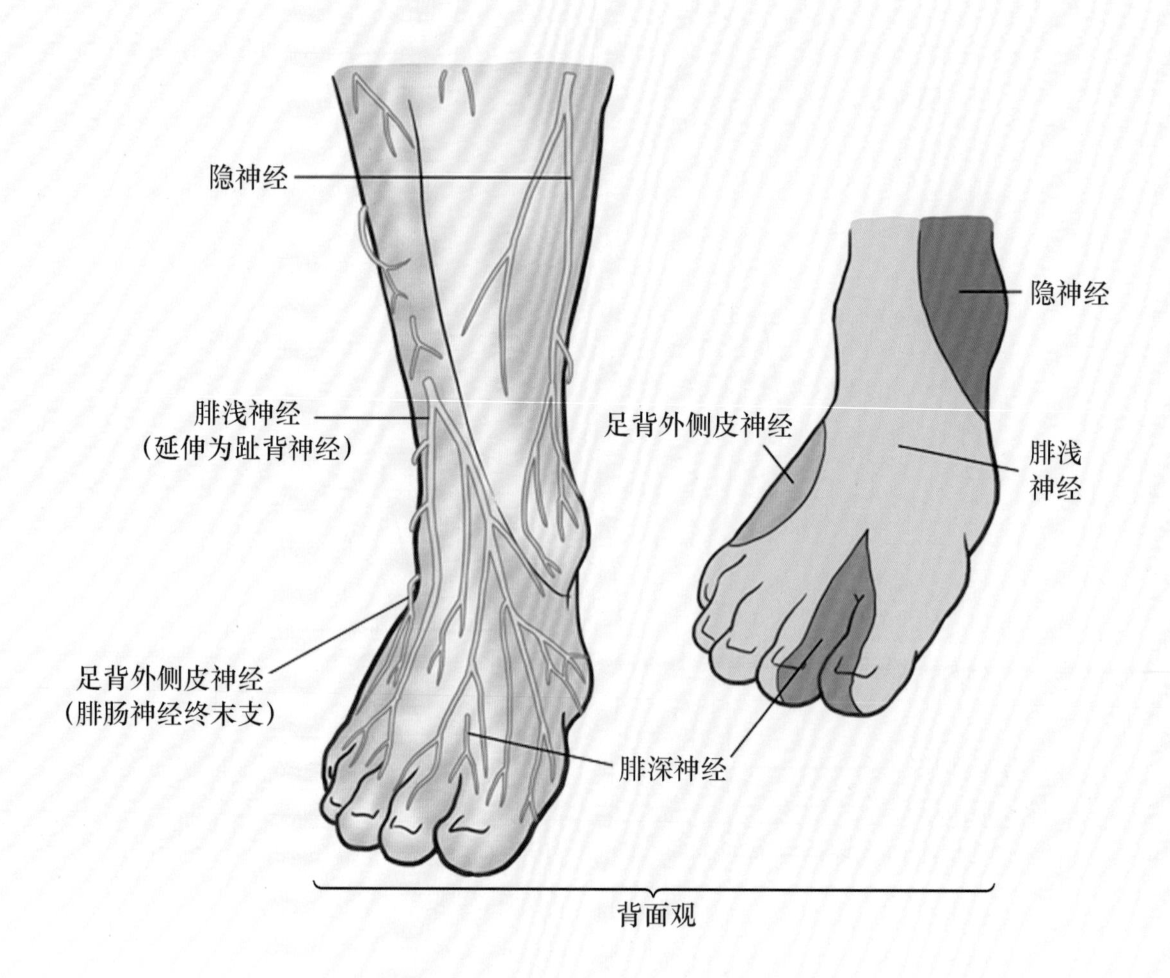

图5-30　腓浅与足背神经

在膝关节下方腓总神经分成两个末端分支，腓浅神经和腓深神经。

腓浅神经向腓骨长肌和腓骨短肌发出运动分支，向小腿皮肤的一部分发出感觉分支。然后又分成两个皮肤感觉分支，足背外侧皮神经和足背中间皮神经延伸到趾背神经，都是腓浅神经的终末分支。

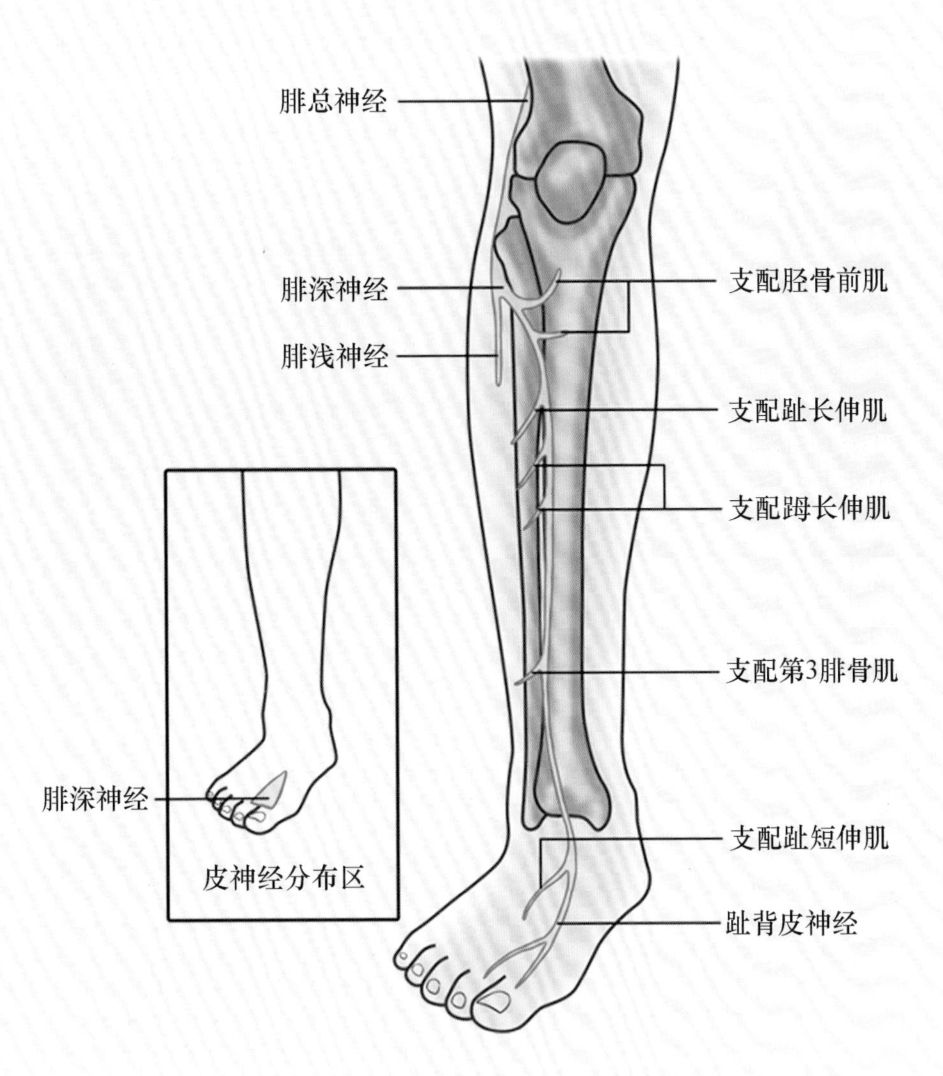

图5-31 腓深神经

腓深神经是混合神经，起始于腓骨与腓骨长肌上部的腓总神经分岔处，向下内侧走行，深至趾长伸肌和骨间膜前表面，于小腿中部以上与胫前动脉伴行，然后随着动脉下降到内踝关节前部，分出外侧趾短伸肌和内侧趾背皮神经终末支。

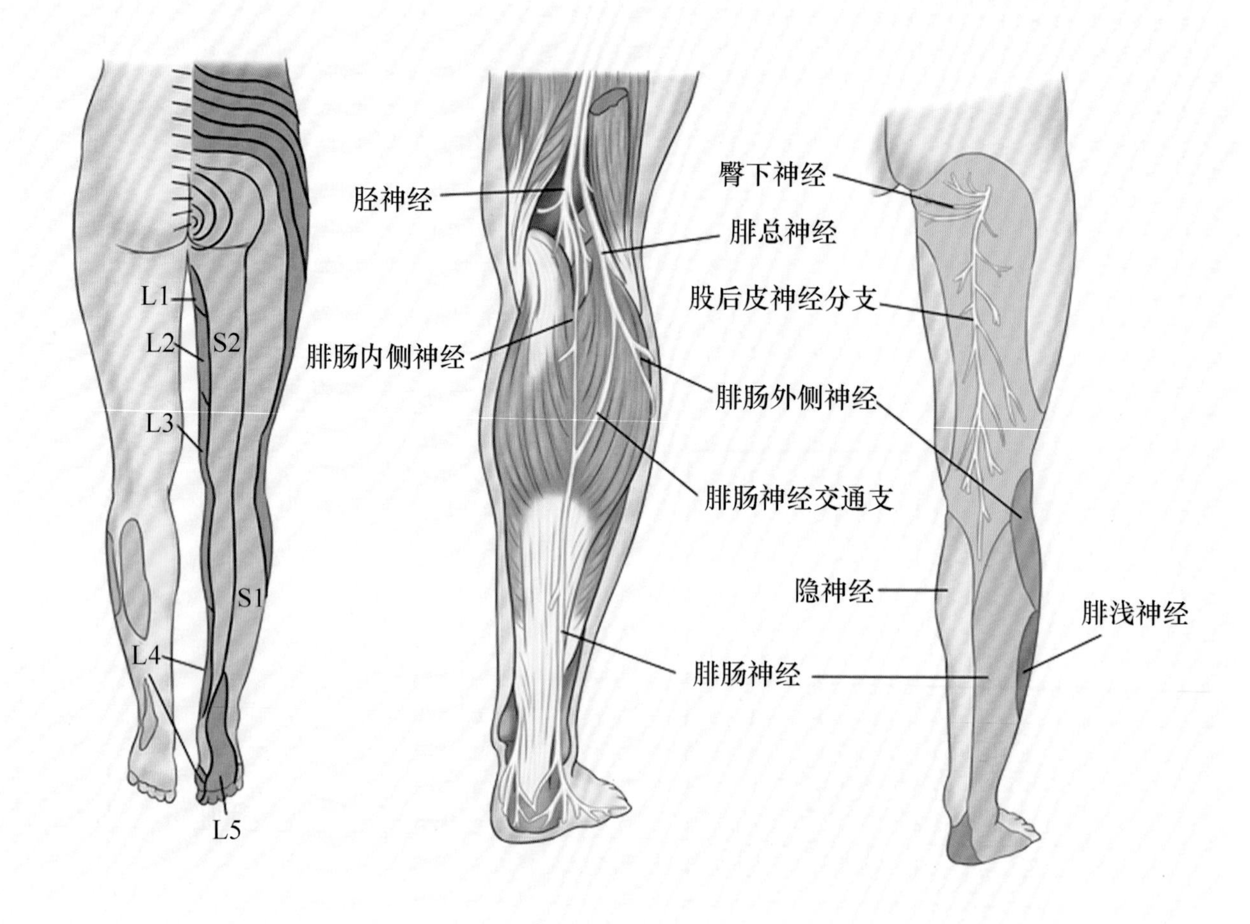

图5-32 腓肠神经

腓肠神经是分布于小腿后外侧的感觉神经。它由胫神经的内侧皮支和腓总神经的外侧皮支组成。分布于腘窝的中后部走行到外踝的后侧，再从外踝的下方向前走行分布到足外侧。

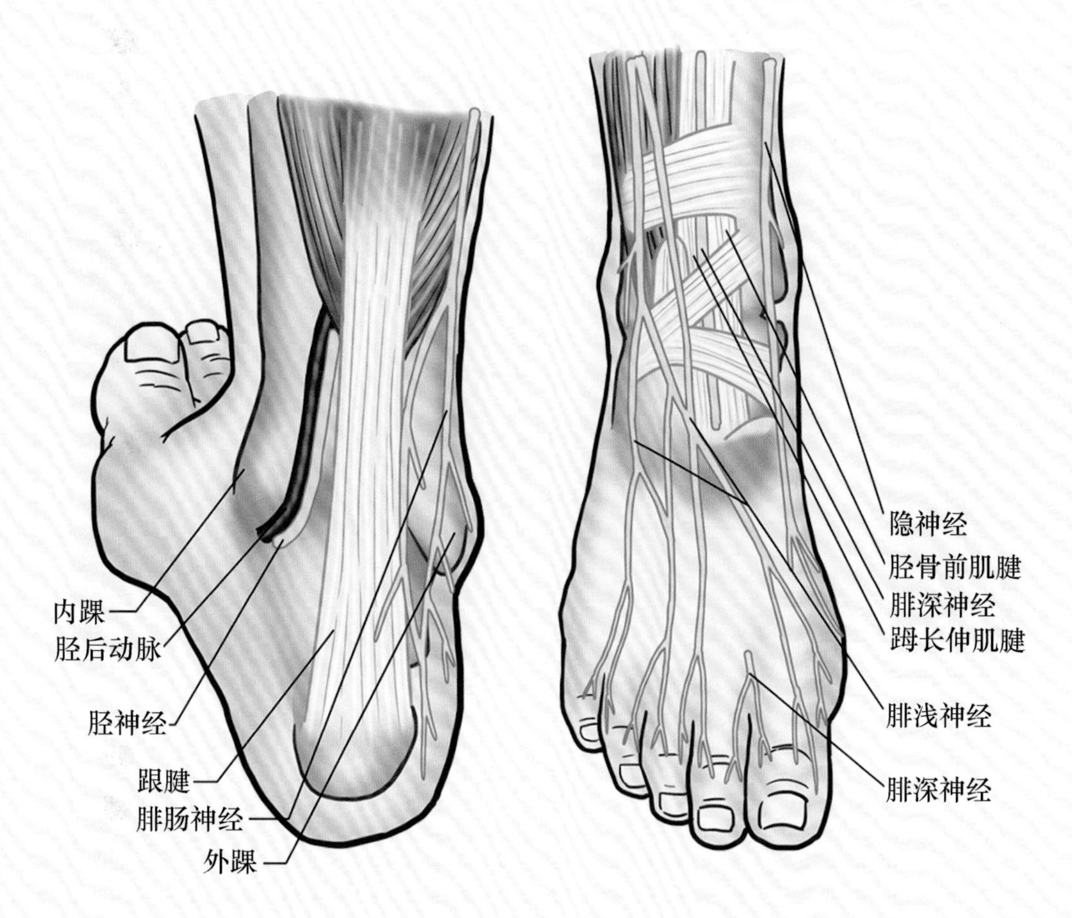

图5-33 足背神经

足部踝关节区受胫神经和腓深神经关节支支配。足背部神经分布：隐神经、腓深神经和腓浅（足背内侧和外侧）神经。足后内侧神经分布：胫神经和腓肠神经。趾背神经和趾足固有神经支配脚趾，而背外侧皮神经仅支配小趾外侧皮肤。

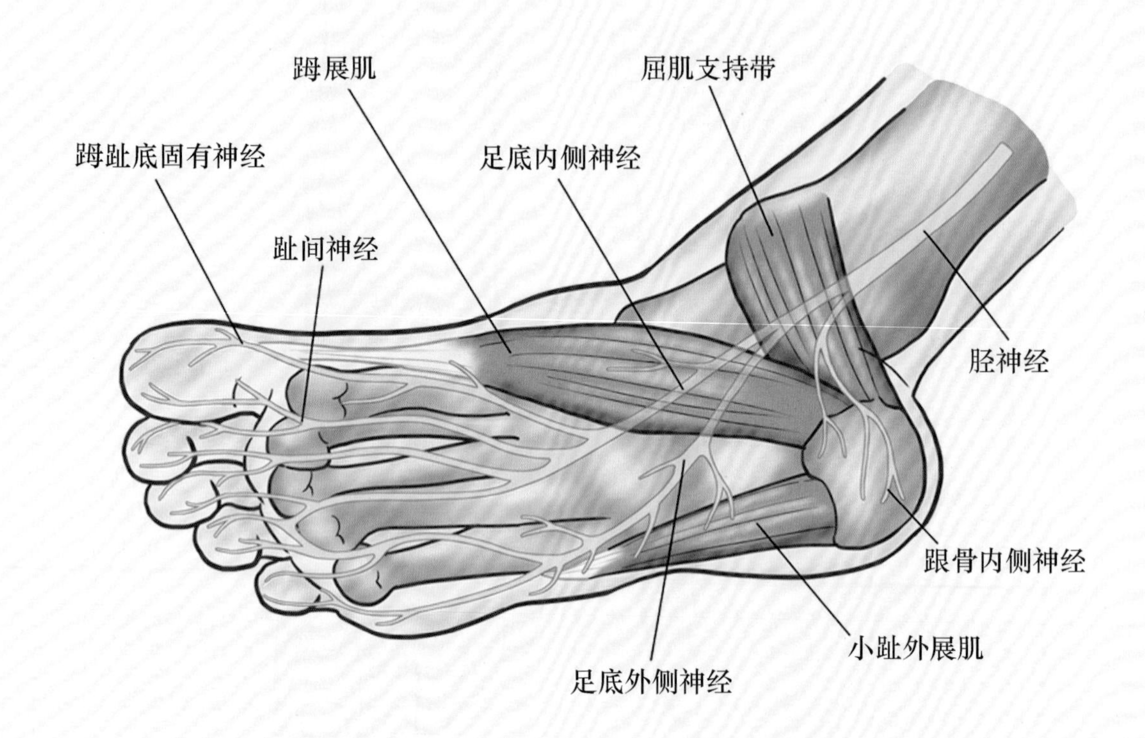

图5-34　足底神经

足底内侧神经是胫神经的两个末端分支中较大的一个，分布足底的大部分区域，支配足底内肌群。足底内侧神经支配：踇外展肌、趾短屈肌、踇短屈肌（内侧头）和第1蚓状肌。

足底外侧神经支配：短屈肌（侧头）、跖方肌、小趾展肌、小趾短屈肌、小趾对跖肌、2～4蚓状肌、第1至第3跖骨间肌、第1至第4骨间背侧肌和内收趾肌。

足底感觉支分布：足底内侧支分布足底内半侧和踇趾至4趾相对约仅4趾内侧面皮肤。足底外侧皮支分布足底外侧半、小趾和4趾处侧皮肤。

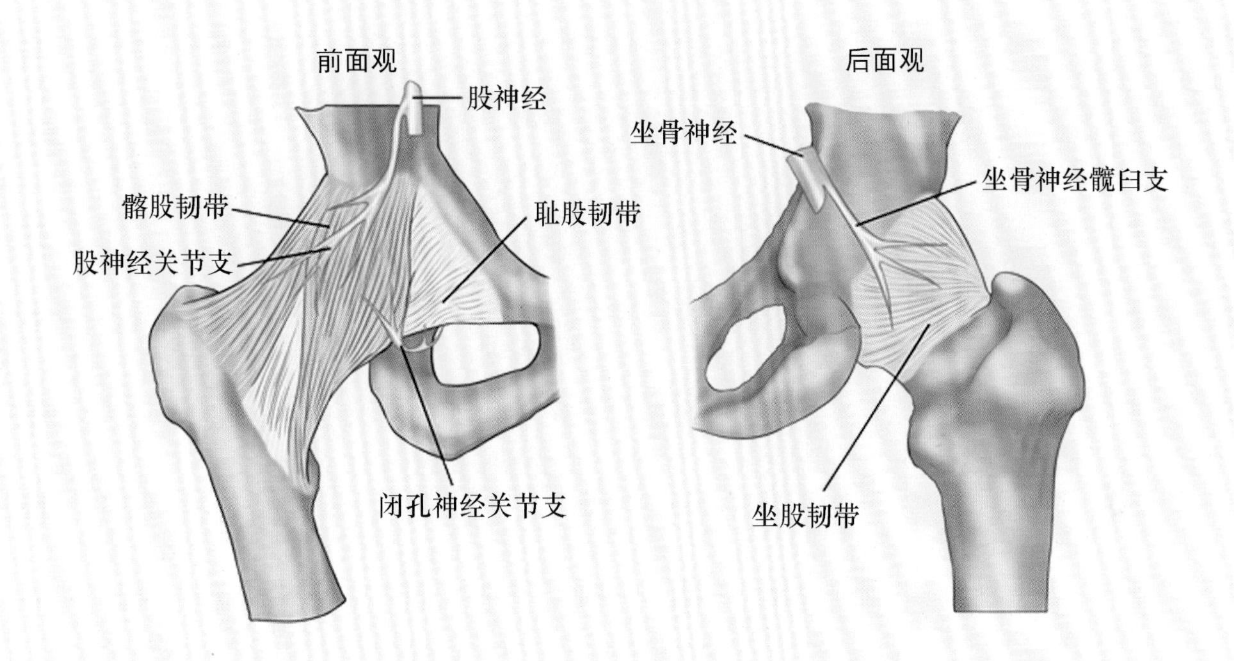

图5-35 髋关节神经

髋关节的神经支配包括：闭孔神经、股外侧皮神经、股神经和坐骨神经。髋关节囊神经支配包括：髋关节前囊由股神经和闭孔神经关节支支配；髋关节后囊由坐骨神经髋臼支支配。股神经、闭孔神经和坐骨神经关节支，是支配髋关节囊内痛觉感受器最丰富的区域。髋关节脱臼会导致坐骨神经疼痛。

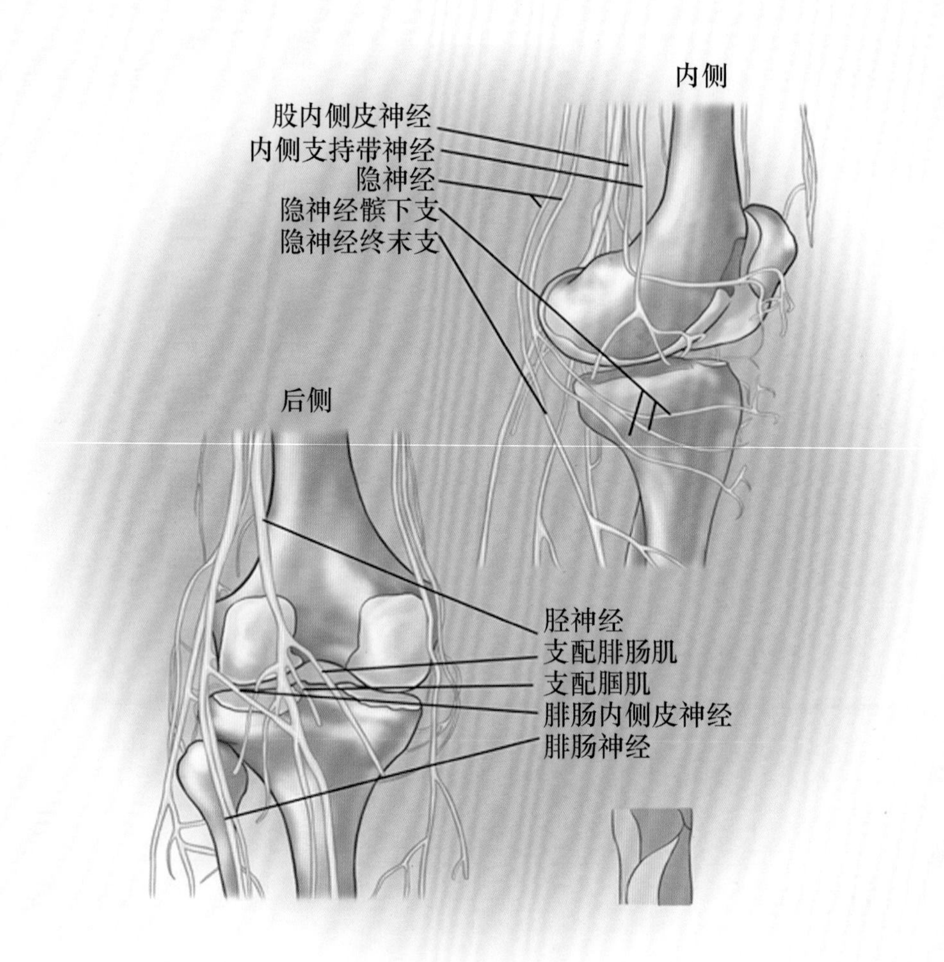

图5-36　膝关节神经（内、后侧）

膝关节是股骨、胫骨和髌骨之间最大的滑膜关节，其神经支配为：

股神经分支支配股内侧肌，中间肌和外侧肌。坐骨神经的胫神经和腓总神经分支组成膝关节神经。

股内侧皮神经、隐神经、闭孔神经前支和坐骨神经的分支为膝关节内侧囊和支持带提供丰富的神经支配。

坐骨神经的分支和股外侧皮神经分布到膝关节的上外侧，而腓总神经分布到膝关节下外侧。胫神经分布到膝关节后侧。根据上述描述，对五条膝神经进行标记可以作靶点神经阻滞。

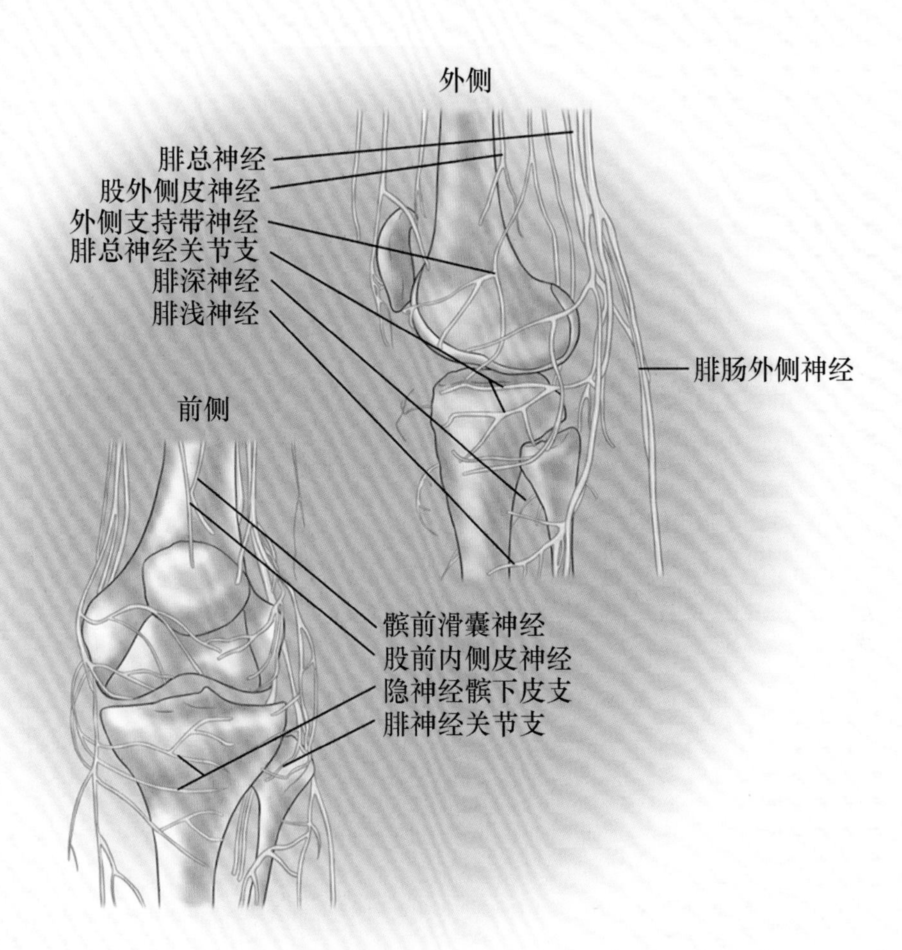

图 5-37 膝关节神经（前、外侧）

膝关节周围最重要的神经是胫神经和膝关节后方腓总神经。这两根神经分布到小腿和足部，提供感觉和运动支配。坐骨神经在膝关节上方分成胫神经和腓总神经。胫神经沿小腿后侧向下延伸，腓总神经沿膝关节外侧沿腿前侧向下至足部。这两根神经都可能因膝关节周围的损伤而出现疼痛症状。

参考文献

[1] BOGDUK N, WILSON AS, TYNAN W. The human lumbar dorsal rami [J]. J Anat, 1982, 134: 383-97.

[2] BENNETT MI, KAASA S, BARKE A. The IASP classification of chronic pain for ICD-11: chronic cancer-related pain [J]. Pain, 2019, 160 (1): 38-44.

[3] BASBAUM AI, BAUTISTA DM, SCHERRER G, JULIUS D. Cellular and molecular mechanisms of pain [J]. Cell, 2009, 139 (2): 267-284.

[4] NIKOLAJSEN L, ILKJAER S, CHRISTENSEN JH, JENSEN TS. Pain after amputation [J]. Br J Anaesth, 1998, 81: 486-489.

[5] GERARD, CHRISTIAN KRARUP. Peripheral nerve disorders [M]. Singapore: Elsevier, 2013.

[6] YOICHI AOTA. Entrapment of middle cluneal nerves as an unknown cause of low back pain [J]. World J Orthop, 2016, 7 (3): 167-170.

[7] CALLAGHAN BC, CHENG HT, STABLES CL, FELDMAN EL. Diabetic neuropathy: clinical manifestations and current treatments [J]. Lancet Neurol, 2012, 11: 521-534.

[8] CHAITOW L, DELANY J. Clinical Application of Neuromuscular Techniques: The Lower Body [M]. Singapore: Elsevier, 2011.

[9] FELTEN, DAVID L, MICHAEL K. Netter's atlas of neuroscience [M]. Singapore: Elsevier Health Sciences, 2015.

[10] CRAIG, ANITA. Nerve Compression/Entrapment Sites of the Lower Limb. Nerves and nerve injuries [M]. New YorK: Academic Press, 2015.

[11] EK S, JC D. The cluneal nerve syndrome; a distinct type of low back pain [J]. Industrial medicine & surgery, 1957, 26 (9): 417-429.

[12] CAVALETTI G, ALBERTI P, FRIGENI B, SUSANI E. Chemotherapy-induced neuropathy [J]. Curr Treat Options Neurol, 2011, 13: 180-190.

[13] RYAN, MONIQUE M, ROYDEN JONES JR. Mononeuropathies Neuromuscular Disorders of Infancy, Childhood, and Adolescence [M]. New YorK: Academic Press, 2015.

[14] PARVIZI J. High yield orthopaedics E-Book [M]. Singapore: Elsevier Health Sciences, 2010.

[15] GERHARDT M B, LOGISHETTY K, MEFTAB M. Arthroscopic and open anatomy of the hip [J]. Techniques in Hip Arthroscopy and Joint, 2010: 9-12.

[16] SEKIYA J K, SAFRAN M, RANAWAT A S, et al. Techniques in Hip Arthroscopy and Joint Preservation E-Book: Expert Consult [M]. Singapore: Elsevier Health Sciences, 2010.

[17] REA P. Essential clinically applied anatomy of the peripheral nervous system in the limbs [M]. New YorK: Academic Press, 2015.

[18] MANCA A, ELDABE S, KUMAR K, TAYLOR RS. Relationship between healthrelated quality of life, pain, and functional disability in neuropathic pain patients with failed back surgery syndrome [J]. Value Health, 2010, 13: 95-102.

[19] COLLOCA L, LUDMAN T, BOUHASSIRA D, RAJA SN. Neuropathic pain [J]. Nat Rev Dis Primers, 2017, 3: 1700-1702.

[20] WORLD HEALTH ORGANIZATION. International Statistical Classification of Diseases and related health problems: Alphabetical index [M]. New YorK: World Health Organization, 2004.

[21] KUNIYA H, AOTA Y, KAWAI T, SAITO T. Prospective study of superior cluneal nerve disorder as a potential cause of low back pain and leg symptoms [J]. Journal of orthopaedic surgery and research, 2014, 9 (1): 1-12.

[22] MARTINEZ V, AMMAR SB, JUDET T, FLETCHER D. Risk factors predictive of chronic postsurgical neuropathic pain: the value of the iliac crest bone harvest model [J]. Pain, 2012, 153 (7): 1478-1483.

[23] MAIGNE JY, MAIGNE R. Trigger point of the posterior iliac crest: painful iliolumbar ligament insertion or cutaneous dorsal ramus pain? An anatomic study [J]. Arch Phys Med Rehabil, 1991, 72: 734-737.

[24] FAIZ O, BLACKBURN S, MOFFAT D. Anatomy at a Glance [M]. New Jersey: John Wiley & Sons, 2011.

[25] PALASTANGA N, FIELD D, SOAMES R. Anatomy and human movement: structure and function [M]. Singapore: Elsevier Health Sciences, 2006.

[26] CRUCCU G, FINNERUP NB, JENSEN TS, NURMIKKO T. Trigeminal neuralgia: new classification and diagnostic grading for practice and research [J]. Neurology, 2016, 87: 220-228.

[27] HENRICHS A. A review of knee dislocations [J]. Journal of Athletic Training, 2004, 39 (4): 365-369.

[28] DIBHAJJ SD, CUMMINS TR, BLACK JA, WAXMAN SG. Sodium channels in normal and pathological pain [J]. Ann Rev Neurosci, 2010, 33: 325-347.

[29] PETERSEN KK, SIMONSEN O, LAURSEN MB, ARENDT-NIELSENL. Chronic postoperative pain after primary and revision total knee arthroplasty [J]. Clin J Pain, 2015, 31: 1-6.

[30] DRAKE R L, VOGL A W, MITCHELL A W M. Gray's Anatomy Fotr Students [M]. Philadephia: Churchil Livingstone: Elsevier, 2015.

[31] HILTON DA. JOHN J. HOUSEHAM L. TENGAH C. Complications following sural and peroneal nerve biopsies [J]. Journal of Neurological Neurosurgery Psychiatry, 2007, 78: 1271-1272

[32] BRANDSMA JW. WAGENAAR I. Reliability of Clinical Nerve Function Assessment in Peripheral Neuropathies [J]. Leprosy Review, 2014, 85: 29-35.

[33] LENNARD T A, VIVIAN D G, WALKOWSKI S D O W, et al. Pain procedures in clinical practice E-book [M]. Singapore: Elsevier Health Sciences, 2011.

[34] DWORKIN RH, O'CONNOR AB, KENT J, WELLS CD. Interventional management of neuropathic pain: NeuPSIG recommendations [J]. Pain, 2013, 154: 2249-2261

[35] ADAMS M C B, BENZON H T, HURLEY R W. Chemical neurolytic blocks [M]//Practical Management of Pain: Fifth Edition. Singapore: Elsevier, 2013.

[36] KARMAKAR M K, KWOK W H. Ultrasound-guided regional anesthesia [M]//A practice of anesthesia for infants and children. Singapore: Elsevier, 2019.

[37] LENNARD T A, VIVIAN D G, WALKOWSKI S D O W, SINGLA A K. Pain procedures in clinical practice E-book [M]. Singapore: Elsevier Health Sciences, 2011.

[38] RYAN M M, JONES JR H R. Mononeuropathies [M]//Neuromuscular Disorders of Infancy, Childhood, and Adolescence. New YorK: Academic Press, 2015.

[39] FRANKLIN GM. Opioids for chronic noncancer pain: a position paper of the American Academy of Neurology [J]. Neurology, 2014, 83: 1277-1284.

[40] PAYNE R. Surgical Exposure for the Nerves of the Back [M]//Nerves and Nerve Injuries. New YorK: Academic Press, 2015.

[41] FARBER A J, WILCKENS J H, JARVIS M A J C G. Pelvic pain in the athlete [M]//The sports medicine resource manual. Singapore: Elsevier, 2008.

[42] ESPINOSA MEDINA I, SAHA O, BOISMOREAU F, BRUNET JF. The "sacral parasympathetic" : ontogeny and anatomy of a myth [J]. Clinical Autonomic Research 2018, 28 (1): 13-21.

[43] APAYDIN N, BOZKURT M. Surgical exposures for nerves of the lower limb [M]//Nerves and Nerve Injuries. New YorK: Academic Press, 2015: 139-153.

［44］GOADSBY P J, EVERS S. International classification of headache disorders-ICHD-4 alpha [J]. Cephalalgia, 2020, 40 (9): 887-888.

［45］GASPAROTTI R, PADUA L, BRIANI C, LAURIA G. New technologies for the assessment of neuropathies [J]. Nat Rev Neurol, 2017, 13: 203-216.

［46］MEHTA K, IWANAGA J, TUBBS R S. Unusual Origin of the Anterior Scrotal Nerve: A Case Report [J]. Cureus, 2019, 11 (4): 214-220.

［47］FARBER A J, WILCKENS J H, Jarvis M A J C G. Pelvic pain in the athlete [M]//The sports medicine resource manual. Singapore: Elsevier, 2008.

［48］BOVE G M, SWENSON R S. Nociceptors and Peripheral Sources of Pain [M]//Pain Management. Philadephia: WB Saunders, 2007.

［49］CARAI A, FENU G, SECHI E, MONTELLA A. Anatomical variability of the lateral femoral cutaneous nerve: findings from a surgical series [J]. Clin Anat, 2009, 22: 365-370.

［50］KENNEDY DL, KEMP HI, RIDOUT D, RICE ASC. Reliability of conditioned pain modulation: a systematic review [J]. Pain, 2016, 157: 2410-1419.

［51］MOORE R A, CHI C C, WIFFEN P J, et al. Oral nonsteroidal anti - inflammatory drugs for neuropathic pain [J]. Cochrane Database of Systematic Reviews, 2015 (1): 145-151.

［52］KRETSCHMER T, HEINEN C. Iatrogenic injuries of the nerves [M]//Nerves and nerve injuries. New YorK: Academic Press, 2015.

［53］APAYDIN N, BOZKURT M. Surgical exposures for nerves of the lower limb [M]//Nerves and Nerve Injuries. New YorK: Academic Press, 2015.

［54］CORUJO A, FRANCO CD, WILLIAMS JM. The sensory territory of the lateral cutaneous nerve of the thigh as determined by anatomic dissections and ultrasound-guided blocks [J]. Reg Anesth Pain Med, 2012, 37: 561-564.

［55］SAHA O, BOISMOREAU F, CHETTOUH Z, BRUNET J-F. The sacral autonomic outflow is sympathetic [J]. Science, 2016, 354 (6314): 893-897.

［56］HARA K, SAKURA S, SHIDO A. Ultrasound-guided lateral femoral cutaneous nerve block: comparison of two techniques [J]. Anaesth Intensive Care, 2011, 39: 69-72.

［57］NUGRAHA B, GUTENBRUNNER C, BARKE A, TREEDE R-D. The IASP classification of chronic pain for ICD-11: functioning properties of chronic pain [J]. Pain, 2019, 160 (1): 88-94.

［58］HARA K, SAKURA S, SHIDO A. Ultrasound-guided lateral femoral cutaneous nerve block: comparison of two techiques [J]. Anaesth Intensive Care, 2011, 39: 69-72.

［59］ROPARS M, MORANDI X, HUTEN D, DARNAULT P. Anatomical study of the lateral femoral cutaneous nerve with special reference to minimally invasive anterior approach for total hip replacement [J]. Surg Radiol Anat, 2009, 31: 199-204.

［60］SÜRÜCÜ HS, TANYELI E, SARGON MF, KARAHAN ST. An anatomic study of the lateral femoral cutaneous nerve [J]. Surg Radiol Anat, 1997, 19: 307-310.

［61］CRAIG A. Nerve Compression Entrapment Sites of the Lower Limb [M]//Nerves and nerve injuries. New YorK: Academic Press, 2015.

［62］LINDSAY K W, BONE I, CALLANDER R. Localised neurological disease and its management [M]. Edinburgh: Churchill Livingston, 1991.

［63］PERROT S, COHEN M, BARKE A, TREEDE R-D. The IASP classification of chronic pain for ICD-11: chronic secondary musculoskeletal pain [J]. Pain, 2019, 160 (1): 77-82.

［64］RICE ASC, SMITH BH, BLYTH FM. Pain and the global burden of disease [J]. Pain, 2016, 157: 791-796

[65] FELTEN D L, O'BANION M K, MAIDA M E. Netter's atlas of neuroscience [M]. Singapore: Elsevier Health Sciences, 2015.
[66] KIM DH, BEATHE JC, LIN Y, MAYMAN DJ. Addition of infiltration between the popliteal artery and the capsule of the posterior knee and adductor canal block to periarticular injection enhances postoperative pain control in total knee arthroplasty: a randomized controlled trial [J]. Anesthesia & Analgesia, 2019, 129 (2): 526-535.
[67] KANDARIAN B, INDELLI PF, SINHA S, et al. Implementation of the IPACK (Infiltration between the Popliteal Artery and Capsule of the Knee) block into a multimodal analgesic pathway for total knee replacement [J]. Korean J Anesthesiol, 2019, 72: 238-244.
[68] CHAITOW L, DELANY J. Clinical Application of Neuromuscular Techniques, The Lower Body [M]. Singapore: Elsevier Health Sciences, 2011.
[69] TREEDE RD, RIEF W, BARKE A, WANG SJ. A classification of chronic pain forICD-11 [J]. Pain, 2015, 156: 1003-1007.
[70] REA P. Essential clinically applied anatomy of the peripheral nervous system in the limbs [M]. New YorK: Academic Press, 2015.
[71] BIRNBAUM K, PRESCHER A, HESSLER S, et al. The sensory innervation of the hip jointan anatomical study [J]. Surgical and Radiologic Anatomy, 1997, 19 (6): 371-375.
[72] AUSTIN SK, KHAN RA, SMITH BH, TORRANCE N. Neuropathic pain in the general population: a systematic review of epidemiological studies [J]. Pain, 2014, 155 (4): 654-662.
[73] VO T, RICE ASC, DWORKIN RH. Nonsteroidal antiinflammatory drugs for neuropathic pain: how do we explain continued widespread use? [J]. Pain, 2009, 143 (3): 169-171.
[74] VON HEHN CA, BARON R, WOOLF CJ. Deconstructing the neuropathic pain phenotype to reveal neural mechanisms [J]. Neuron, 2012, 73: 638-652.
[75] MOULTON A W. Clinically Relevant Spinal Anatomy [J]. Surgical Management of Spinal Deformities, 2008, 13: 157-159.
[76] REA P. Essential clinically applied anatomy of the peripheral nervous system in the limbs [M]. New YorK: Academic Press, 2015.
[77] WORLD HEALTH ORGANIZATION. International classification of functioning [J]. Disability and Health (ICF), 2001, 28: 66-69.
[78] WEISS L D. Easy injections [M]. Singapore: Elsevier Health Sciences, 2007.
[79] BOGDUK N, WILSON AS, TYNAN W. The human lumbar dorsal rami [J]. Journal of anatomy, 1982, 134 (Pt 2): 383-389.
[80] SAITO T, STEINKE H, MIYAKI T, NAKANO T. Analysis of the posterior ramus of the lumbar spinal nerve: the structure of the posterior ramus of the spinal nerve [J]. The Journal of the American Society of Anesthesiologists, 2013, 118 (1): 88-94.
[81] COHEN S P, RAJA S N. Pathogenesis, diagnosis, and treatment of lumbar zygapophysial (facet) joint pain [J]. Anesthesiology, 2007, 106 (3): 591-614.
[82] SAITO T, YOSHIMOTO M, YAMAMOTO Y, STEINKE H. The medial branch of the lateral branch of the posterior ramus of the spinal nerve [J]. Surgical and Radiologic Anatomy, 2006, 28 (3): 228-234.
[83] WOOTEN C. Anatomy of the Coccygeal plexus [M]//Nerves and Nerve Injuries. New YorK: Academic Press, 2015.
[84] FERREIRA F, PEDRO A. Ganglion impar neurolysis in the management of pelvic and perineal cancer-related pain [J]. Case Reports in Oncology, 2020, 13 (1): 29-34.

第六章 腹腔与盆腔部神经痛解剖

第一节 交感神经与副交感神经

自主神经是周围神经系统负责调节心率、血压、呼吸、消化和性唤起的生理过程。其包含3个截然不同的解剖学部分：交感神经、副交感神经和肠神经。交感神经系统（SNS）和副交感神经系统（PNS）包含传入和传出纤维，SNS和PNS运动通路由两个神经元序列组成。肠神经系统（ENS）是一个广泛的、网状的、能够独立于其它神经系统功能的结构，具有超过1亿个神经元、超过15种形态，主要负责消化过程的调节。PNS促进休息和消化过程，支配头部、内脏和外生殖器，而在大部分肌肉骨骼系统和皮肤中明显缺失PNS，其作用明显小于SNS。ENS具有控制肠道收缩（松弛）、分泌（吸收）等消化功能。SNS和PNS的突触前神经元都是乙酰胆碱（ACh）作为神经递质。突触后交感神经元通常产生去甲肾上腺素（NE）作用于目标组织的效应器，而突触后副交感神经元则全程使用ACh。肠道神经元主要的神经递质是乙酰胆碱、一氧化二氮和5-HT等等（图6-1，图6-2）。

一、交感神经系统

交感神经元的细胞体位于脊髓的中外侧柱或侧角。突触前纤维经前根出脊髓，进入T1～L2脊神经前支，经白交通支进入交感神经干（图6-3）。这些纤维可以沿着交感神经干上升或下降，分别到达上或下椎旁神经节，通过灰交通支到达相邻的脊神经前支，或者不经突触穿过交感神经干，继续通过盆腹内脏神经到达椎前神经节。由于交感神经节位于中枢位置，突触前纤维往往比突触后纤维短。在靠近脊柱侧的整个交感神经干内均存在椎旁神经节，有节前和节后神经元突触。虽然数目因人而异，一般情况下：颈节有3个，胸节12个，腰节4个，骶节5个。只有颈部神经节冠以颈上、中、下神经节名称。颈下神经节可与胸第一神经节融合，形成星状神经节。椎旁神经节远端神经均为内脏神经，它们在中枢神经系统和内脏之间有传入和传出纤维。心肺内脏神经承载着通向胸腔的突触后纤维，支配腹腔和盆腔脏器的神经通过椎旁而不形成突触，成为腹腔脏器神经。这些神经包括内脏大神经、内脏小神经、内脏最小神经和腰内脏神经。突触前神经最终在离靶器官更近的椎前神经节中突触。椎前神经节是环绕主动脉分支的神经丛的一部分，包括腹腔、主动脉、肾、肠系膜上神经节和下神经节。腹腔神经节接受来自内脏大神经的输入，主动脉肾节接受来自内脏小神经和最小神经的输入，肠系膜上、下神经节接受来自最小和腰内脏神经输入。腹腔神经节支配着来自前部肠的器官：食管远端、胃、十二指肠近端、胰腺、肝脏、胆道系统、脾脏和肾上腺。肠系膜上神经节支配中肠：远端十二指肠、空肠、回肠、盲肠、阑尾、升结肠和近端横结肠。最后，肠系膜下神经节为后部肠发育的结构提供交感神经有：远端为横结肠、降结肠和乙状结肠，直肠及肛管上部，还有膀胱，外生殖器和性腺。节后交感神经元释放NE，作用于目标组织中的肾上腺素能受体（图6-4）。

如前所述，交感神经能够通过“战斗或逃跑”反应来应对压力。这种反应通过调节血管实现。血管受交感神经支配，在大多数情况下，交感神经兴奋导致血管收缩，而不是血管扩张。特别包括冠状血管、骨骼肌和外生殖器的血管，它们也会发生相反的反应。这种矛盾的结果是由α受体和β受体的平衡调节所导致。在生理状态下，刺激β受体会增加冠状动脉扩张，但α受体介导的血管收缩会减弱这种效应。在病理状态下，如冠状动脉相关疾病，α受体活性增强，β受体活性减弱。因此，刺激交感神经会收缩冠状动脉，交感神经的激活又会增加心率和心肌收缩力，会增加代谢需求，从而损害受损个体的心功能。

交感神经持续兴奋除了对上述血管的强烈刺激外，在正常呼吸周期中通过激活交感神经，吸气时扩张气道，促进适当的空气流入来增加PNS兴奋。

此外，SNS还通过支配免疫器官，如脾、胸腺和淋巴结来调节免疫。这种影响可上调或下调炎症反应，以适应性免疫系统细胞主要表达β_2受体，而先天免疫系统细胞表达β_1和β_2肾上腺素能受体。巨噬细胞被α_2激活，被β_2肾上腺素能受体可抑制激活。

大多数节后交感神经元具有去甲肾上腺素（NE）能作用，并释放一种或多种神经肽，如神经肽Y或生长抑素。NE/神经肽Y（neuropeptide Y，NPY是一种广泛存在于中枢和外周并维持内环境稳态的激素）支配心血管，调节血流。而腹腔和肠系膜上神经节的NE/生长抑素神经元供应肠黏膜下神经节，参与控制胃肠道运动。这些神经肽可以调节突触后神经元对初级神经递质的反应。

二、副交感神经系统

副交感神经纤维通过脑神经（CN）Ⅲ、Ⅶ、Ⅸ和Ⅹ以及S2～S4神经根离开中枢神经。有4对副交感神经节位于头部。CN Ⅲ通过睫状神经节支配眼睛的虹膜和睫状肌。CN Ⅶ通过翼腭神经节支配泪腺、鼻、硬腭和软腭及咽的黏液腺，通过下颌下神经节支配舌下腺和颌下腺。CN Ⅸ通过耳神经节支配腮腺，在靶组织附近或壁上神经节上的每一个突触前副交感神经纤维突触明显长于突触后纤维。

副交感神经的75%是迷走神经（CN X），向大部分胸腹脏器提供副交感神经输入，骶副交感神经纤维支配降结肠、乙状结肠和直肠。迷走神经延髓内有4个神经核。其中包括：迷走神经背核：为一般内脏运动纤维，向脏器提供副交感神经输出；疑核：为特殊内脏运动纤维，产生支配心脏的运动纤维和节前神经元；孤束核：为一般内脏感觉纤维，接收来自脏器的味觉传入；三叉神经脊束核：为一般躯体感觉纤维，接收外耳、喉黏膜、部分硬脑膜的触觉、疼痛、温度等信息。此外，迷走神经也将感觉信息从颈动脉窦和主动脉弓的压力感受器传递到延髓。

迷走神经负责休息和消化过程。迷走神经促进心脏在几个方面的功能放松。它降低了心房的收缩力，而减少了心室的收缩力。首先，它降低了通过房室结的传导速度。正是通过这种机制，按摩颈动脉窦可以预防预激综合征（Wolff-Parkinson-White）综合征患者的复发。PNS的另一个关键功能是消化功能。头部的副交感神经纤维促进唾液分泌，而与ENS形成突触的副交感神经纤维则会促进肠道蠕动和分泌活动。

迷走神经对呼吸周期也有显著影响。在非病理状态下，副交感神经在呼气时兴奋，收缩和强化气道以防止气道塌陷。这一功能提示PNS在术后急性呼吸窘迫综合征发病过程中起到保护作用。

由于迷走神经的扩张作用是一种理想的对外来伤害的早期预警系统，可以监测身体的恢复情况。80%的迷走神经纤维支配着人体主要器官。研究发现副交感神经节表达白细胞介素-1受体是炎症免疫反应中的关键细胞因子，可激活下丘脑-垂体-肾上腺轴和SNS，分别导致糖皮质激素和NE的释放，迷走神经切断术和胆碱能抑制剂可显著降低患者的过敏、哮喘和炎症反应。

节后副交感神经元释放ACh，作用于毒蕈碱受体和烟碱受体，每个受体都有不同的亚基：M1、M2和M3，以及N1和N2，其中M和N分别代表毒蕈碱和尼古丁，节后ACh受体和肾上腺髓质ACh受体为N型，副交感神经效应器和汗腺ACh受体为M型。在交感神经元中的多种多肽，如血管活性肠肽（VIP）、神经肽Y（NPY）和降钙素基因相关肽（CGRP）均在副交感神经元中表达和释放。

三、肠神经系统（ENS）

ENS由两个神经节丛组成：肌间神经丛（Auerbach）和黏膜下神经丛（Meissner）。肌间神经丛位于胃肠道的纵向和环形平滑肌之间，而黏膜下神经丛位于黏膜下。ENS是独立的，通过局部反射活动发挥作用，但经常从SNS和PNS接收输入，并向ENS提供反馈。中枢神经系统可接受节后交感神经元或节前副交感神经元的输入。黏膜下神经丛支配着水和电解质在肠壁上的运动，而肌间神经丛则协调肠内环肌细胞和纵向肌细胞的收缩力，从而产生肠蠕动（图6-5）。

产生ENS中的运动涉及环状和纵向肌肉的反射回路。中间神经元之间的烟碱突触介导可以反射回路。当激活大量回路反射时，环形肌中的兴奋神经元和纵向肌中的抑制神经元会在大量激活回路反射的近端产生阶段性肠狭窄，这被称为推进段。同时，纵向肌中的兴奋性神经元和环肌中的抑制性神经元产生肠的“接收段”，将继续进行推进。这一过程在随后的每个肠段不断重复。

与中枢神经系统一样，肠神经元可以是双极、假单极和多极的，在这三者之间的神经调节通过兴奋性和抑制性的传输反复进行，ENS神经元使用超过30种，类似于中枢神经系统的神经递质，其中胆碱能和氮能神经递质是最常见的。传入纤维负责许多反射活动，这些反射活动调节从心率到所有免疫系统。来自自主神经系统的反馈通常在潜意识水平上自行处理，可以在身体的内脏或躯体部分产生反射动作。内脏的自身感觉通常解释为弥漫性疼痛或痉挛，可能与饥饿、饱腹或恶心相关。这些感觉常由突然的膨胀（收缩）、化学刺激物或缺血等病理条件引起。

第二节 腹 腔 丛

一、腹腔丛位置

腹腔丛（又称太阳丛）是三大交感神经丛中最大的神经丛，位于第一腰椎的上部，由两个大神经节——腹腔神经节将它们连接在一起，组成密集神经纤维网。它环绕在腹腔动脉和肠系膜上动脉的根部，位于胃和网膜囊的后面，膈肌脚的前面、腹主动脉的起点和双侧肾上腺之间。

腹腔丛和神经节接收两侧的大、小内脏神经和一些来自右迷走神经的纤维，并沿邻近动脉发出大量的次级神经丛。内脏疼痛主要由内脏感觉神经纤维传导，周围突随同交感或副交感神经纤维分布于内脏器官。而中枢突则随同面、舌咽和迷走神经进入脑干，终止于孤束核，或者参与组成脊神经后根进入脊髓，终于灰质后角。

二、腹腔丛功能

腹腔丛含有腹腔神经节、肠系膜上节、主动脉肾节等交感神经节，与来自内脏大、小神经的交感神经节前纤维在这些神经节内换元。其节后纤维与来自迷走神经的副交感纤维一起组成腹腔丛，然后攀附血管周围。伴随血管分支分布于肝、胆囊、胰、脾、肾、肾上腺及结肠左曲以上的消化管。肠系膜上神经丛含有肠系膜上神经节，神经纤维分布在胰腺（头）、十二指肠、空肠、回肠、盲肠、结肠（至左结肠弯曲）和卵巢。

主动脉肾神经节围绕腹腔干根部、肠系膜上神经节和肾动脉走行，形成输尿管丛。分布在肾上腺、肾、输尿管近端。交感神经传入纤维来自内脏大神经和内脏小神经，具有增加心率、促进血液流向肌肉、减少血液流向皮肤的功能。副交感神经具有兴奋消化系统分泌功能，并减慢心率，与交感神经相互调节以达到平衡。

迷走神经干通过食管裂孔进入腹腔，分布到腹腔各脏器。迷走神经的感觉功能包括躯体和内脏神经两部分。腹膜脏层传入神经与分布在内脏或与肠系膜神经相通。内脏器官过度膨胀引起腹膜脏层牵拉，导致内脏神经疼痛。因为腹膜脏层只对拉伸和撕裂敏感，对触觉、压力或温度觉不敏感。壁层腹膜由T6～L1躯体神经供应，支配相应区域肌肉和前腹壁的皮肤感觉，对疼痛、温度、触觉和压力敏感。

三、腹腔神经节

腹腔神经节是最大的椎前神经节，接收节前交感神经轴突的内脏神经。腹腔神经节位于腹主动脉两侧，或横膈脚前方中线两侧并靠近肾上腺，是上腹部两大形状不规则的神经组织。每个神经节的上半部分与内脏大神经连接，下半部分与主动脉肾上腺神经节连接，接收内脏小神经并发出肾丛的大部分神经（图6-6）。

腹腔神经节后纤维，分布在胃、肝、胆囊、脾、肾、小肠、升结肠和横结肠的大部分消化道，此外还直接支配卵巢神经。

四、腹腔丛分支

腹腔丛发出或连接的次级神经丛是：膈丛、肝丛、胃丛、脾丛、胃上神经丛、肾上腺丛、肾丛和精索丛。

（一）膈丛

膈丛起源于腹腔神经节的上部，右侧比左侧大。它接收膈神经的一个或两个分支。在右侧膈丛与膈神经的连接处有一个小神经节（膈神经节）。膈丛伴膈下动脉到膈肌，一些神经纤维穿过肾上腺。神经丛的分支分布在下腔静脉、肾上丛和肝丛。

（二）肝丛

肝神经起源于左侧腹腔丛和右侧迷走神经腹支，形成一个神经网络围绕在肝动脉前丛。后丛起源于腹腔丛的右侧，位于门静脉周围，偶有神经支配肝静脉。肝神经系统受传入和传出自主神经支配，自主神经与门静脉、肝动脉、胆管和肝门相关。交感神经是节后神经支配，起源于腹腔和肠系膜上神经节。副交感神经从起源于脑干发出的迷走神经分支，支配肝脏（图6-7）。

1. 肝神经

肝神经纤维从肝门进入肝，并沿着肝动脉和门静脉的分支进入肝脏。Glisson's鞘是肝脏的纤维状覆盖物，是包绕门静脉、肝动脉和肝管的结缔组织鞘，由下肋间神经的分支支配。经肝脏穿刺患者没有疼痛感受，是因为肝包膜不含感觉神经纤维（图6-8）。

2. 胆囊神经

胆囊神经来自腹腔丛、迷走神经和右膈神经。因此接受交感神经、副交感神经和感觉神经支配。刺激副交感神经引起胆囊收缩导致奥迪括约肌松弛，使胆汁分泌到胆管。胆囊张力增加，导致剧烈的上腹部疼痛。交感神经抑制胆囊收缩并向中枢传递痛觉，胆囊感觉神经由右膈神经传入脊髓。由于与起源于C3～C5的锁骨上神经和膈神经发出是同一部位，胆囊炎患者有时会出现同侧肩部疼痛（图6-9）。

（三）胰丛

胰丛是腹腔丛的一部分。由交感神经、副交感神经和感觉神经支配。胰腺的神经由3种不同的神经束组成，包括：迷走神经、肠系膜上丛和腹腔丛的胸廓内脏神经纤维。胰腺通过自主神经系统接受非自主神经支配。副交感神经来自迷走神经，交感神经来自内脏大神经和内脏小神经（T5～T12），传入神经被激活可引起神经痛。如果胰腺出现炎症或肿瘤压迫腹腔丛（上腹部的神经束），就会引起腹部或背部疼痛（图6-10）。

胰腺迷走神经传入神经元起源于迷走神经肾核。支配胰腺的交感神经来源于脊髓胸、腰交感神经节前神经元。这些神经元的轴突通过腹侧根离开脊髓，再通过胸、腰椎神经的交通支供应交感神经链的椎旁神经节，或通过内脏神经供应腹腔和肠系膜神经节。

（四）胃丛

胃丛起源于腹腔丛，伴随胃动脉到达胃。胃上丛（胃或冠状丛）沿着胃小弯与胃左动脉相连，并与左侧迷走神经的分支相连。“胃下丛”一词有时用来描述肝丛的延续。胃神经接受源于自主神经系统的神经，交感神经起源于T6～T9脊髓节段，经内脏大神经进入腹腔丛，具有传导疼痛的神经纤维。副交感神经源于迷走神经的前、后迷走干（图6-11，图6-12，图6-13）。

（五）脾丛

脾丛由腹腔丛、左侧腹腔神经节和右侧迷走神经的分支构成。并与脾动脉伴行，其走行过程中在动脉的不同分支上发出附属神经丛。脾神经由腹腔丛的自主神经支配，自主神经为脾脏提供交感神经和副交感神经。这些神经形成脾丛，并沿脾动脉及其分支到达脾门。脾脏疼痛两个最可能的原因是脾破裂或梗死。典型的症状表现为左上腹剧烈疼痛，有时放射到左肩，也可以无症状表现。在某些情况下患者会出现发烧和发冷。

（六）胃上神经丛

胃上神经丛与胃左动脉伴行，分布于胃小弯，并与迷走神经的胃支及肝丛相连。“胃下神经丛”有时被用来描述肝神经丛的延续。

（七）肾上腺丛

肾上腺丛左右成对，由腹腔丛和同侧腹腔神经节发出的神经纤维及内脏大神经的纤维组成，也有膈丛的神经纤维加入。该丛的节前纤维主要分布于肾上腺髓质的嗜铬细胞（该细胞相当于节后神经元），另有少数节后纤维分布于肾上腺实质。

（八）肾丛

肾丛由腹腔神经节、腹腔神经丛、主动脉肾节、胸下部内脏神经和腰1内脏神经以及主动脉神经丛发出的神经纤维组成。源自这些神经发出15～20支神经纤维，少数有神经节构成。又与肾动脉各分支伴行进入肾脏，连接血管、肾小球和肾小管，分支形成输尿管丛。一些小分支分布于精索丛，右侧分布于下腔静脉。卵巢丛来自肾丛，分布于卵巢和子宫底的两处交感神经。

（九）精索丛

精索丛（睾丸丛）来自睾丸神经，是由肾丛及腹主动脉丛的许多细小神经纤维组成，这些神经纤维为无髓神经，其沿着睾丸动脉下行，称为精索上神经。

第三节 肠系膜上丛

一、肠系膜上丛位置

肠系膜上丛是腹腔丛下部的延续，从右迷走神经和神经丛交界处分出一个分支，与肠系膜上动脉伴行进入肠系膜，再分成许多次级神经丛随动脉分出不同分支，分布到胰腺、小肠、回结肠、右结肠和横结肠，也分布到大肠相应部位（图6-14）。

二、肠系膜上神经节

肠系膜上神经节起源于T10～11的交感神经链发出的内脏小神经并支配小肠，肠系膜下神经节支配降结肠、乙状结肠、直肠、膀胱和性器官。交感神经节分为左、右椎前交感神经节，位于主动脉肠系膜上动脉的起点（图6-15）。

三、肠系膜上神经节神经分布

（一）胰腺头部

胰腺头部接收丰富的神经纤维，受胰腺神经系统支配。感觉神经接收来自胰腺的感觉信息，通过迷走神经和脊髓通路传递到中枢神经系统（CNS）。胰腺传入神经经过T6～L2背根神经节、内脏神经和腹腔丛进入胰腺。

（二）十二指肠神经

迷走神经（脑神经X）通过腹腔丛交感神经、副交感神经支配十二指肠。十二指肠是小肠最短的部分，是消化系统的关键器官。小肠最重要的功能是消化营养物质，并将它们输送到位于肠壁的血管中，以便吸收营养物质进入血液。

（三）空肠神经

十二指肠和回肠之间的中间部分被称为空肠，空肠为小肠的三分之一。通过肠系膜上丛和腹腔丛由交感神经支配空肠，而空肠副交感神经由迷走神经支配。

（四）回肠神经

回肠通过肠系膜与腹部后壁相连。腹主动脉发出回肠动脉，而神经是由腹腔和肠系膜上丛（交感神经）和迷走神经（副交感神经）支配。

（五）盲肠神经

盲肠由肠系膜上丛交感神经支配，而副交感神经纤维来自迷走神经（脑神经X）。盲肠标志着大肠的开始，它是一个盲囊，位于回肠与大肠交界处水平以下。位于右髂窝，完全被腹膜（腹膜内器官）所覆盖。

（六）结肠神经（至结肠左曲）

结肠的神经支配起源于胚胎。结肠中部神经（升结肠和横结肠近2/3）源自肠系膜上丛的神经，接收交感神经和副交感神经支配。

横结肠、降结肠和乙状结肠远端1/3，通过肠系膜下丛神经接受交感和副交感神经支配。

（七）卵巢神经

成对卵巢器官通过卵巢韧带（由一层腹膜与卵巢表面连续）附着在子宫阔韧带的后侧表面。卵巢分别接受来自卵巢丛和子宫（盆）丛的交感神经和副交感神经支配。这些神经通过卵巢悬韧带到达卵巢门进入卵巢。

第四节 肾上腺和肾丛

一、肾上腺和肾丛位置

肾上腺由腹腔丛和内脏大神经支配，从T10～L1节段发出交感神经节前纤维支配肾上腺髓质。肾丛位于肾动脉周围，为交感神经节后纤维（T10～L2）。肾丛神经纤维与肾动脉的分支一起进入肾脏，调节血管张力和肾素的分泌。它环绕并主要改变肾皮质内小动脉的直径。交感神经系统的兴奋引起肾小动脉血管收缩，从而减少肾小球的血流量，副交感神经作用与之相反。肾上腺丛是由腹腔丛、腹腔神经节、膈神经和内脏大神经的分支组成，神经节形成于上述神经的连接点。

肾丛主要分布于肾上腺髓质，其分支的大小与所供应的器官相比更粗大。肾丛还连接内脏最小神经。这些神经来自其上几个神经节发出的15～20支神经。它们伴随肾动脉的分支进入肾脏，一些神经纤维分布于精索丛和右侧下腔静脉。

精索丛起源于肾丛，接收来自腹主动脉丛的分支，伴随精索内动脉到达睾丸。女性卵巢丛（卵巢动脉丛）起源于肾丛，分布于卵巢和子宫底部。

二、主动脉肾神经节

主动脉肾神经节与每一个腹腔神经节上部的内脏大神经连接，而下半部分被分支出来，命名为主动脉肾上腺神经节，接收内脏小神经并发出肾丛的大部分神经纤维。

三、输尿管丛

输尿管丛接收自主神经系统两个分支支配。副交感神经支配输尿管的蠕动，信号通过迷走神经和腹腔神经节到达肾脏。另外的供应来自骶副交感神经系统，它（类似于胚胎发育）通过输尿管到达肾脏。交感神经来自于交感神经干，调节血管张力。

在小骨盆，输尿管接受来自骨盆内脏神经和胃下丛的副交感神经。输尿管的肌肉缩是由肾盂起搏细胞引起。从头部到尾部的输尿管肌肉收缩保证了尿液的流动。自主神经系统影响收集系统中的起搏器细胞。

（一）肾上腺神经

两侧肾上腺位于腹部脊柱的两侧，位于肾脏上方和膈肌下方。由于肝的原因，右肾上腺往往比左肾上腺低。肾上腺有丰富的神经供应，这些神经来自于腹腔丛和胸内脏神经。肾上腺髓质的主要细胞为嗜铬细胞，研究显示，神经干和神经丛也可能出现在肾上腺皮质。

（二）肾脏神经

肾脏由交感神经和副交感神经支配。从T10～L1发出的交感神经，在肾和腹腔，神经节后纤维通过胸、腰椎内脏神经支配血管收缩和舒张。迷走神经的副交感神经纤维以及肠系膜间丛（S2～S4）纤维也支配肾脏。肾脏也通过迷走神经的肾分支接收副交感神经系统的支配，从而引起血管扩张，小动脉血流增加。由于这一机制，交感神经兴奋导致排尿减少，而副交感神经兴奋会排尿增加。

传入纤维通过交感神经传递内脏疼痛。肾盂或肾盏结石引起的疼痛通过腹腔丛到达交感神经干，伴随恶心和呕吐可能是由迷走神经传入，这部分神经纤维由腹腔丛、主动脉肾神经节和腹主动脉丛的神经纤维共同组成，并与内脏神经相连（图6-16）。

（三）输尿管近端神经

肾脏和输尿管近端由自主神经支配，交感神经节前神经纤维通过内脏小神经、内脏最小神经和腰内脏神经，在主动脉、肾和肠系膜上神经节换元，节后神经纤维经肾丛分布在肾脏和输尿管近端。节前副交感神经起源于脑干和迷走神经，其进入腹腔丛后分布在肾脏和输尿管近端。输尿管交感神经负责调节血管张力和输尿管的痛觉神经传递，输尿管黏膜损伤也能产生典型的内脏神经疼痛。

第五节 卵巢丛与睾丸丛

一、卵巢丛

卵巢丛起源于肾丛，分布于卵巢和子宫底部。卵巢位于卵巢悬韧带上，神经支配来源于悬韧带内下行的卵巢丛，部分来源于子宫丛。由于卵巢连同输卵管位于盆腔内，因此出现问题要先于盆腔痛出现。疼痛传入过程是内脏传入纤维与卵巢丛和腰骶神经的交感纤维一起逆行上传，到达T11～L1脊髓感觉神经节的细胞体，继而上传到中枢神经系统（图6-17）。

二、睾丸丛

睾丸（精索）丛位于睾丸动脉周围，沿着该动脉到达睾丸。它是腹腔丛的延伸，接收来自肾丛和腹主动脉丛的分支。交感神经纤维的细胞体位于T10～11脊髓神经节。副交感神经纤维不是来自迷走神经，而是由S2～S4发出。睾丸（精索）丛来源于：腹腔丛、肾丛、腹主动脉丛、上腹下丛、下腹下丛，分布于输精管、附睾（精索）和睾丸。

腹腔和盆腔自主神经丛和神经节分布详见表6-1。

表6-1　腹腔和盆腔自主神经丛和神经节分布

<table>
<tr><th>神经节</th><th>神经丛</th><th>分布</th></tr>
<tr><td colspan="3">腹腔丛</td></tr>
<tr><td rowspan="4">腹腔神经节</td><td>肝丛</td><td>肝、胆囊</td></tr>
<tr><td>胃丛</td><td>胃</td></tr>
<tr><td>脾丛</td><td>脾</td></tr>
<tr><td>胰丛</td><td>胰</td></tr>
<tr><td colspan="3">肠系膜上神经丛</td></tr>
<tr><td>肠系膜上神经节</td><td>-</td><td>胰腺（头部）、十二指肠、空肠、回肠、盲肠、结肠（至结肠左曲）、卵巢。</td></tr>
<tr><td>肾上腺和肾丛</td><td></td><td></td></tr>
<tr><td rowspan="3">主动脉肾节</td><td rowspan="3">输尿管丛</td><td>肾上腺</td></tr>
<tr><td>肾</td></tr>
<tr><td>输尿管近端</td></tr>
</table>

续表

神经节	神经丛	分布
卵巢、睾丸神经丛		
-	-	卵巢、睾丸
肠系膜下丛		
	结肠左曲神经丛	结肠左曲
	直肠上丛	降结肠和乙状结肠、上段直肠。
上腹下丛		
	腹下神经	盆腔内脏
下腹下丛		
肠系膜下神经节	直肠中、下神经丛	直肠中、下部
	前列腺丛	前列腺、精囊、尿道、射精管、睾丸、尿道。
	输精管丛	射精管、睾丸。
	子宫阴道丛	子宫、输卵管、阴道、卵巢。
	内脏神经丛	膀胱
	输尿管丛	输尿管自膀胱上行

第六节 肠系膜下丛

肠系膜下丛是腹腔丛下部的延续，起源于腹主动脉丛。它包围着肠系膜下动脉，并分成许多次级神经丛。这些次级神经丛伴随肠系膜动脉分布到左结肠和乙状结肠丛，分布到上痔神经丛支配直肠或阴道的周围侧壁，并与盆神经丛的分支交通（图6-18）。

一、结肠左曲神经丛

（一）结肠左曲神经丛位置

左结肠丛交感神经来自T10～L2，支配左侧1/3横结肠、降结肠和乙状结肠。节前神经纤维经腰内脏神经进入肠系膜下丛，再经骶神经进入下腹下丛和上腹上丛。节后神经纤维沿肠系膜下动脉经周围丛进入肠壁，负责结肠壁、回盲瓣及血管的收缩。

（二）结肠左曲神经丛功能

副交感神经起源于S2～S4，供应横结肠的左1/3、降结肠和乙状结肠。副交感神经纤维沿肠系膜下动脉支经过下腹下丛和上腹下丛，组成盆腔内脏神经到达肠壁。副交感神经支配结肠壁肌肉组织的收缩、肛门内括约肌放松和分泌运动功能。肠管扩张和疼痛感觉由副交感神经纤维传输。交感纤维对大肠运动具有抑制作用。

结肠左曲神经沿盆腔内脏神经纤维上行，经过上腹下丛左侧，并与环绕肠系膜下动脉的周围丛相连，为大肠远端提供脾曲神经。脾曲滞留过多气体会导致腹部疼痛，这种疼痛可能向上辐射到左肩和左臂内侧，有时类似心绞痛。

二、直肠上丛

直肠上丛是肠系膜下丛的一个分支。而直肠接收感觉神经和自主神经的支配。直肠的交感神经来自腰内脏神经和上、下腹神经丛。副交感神经来自S2～S4神经，通过盆腔内脏神经和腹下神经丛分布在直肠。内脏传入（感觉）纤维来自副交感神经支配。还有上痔神经丛（或痔上丛）支配直肠并与盆腔丛分支相连。

（一）降结肠神经

降结肠受肠系膜下丛的交感神经支配，同时盆腔内脏神经（S2～S4）发出的副交感神经也支配降结肠。结肠是大肠最长的部分，位于人体肠道的末端。大肠比之前的小肠更短但更宽，在大肠内的主要活动是多余水分的再吸收和废物（粪便）的储存。

（二）乙状结肠神经

乙状结肠由肠系膜下丛交感神经支配，同时由盆腔内脏神经（S2～S4）发出的副交感神经支配。交感神经来自腰内脏神经（L1～L2）。自主神经系统调节肠神经系统的活动，肠神经系统包括运动神经和感觉神经。乙状结肠的功能是吸收水分、储存大便和蠕动。盆腔内脏神经细胞体位于骶副交感神经核内。大多数节前副交感神经突触位于肠后壁，节后副交感神经支配腺体和肌肉，增加结肠运动，松弛肛门内括约肌。交感神经节后纤维抑制结肠运动和收缩内括约肌。内脏传入神经接收结肠扩张的感觉。

（三）直肠上部神经

直肠上段几乎没有感觉神经（直肠中、下段由盆腔感觉神经支配），直肠黏膜从上往下逐渐变得敏感。直肠和肛门由感觉神经和自主神经支配。直肠本身由交感神经的腹下丛和骶神经丛支配，直肠的纵向和环形肌肉由S2～S5神经支配，直肠纵向运动由S3～S4神经支配，外括约肌由S3～S5神经支配，这些神经分布在直肠窝。脊神经将运动冲动传递给纵肌层，将抑制冲动传递给环状纤维。感觉神经纤维对括约肌的反射控制与疼痛相关，肛管内口的齿状线下1cm处感觉神经非常敏感，所以外痔患者会很疼。

第七节 上腹下丛

一、上腹下丛位置

上腹下丛位于腹膜后间隙、L5～S1椎体前面，走行于腹主动脉前侧，在其下方分叉为左、右腹下神经。上腹下丛的纤维来自腹主动脉丛、肠系膜下丛及腰神经节第3～4内脏神经。它在肠系膜下神经节换元，再向下延伸至直肠两侧的神经丛，随髂内动脉在L5椎体下1/3和S1椎体上1/3处分为左右腹下神经，连接下腹下丛（图6-19）。

二、上腹下丛网络

上腹下丛呈网状结构向下进入骨盆，分为左、右腹下神经。这些神经网络在直肠处分别向左、右侧靠外侧分布，下行进入骨盆后向外和向后弯曲，连接上、下腹神经丛，不含神经节。交感神经纤维由T10～L2段发出，对大肠具有抑制作用。盆内脏神经起自骶神经丛的S2～S4神经根，在子宫骶韧带外侧水平与下腹下丛汇合，向内、向外走行至直肠。副交感神经纤维对消化道有兴奋作用（图6-20）。

三、盆内脏神经分布

盆内脏神经由上腹下丛下行的交感神经纤维和下腹下丛上行的副交感神经纤维组成。腹下神经在上腹下丛和下腹下丛之间走行，前侧是骶前筋膜，后侧是骶骨，外侧是髂内动、静脉，内侧是骶前孔。

腹下丛是靠近脊髓底部的一束神经。阻滞该神经可以减轻前列腺、睾丸、阴茎、会阴、阴道、外阴、子宫、膀胱、尿道、直肠、降结肠、子宫内膜异位症、肠易激综合征、辐射损伤和骨盆癌症引起的盆腔疼痛（图6-21）。

第八节 下腹下丛

一、下腹下丛位置

下腹下丛是由上腹下丛、骶内脏神经和盆内脏神经合成。下腹下丛含有神经节，其中交感和副交感神经节前纤维形成突触（图6-22，图6-23）。

男性的左、右下腹下丛位于直肠两侧，女性的左、右下腹下丛位于直肠和阴道两侧。每束神经丛由腹下神经、L3～L4内脏神经和发出副交感神经纤维的盆内脏神经组成。下腹神经丛为盆腔脏器提供许多分支，包括：节后交感纤维、节前和节后副交感纤维以及内脏传入纤维。通过直肠中丛、膀胱丛、前列腺丛和子宫阴道丛在内的小神经丛也进入内脏神经丛。下腹下丛分出较小的神经丛，为排尿、排便、勃起、射精和性高潮提供神经支配。

二、肠系膜下神经节

肠系膜下神经节位于肠系膜下动脉的起点附近，为椎前交感神经节，也称为侧支神经节。为自主神经轴突的网状结构，并随肠系膜下动脉分布到各个脏器。肠系膜下神经节接收来自L1和L2节前神经纤维，也称为腰内脏神经。另外肠系膜下神经节也包含副交感神经（图6-24）。

（一）直肠中神经丛、直肠下丛

1. 直肠中神经

支配直肠的自主神经丛是腹下丛的延伸，它们各自沿着3条相应的直肠动脉走行。内脏传入纤维包括：腹下神经、阴部神经和盆腔内脏神经。

直肠上1/3在腹腔内由下腹下丛支配，中1/3在腹膜后，下1/3在盆腔隔膜下。直肠自主神经位于肛管上2/3处，内括约肌周围。肛门内括约肌大部分时间呈收缩状态，外括约肌位于肛管远端1/3。直肠中神经丛和下段肠系膜下丛分布在上段直肠，上腹下神经和下腹下丛分布在中、下直肠。直肠的上1/3是由腹膜前向外包围，中间的1/3只在前面被腹膜覆盖。直肠的下1/3完全在腹膜外。因为没有重要的功能神经通过，所以，在中段直肠切除后无神经后遗症。

2. 直肠下神经

直肠下神经，又称肛周神经或痔下神经，是阴部神经的分支，起源于骶丛的S2～S4，神经根位于阴部神经管内。坐骨窝的外壁包括：坐骨粗隆、闭孔内肌和闭孔筋膜（构成阴部神经管）。直肠下神经穿过坐骨肛窝的脂肪，并沿着肛管外侧分支走行。直肠下神经的分支为齿状线以下的肛管传输躯体感觉神经，因此肛管对疼痛、触摸和温度都很敏感。刺激直肠下神经的躯体传出纤维，会出现自主外括约肌的收缩。

（二）前列腺丛

男性生殖器躯体神经起源于S2～S4组成阴部神经，支配阴囊后部，直肠下部和阴茎背侧。与阴茎和阴囊相连的皮神经发出阴部神经的背侧和后侧支。阴囊的前侧和阴茎的近端由髂腹股沟神经支配。阴部神经支配坐骨海绵体和球海绵体肌肉。男性的性器官自主神经由L1和L2的交感神经和源于S2～S4的副交感神经组成。腰内脏神经在主动脉分叉和骶岬上与腹下丛相连。这个丛的左、右腹下神经向各自髂内动脉内侧走行到腹下丛。邻近膀胱、前列腺、精囊和直肠的盆丛也含有副交感神经纤维。来自盆腔下丛的神经支配前列腺、精囊、附睾、尿道膜部、尿道海绵体部和尿道球腺。

1. 前列腺神经

前列腺丛是一个相对较大的神经束，起源于腹下丛，走行于直肠两侧的神经束，分布于前列腺的筋膜结缔组织内。前列腺丛的神经分布在尿道海绵体和阴茎可扩张阴茎组织，在性唤起时充满血液，产生阴茎勃起。

2. 精囊神经

来自前列腺丛的神经也到达精囊，精囊是分泌精液的腺体。男性内生殖器神经支配主要源自交感神经。

3. 尿道神经

男性尿道的神经来自前列腺丛，是交感神经、副交感神经和内脏传入神经纤维的混合神经。女性尿道神经起源于膀胱丛和阴部神经。

4. 射精管神经

射精管神经起源于下腹下丛，由节前、节后交感神经纤维和副交感神经纤维以及内脏感觉纤维组成。

5. 睾丸神经

T10脊神经节段支配睾丸的交感神经纤维。它们通过内脏小神经和腹腔神经节的突触传递。神经节后纤维沿着睾丸动脉走行到神经分布区。感觉根纤维通过T10节段的背根神经节细胞传递信息。此外，腰丛的生殖股神经的生殖支（L2）传输睾丸的感觉神经（图6-25）。

6. 尿道神经

尿道神经由前列腺丛支配。前列腺丛包括交感神经和副交感神经干以及内脏传入神经纤维组成的混合神经纤维。该混合神经含有传入和传出神经纤维。

7. 阴茎神经

阴茎皮肤和龟头的感觉由交感神经阴茎背神经（阴部神经分支）传入，阴部神经也为阴茎提供躯体运动神经支配。海绵体神经携带从前列腺周围神经丛的副交感神经，支配引起勃起的血管改变。除了副交感神经纤维，主要分布在阴茎动脉背侧的海绵体神经还包含内脏传入神经纤维，并为勃起组织提供神经支配（图6-26）。

（三）输精管丛

输精管末端与射精管相连。输精管腔很窄，平滑肌壁很厚，由交感神经纤维支配。输精管壁由内部黏膜和固有层组成（射精管和睾丸神经同上）。

（四）子宫阴道丛

女性生殖器神经，阴道上2/3的自主神经由子宫神经丛发出，其包含交感神经和副交感神经。腰内脏神经的交感传出纤维先通过上腹下丛，再发出双侧腹下神经到达腹下丛，最后到子宫阴道丛。副交感神经从盆内脏神经传入子宫阴道。阴道下段的自主传出神经由S2～S4传输，经阴部神经管到达会阴处。自主传入纤维从阴道上部通过盆腔内脏神经传入到骶椎。由S2～S4发出躯体感觉神经主要分布于阴道远端1/3处，也由阴部神经传入到脊髓。

1. 子宫阴道丛部位

子宫阴道丛是腹下丛的一个分支，之前称为“阴道丛”和“子宫丛”。“阴道丛”起源于骨盆丛的下部。它分布于阴道壁、前庭和阴蒂。构成这个神经丛的神经含有大量的脊神经纤维。“子宫丛”伴子宫动脉至子宫侧面，在阔韧带层之间与卵巢丛相连（图6-27）。

2. 子宫神经

子宫交感神经纤维起源于子宫阴道丛，包括了腹下丛的前部和中间部分。子宫的副交感神经纤维来源于盆腔内脏神经（S2～S4）。子宫颈主要由子宫阴道丛的下腹神经纤维支配。传入神经纤维多经下腹神经丛以及T10～L1脊神经纤维进入脊髓。

3. 输卵管神经

输卵管受交感神经和副交感神经支配。交感神经起源于T10～L2脊髓节段。副交感神经支配输卵管内侧来自盆内脏神经。而支配输卵管外侧另一半来自迷走神经纤维（图6-28）。

4. 阴道神经

在阴道入口下1/3处有一个高度集中的神经末梢，受到刺激时可以表现为性快感，使得女性在性交过程中获得亲密感和满足感。大部分神经末梢来源于自主神经系统。其感觉神经纤维来自阴部神经，痛觉神经纤维来自骶神经。

5. 卵巢神经

卵巢神经由卵巢和子宫（盆腔）丛的交感神经和副交感神经纤维组成，其来自T10节段。

（五）盆内脏神经丛

盆内脏神经丛是自主神经系统的一个神经丛，由腹下丛、交感神经链骶S2～S4神经的内脏分支组成，并分布到骨盆区域的膀胱。

1. 膀胱神经支配

膀胱丛起源于盆丛前部。膀胱丛由交感神经和副交感神经纤维组成，交感神经发出腹下神经到达骨盆并随后到达膀胱丛。副交感神经通过骶部发出的盆内脏神经到达盆腔并随后分布到膀胱丛。阴部神经为躯体神经，腹下神经、盆腔内脏神经和阴部神经的传入神经均参与膀胱丛。

2. 膀胱神经功能

膀胱神经支配包括：①躯体神经系统：骶丛的阴部神经支配外括约肌。阴部神经传入神经纤维支配膀胱充盈和逼尿肌的收缩；②自主神经系统：副交感神经节前神经位于S2～S4，神经节位于逼尿肌和膀胱静脉丛。节前交感神经纤维来自T1～L2，并在交感干神经节换元为节后神经纤维，经腹下神经进入骨盆。逼尿肌的神经支配主要是副交感神经。虽然逼尿肌的交感神经支配是次要的，但在射精时，由交感神经关闭膀胱颈。副交感神经、交感神经和躯体神经一同组成传入神经纤维，传入神经纤维经背根神经节到达中枢（图6-29）。

（六）输尿管丛

1. 输尿管神经特点

输尿管的神经源于自主神经系统的两个部分，即交感和副交感双重支配。T10～L2发出的交感神经支配：①肾丛和神经节；②近端肠系膜丛的肾和输尿管上分支；③输尿管中段肠系膜间丛分支。

副交感神经纤维来自于骶部副交感神经，经盆内脏神经到达输尿管丛。输尿管的正常蠕动不需要自主神经的传入支配，肾盂和肾盏的起搏器细胞可产生并维持输尿管蠕动。然而，输尿管的蠕动可由类似交感、副交感的药物进行调节。即便自主神经受损伤，输尿管蠕动功能仍不受影响。

2. 尿道（骨盆上升段）神经

男性和女性尿道均由腹下丛的膀胱丛支配。阴部神经为女性尿道提供神经支配。前列腺丛为男性尿道近端提供神经支配。交感神经兴奋可以使逼尿肌松弛，并收缩尿道内括约肌。副交感神经兴奋可收缩逼尿肌，松弛尿道内括约肌。

第九节 腰交感神经

一、腰交感神经走行

交感神经节前神经元的细胞体位于中枢神经系统，于脊髓的T12和L2或其中3个节段侧角发出。

胸腰椎交感神经纤维共同起源于脊髓灰质前柱的背外侧区，即由胸腰段发出。腰交感神经位于椎体两侧，骶交感神经位于骶骨前侧。

交感神经和脊神经之间通过灰交通支和白交通支连接。灰交通支将交感神经信息传入脊神经，灰交通支是交感干内椎旁神经细胞发出的节后纤维组成。白交通支为交感神经节与相应脊神经中间连接的神经纤维，白交通支将脊神经信息传递到交感神经。

白交通支有三种去向：返回脊神经、攀附动脉走行和分布到所支配的脏器。白交通支内含有自脊髓侧角细胞发出有髓鞘的节前纤维，经前根、脊神经、白交通支入交感干后止于相应节段的椎前神经节，并与所有胸椎神经的前根及L2～L3神经根相连。另一些则进入椎前丛，终止于副神经节。

二、腰交感神经分布

内脏三大神经节神经丛（副神经节）位于胸、腹、盆腔区域的脊柱前侧，分别被命名为心丛、腹腔丛（或太阳丛）和腹下丛。腰交感神经节经腰骶神经丛的分支支配下肢。交感神经链位于腰肌前侧。下行交感神经纤维通过交感神经干连接周围神经，从L3到尾骨神经。在矢状面，腰神经节位于L3椎体中间和上下椎间盘处。在水平面上，神经节位于L3椎体前缘后处侧0.3～0.5cm处，椎体最外侧距L3椎体中心1.8～3.0cm。腰交感神经详见本书有关内容：腰椎脊神经分支与分布（窦椎神经与基椎神经）。

三、腰交感神经功能

同一水平进出躯干的交感神经与T1～L2脊神经相连，腰交感神经分布到下肢，支配血管舒缩、肌肉舒缩和阴茎舒缩。也通过内脏运动神经支配汗腺、平滑肌和立毛肌。与交感神经伴行的副交感神经系统在功能上可以拮抗交感神经功能。

交感神经纤维穿过躯干而不产生突触，与其它神经纤维结合形成内脏神经，内脏神经有5支：内脏大、小、最小、腰和骶内脏神经，这些神经统称为腹盆内脏神经。一般情况下突触发生在椎前神经节而不是椎旁神经节。这些椎前神经节的节后纤维与主动脉的主要分支伴行，随后投射到腹腔和盆腔所有器官（肾上腺除外）。内脏疼痛是通过自主神经束内的痛觉纤维传递的，这些感觉信息通常投射到远离痛觉器官的躯体皮肤区域，即出现牵涉痛（图6-30）。

第十节 骶交感神经

一、骶交感神经走行

骶交感神经传出纤维与S2～S4骶神经的前根共同发自脊髓。这些小的有髓节前纤维聚集在盆腔，进入腹腔神经或盆腔神经，然后进入腹下丛或盆丛，节后神经纤维分布到盆腔脏器。运动纤维支配降结肠、直肠、肛门和膀胱的平滑肌，以及这些器官和外生殖器的血管，而抑制性纤维支配外生殖器的平滑肌。传入交感神经纤维从盆腔脏器传入到骶2～4神经。

二、骶交感神经分布

交感神经到达腹下丛为内脏神经，支配降结肠、乙状结肠、直肠、输尿管、前列腺、膀胱、尿道和阴茎壁的神经节。而在左侧一些神经纤维从骨盆中发出，经上腹下丛左侧，与围绕肠系膜下动脉的动脉丛连接，供应脾曲和远端大肠。

三、骶交感神经功能

骶椎神经节具有自主神经系统调节内脏功能。它分为交感神经和副交感神经，具有应激反应的兴奋与抑制机制（兴奋或躲避）和体内平衡（休息和消化）。副交感神经和交感神经倾向于拮抗作用。作为颅-骶传出神经的一部分，骶椎自主传出神经属于内脏神经系统的副交感神经分支。副交感神经的两种功能实际上是由交感神经控制的，例如：排尿和排便、性唤起（包括男性的勃起）等。

第十一节　骶副交感神经

S2～S4神经发出副交感神经，经盆内脏神经到达盆腔，然后参与形成膀胱丛。阴部神经是支配膀胱的躯体神经。腹下神经、盆内脏神经和阴部神经都有传入功能。当阴部神经炎性变（会阴神经痛）可以同时诱发副交感神经兴奋导致尿频。

一、骶椎副交感神经元

副交感神经系统的基本功能单位是节前和节后神经元。节前神经元在脑干或骶椎脊髓中有细胞体，轴突可以延伸到节后神经元的细胞体。节后神经元的细胞体聚集在神经节和相对较短的轴突，支配靶器官和腺体。副交感神经系统的主要神经递质是乙酰胆碱，是所有节前和节后神经元的神经递质。

二、骶椎副交感神经争议

埃斯皮诺萨（Espinosa）提出：一个世纪以来，人们已经认可脊椎动物的颅腔和盆内脏神经之间的密切关系。他认为骶神经节前神经元是副交感神经，其在肠系膜下神经节的靶点主要控制直肠、膀胱和生殖功能。从目前文献分析，由于骶椎与胸腰椎发出的神经无法区分。因此，交感神经系统源于胸骶部脊神经，副交感神经系统只接受脑神经的传入。这为理解盆腔神经生理学以及自主神经系统的发展和进化提供了一个新的框架。交感神经节和副交感神经节中的神经元接收来自中枢神经系统（CNS）节前神经元的输入。副交感节前神经节则位于脑干神经核或松散的神经元聚集体内。此前一直认为“骶副交感神经核”在骶髓的中间外侧柱中形成。而伊莎贝尔（Isabel）提出骶椎发出的自主神经是交感神经，而不是一直认为的副交感神经。这个观点待以后研究进一步证实。

第十二节 奇神经节

一、奇神经节组成

奇神经节（Ganglion impar）为交感神经节，由S4～S5神经节组成，通过神经节间索连接在一起，并与腹部神经节相连。骨盆内两支交感神经干汇合后，在尾骨前部形成一个小神经节。这个神经节标志着两个交感神经链的末端，是体内唯一的不配对的交感链神经节。与胸椎和腰椎神经节不同的是，在脊神经到交感神经节处只有灰交通支，属于无髓鞘痛觉传入C纤维。

二、奇神经节分布

奇神经节是交感神经链的末端神经节，形状不规则，通常位于尾骨中线附近。奇神经节支配会阴、直肠远端、肛门、尿道远端、外阴和阴道远端。1/3的内脏传入神经汇聚于奇神经节，同时支配会阴部的交感神经。

三、奇神经节特点

奇神经节大约4mm长，形状各异，确切位置常出现变异。实际上，奇神经节位于从骶尾骨交界处前表面到尾椎下侧，其前侧是直肠。奇神经节与脊神经灰交通支神经纤维相接，但缺少连接胸、腰椎神经节的脊神经白交通支纤维，即有髓鞘的感觉传入神经纤维。

奇神经节阻滞用于评估和治疗肛门和直肠疼痛，会阴疼痛（生殖器周围）和生殖器疼痛。奇神经节是临近尾骨的神经细胞集合体，可治疗慢性骨盆或肛肠疼痛。通过在神经周围注射局麻药，可以诊断疼痛原因。一旦确诊，一些患者需要反复注射糖皮质激素。最新研究提出，奇神经节实际位于骶尾关节囊水平下侧。奇神经节注射也是治疗尾骨痛的方法之一。

（郑宝森　贺永进　栾　静　杨艳梅　吕　宁　李　俊　刘祥荣　颜文璐　郑　莹　姜丽编写，
刘　慧　鄢建勤　熊东林　马　柯　宋超审校）

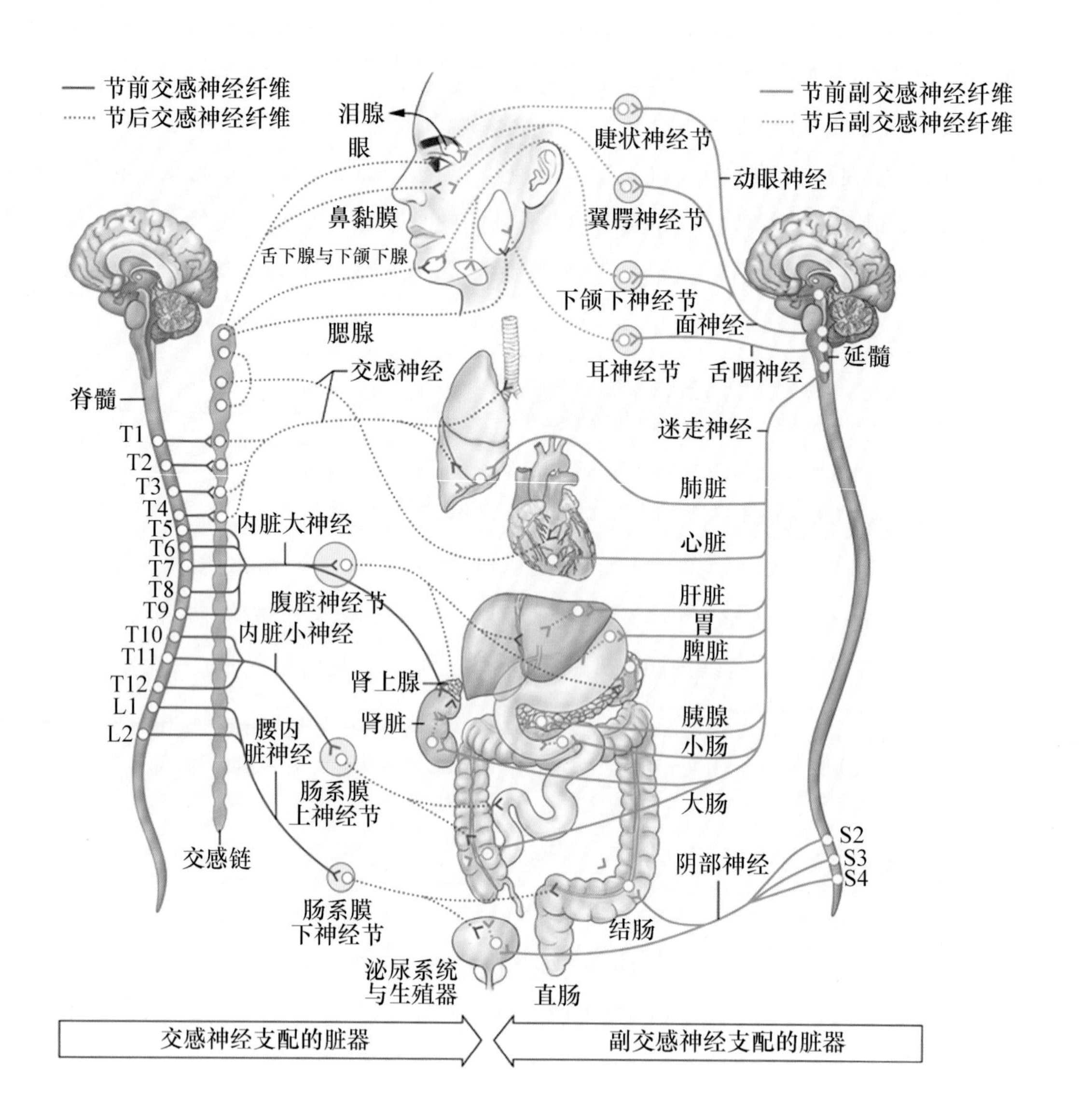

图6-1　交感与副交感神经

自主神经系统是外周神经系统的组成部分，调节内脏的生理过程，包括心率、血压、呼吸、消化和性唤起。它包含3个解剖上截然不同的部分：交感神经、副交感神经和肠神经。

交感神经系统（SNS）和副交感神经系统（PNS）包含传入和传出纤维，提供感觉传入和运动传出，通常，SNS和PNS传输通路由两个神经元序列组成。肠神经系统（ENS）是一个广泛的网状结构，具有独立于神经系统以外的功能。神经元超过1亿个，超过15种形态，超过所有其它外周神经节的总和，主要调节消化过程。PNS促进休息和消化过程，主要分布在头部、内脏和外生殖器。在大部分肌肉骨骼系统和皮肤中明显缺失，作用明显小于SNS。ENS由控制下消化道肌肉收缩/松弛、分泌/吸收和血流等消化功能的反射通路组成。

SNS和PNS的突触前神经元都由乙酰胆碱（ACh）作为神经递质。突触后交感神经元通常产生去甲肾上腺素（NE）作用于目标组织，而突触后副交感神经元则全程是ACh作用。肠道神经元的几种主要的神经递质包括：乙酰胆碱、一氧化二氮和5-HT等。

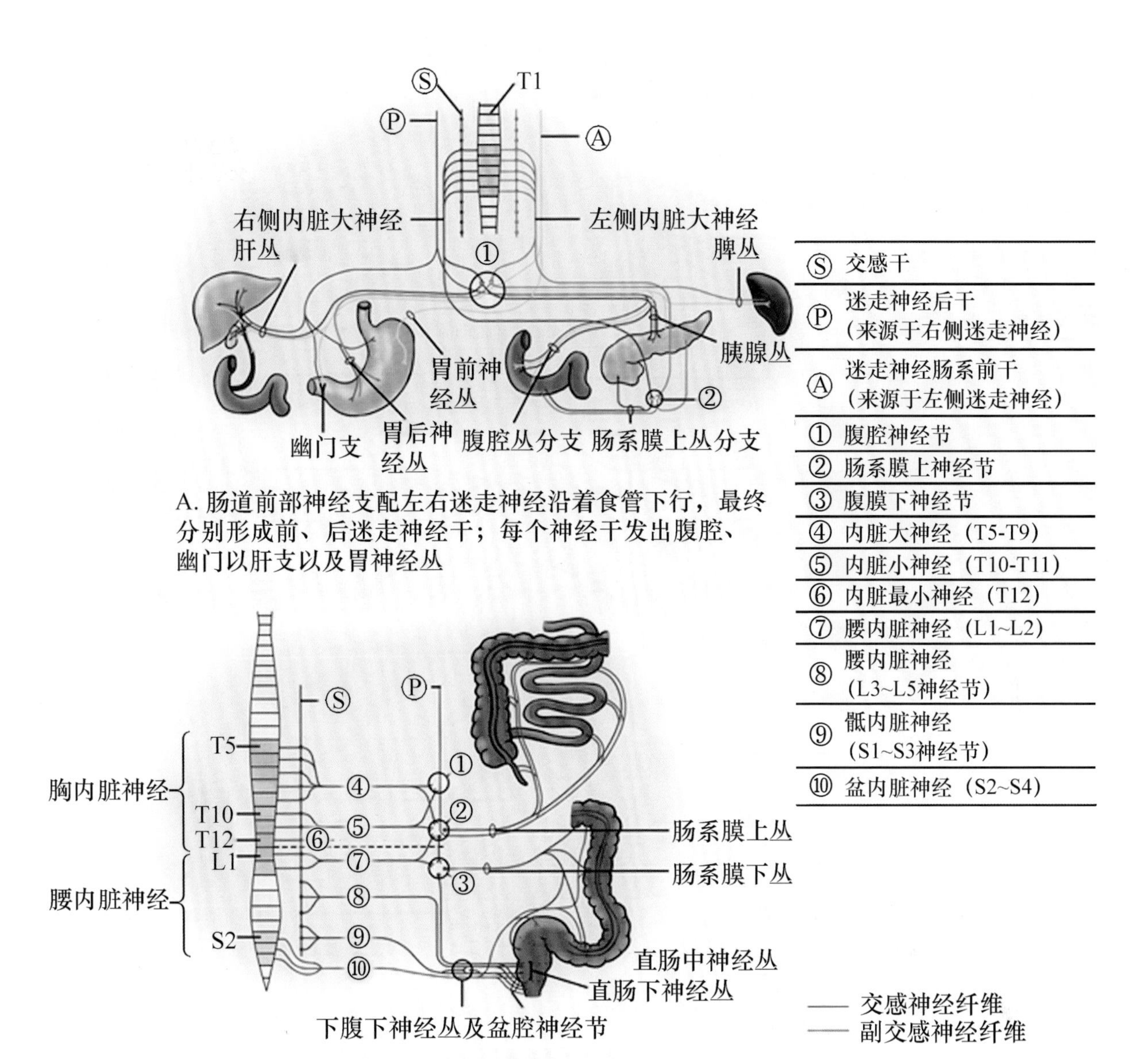

A. 肠道前部神经支配左右迷走神经沿着食管下行，最终分别形成前、后迷走神经干；每个神经干发出腹腔、幽门以肝支以及胃神经丛

B. 肠道中、后部神经支配腰交感神经节内突触

图 6-2　内脏神经

胸椎下 7 个神经节的分支很大，形成内脏大、内脏小和内脏最小神经。

内脏大神经起源于 T5 或 6 至 T9 或 T10 交感神经节并向下绕过胸椎，穿膈肌与腹腔丛相连。传递突触前交感纤维到腹腔神经节和腹腔丛的内脏传入纤维。内脏大神经支配以下器官：消化道、肝脏、胆囊、胰腺、肾上腺髓质和脾脏。

内脏小神经起源 T9～T12，穿膈向肠系膜上神经节和肠系膜下神经节走行到主动脉 – 肾神经节，传输突触前交感纤维和内脏传入纤维。

内脏最小神经起源于 T11 和 T12 节前交感神经纤维，位于脊柱两侧，为肾丛提供突触前交感神经纤维，常与内脏小神经联合，但偶为独立神经存在。

内脏神经和心脏神经结构及其相似。心脏神经有 3 支，起源于 3 个颈神经节，并分布到心脏。内脏神经也有 3 支，与所有的胸神经节相连，分布于腹腔的主要器官。

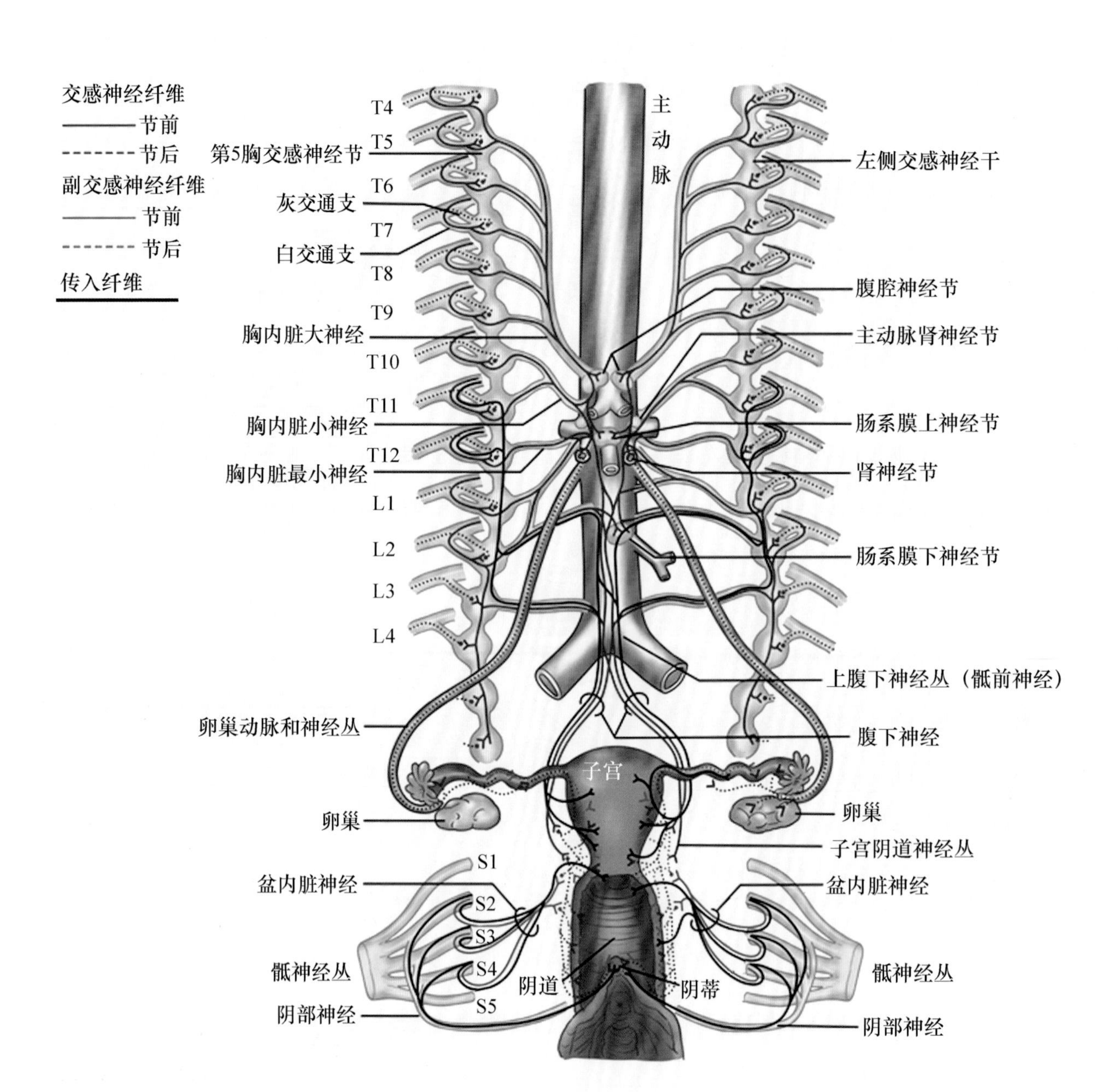

图 6-3　交感神经干

交感神经干位于脊柱两侧，从颅骨基部延伸至尾骨，两侧交感神经链最后融合为奇神经节。每侧交感神经干包含一些交感神经节，胸椎大约有11个交感神经节位于肋骨颈部。神经节与肋间神经密切相关，它们从肋间神经接收神经节前纤维作为白交通支。神经节后纤维以灰交通支的形式返回到肋间神经。胸神经节发出大、小和最小的内脏神经分布于腹腔脏器。内脏神经神经节前纤维，从交感神经干（如腹腔神经节）发出的侧支神经节中突触。

骶神经丛由L4和L5脊神经构成腰骶干，腰骶干再与S1～S3和S4的前支形成骶丛。

阴部神经由S1～S4前支发出，在盆腔中具有运动和感觉功能，也在控制性功能中起重要作用。

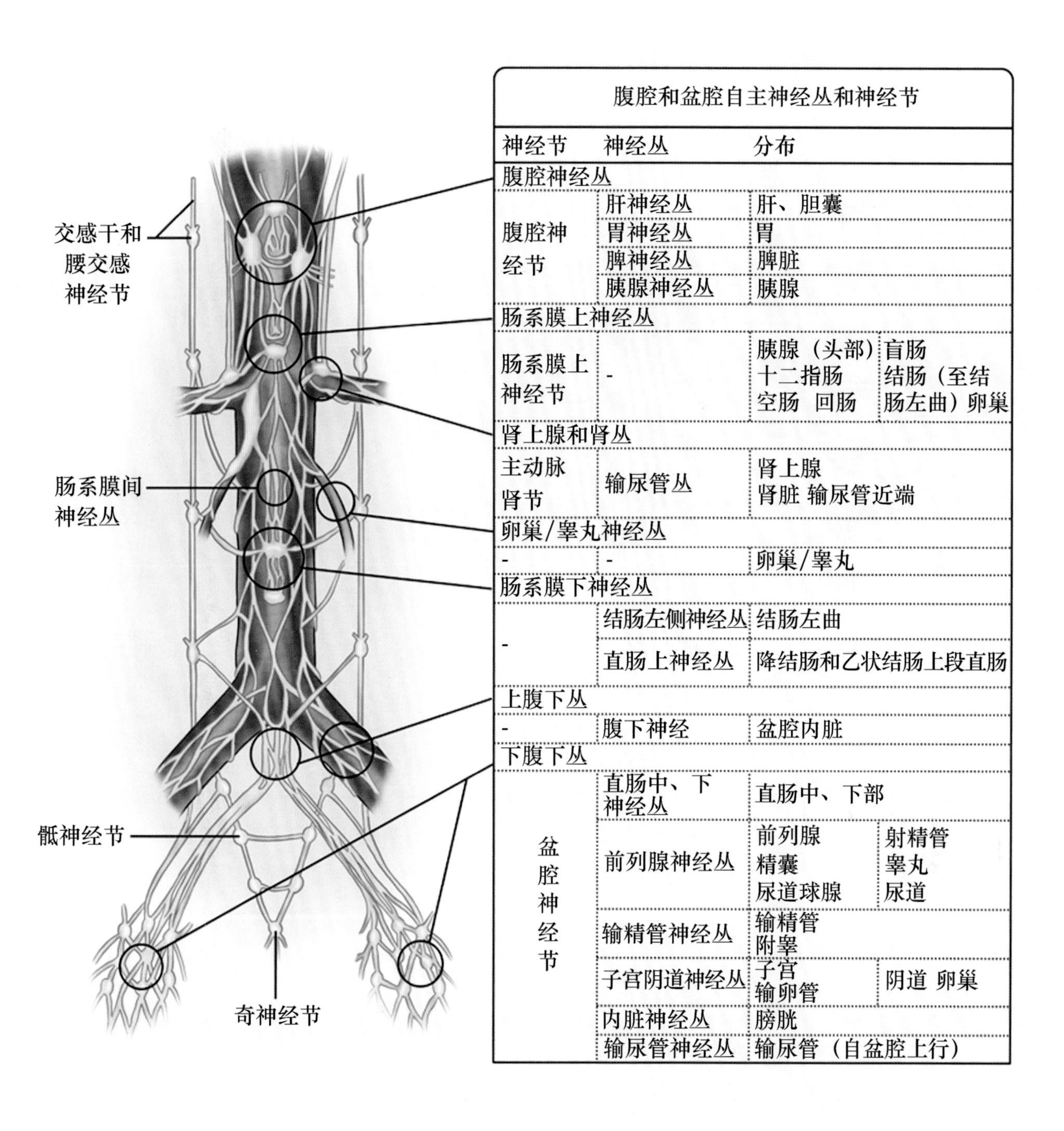

腹腔和盆腔自主神经丛和神经节

神经节	神经丛	分布
腹腔神经丛		
腹腔神经节	肝神经丛	肝、胆囊
	胃神经丛	胃
	脾神经丛	脾脏
	胰腺神经丛	胰腺
肠系膜上神经丛		
肠系膜上神经节	-	胰腺（头部）十二指肠 空肠 回肠 盲肠 结肠（至结肠左曲）卵巢
肾上腺和肾丛		
主动脉肾节	输尿管丛	肾上腺 肾脏 输尿管近端
卵巢/睾丸神经丛		
-	-	卵巢/睾丸
肠系膜下神经丛		
-	结肠左侧神经丛	结肠左曲
	直肠上神经丛	降结肠和乙状结肠上段直肠
上腹下丛		
-	腹下神经	盆腔内脏
下腹下丛		
盆腔神经节	直肠中、下神经丛	直肠中、下部
	前列腺神经丛	前列腺 精囊 尿道球腺 射精管 睾丸 尿道
	输精管神经丛	输精管 附睾
	子宫阴道神经丛	子宫 输卵管 阴道 卵巢
	内脏神经丛	膀胱
	输尿管神经丛	输尿管（自盆腔上行）

图 6-4 自主神经丛和神经节

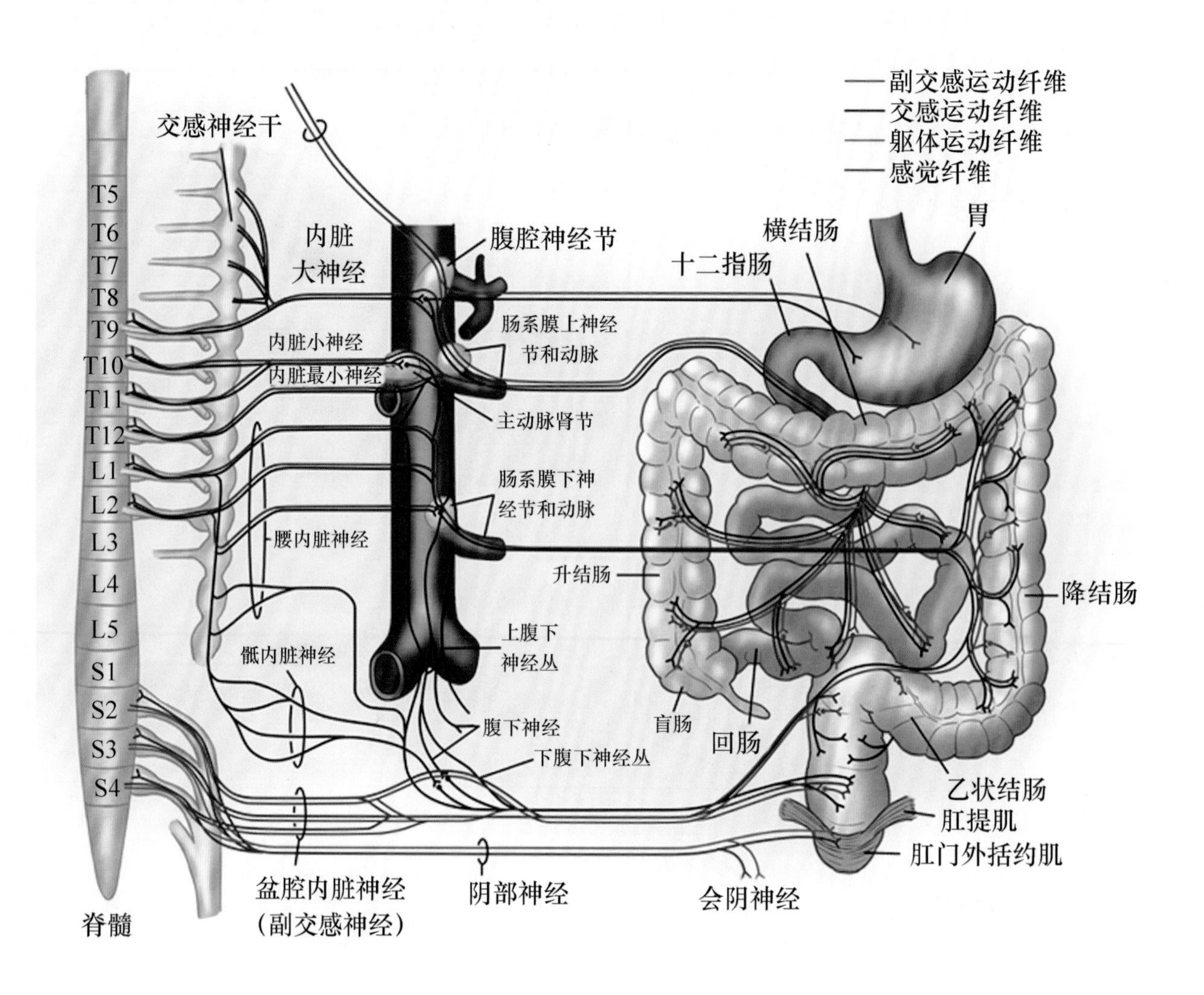

图6-5　肠神经系统

肠道神经系统大约由5000万个神经元和相同数量的胶质细胞组成的联锁系统，这些神经元和胶质细胞遍布于从食管到肛门括约肌的整个肠道。这个系统也称为第二个大脑，因为它通过迷走神经与大脑沟通，可以独立地控制肠道蠕动和各种酶和激素的分泌。

肠神经系统控制消化系统，由中枢神经系统和交感神经系统协同。由感觉神经元、运动神经元和中间神经元组成的网络，嵌在胃肠系统的壁上，从食管的下1/3向下一直延伸到直肠。其主要网络为肌间神经丛和黏膜下神经丛。前者主要包含传出神经元，遍布食管下部和肛门之间的消化器官。后者主要包含感觉神经元，并形成位于小肠和大肠内的神经丛。

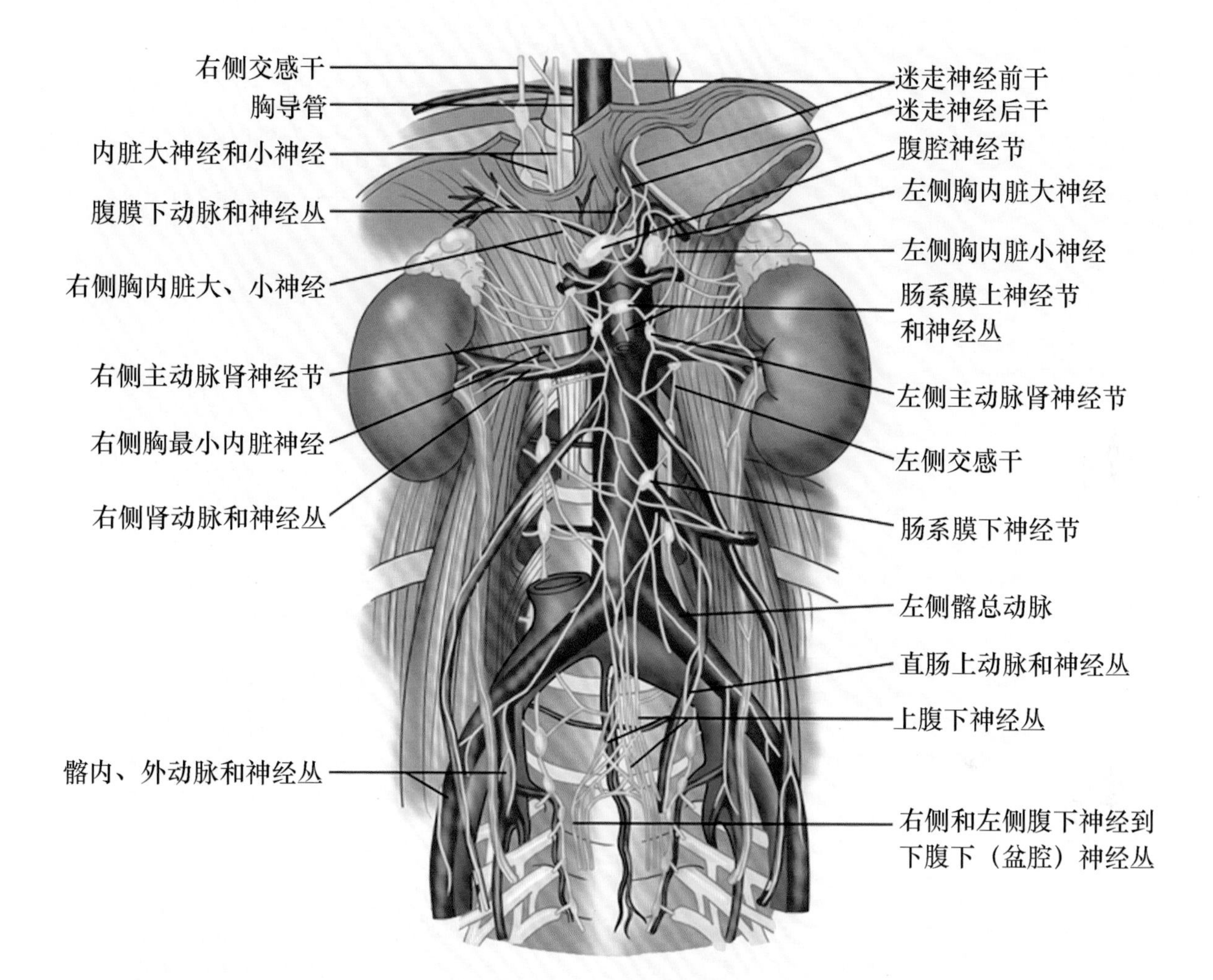

图6-6　腹腔神经节

腹腔神经节有3条内脏神经形成突触，其数目从1到5个不等，位于主动脉前面和前外侧。位于左侧的神经节均比右侧神经节低1个椎体水平，两组神经节都位于腹主动脉L1水平前侧。

节后纤维从腹腔神经节发出沿血管走行，支配腹部脏器，即：食管远端、胃、十二指肠、小肠、升结肠和近端横结肠、肾上腺、胰腺、脾脏、肝脏和胆道系统。

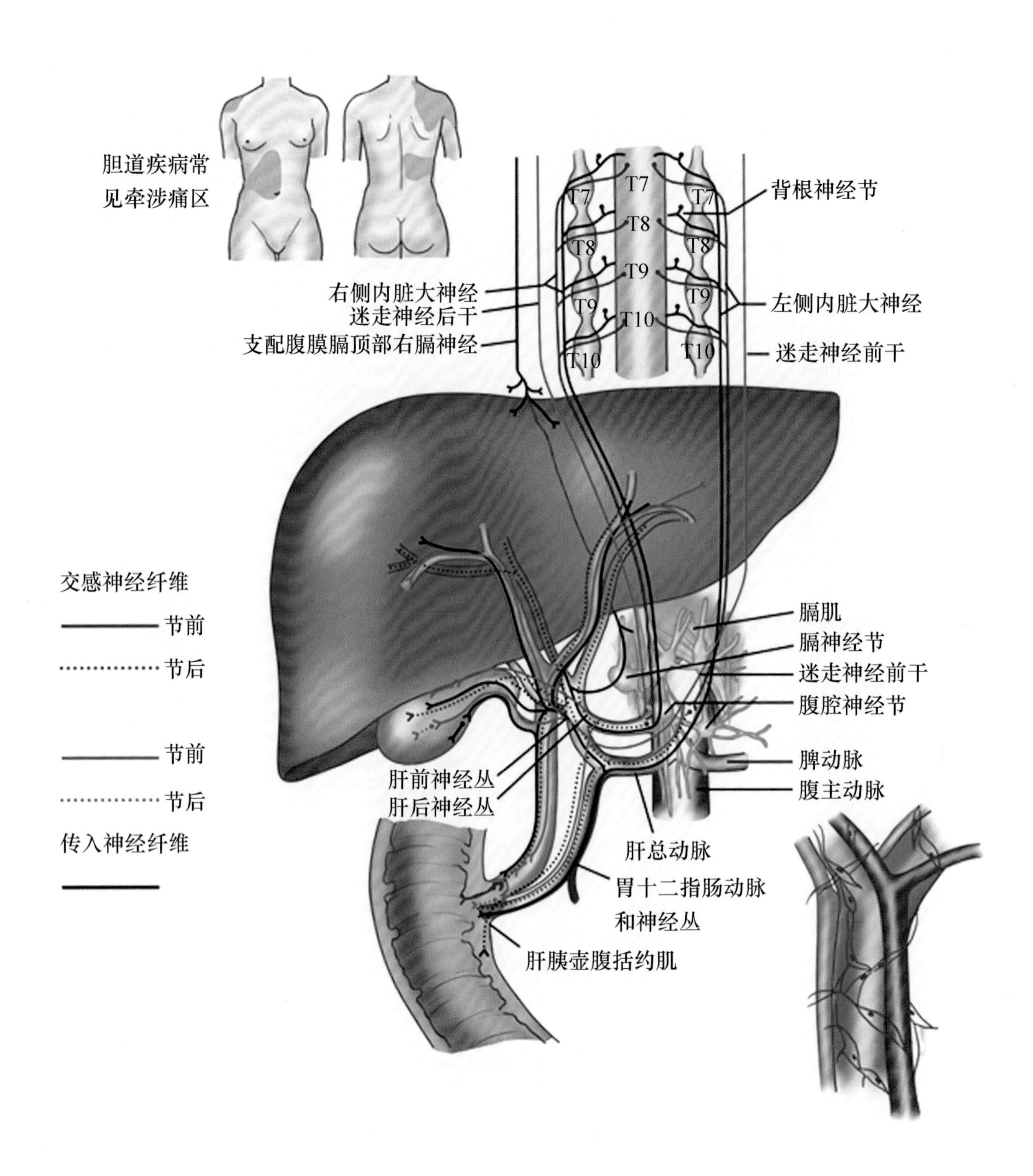

图6-7 肝丛

肝神经丛是腹腔神经丛最大的分支，它接受来自腹腔神经丛的交感神经纤维和来自迷走神经前、后干的副交感神经纤维，以及右膈神经。它伴随肝动脉走行，在肝实质上分支于肝动脉分支和门静脉分支。肝神经主要是控制血管收缩与舒张，其更多作用尚不完全清楚。

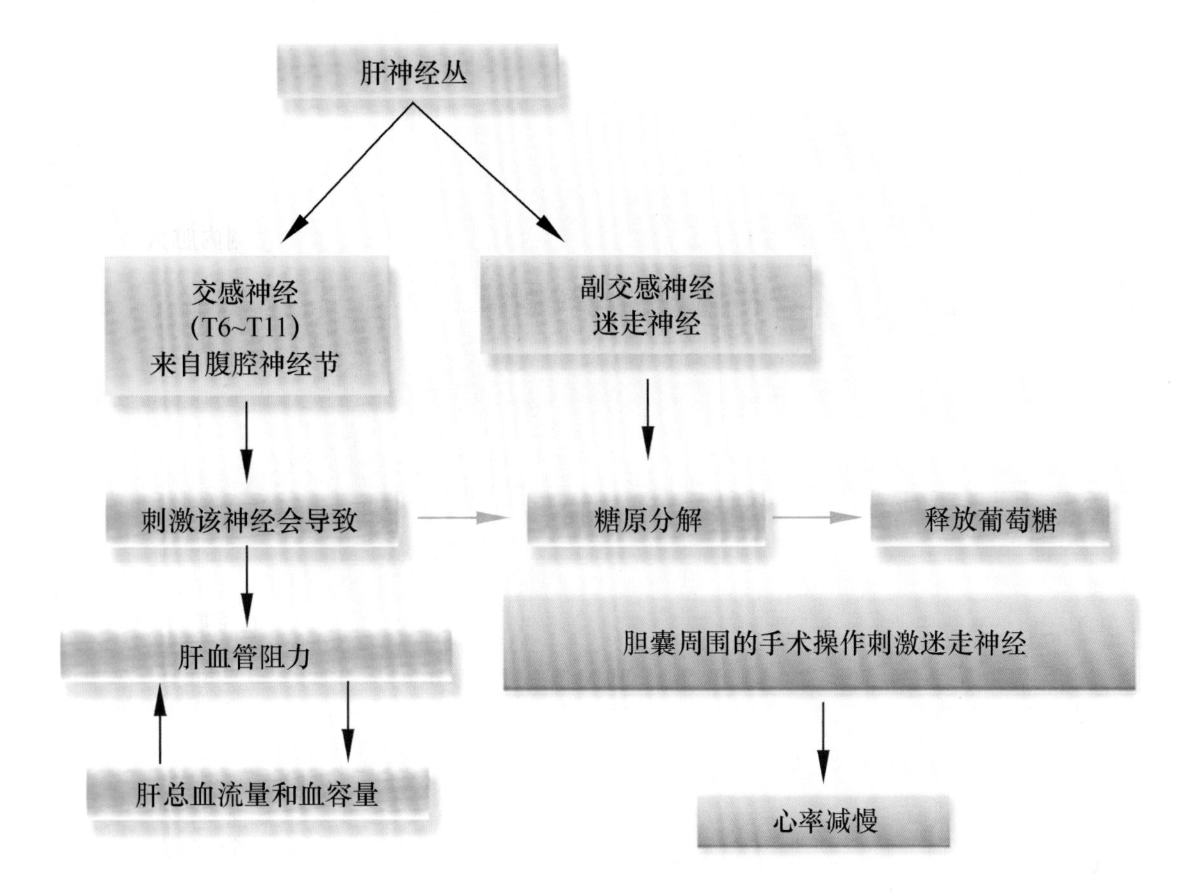

图6-8 肝神经功能流程

肝由肝神经丛的交感神经纤维和副交感神经纤维支配，肝神经丛与肝动脉和门静脉的分支一起到达肝。交感神经纤维来自腹腔丛，副交感神经纤维来自迷走神经前、后干共同支配肝脏。肝脏主管500多项重要功能。包括：从血液中清除废物和外来物质、调节血糖水平和合成必需的营养物质。此外还能生成白蛋白、胆汁、过滤血液、调节氨基酸、调节凝血、抗感染、储存维生素和矿物质以及将糖原转化为葡萄糖等。

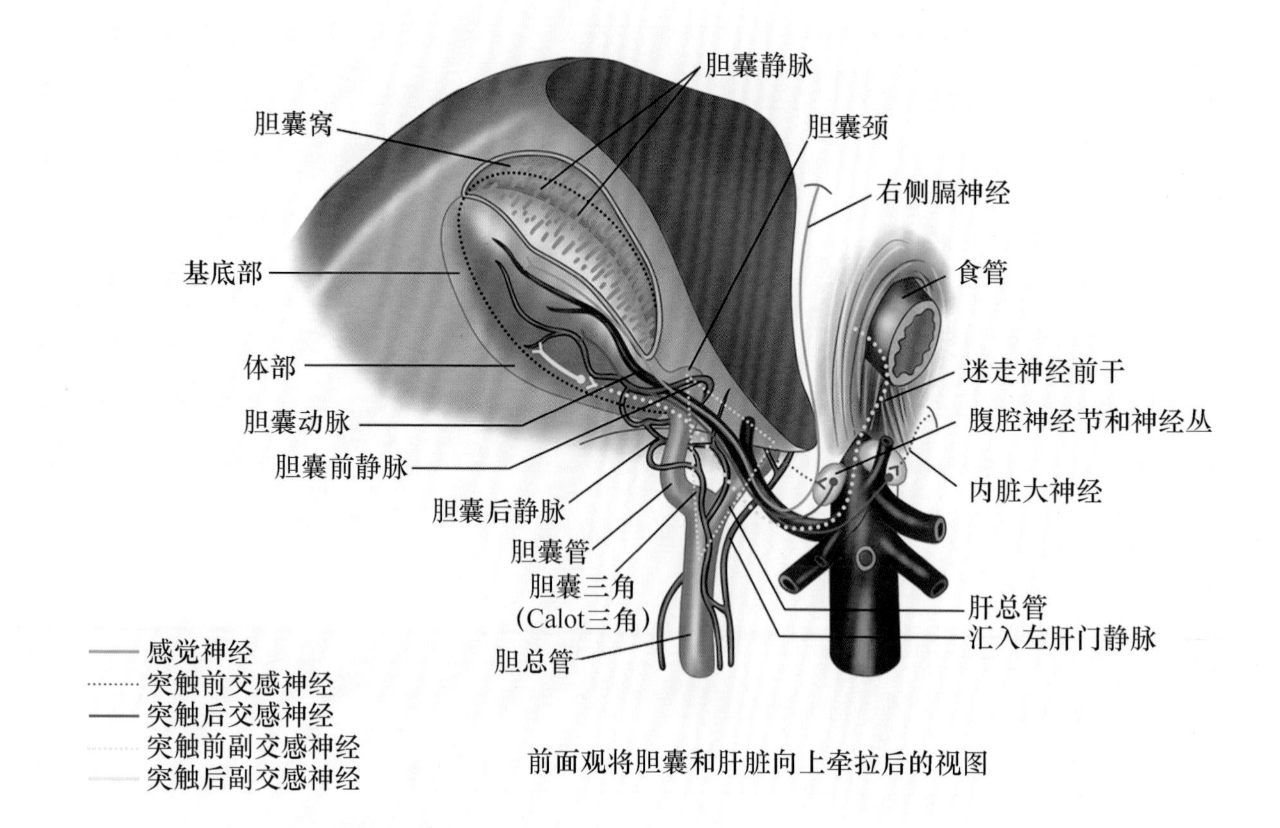

图6-9　胆囊神经

胆囊神经与胆囊动脉一起运行，最后分布到胆囊分支。胆囊和胆道系统的副交感神经功能是加速胆汁的产生、进入到十二指肠和收缩胆囊平滑肌。损伤或手术切断迷走神经前干会降低胆囊收缩力，导致胆汁淤积，易患胆石症。胆囊的交感神经功能是延缓消化，通过增加奥迪括约肌（肝胰腺括约肌）的张力和刺激神经末梢血管活性肠多肽（VIP）的释放，抑制胆囊收缩和胆囊排空。胆囊交感神经纤维源于腹腔神经丛，主要源于T2～T10脊髓节段，经内脏神经到达腹腔神经节。胆道系统的内脏大神经源于T7～T9，内脏小神经源于T10和T11，均受交感神经支配，内脏最小神经在T12进入脊髓。腹腔神经丛又通过内脏大神经和胸交感神经链到达脊髓。胆囊或腹膜周围引起的疼痛可由交感传入纤维或躯体纤维传入中枢，并在相应的躯体或皮肤节段感受到疼痛。胆囊神经痛常在腹部右上象限、上腹部、右肩或胸前部。

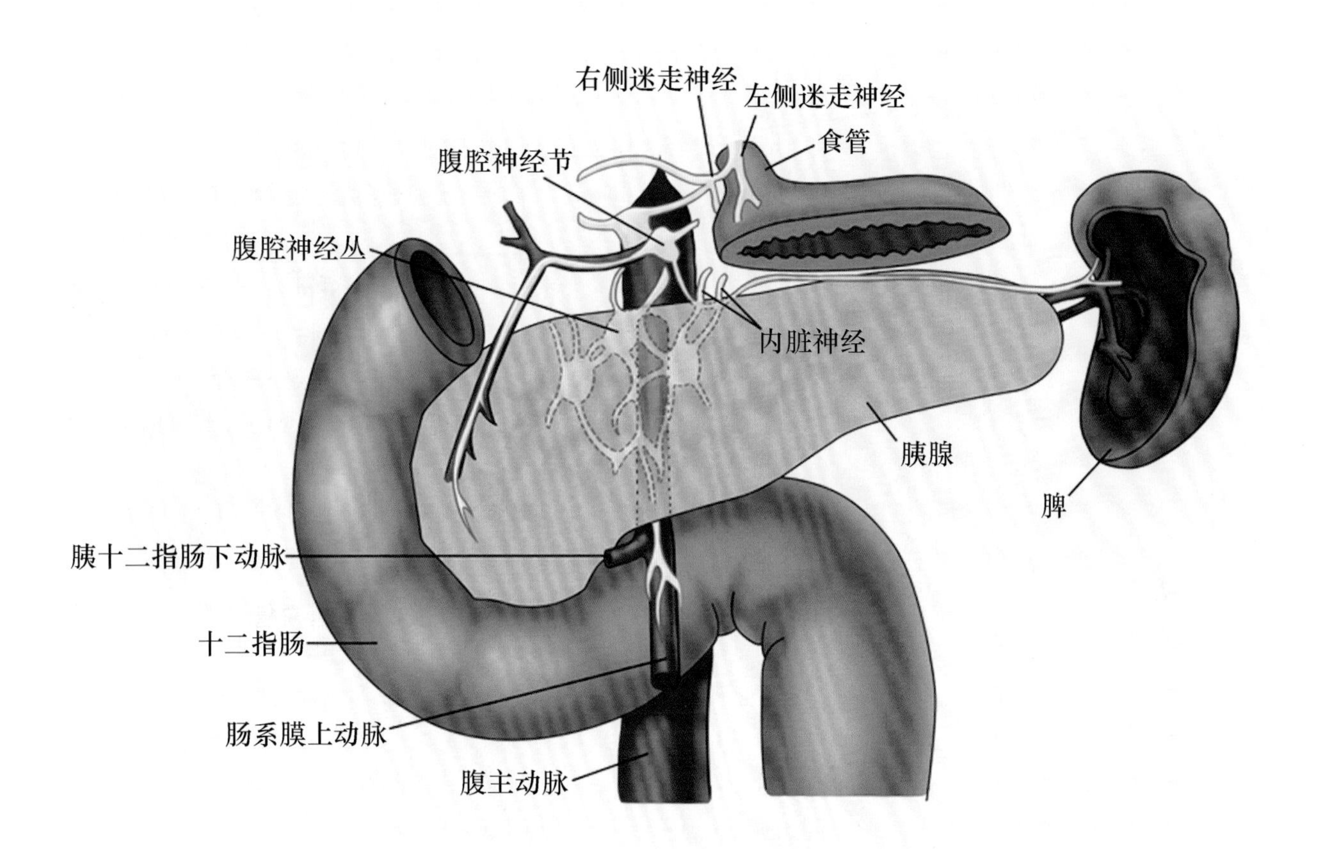

图6-10 胰腺神经

胰腺位于腹膜后，其受迷走神经、腹腔神经丛和肠系膜上丛支配。其副交感神经来源于迷走神经，交感神经来源于内脏大、小神经（T5～T12）。这两种类型的自主神经纤维都走行到腹腔神经节和肠系膜上丛，最终分布到胰腺。在胰腺内部神经冲动传送到腺泡细胞和胰岛。副交感神经纤维诱导腺泡细胞分泌导致胰液、胰岛素和胰高血糖素的释放。相反，交感神经纤维引起血管收缩和抑制外分泌，即抑制胰液释放。与激素释放有关的是交感神经刺激胰高血糖素的释放，但能抑制胰岛素的释放。

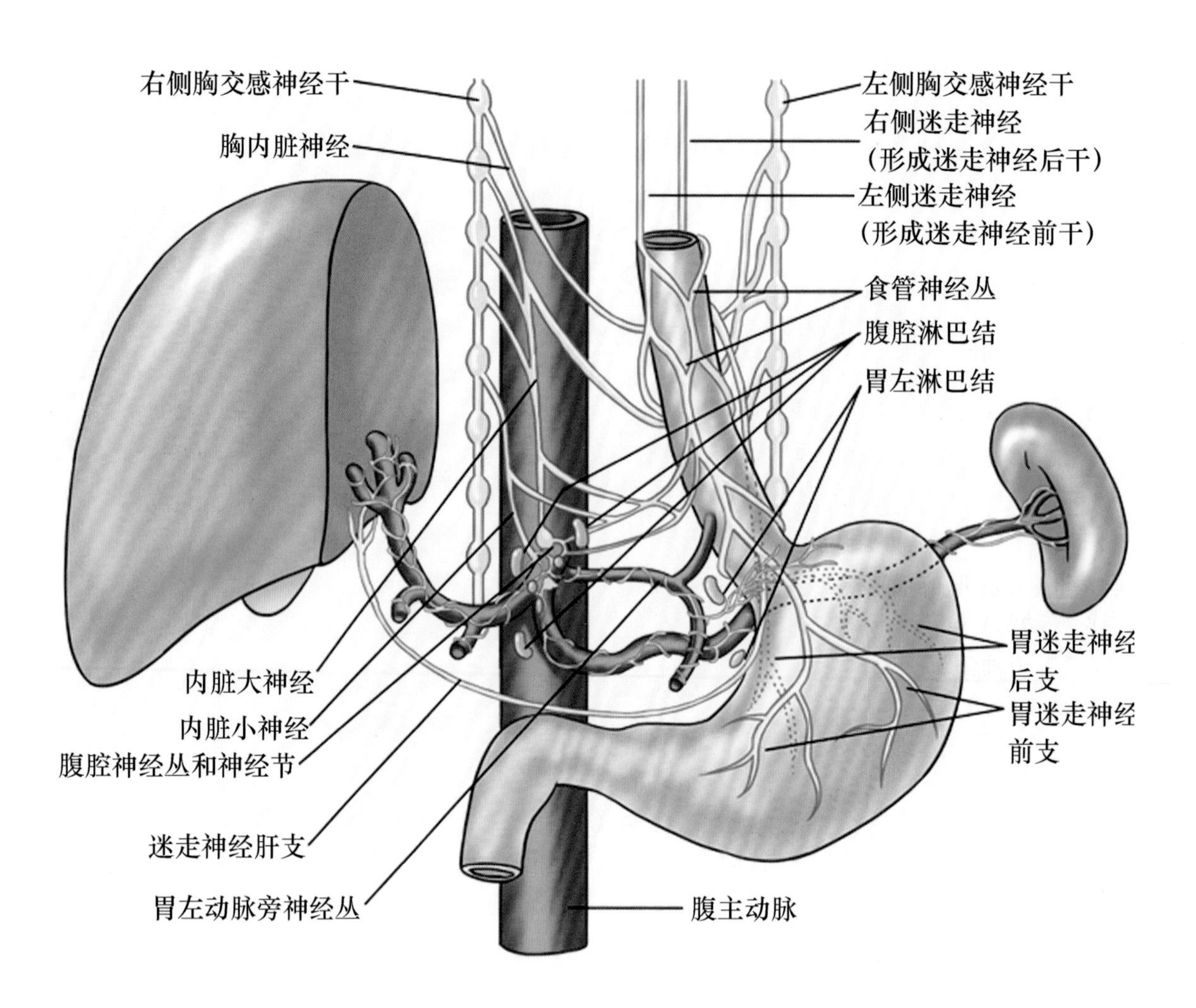

图6-11 食管、胃神经（腹腔）

腹部食管神经丛的副交感神经，源于胸食管双侧向下走行的迷走神经，腹部交感神经源于T5～T12脊神经。腹部食管神经由内脏大神经支配，其在腹部形成的腹腔神经丛，由内脏大神经和右膈下神经支配食管的腹腔部分。通过副交感神经和交感神经之间相互调节，得以维持食管括约肌的张力，即通过食管交替收缩与舒张，食物可以沿整个食管蠕动。

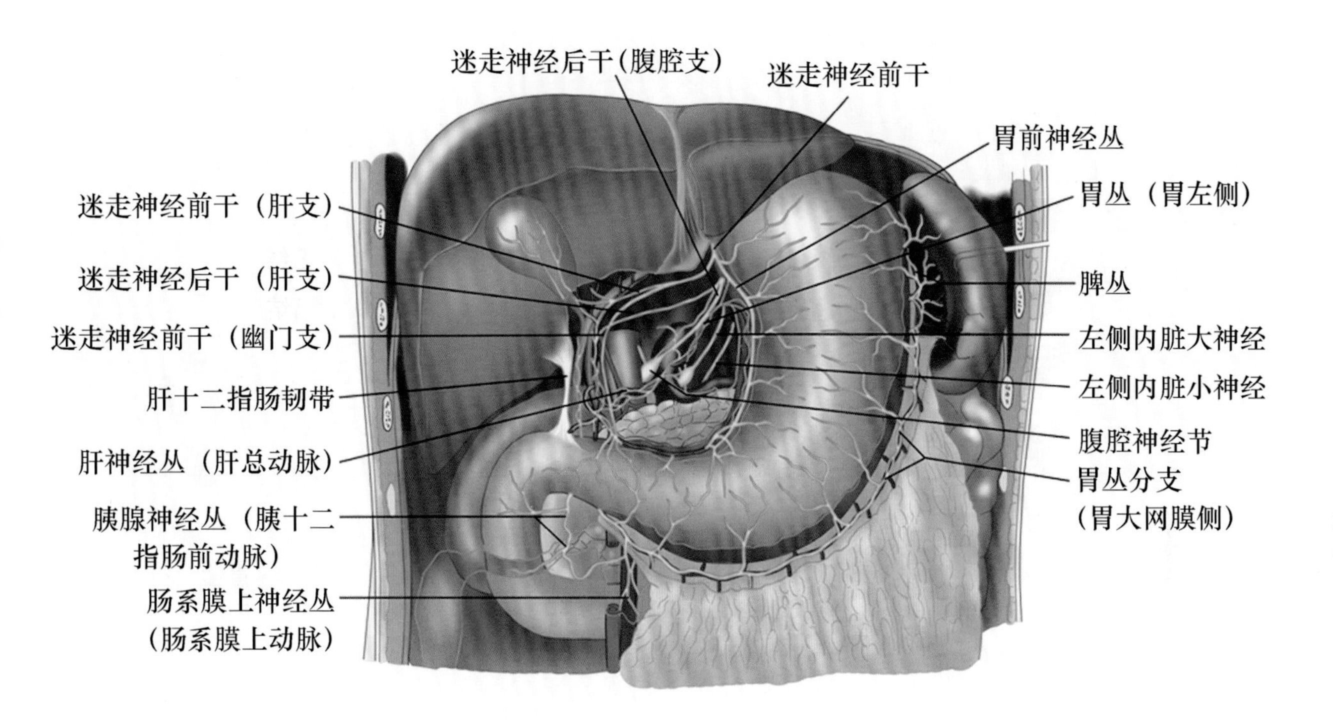

图6-12　胃神经

胃由交感神经和副交感神经支配。交感神经源于T6～T10节段，走行于内脏大神经、腹腔神经丛和肝神经丛。胃神经具有：舒缩血管作用、对幽门括约肌和胃肌有抑制作用，也可导致胃痉挛性疼痛。

副交感神经源于迷走神经，分布于食管丛和胃神经。胃神经分为胃前神经和胃后神经。胃前神经发出胃底和胃体前表面、幽门腔和幽门支。胃后神经发出胃底后表面、胃体和幽门窦支。副交感神经为胃的运动和分泌神经，可以增加胃的运动，分泌富含胃蛋白酶和盐酸的胃液，对幽门括约肌有抑制作用。

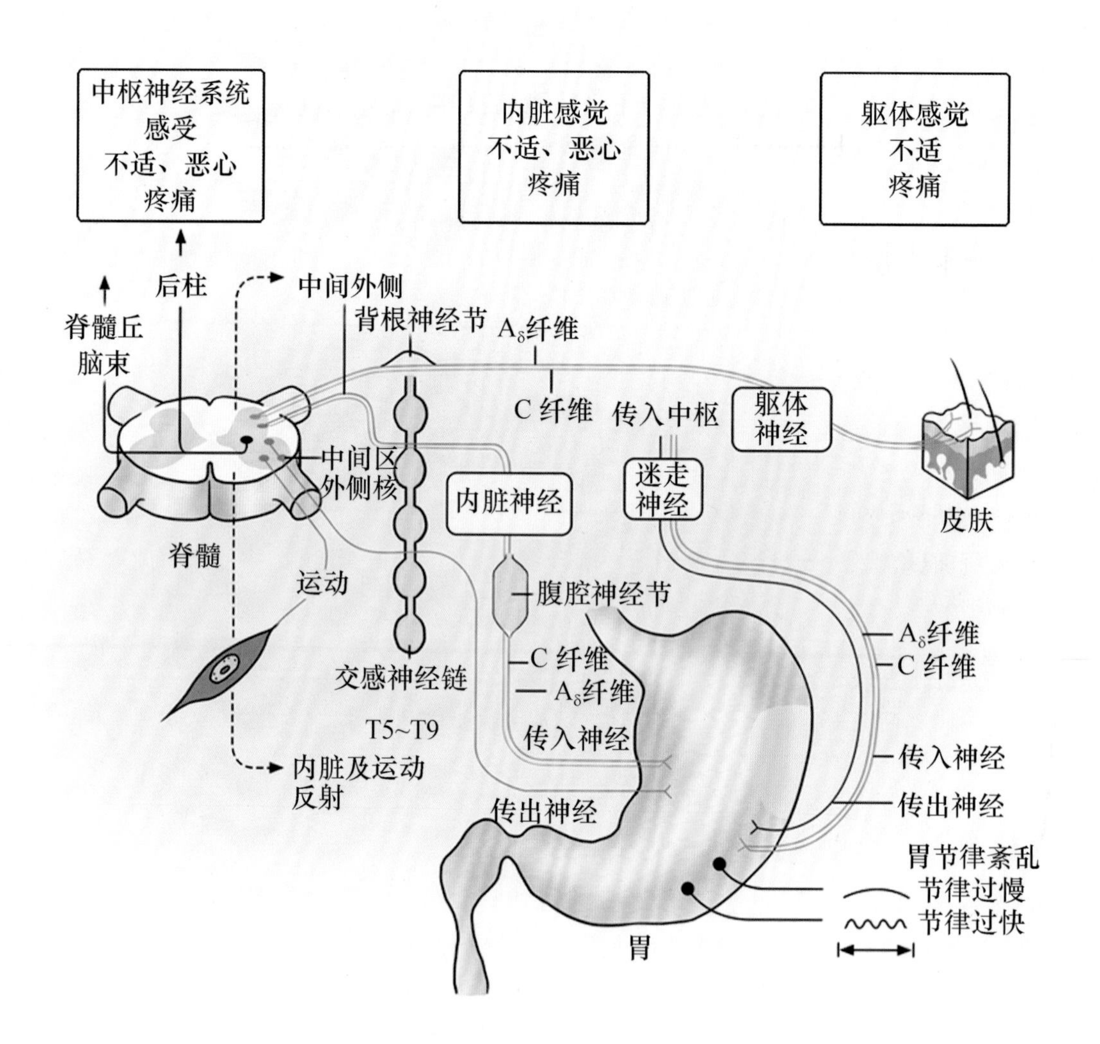

图6-13　胃神经传输

胃神经传入神经中有A_{δ}和C纤维。机械和化学低阈值刺激内脏感觉神经，如：空胃或饱胃，以及恶心等症状。上述刺激由迷走神经通路传输，如果感觉输入到达皮层，这些刺激就成为内脏感觉。内脏神经中的传入神经在腹腔神经节与脊神经节（T5～T9）形成突触。脊髓背角的中间神经元穿过脊髓背柱和脊髓丘脑束，并上升到延髓的感觉区。这些内脏传入纤维认为是介导内脏疼痛的高阈值刺激。与内脏感觉不同的是，来自皮肤的躯体神经通过A_{δ}和C纤维将感觉信息通过背根神经节传入脊髓背角，然后通过脊髓丘脑束传入躯体的皮层感觉区域。胃壁电节律的变化、振幅过大的收缩或胃壁的牵拉引起传入神经兴奋（通过迷走神经和/或内脏神经）变化的外周机制，这些神经活动认为是从胃壁传输的内脏感觉症状。

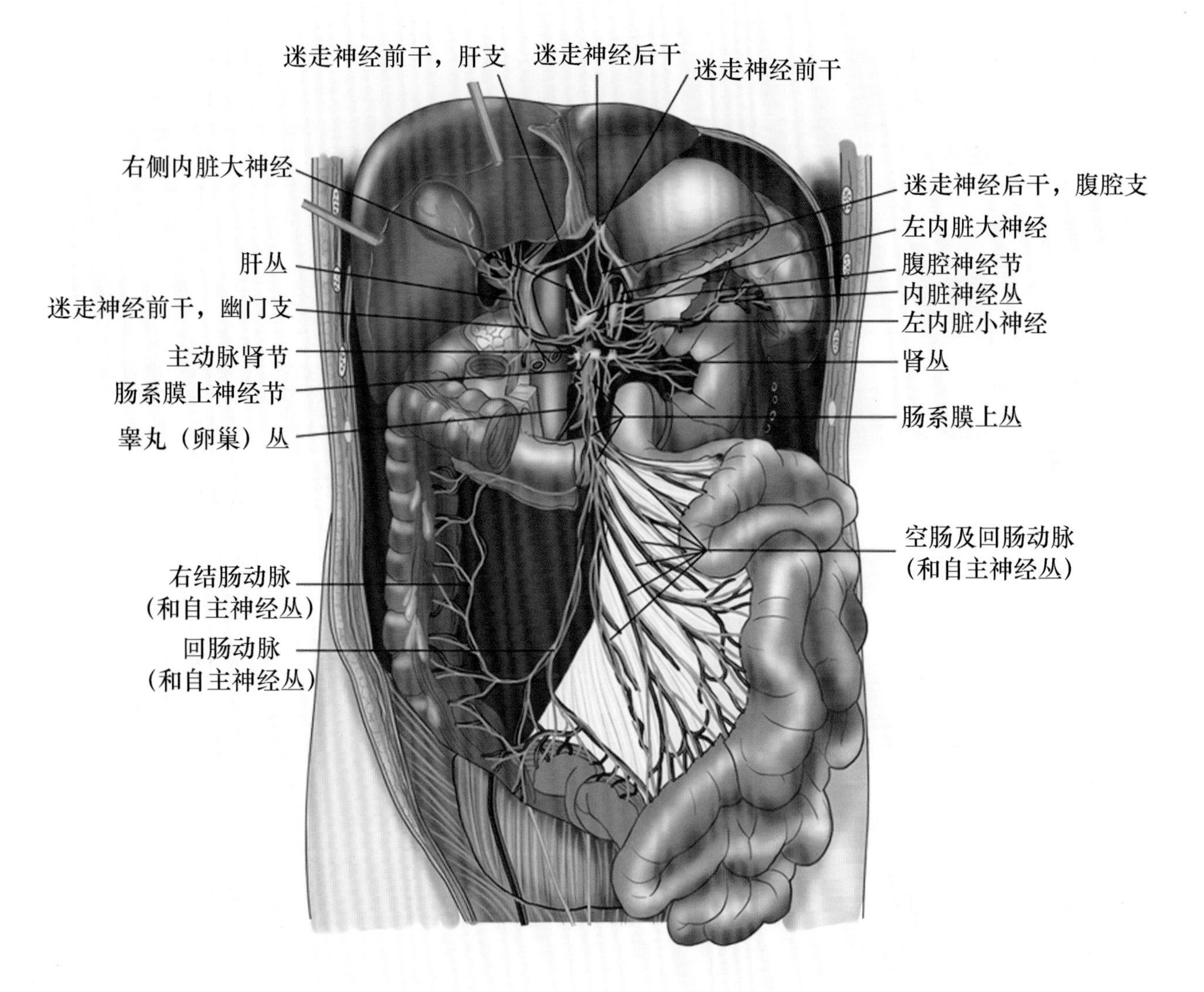

图6-14 肠系膜上丛

肠系膜上丛是腹腔神经丛下部的延续，从右迷走神经和神经丛交界处分出分支，与肠系膜上动脉伴行进入肠系膜，再分成许多次级神经丛随动脉再分出不同分支，分布到胰腺、小肠、回结肠、右结肠和横结肠，也分布到大肠相应部位。

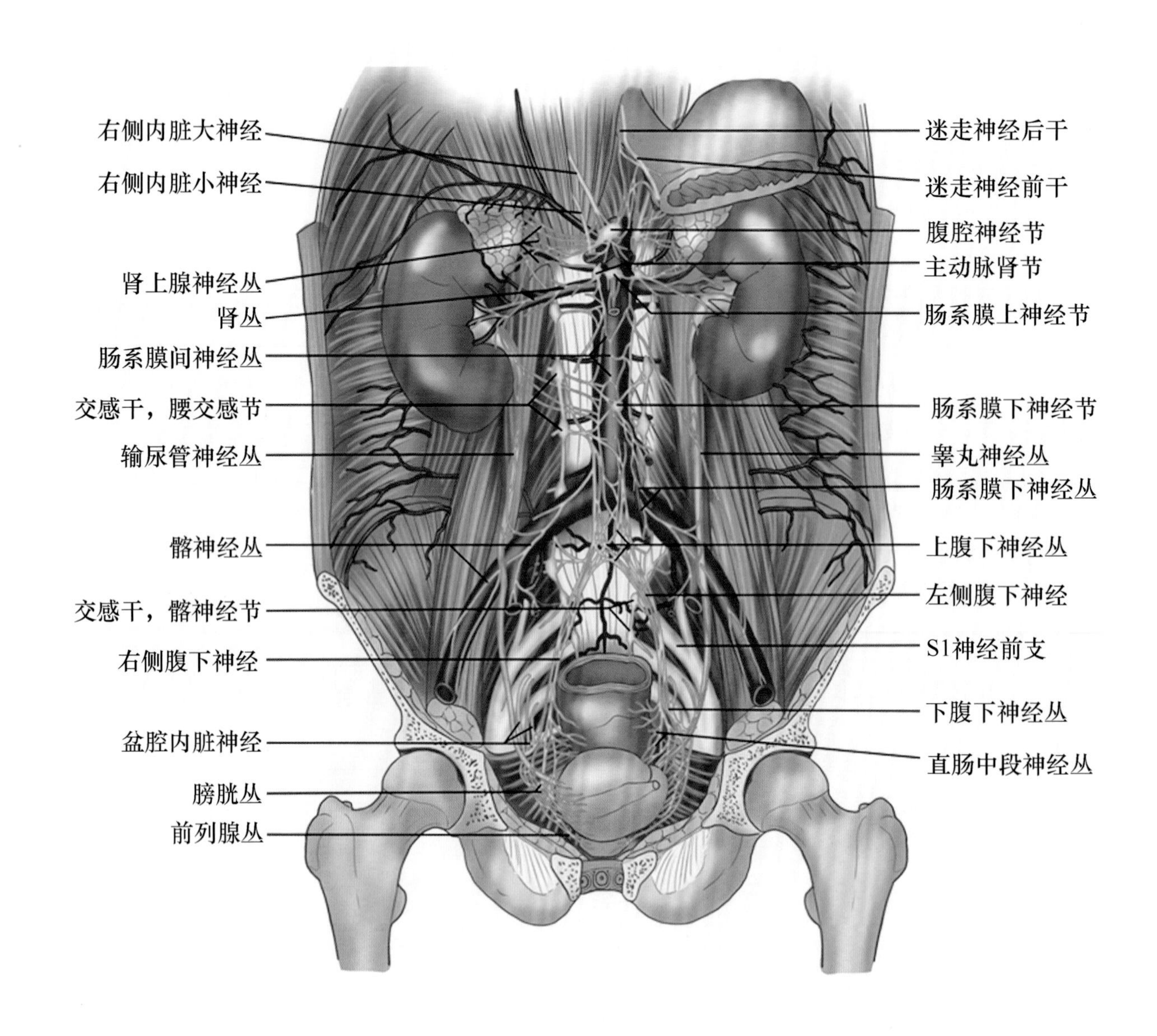

图6-15 肠系膜神经节

肠系膜上神经节起源于T10，T11的交感神经链发出的内脏小神经并支配小肠。肠系膜下神经节支配降结肠、乙状结肠、直肠、膀胱和性器官。交感神经节分为左、右椎前交感神经节，位于主动脉肠系膜上动脉的起点。组成神经节的神经元，将突触后纤维延伸到肠系膜上神经节，供应小肠和部分结肠。

肠系膜下神经节接收来自L1和L2节前神经元的纤维，为腰椎内脏神经。大肠和肾脏是这个神经节的靶标器官，此外还支配盆腔神经丛。盆腔丛也包含副交感神经。

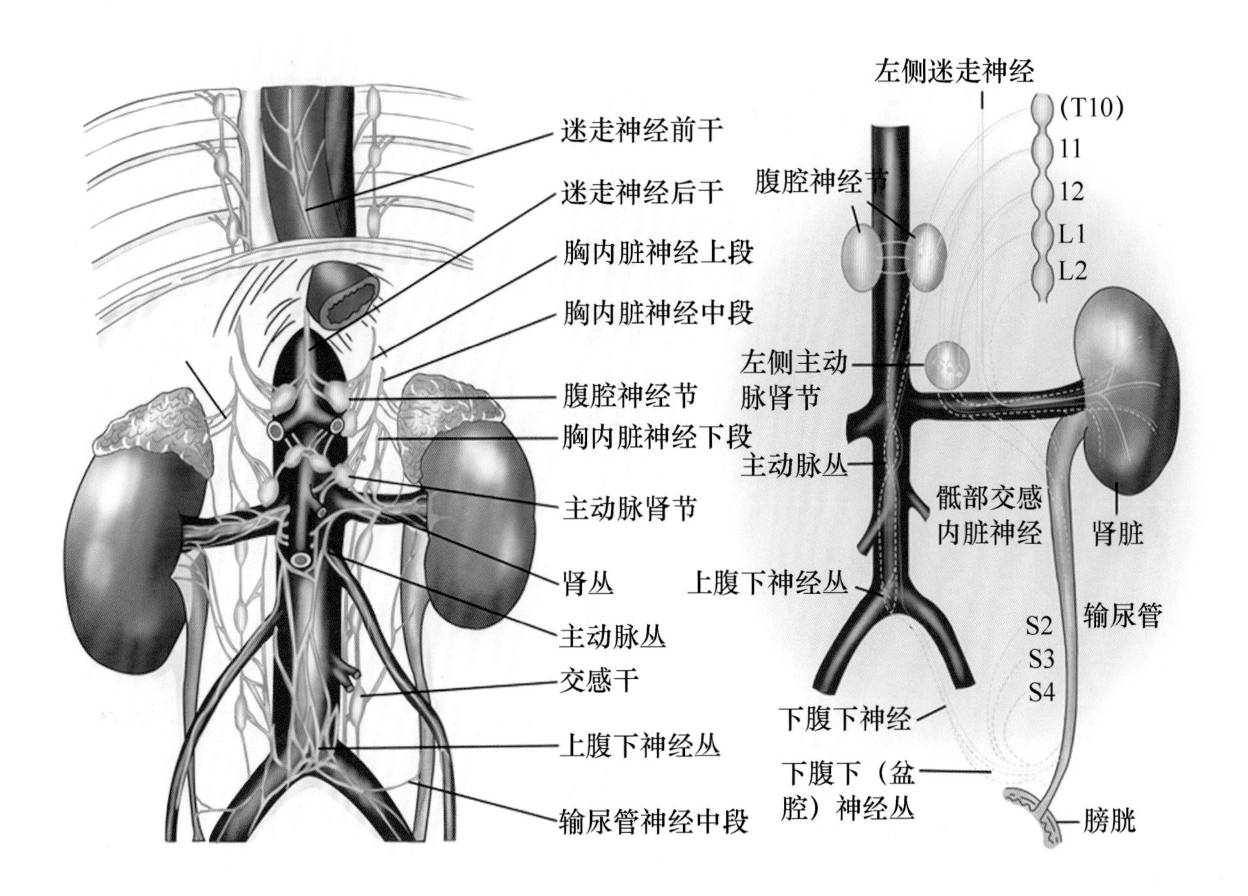

图6-16 肾上腺和肾丛

肾上腺受腹腔神经丛和内脏大神经支配，从T10～L1节段发出交感神经节前纤维支配肾上腺髓质。

肾丛受肾内神经支配，肾丛环绕并主要改变肾皮质内小动脉直径的大小。来自交感神经系统的传入信息触发肾小动脉收缩，从而减少肾血流进入肾小球，而副交感神经作用与之相反。

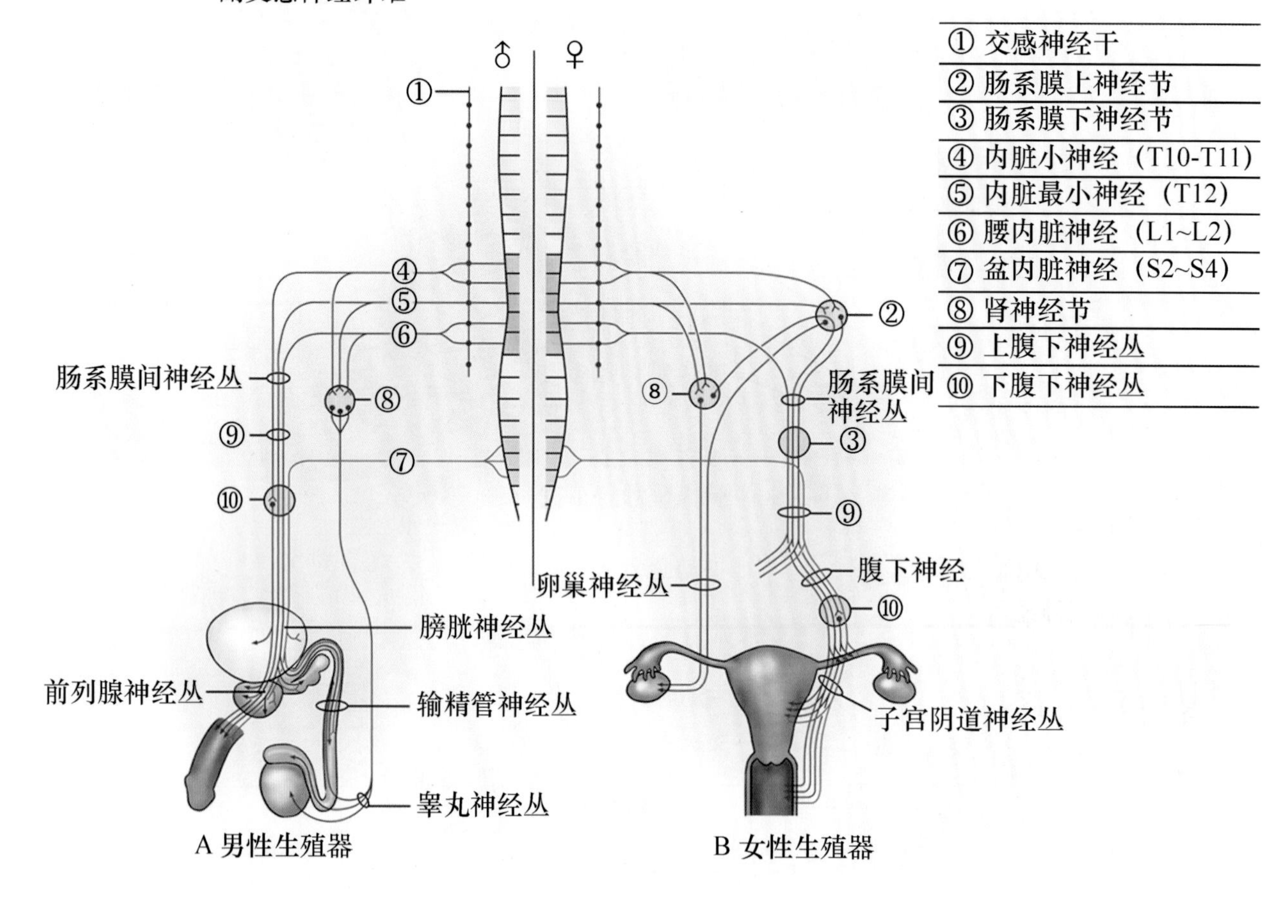

图6-17　生殖器神经

男性生殖器躯体神经起源于S2～S4阴部神经，支配阴囊后部，直肠下部和阴茎背侧。与阴茎和阴囊相连的皮神经发出阴部神经的背侧和后侧支。阴囊的前侧和阴茎的近端由髂腹股沟神经支配。自主神经由L1和L2的交感神经和源于S2～S4的副交感神经组成。腰内脏神经丛的左、右腹下神经向各自髂内动脉内侧走行到腹下丛。邻近膀胱、前列腺、精囊和直肠的盆腔丛也含有副交感神经纤维。来自盆腔下丛的神经支配前列腺、精囊、附睾、尿道膜部，尿道海绵体部和尿道球腺。

女性生殖器神经，阴道上2/3的自主神经由子宫神经丛发出，其包含交感神经和副交感神经。腰内脏神经的交感传出纤维先通过下腹上丛，再发出双侧腹下神经到达腹下丛，最后到子宫阴道丛。副交感神经从盆腔内脏神经传入子宫阴道。阴道下段的自主传出神经由S2～S4传输，经阴部神经管到达会阴处。自主传入纤维从阴道上部通过盆腔内脏神经传入到骶髓。由S2～S4发出的躯体感觉神经主要分布于阴道远端1/3处，也由阴部神经传入到脊髓。Isabel提出骶骨自主神经发出的是交感神经，而不是一直认为的副交感神经。这个观点待以后进一步研究证实。

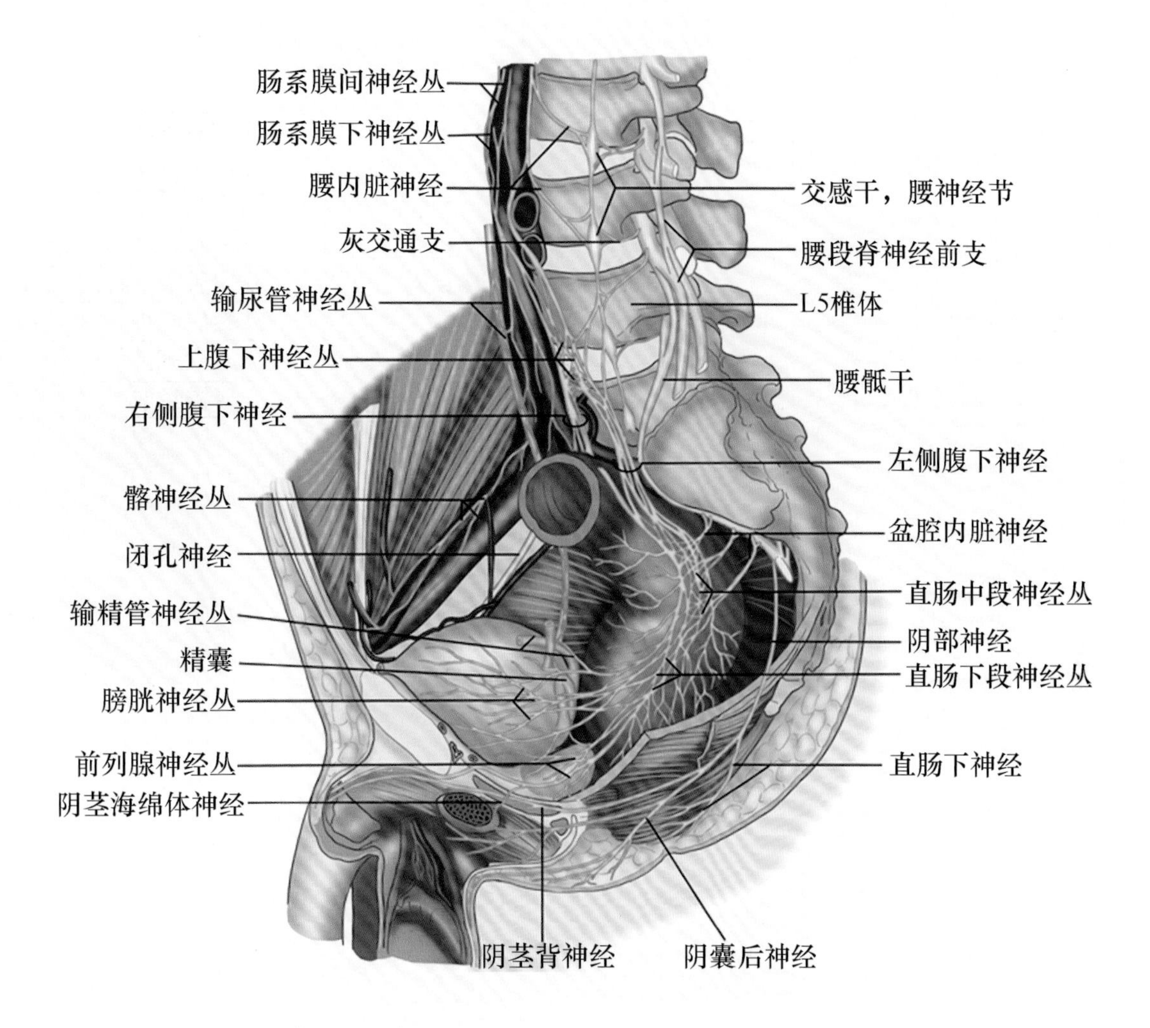

图6-18　肠系膜下丛

肠系膜下丛主要来源于主动脉丛。它环绕着肠系膜下动脉，并分成若干次级神经丛，分布于动脉所供应的所有部位，即左结肠丛和乙状结肠丛，支配降结肠段、乙状结肠段和上痔神经丛，还支配直肠并与骨盆丛的分支交通。

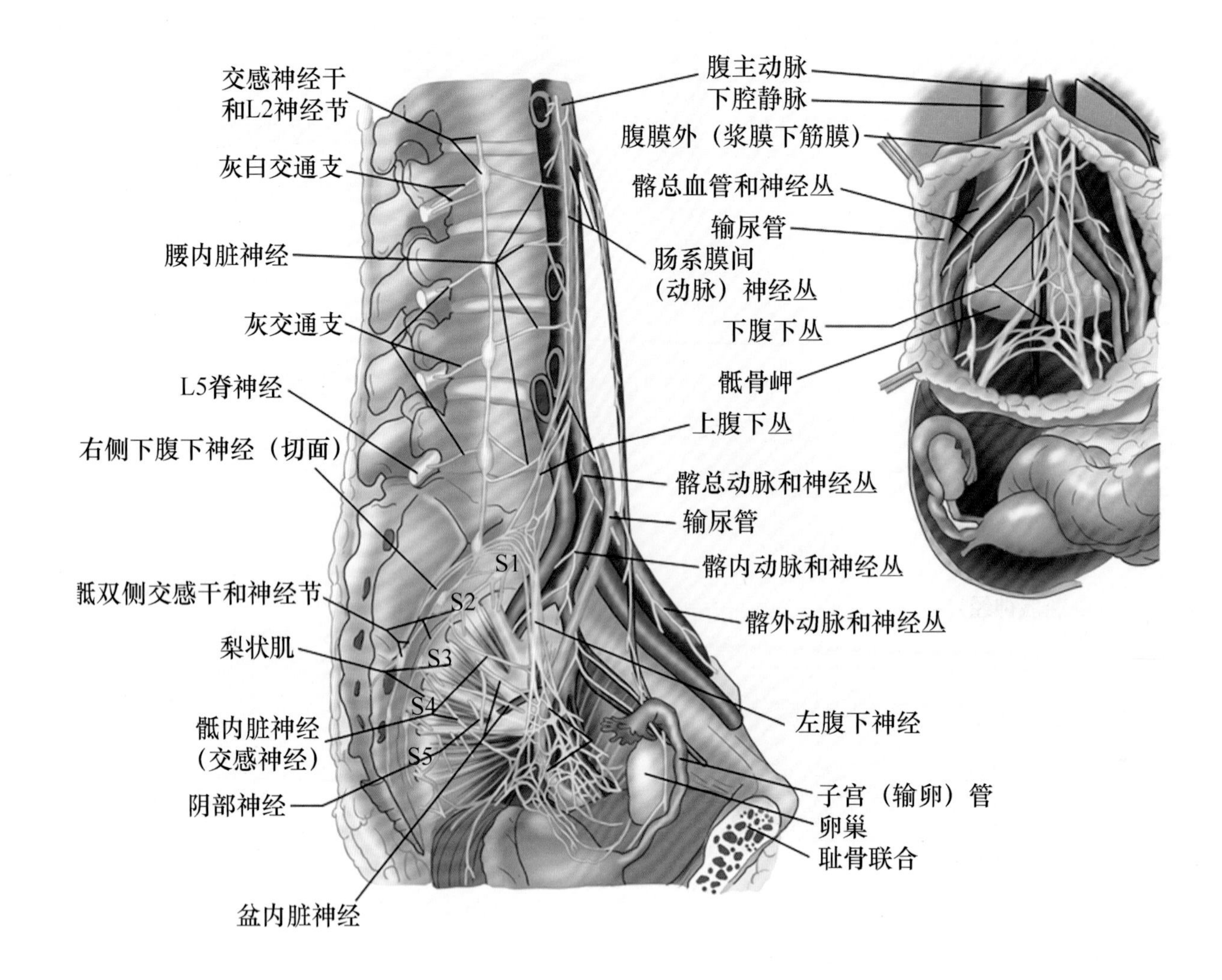

图6-19　上腹下丛分布

上腹下丛分为右下腹神经和左下腹神经，下至乙状结肠直肠交界处，达到两侧下腹下丛。上腹下丛向输尿管、睾丸（或卵巢）丛、乙状结肠以及髂总动脉和髂内动脉周围的神经丛发出分支。下腹下丛位于直肠两侧、膀胱下部、男性分布前列腺和精囊、女性分布子宫颈和阴道穹隆的两侧。与位于矢状面的腹上丛相比，腹下丛的分布更趋横向走行，向后和向前延伸，平行于盆底。由于其位置和结构特点，腹下丛不适合手术或化学毁损。上腹下丛阻滞只用于治疗癌症继发的盆腔疼痛。

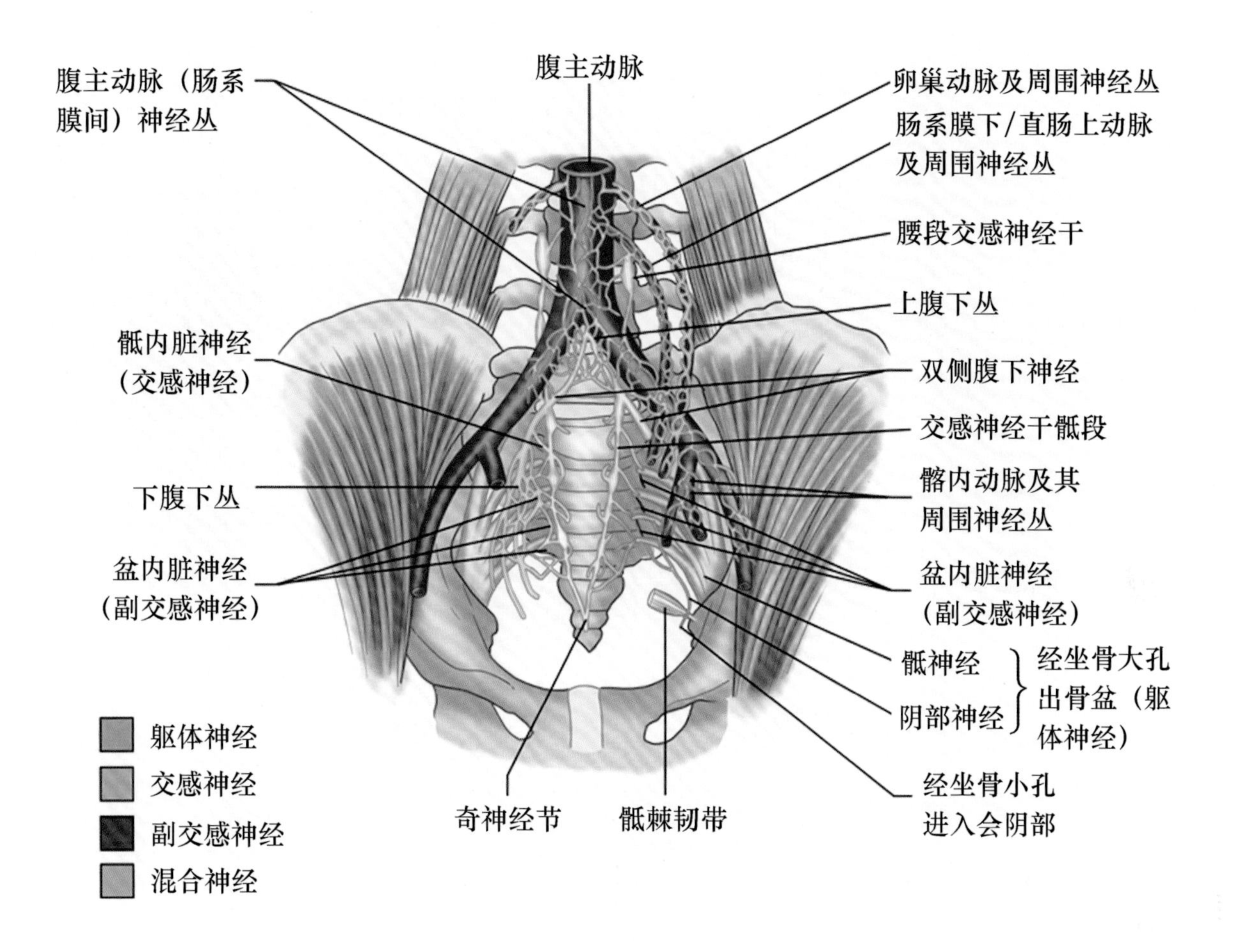

图6-20 上腹下丛（前面）

上腹下丛位于腹膜后，从L5椎体的下1/3向S1椎体的上1/3两边前内侧走行，平对骶骨岬部，靠近腹总动脉分叉处。此神经丛也称为骶前神经丛，由腰交感神经链和主动脉丛的分支汇合而成，也包含腹腔神经丛和肠系膜下丛神经纤维。还有起源于S2～S4前根的副交感神经纤维（为盆内脏神经），经下腹下神经丛传输信息向上传入到上腹下丛。躯体神经为腰骶干与S1～S3合成坐骨神经，S2～S4合成阴部神经。

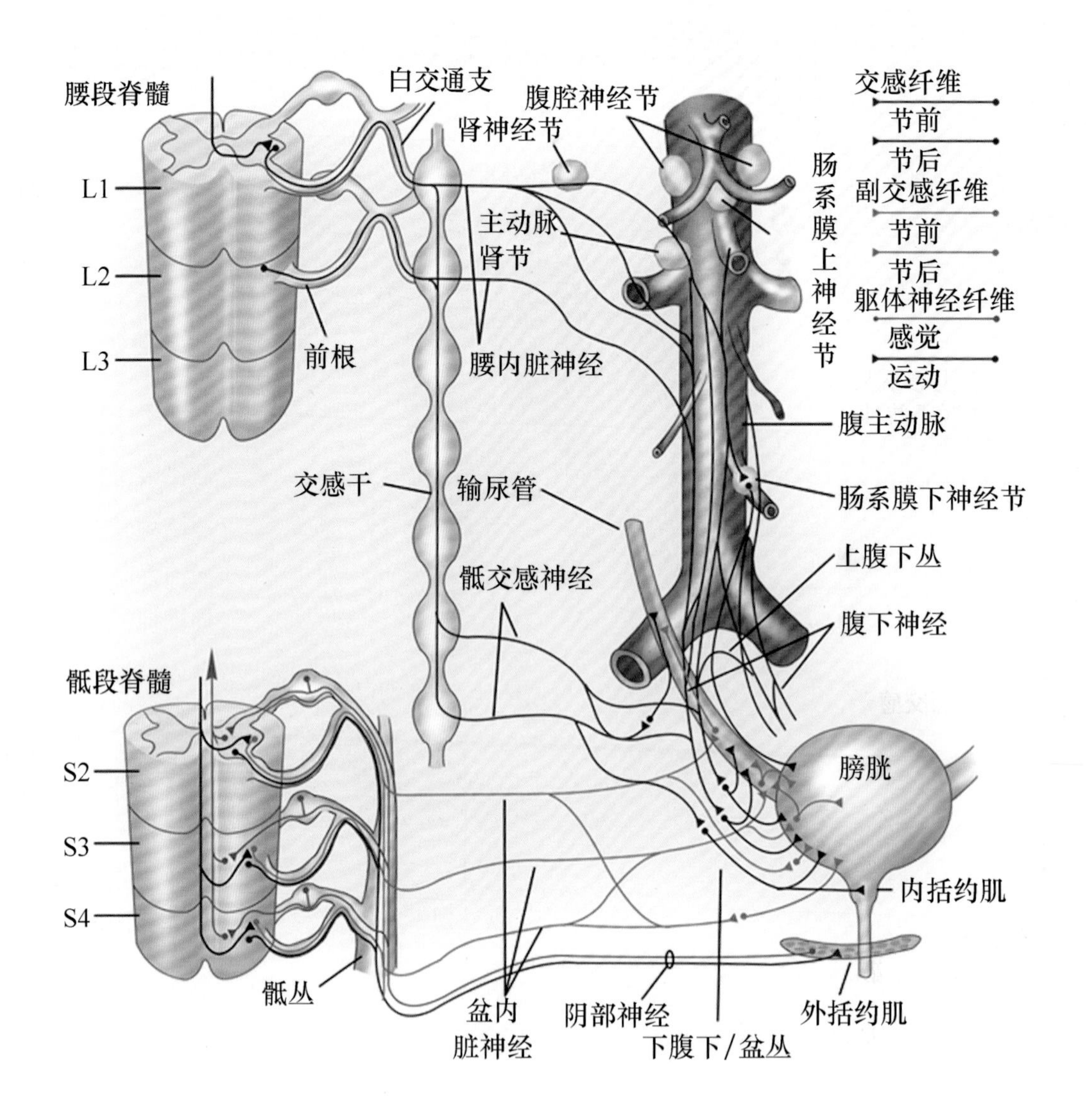

图6-21　盆神经

盆内脏神经控制着血运、激素水平和非自主运动功能。包括以下神经：

交感干：是腰交感神经干的延续，位于骶骨前面和直肠后面。骶交感干有4个神经节连接在尾骨前方合成奇神经节，提供节后交感神经纤维到骶丛支配下肢。

上腹下丛：位于骶骨岬前，含有来自主动脉丛的交感神经纤维。它下降到骨盆并分为左、右腹下神经。

下腹下丛：是左、右腹下神经与来自盆内脏神经的节前副交感神经纤维合并形成，位于直肠两侧和膀胱底部，包含交感神经纤维和副交感神经纤维。

盆内脏神经：源于S2～S4节前副交感神经纤维，连接腹下神经形成腹下丛。

副交感神经兴奋增强膀胱和直肠蠕动和收缩，便于排尿和排便。副交感神经兴奋生殖器勃起，交感兴奋抑制蠕动，刺激生殖器官的肌肉收缩形成高潮。

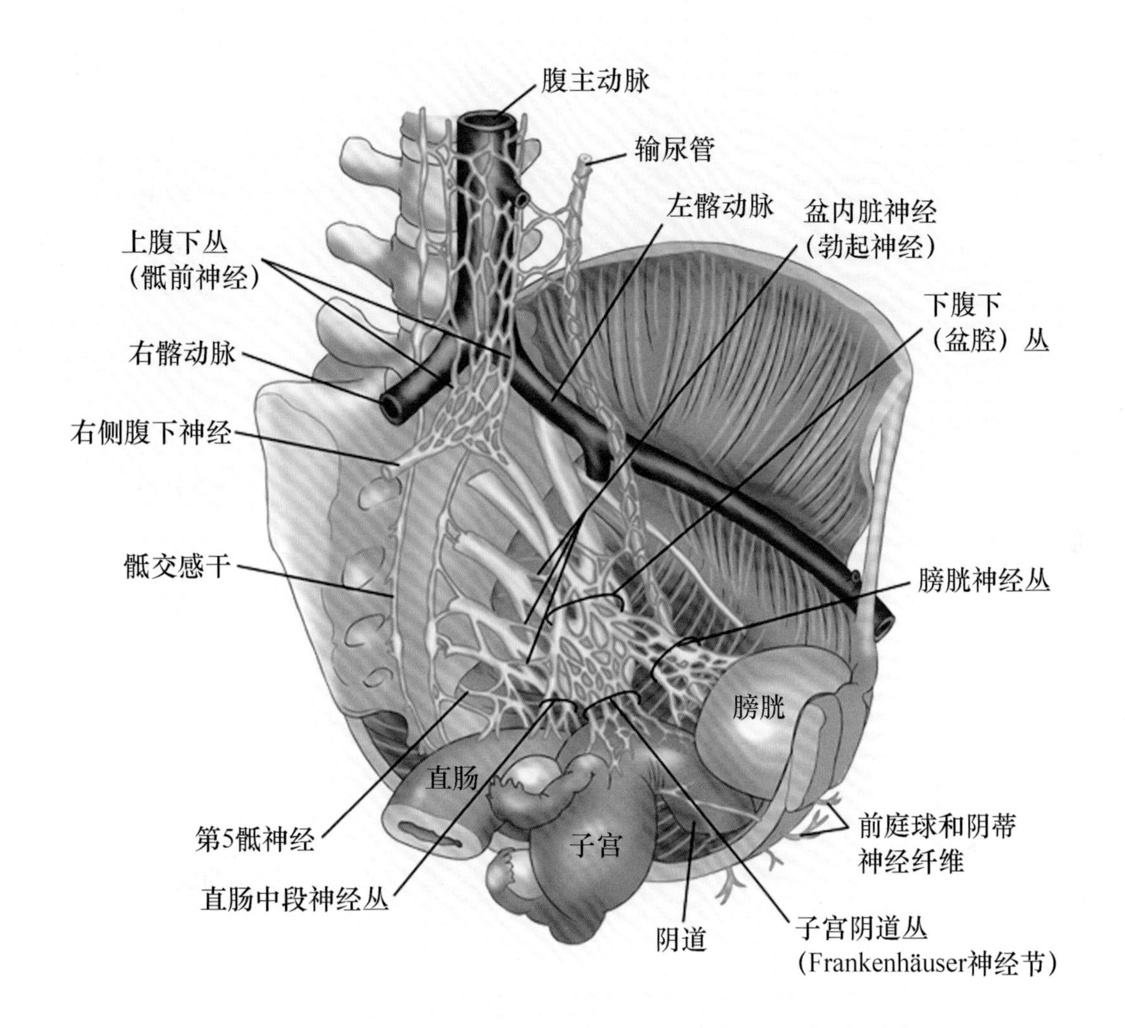

图6-22　下腹下丛（前外侧面）

盆内脏神经起源于S2、S3和S4的腹支的副交感神经系统。盆内脏神经相互吻合，上行与同侧腹下神经丛汇合。腹下丛是位于直肠两侧的对称结构，包含交感神经和副交感神经纤维。在到达腹下丛后，盆内脏神经支配降结肠和乙状结肠、直肠、输尿管、前列腺、膀胱、尿道和阴茎壁的神经节。需注意，左侧一些神经纤维从骨盆中发出，通过上腹下丛的左侧加入围绕肠系膜下动脉的周围神经丛支配脾曲远端的结肠。

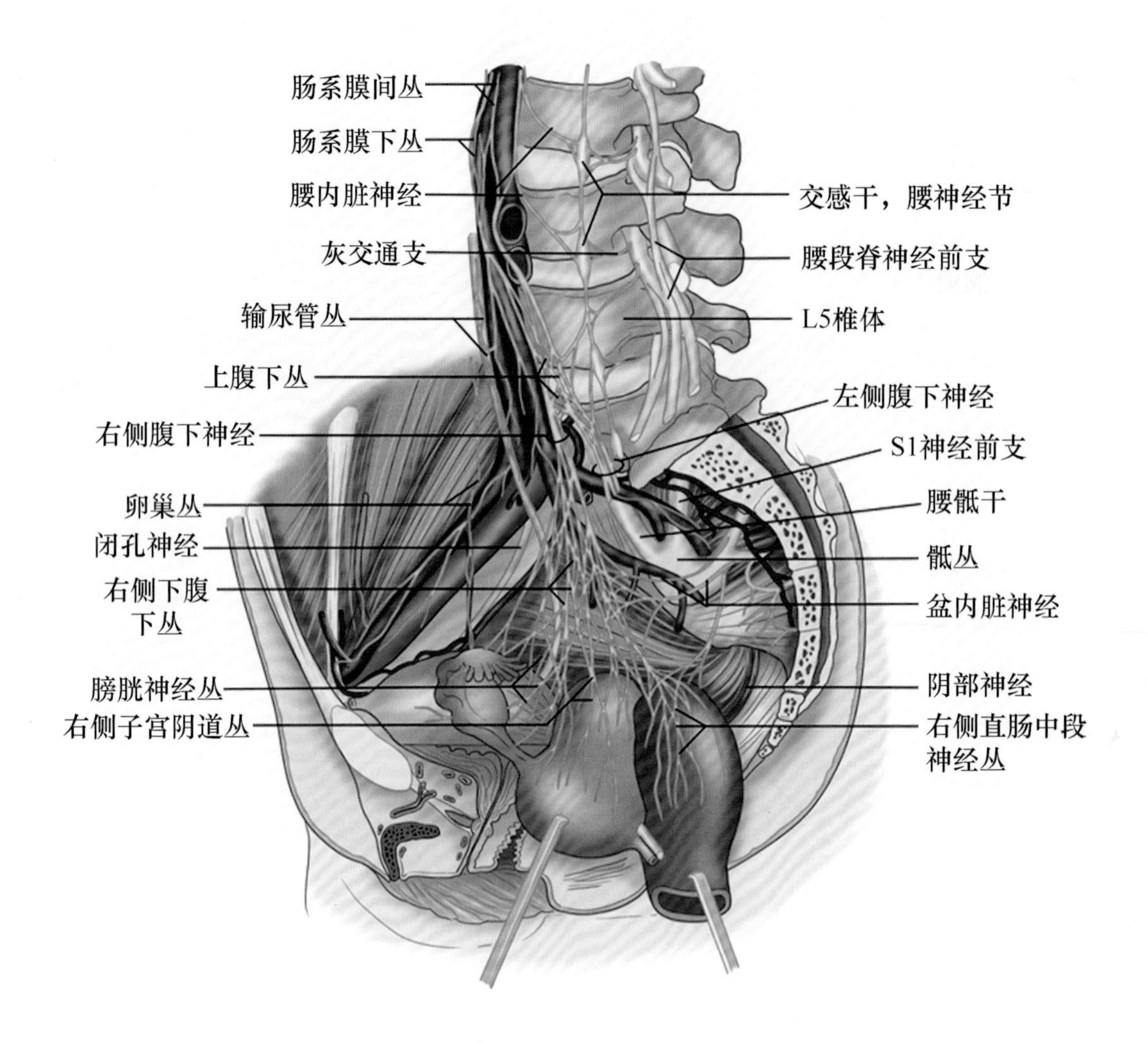

图6-23　下腹下丛（侧面）

下腹下丛（盆神经节）包含所有的副交感神经和大多数支配泌尿生殖器官的交感神经。交感神经来源于腰骶交感链的神经节和肠系膜下丛。盆神经节包含交感神经和副交感神经，支配肠神经系统。交感神经节和副交感神经节的神经元虽然混杂在神经节内，但它们从不同位置的神经节前神经元接收信息，即：交感神经来自胸腰段，副交感神经来自骶段。这两条神经在盆神经节汇合，在那里它们各自的轴突与神经节神经元或神经元形成突触。盆神经节中少数交感神经节细胞释放乙酰胆碱作为主要递质，而不是去甲肾上腺素。

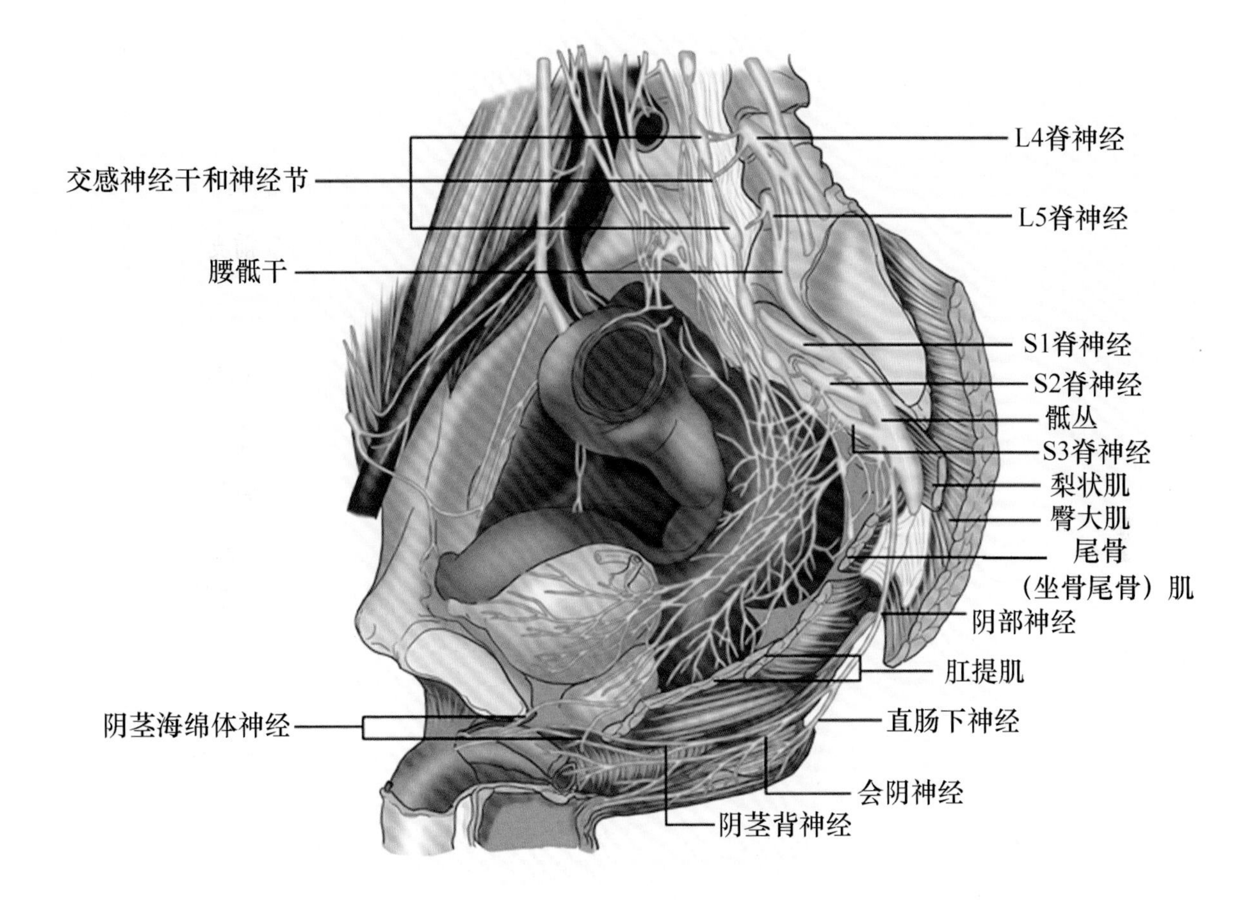

图6-24　盆腔交感神经干与神经节

盆骶神经丛是由L4的一部分、L5前支和S1～S4组成。骶丛传出神经为盆腔和下肢肌肉提供运动功能。骶丛的传入感觉纤维来自皮肤、关节和肌肉。这些信息通过骶丛向上传输到脊髓，再传输到大脑的感觉区域，即可意识到人的本体感觉。骶丛的感觉神经分布：股后皮神经（S1～S3神经前支）、坐骨神经（L4的一部分、L5和S1～S3前支）和阴部神经（S1～S3前支）。

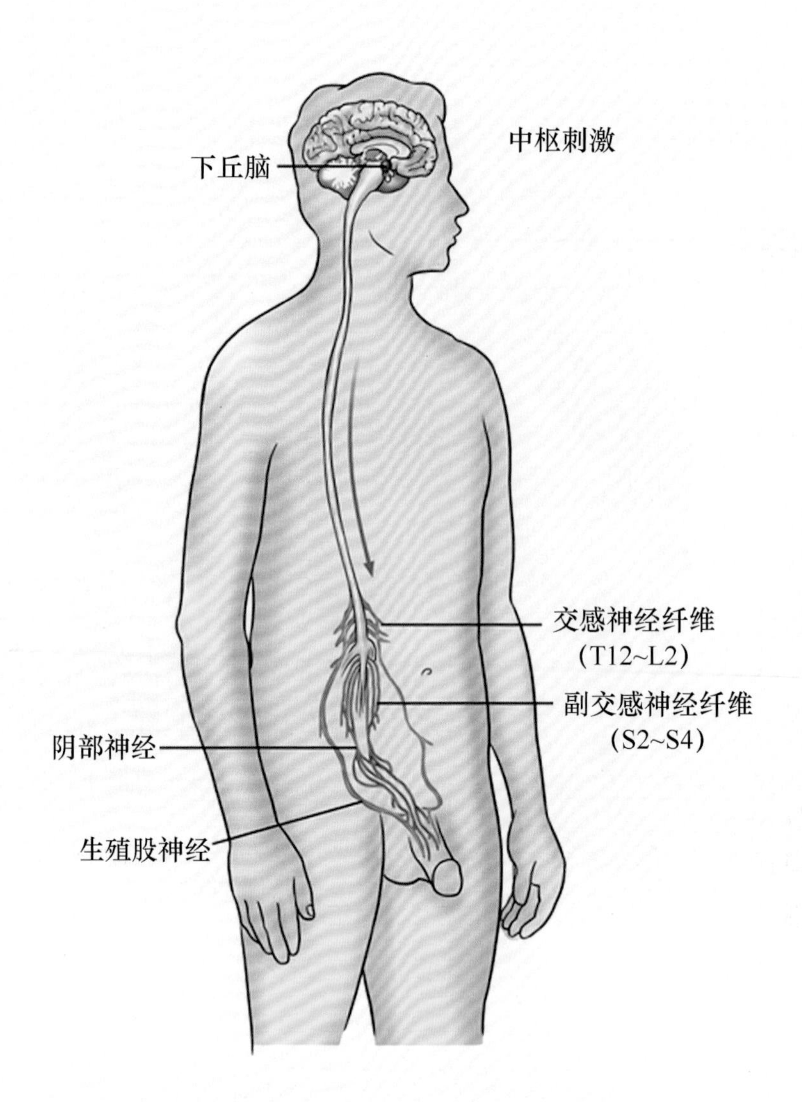

图6-25 生殖股神经

生殖股神经由L1和L2前支组成。在腹股沟韧带上方，左、右生殖股神经穿过腰肌筋膜并分成生殖支和股支神经。

生殖支又称精索外神经，通过腹股沟深环进入腹股沟管。男性伴随精索下行，向睾丸肌和精囊肌发出运动纤维，并向精索筋膜和睾丸鞘膜发出感觉纤维。女性的生殖支神经与子宫圆韧带伴行，并为耻骨和大阴唇的皮肤提供感觉神经支配。

股支向下延伸至髂外动脉外侧，穿过腹股沟韧带下方进入股鞘至股总动脉前外侧。股支穿过股鞘和阔筋膜，分布在腹股沟韧带（股三角）中部以下的腹股沟皮肤。

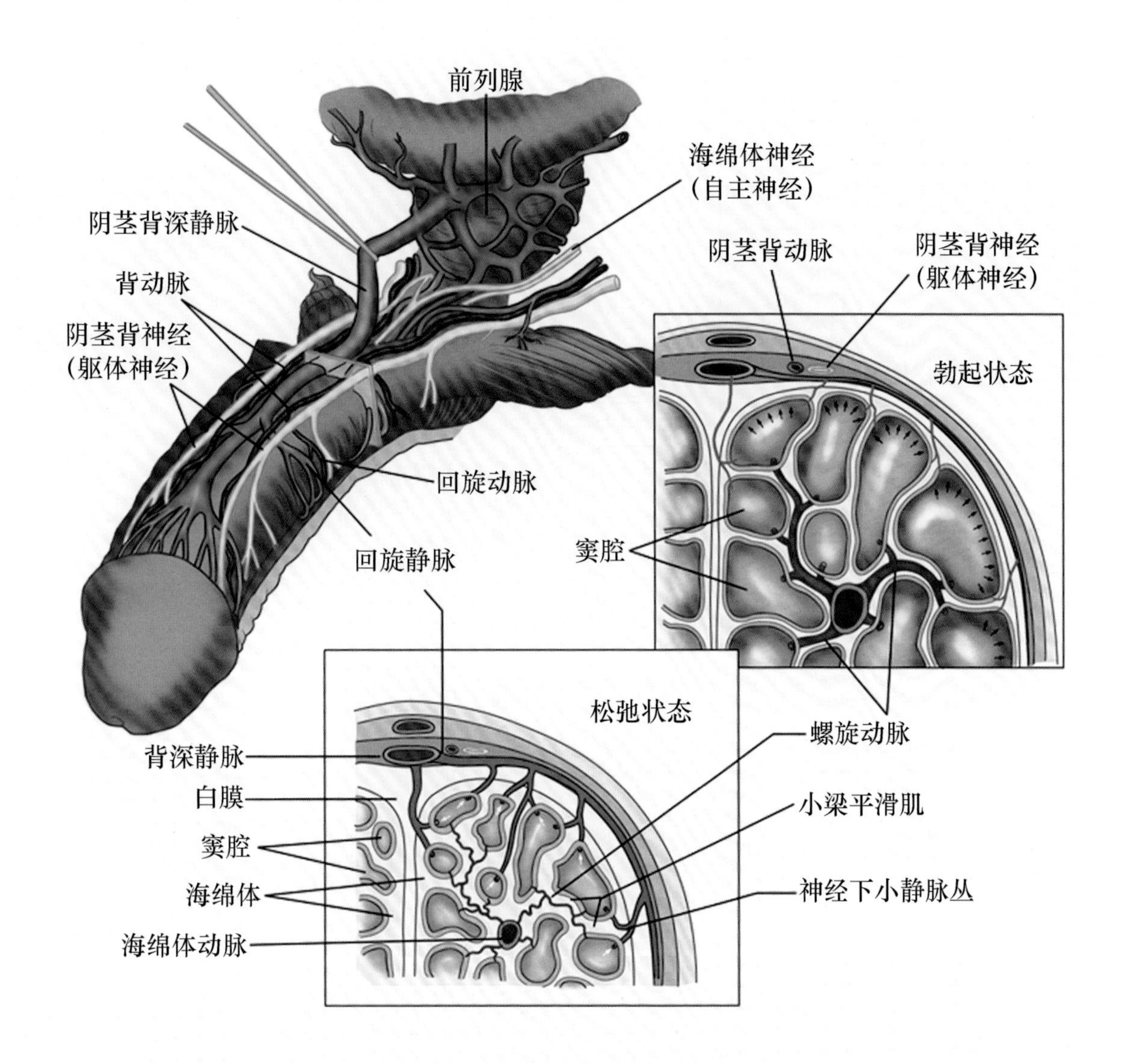

图6-26 阴茎神经

阴茎神经由S2～S4神经和脊神经节发出阴部和海绵体神经支配。阴茎皮肤和龟头感觉由阴部神经分支的阴茎背神经支配。阴部神经也为阴茎提供躯体运动神经。海绵体神经由前列腺周围神经丛接收的副交感神经传输，并支配勃起时血管变化。除副交感神经外，海绵体神经还有内脏传入纤维，为勃起组织提供神经支配。

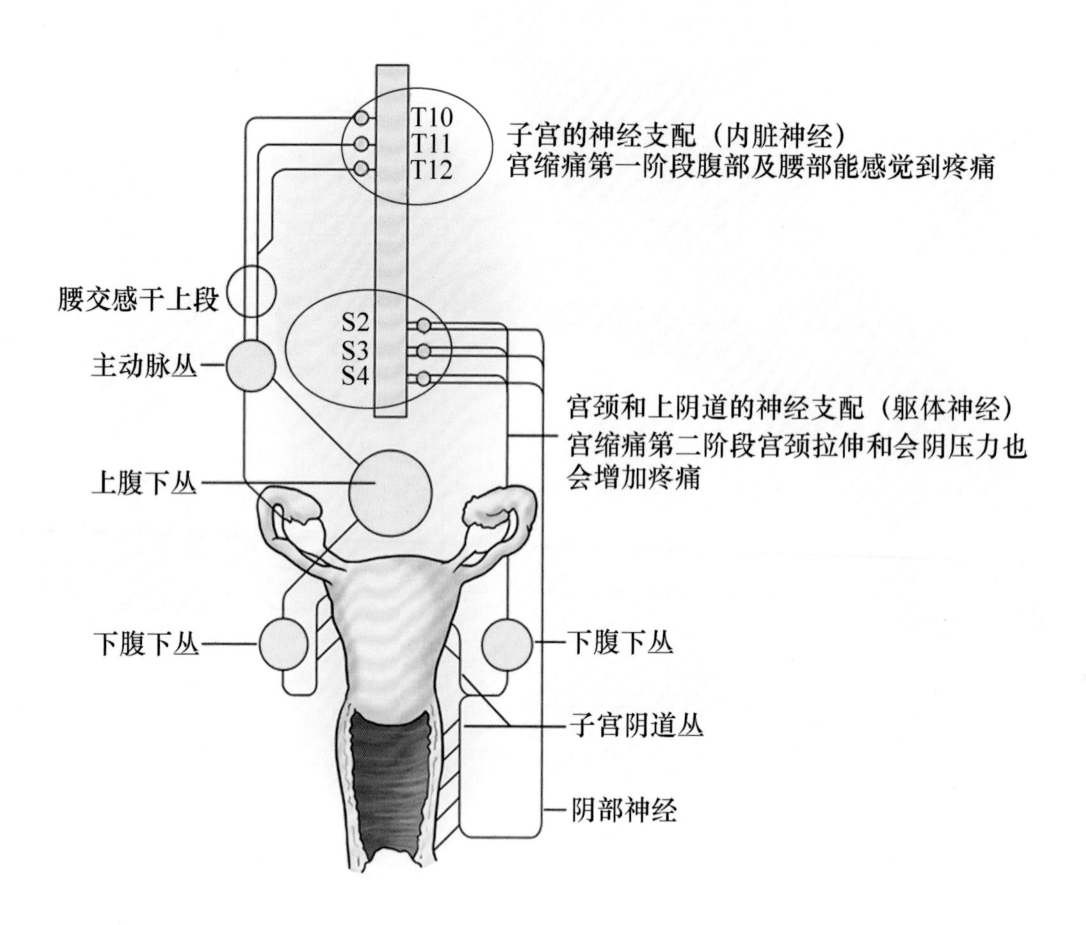

图6-27　子宫阴道丛

子宫阴道丛是腹下丛的一部分。以前称为“阴道丛”和“子宫丛”。子宫丛伴随子宫动脉至子宫一侧，分布于阔韧带各层之间，与卵巢丛交通。

阴道丛起源于盆腔丛下部，分布在阴道壁、前庭勃起组织和阴蒂。构成此丛的神经，像膀胱一样，含有大量的躯体神经纤维。

外阴前部接受髂腹股沟神经和生殖股神经感觉纤维传入。后侧接收阴部神经和股后皮神经感觉纤维传入。前庭球和阴蒂接受来自子宫阴道丛的副交感神经支配。

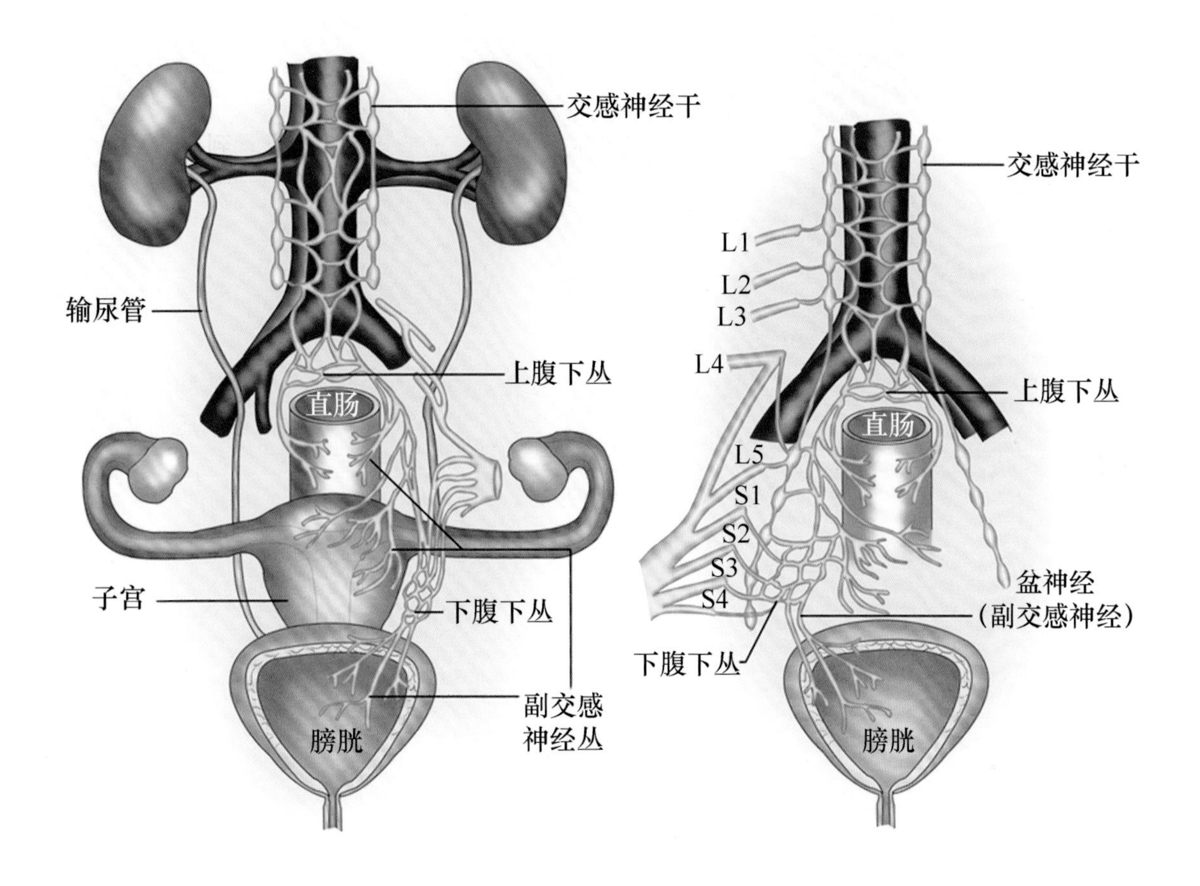

图6-28　子宫和输卵管神经

子宫神经完全由上腹下丛（交感神经）和盆内脏神经（S2，3，4）发出的副交感神经支配。传入纤维与交感传出神经一起进入T10～12和L1脊髓节段。

输卵管受交感神经和副交感神经支配。交感神经起源于T10～L2。支配输卵管内侧的副交感神经来自盆内脏神经，支配输卵管外侧的纤维来自迷走神经。

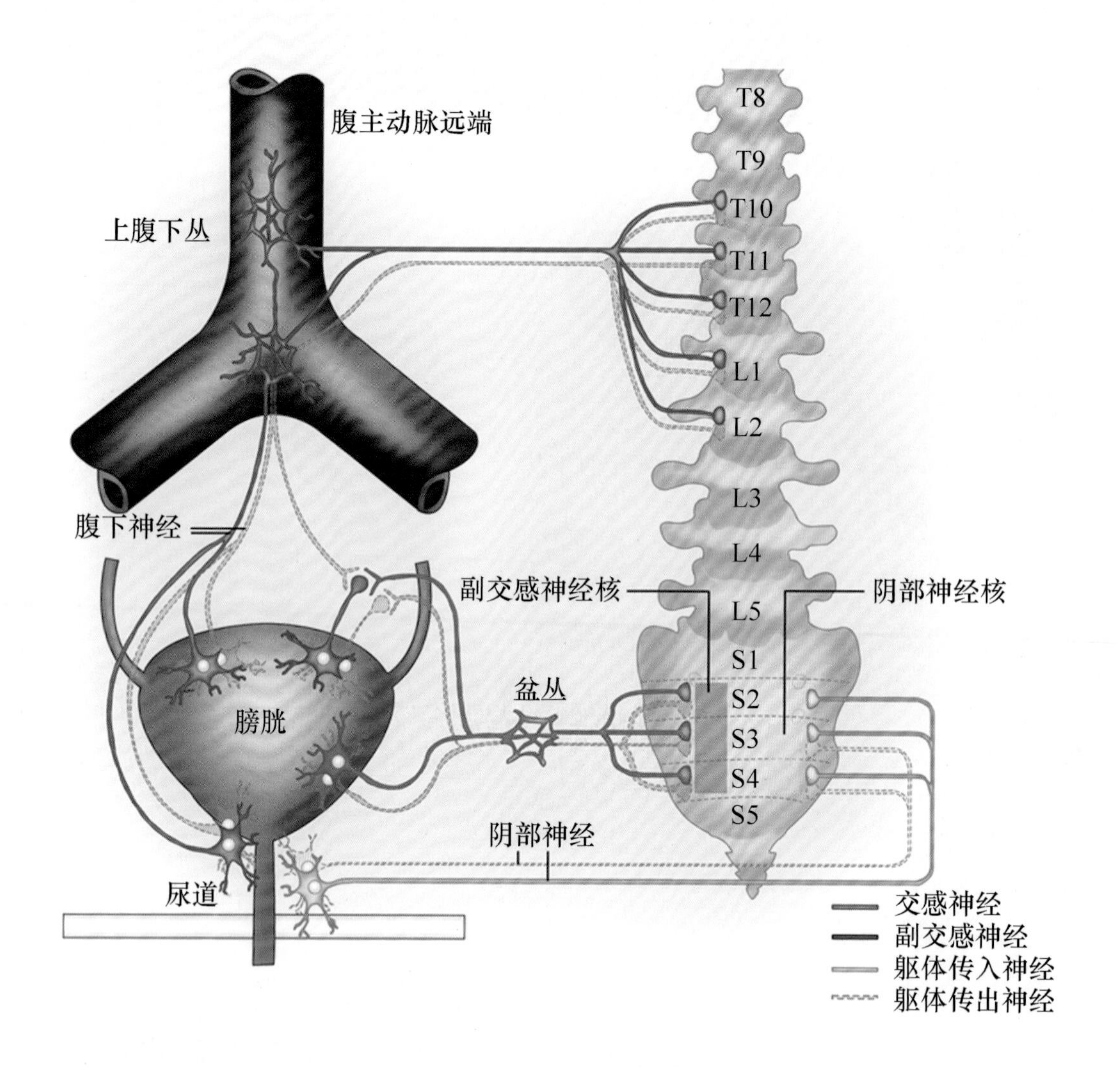

图6-29　膀胱丛

膀胱丛包括：节后交感神经纤维、内脏传入纤维、节前和节后副交感神经纤维。

膀胱丛由交感神经纤维和副交感神经纤维组成。交感神经通过腹下神经到达盆腔，然后到达膀胱丛，其来自肠系膜下神经节（肠系膜下神经节由腰内脏神经发出，腰内脏神经源自交感神经）。副交感神经由S2～S4神经发出，经盆内脏神经到达盆腔，然后形成膀胱丛。阴部神经是支配膀胱的躯体神经。腹下神经、盆内脏神经和阴部神经都有传入功能。当阴部神经炎性变（会阴神经痛）可以同时诱发副交感神经兴奋导致尿频。

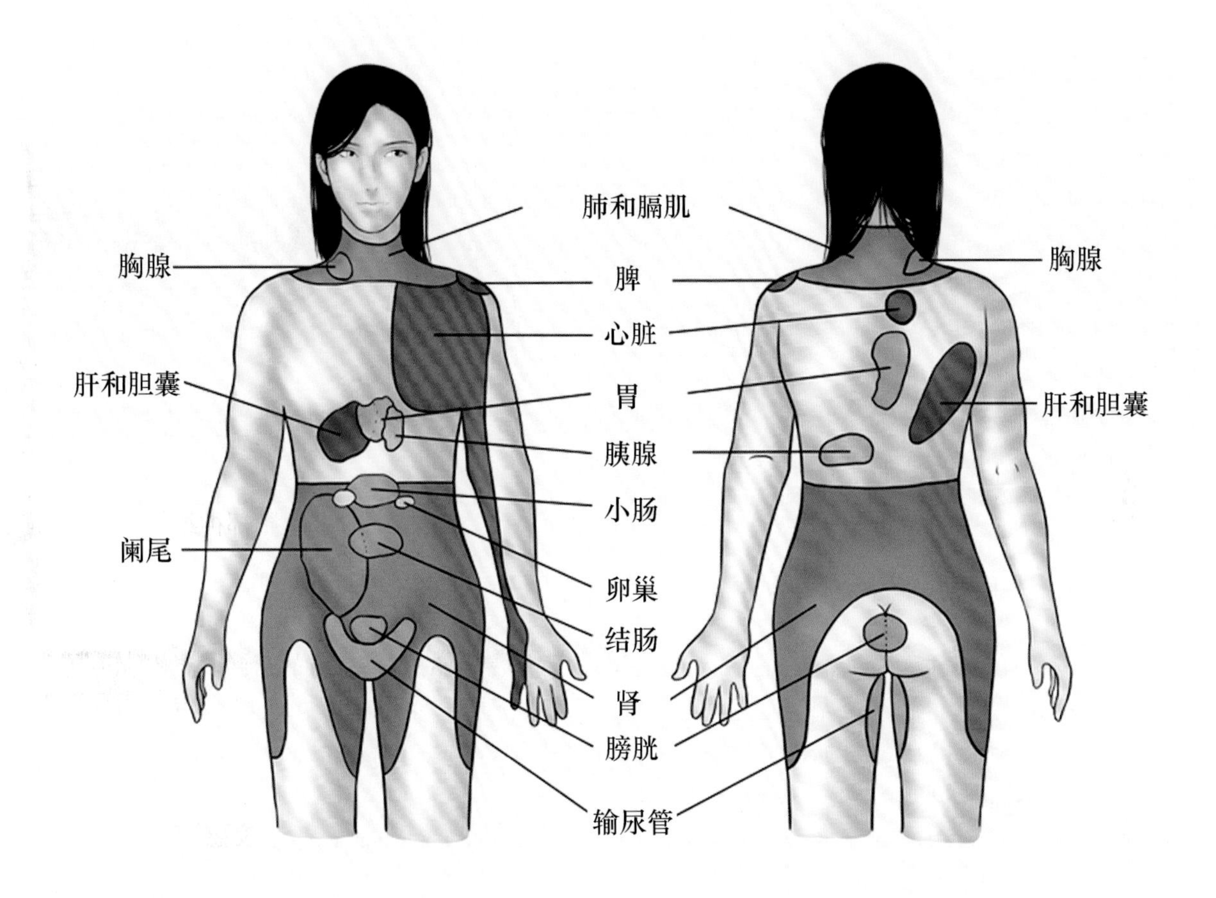

图6-30 牵涉痛体表投射区

牵涉痛是较密集区域感觉传入的神经纤维（如皮肤）和较稀疏区域感觉传入神经纤维（如腹腔）会聚在脊髓同一水平。这可能混淆了感觉/疼痛来源，误导大脑将较稀疏感觉传入解释为来自较密集神经区域。即，上述疼痛是由于多个初级感觉神经元会聚在同一个上行通道上。因此，当内脏感受器产生疼痛刺激时，大脑无法辨别内脏信号和躯体感受器产生的信号。这导致大脑将疼痛感受为来自躯体传入，而不是内脏。具体牵涉痛部位详见图中描述。

参考文献

[1] RATCLIFFE E M. Molecular development of the extrinsic sensory innervation of the gastrointestinal tract [J]. Auton Neurosci, 2011, 161: 1-5.

[2] RANVIER L A. Recherches sur l'histologie et la physiologie des nerfs [J]. Arch Physiol Norm Pathol, 1872, 4: 129-149.

[3] TANAKA K, MATSUGAMI T, CHIBA T. The origin of sensory innervation of the peritoneum in the rat [J]. Anat Embryol (Berl), 2002, 205: 307-313.

[4] WILLIAMS P L, WARWICK R. Gray's anatomy, 36th ed [M]. Edinburgh: Churchill Livingstone, 1980.

[5] BLACKSHAW L A, BROOKES S J, GRUNDY D, et al. Sensory transmission in the gastrointestinal tract [J]. Neurogastroenterol Motil, 2007, 19: 1-19.

[6] SIKANDAR S, DICKENSON A H. Visceral pain: the ins and outs, the ups and downs [J]. Curr Opin Support Palliat Care, 2012, 6: 17-26.

[7] WAXENBAUM J A, REDDY V, VARACALLO M. Anatomy, Autonomic Nervous System [M]. StatPearls Publishing LLC. Last Updat, 2021.

[8] STECCO C, SFRISO M M, PORZIONATO A, et al. Microscopic anatomy of the visceral fasciae [J]. Journal of Anatomy, 2017, 231 (1): 165-170.

[9] ROBINSON D R, GEBHART G F. Inside information: the unique features of visceral sensation [J]. Mol Interv, 2008, 8: 242-253.

[10] LODICO, MATTHEW J P. Neurolysis of the Sympathetic Axis for Cancer Pain Management [J]. Practical Management of Pain, 2014: 794-801.

[11] GOFELD M, SHANKAR H, BENZON HT. Fluoroscopy and Ultrasound-Guided Sympathetic Blocks [J]. Essentials of Pain Medicine (Fourth Edition), 2018: 789-804.

[12] KO A L, BURCHIEL K J. Peripheral Nerve Surgery for Pain [J]. Nerves and Nerve Injuries, 2015: 53-70.

[13] JD, STEVEN D, WALDMAN. The Hypogastric Plexus and Nerves [J]. Pain Review, 2009: 130-133.

[14] GOFELD M, SHANKAR H. Peripheral and Visceral Sympathetic Blocks-ScienceDirect [J]. Practical Management of Pain, 2014: 755-767.

[15] JEFFREY D, PETERSOHN MD. Sympathetic Neural Blockade [J]. Pain Procedures in Clinical Practice, 2011, 52: 507-519.

[16] LEE C J, LEE S C. Sympathetic Nerve Block and Neurolysis [J]. Minimally Invasive Percutaneous Spinal Techniques, 2010: 170-183.

[17] GRITSENKO K, MS M S C. Pelvic Pain -ScienceDirect [J]. Essentials of Pain Medicine, 2018: 261-272.

[18] CHIVA L M. Abdominal and Pelvic Anatomy [J]. Principles of Gynecologic Oncology Surgery, 2018: 3-49.

[19] SCHULTZ D M. Inferior hypogastric plexus blockade: a transsacral approach [J]. Pain Physician, 2007, 10 (6): 757-763.

[20] HASSOUNA, TAREK. Pudendal Nerve Stimulation to Treat Lower Urinary Tract Dysfunction [J]. Nerves and Nerve Injuries, 2015: 407-411.

[21] NARESH T, GUNARATNAM, ARUNA V, et al. A prospective study of EUS-guided celiac plexus neurolysis for pancreatic cancer pain [J]. Gastrointestinal Endoscopy, 2001, 54 (3): 316-324.

[22] AHMADIAN, AMIR. Injuries to the Nerves of the Abdominopelvic Region [J]. Nerves and Nerve Injuries, 2015: 545-555.

[23] FILLER A G. Nonlimb Nerve Compressions or Entrapments-ScienceDirect [J]. Nerves and Nerve Injuries, 2015: 771-780.
[24] STEVEN D, WALDMAN MD, JD. Pudendal Nerve Block [J]. Pain Review, 2009: 543-544
[25] STEWART ERIN L, ANDERSON SCOTT A, WILLIAMS VERNON B. Sports neurology as a multidisciplinary field [J]. clinical neurology, 2018: 158-162.
[26] CHRISTO P J. Pelvic pain [J]. Current Therapy in Pain, 2009: 216-227.
[27] VAIDA G T, JAIN SK. Anesthetic complications in urologic surgery [J]. Complications of Urologic Surgery, 2010: 57-82.
[28] FARBER A J, WILCKENS J H, JARVIS C G. Pelvic Pain in the Athlete [J]. The Sports Medicine Resource Manual, 2008: 306-327.
[29] HALLIGAN S. Evaluation of the Anal Sphincter by Anal Endosonography [J]. Endosonography, 2019: 237-248. e3.
[30] PAUL REA MBCHB. Lower Limb Nerve Supply [J]. Essential Clinically Applied Anatomy of the Peripheral Nervous System in the Limbs, 2015: 101-177.
[31] EISENBERG E, CARR D B, CHALMERS TC. Neurolytic celiac plexus block for treatment of cancer pain: a meta-analysis [J]. Anesthesia & Analgesia, 1995, 80 (2): 290-295.
[32] MIRANDA A. Abdominal Pain [J]. Nelson Pediatric Symptom-Based Diagnosis, 2018: 161-181.
[33] TAO Z Y, TRAUB R J, CAO D Y. Epigenetic Modulation of Visceral Pain [J]. Epigenetics of Chronic Pain, 2019: 141-156.
[34] GEBHART, G F. Visceral Pain [J]. Encyclopedia of Neuroscience, 2009: 189-194.
[35] BIELEFELDT, KLAUS. Visceral Pain [J]. Practical Management of Pain, 2014: 441-448.
[36] ANATOMY S J M. Abdomen [J]. Human Anatomy, 2008: 71-123.
[37] DAVIS M P. Cancer pain [J]. Supportive Oncology, 2011: 122-135.
[38] MERCADANTE S. Neoplasm-Induced Pain-ScienceDirect [J]. Neurobiology of Disease, 2007: 1007-1020.
[39] CHRISTIANSEN S, ERDEK M. Neurolytic Sympathetic Blocks-ScienceDirect [J]. Essentials of Pain Medicine, 2018: 647-654.
[40] GRAY J C. Visceral Referred Pain to the Shoulder [J]. Physical Therapy of the Shoulder, 2012: 267-304.
[41] BARTHO L, BENKO R, HOLZER-PETSCHE U, et al. Role of extrinsic afferent neurons in gastrointestinal motility [J]. European Review for Medical & Pharmacological Sciences, 2008, 12 Suppl 1 (Suppl. 1): 21-31.
[42] WOOD J D. Cellular Neurophysiology of Enteric Neurons-ScienceDirect [J]. Physiology of the Gastrointestinal Tract, 2012, 1: 629-669.
[43] TEHRANI, MOHSEN, GRACE, et al. Neuropeptide substance P and the immune response [J]. Cellular and molecular life sciences: CMLS, 2016, 73 (22): 4249-4264.
[44] BILLETER A T, HELLMANN J L, BHATNAGAR A, et al. Transient Receptor Potential Ion Channels Powerful Regulators of Cell Function [J]. Annals of Surgery, 2014, 259 (2): 229-235.
[45] SULAIMAN H, GABELLA G, DAVIS MSC C, et al. Presence and distribution of sensory nerve fibers in human peritoneal adhesions [J]. Annals of surgery, 2001, 234 (2): 256-261.
[46] CORAZZIARI E. Role of Opioid Ligands in the Irritable Bowel Syndrome [J]. Canadian journal of gastroenterology, 1999, 13: 71-75.
[47] GALLIGAN J J, AKBARALI H I. Molecular Physiology of Enteric Opioid Receptors [J]. Am J Gastroenterol Suppl, 2014, 2 (1): 17-21.
[48] KOICHI, TANAKA, SACHI, et al. Possible Role of the Myelinated Neural Network in the Parietal Peritoneum in Rats as a Mechanoreceptor [J]. The Anatomical Record, 2017, 300 (9): 1662-1669.

[49] JNIG W. Neurobiology of visceral pain [J]. Der Schmerz, 2014, 28 (3): 233-251.

[50] JÄNIG W. Neurobiology of visceral afferent neurons: neuroanatomy, functions, organ regulations and sensations [J]. Biological Psychology, 1996, 42 (1-2): 29-51.

[51] COSTA M, BROOKES S J H, HENNIG G W. Anatomy and physiology of the enteric nervous system [J]. Gut, 2000, 47 (supplement 4): 15-20.

[52] FURNESS J B, CALLAGHAN B P, RIVERA L R, CHO H J. The enteric nervous system and gastrointestinal innervation: integrated local and central control [J]. Advances in experimental medicine and biology, 2014, 817: 39-71.

[53] GERSHON M D. Nerves, reflexes, and the enteric nervous system: pathogenesis of the irritable bowel syndrome [J]. Journal of clinical gastroenterology, 2005, 39 (5 Suppl 3): 184-189.

[54] CÉSAR FERNÁNDEZ DE LAS PEAS, GE H Y, ARENDT-NIELSEN L, et al. Referred pain from muscle/myofascial trigger points-ScienceDirect [J]. Neck and Arm Pain Syndromes, 2011: 404-418.

[55] HAMILL R W, SHAPIRO R E, VIZZARD M A. Peripheral Autonomic Nervous System [J]. Primer on the Autonomic Nervous System, 2012: 17-26.

[56] ALEXANDER DE LAHUNTA DVM, PHD, DACVIM, DACVP, NEUROLOGY E G M D D. Visceral Afferent Systems [J]. Veterinary Neuroanatomy and Clinical Neurology, 2009, 13 (2): 441-447.

[57] BARRAL J P, CROIBIER A. Vagus nerve [J]. Manual Therapy for the Cranial Nerves, 2009: 191-207.

[58] DARBY S A. Neuroanatomy of the Autonomic Nervous System-ScienceDirect [J]. Clinical Anatomy of the Spine, Spinal Cord, and Ans, 2014: 413-507.

[59] DANIEL CLAYTON, RICHARD K, OSENBACH, et al. Current Therapy in Pain [M]. Singapore: Elsevier Health Sciences, 2009.

[60] LONGHURST J C, FU L W. Chapter 35-Cardiac and Other Visceral Afferents [J]. Primer on the Autonomic Nervous System, 2012: 171-176.

[61] PROCACCI P, ZOPPI M. Pathophysiology and clinical aspects of visceral and referred pain [J]. PAIN, 1981, 11: S7-S7.

[62] HALL T M, ELVEY R L. Neural Tissue Evaluation and Treatment [J]. Physical Therapy of the Shoulder, 2012: 131-145.

[63] BENARROCH, EDUARDO. Autonomic Nervous System [J]. Clinical Neurology, 2007: 383-404.

[64] GRUNDY D, BROOKES S. Mechanosensory Transduction [J]. Encyclopedia of Neuroscience, 2009: 697-702.

[65] MILNE R J, FOREMAN R D, GIESLER G J, et al. Convergence of cutaneous and pelvic visceral nociceptive inputs onto primate spinothalamic neurons [J]. Pain, 1981, 11 (2): 163-183.

[66] ASENSIO-SAMPER J M, DE ANDRÉS-IBÁÑEZ J, FABREGAT CID G, et al. Ultrasound-guided transversus abdominis plane block for spinal infusion and neurostimulation implantation in two patients with chronic pain [J]. Pain practice, 2010, 10 (2): 158-162.

[67] BOUMAN E A, THEUNISSEN M, BONS S A, et al. Reduced Incidence of Chronic Postsurgical Pain after Epidural Analgesia for Abdominal Surgery [J]. Pain Practice, 2014, 14 (2): E76-E84.

[68] GUIRGUIS M N, ABD-ELSAYED A A, GIRGIS G, SOLIMAN L M. Ultrasound-Guided Transversus Abdominis Plane Catheter for Chronic Abdominal Pain [J]. Pain practice, 2013, 13 (3): 235-238.

[69] HAMEED M, HAMEED H, ERDEK M. Pain Management in Pancreatic Cancer [J]. Cancers, 2010, 3 (1): 43-60.